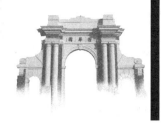

21世纪经济管理新形态教材·旅游管理系列

U0384683

食品营养与卫生安全
（第2版）

凌强 ◎ 编著

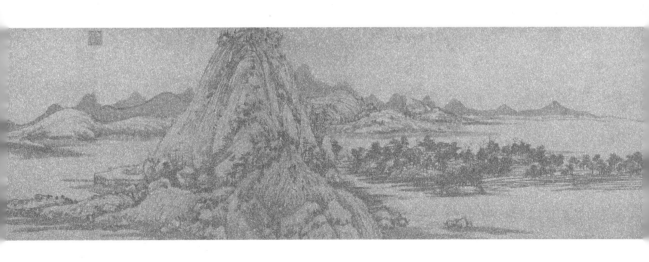

清华大学出版社

北京

内 容 简 介

本书是对《食品营养与卫生安全》一书的更新改版,第二版在原书基础上,结合本领域的新变化,在内容上做了一定的修改完善。本书主要分为食品营养和食品安全两大部分内容。其中,食品营养部分包括各类食物营养价值、营养代谢、膳食指南、营养相关疾病(膳食配餐)和营养菜单设计等内容;食品安全部分包括食物的污染途径及其预防措施、食物中毒的特点及其预防措施、餐饮业食品安全管理(重点介绍《餐饮服务食品安全操作规范》的核心内容)和酒店HACCP流程设计等内容。

本书内容丰富,书中配有大量图表方便读者更好地阅读理解有关内容。本书适合高等院校酒店管理专业本科学生使用,也可供对饮食营养感兴趣的社会各界人士阅读参考。

本书封面贴有清华大学出版社防伪标签,无标签者不得销售。

版权所有,侵权必究。举报:010-62782989,beiqinquan@tup.tsinghua.edu.cn。

图书在版编目(CIP)数据

食品营养与卫生安全/凌强编著. —2版. —北京:清华大学出版社,2022.1(2024.2重印)
21世纪经济管理新形态教材. 旅游管理系列
ISBN 978-7-302-59876-3

Ⅰ. ①食… Ⅱ. ①凌… Ⅲ. ①食品营养—高等学校—教材 ②食品卫生—高等学校—教材 Ⅳ. ①R15

中国版本图书馆 CIP 数据核字(2022)第 007493 号

责任编辑:左玉冰
封面设计:汉风唐韵
责任校对:王荣静
责任印制:杨 艳

出版发行:清华大学出版社
  网 址: https://www.tup.com.cn,https://www.wqxuetang.com
  地 址: 北京清华大学学研大厦A座 **邮 编:**100084
  社 总 机:010-83470000 **邮 购:**010-62786544
  投稿与读者服务:010-62776969,c-service@tup.tsinghua.edu.cn
  质量反馈:010-62772015,zhiliang@tup.tsinghua.edu.cn
印 装 者:大厂回族自治县彩虹印刷有限公司
经 销:全国新华书店
开 本:185mm×260mm **印 张:**20.5 **字 数:**468千字
版 次:2017年3月第1版 2022年1月第2版 **印 次:**2024年2月第4次印刷
定 价:59.00元

产品编号:091518-01

再版前言

2017年出版《食品营养与卫生安全》以来，中华大地上发生了巨大变化，体现在食品安全领域，就是政府部门积极修法并颁布实施了相关的食品安全国家标准。这些新变化对教材中的一些内容提出了新要求，因此有必要对教材内容进行修改完善。对一版教材修改的情况简单说明如下。

首先，食品安全部分内容改动较大。最近5年间，国家颁布实施了相关的食品安全国家标准，第二版教材中对这些新内容都给予了比较充分的体现。由于2018年实施了新版《餐饮服务食品安全操作规范》，所以对第一版教材第8章内容进行了详尽改写以满足新规范要求。值得说明的是，尽管有些国家标准已经修订并颁布，但是还没有正式实施，如《食品安全国家标准 餐饮服务通用卫生规范》(GB 31654—2021)，这种情况下第二版教材中就没有修改原有的内容而继续沿用了旧标准。

其次，营养学部分内容基本保持不变。最近5年间，尽管国家卫生健康委员会颁布实施了各类营养素的行业标准，如《中国居民膳食营养素参考摄入量》(WS/T 578)，但其核心内容还是依据中国营养学会2013年制定的《中国居民膳食营养素参考摄入量》数据，所以对各营养素的参考摄入量部分内容不予调整。营养生理代谢、各类食物的营养价值以及营养菜单设计部分内容也都保留下来，仅对其中个别不当叙述和错字进行了改正。

此外，第二版教材在形式上也有一些变化。例如，每章的章前增设了引言部分，期盼能够发挥对该章内容入门导读的作用，用微信扫码阅读的方式不仅节省了篇幅，而且方便同学们预习和自学。

值得说明的是，由于作者研究水平有限，教材中定有疏漏乃至错误之处，恳请使用教材的教师同行批评指正。

凌　强

2021年11月1日

目 录

第一章 概述 1

引言 1

第一节 健康饮食生活：以营养学为指导 1

  一、营养学的发展历程 1

  二、营养学的基本原理 3

  三、营养相关的慢性疾病 8

  四、营养学是酒店营养配餐的基本指针 9

第二节 食品安全：以国家政策法规为准则 10

  一、从食品卫生到食品安全 10

  二、食品卫生学的发展历程 11

  三、食品污染是食品安全的大敌 13

  四、各类食品安全与食品生产加工过程的安全管理 14

  五、食品安全法系与酒店食品安全管理 16

第三节 本书的主要内容及其学习的重要性 18

  一、本书的主要内容 18

  二、本书对你的日常饮食生活和职业生涯的重要性 18

  三、学好本书内容的方法推荐 20

课后习题 21

扩展阅读 22

第二章 营养素与能量 23

引言 23

第一节 碳水化合物 23

  一、碳水化合物的组成与分类 23

  二、碳水化合物与血糖稳定 27

  三、碳水化合物对人体的生理功能的作用 29

  四、碳水化合物的参考摄入量与食物来源 31

第二节 蛋白质 32

  一、蛋白质的组成与分类 32

二、氨基酸与肽 ………………………………………………… 33
三、蛋白质互补作用 …………………………………………… 34
四、蛋白质对人体的生理功能的作用 ………………………… 35
五、食物蛋白质的营养评价 …………………………………… 36
六、氮平衡 ……………………………………………………… 38
七、蛋白质的参考摄入量与食物来源 ………………………… 38
第三节　脂类 ……………………………………………………… 39
一、脂类的组成与分类 ………………………………………… 39
二、脂肪与脂肪酸 ……………………………………………… 40
三、类脂：磷脂、固醇 ………………………………………… 42
四、血液中的脂类 ……………………………………………… 43
五、脂类对人体的生理功能的作用 …………………………… 44
六、膳食脂肪的营养学评价 …………………………………… 45
七、脂肪与脂肪酸的参考摄入量与食物来源 ………………… 46
第四节　能量 ……………………………………………………… 47
一、产能营养素 ………………………………………………… 47
二、能量单位及产能营养素的能量系数 ……………………… 47
三、人体的总能量消耗 ………………………………………… 49
四、能量需要量 ………………………………………………… 52
五、能量平衡与健康的体重 …………………………………… 52
六、参考摄入量与食物来源 …………………………………… 54
第五节　矿物质 …………………………………………………… 55
一、矿物质的分类与生理功能 ………………………………… 55
二、常量元素 …………………………………………………… 57
三、微量元素 …………………………………………………… 61
第六节　维生素 …………………………………………………… 69
一、维生素的分类及其对人体生理功能的作用 ……………… 69
二、脂溶性维生素 ……………………………………………… 70
三、水溶性维生素 ……………………………………………… 74
第七节　水和其他膳食成分 ……………………………………… 81
一、水 …………………………………………………………… 81
二、其他膳食成分 ……………………………………………… 84
课后习题 …………………………………………………………… 87

第三章　食物消化与营养素吸收 ………………………………… 90

引言 ………………………………………………………………… 90
第一节　与营养相关的组织系统简介 …………………………… 90
一、了解人体组织系统的重要性 ……………………………… 90

二、细胞 ………………………………………………………………………… 91

三、体液与心血管系统 ………………………………………………………… 91

四、内分泌系统和神经系统 …………………………………………………… 91

五、免疫系统 …………………………………………………………………… 92

第二节　食物消化 ……………………………………………………………… 93

一、消化系统 …………………………………………………………………… 93

二、口腔对食物的消化 ………………………………………………………… 94

三、咽与食管是食物的通道 …………………………………………………… 95

四、胃对食物的消化 …………………………………………………………… 95

五、小肠对食物的消化 ………………………………………………………… 98

六、大肠是食物残渣的暂存场所 ……………………………………………… 99

七、肝脏、胆囊和胰腺 ………………………………………………………… 100

第三节　营养素的吸收 ………………………………………………………… 102

一、小肠是营养素吸收的核心场所 …………………………………………… 102

二、营养素的吸收方式 ………………………………………………………… 103

三、各种营养素的吸收 ………………………………………………………… 104

四、消化系统的健康维护 ……………………………………………………… 108

课后习题 ………………………………………………………………………… 109

第四章　食品的营养价值 ……………………………………………………… 111

引言 ……………………………………………………………………………… 111

第一节　与营养价值相关的概念 ……………………………………………… 111

一、正确理解食品的营养价值 ………………………………………………… 111

二、营养价值的评价 …………………………………………………………… 112

三、食品营养标签与食物成分表 ……………………………………………… 115

第二节　动物性食品的营养价值 ……………………………………………… 118

一、畜禽肉的营养价值 ………………………………………………………… 118

二、蛋类及其制品的营养价值 ………………………………………………… 122

三、乳类及其制品的营养价值 ………………………………………………… 125

四、水产品的营养价值 ………………………………………………………… 129

第三节　植物性食品的营养价值 ……………………………………………… 132

一、谷类的营养价值 …………………………………………………………… 132

二、豆类及其制品的营养价值 ………………………………………………… 137

三、坚果和含油种子类及其制品的营养价值 ………………………………… 141

四、薯类及其制品的营养价值 ………………………………………………… 142

五、蔬菜和水果的营养价值 …………………………………………………… 143

第四节　茶、酒和调味料的营养价值 ………………………………………… 147

一、酒类的营养价值 …………………………………………………………… 147

二、茶叶的营养价值 ……………………………………………………………… 149

三、调味品的营养价值 …………………………………………………………… 151

课后习题 ………………………………………………………………………… 154

第五章　酒店营养配餐 …………………………………………………………… 156

引言 ………………………………………………………………………………… 156

第一节　膳食结构 ………………………………………………………………… 156

一、膳食结构是营养配餐的出发点 …………………………………………… 156

二、世界主要膳食结构 ………………………………………………………… 157

三、中国居民膳食结构的特点 ………………………………………………… 158

四、中国地方风味膳食构成分析 ……………………………………………… 159

第二节　中国居民膳食指南与平衡膳食宝塔 …………………………………… 160

一、膳食指南 …………………………………………………………………… 160

二、特定人群膳食指南 ………………………………………………………… 166

三、平衡膳食宝塔 ……………………………………………………………… 170

第三节　食物烹调与营养素变化 ………………………………………………… 173

一、烹调对营养素的影响 ……………………………………………………… 173

二、营养素保护措施 …………………………………………………………… 176

第四节　营养配餐与营养菜单设计 ……………………………………………… 178

一、营养配餐是通往平衡膳食的桥梁 ………………………………………… 178

二、营养配餐的方法 …………………………………………………………… 179

三、个体营养菜单设计 ………………………………………………………… 181

四、宴会营养菜单设计 ………………………………………………………… 189

第五节　特殊就餐宾客的营养菜单设计 ………………………………………… 195

一、肥胖者的营养菜单设计 …………………………………………………… 195

二、糖尿病患者的营养菜单设计 ……………………………………………… 201

三、高血压患者的营养菜单设计 ……………………………………………… 203

四、血脂异常(高血脂)患者的营养菜单设计 ……………………………… 205

五、痛风患者的营养菜单设计 ………………………………………………… 206

课后习题 ………………………………………………………………………… 208

扩展阅读 ………………………………………………………………………… 211

第六章　食品污染与食源性疾病 ………………………………………………… 212

引言 ………………………………………………………………………………… 212

第一节　食品污染及其预防 ……………………………………………………… 212

一、有毒有害食品的产生：食品污染 ………………………………………… 212

二、食品污染的分类、特点与预防 …………………………………………… 213

三、食品的生物性污染 ………………………………………………………… 215

四、食品的化学性污染 ⋯⋯⋯⋯⋯⋯⋯⋯ 220

五、食品的物理性污染 ⋯⋯⋯⋯ 227

第二节 食品添加剂及其滥用对健康的危害 ⋯⋯⋯⋯⋯ 230

一、食品添加剂及其分类 ⋯⋯⋯⋯ 230

二、食品添加剂的管理与使用原则 ⋯⋯⋯⋯⋯ 232

三、违规使用食品添加剂的危害 ⋯⋯⋯⋯⋯ 233

四、食品添加剂在餐饮业的使用 ⋯⋯⋯⋯⋯ 233

第三节 新技术可能产生的食品污染 ⋯⋯⋯⋯⋯ 234

一、当前在食品生产领域运用的新技术简介 ⋯⋯⋯⋯⋯ 234

二、微波技术 ⋯⋯⋯⋯⋯⋯⋯⋯ 235

三、食品的微胶囊化技术 ⋯⋯⋯⋯⋯ 236

四、转基因技术 ⋯⋯⋯⋯⋯⋯⋯ 237

第四节 食源性疾病 ⋯⋯⋯⋯⋯⋯⋯⋯ 238

一、食源性疾病分类 ⋯⋯⋯⋯⋯⋯ 238

二、细菌性食物中毒 ⋯⋯⋯⋯⋯ 240

三、化学性食物中毒 ⋯⋯⋯⋯⋯ 246

四、有毒动植物食物中毒 ⋯⋯⋯⋯⋯ 247

五、真菌毒素食物中毒 ⋯⋯⋯⋯⋯ 250

课后习题 ⋯⋯⋯⋯⋯⋯⋯⋯⋯⋯⋯⋯ 251

第七章 食品安全与食品生产加工过程的安全管理 ⋯⋯⋯ 253

引言 ⋯⋯⋯⋯⋯⋯⋯⋯⋯⋯⋯⋯⋯⋯⋯ 253

第一节 各类食品安全 ⋯⋯⋯⋯⋯⋯⋯ 253

一、植物性食物的食品安全 ⋯⋯⋯⋯⋯ 253

二、动物性食物的食品安全 ⋯⋯⋯⋯⋯ 256

三、调味品与其他食品的食品安全 ⋯⋯⋯⋯⋯ 259

第二节 认证食品与保健食品 ⋯⋯⋯⋯⋯ 260

一、无公害食品 ⋯⋯⋯⋯⋯⋯⋯ 260

二、绿色食品 ⋯⋯⋯⋯⋯⋯⋯⋯ 261

三、有机食品 ⋯⋯⋯⋯⋯⋯⋯⋯ 263

四、保健食品与新食品原料 ⋯⋯⋯⋯⋯ 266

第三节 良好生产规范体系 ⋯⋯⋯⋯⋯ 269

一、良好生产规范(GMP)简介 ⋯⋯⋯⋯⋯ 269

二、GMP 的分类 ⋯⋯⋯⋯⋯⋯ 270

三、GMP 的基本内容 ⋯⋯⋯⋯⋯ 270

四、实施 GMP 的意义 ⋯⋯⋯⋯⋯ 272

五、食品厂的 GMP 案例 ⋯⋯⋯⋯⋯ 272

第四节　危害分析与关键控制点(HACCP)体系 ……………………………… 274

　　一、HACCP 体系简介 …………………………………………… 274

　　二、HACCP 的术语含义 ………………………………………… 276

　　三、实施 HACCP 的基础和步骤 ……………………………… 277

　　四、实施 HACCP 的意义 ……………………………………… 278

　　五、酒店 HACCP 的实施计划案例 …………………………… 279

课后习题 ……………………………………………………………………… 285

第八章　酒店食品安全管理 …………………………………………… 287

引言 …………………………………………………………………………… 287

第一节　食品安全法律体系简介 …………………………………………… 287

　　一、我国食品安全法律体系的构建 …………………………… 287

　　二、《食品安全法》简介 ……………………………………… 288

　　三、《食品安全法》相关用语的含义 ………………………… 291

第二节　酒店食品安全管理机构与管理内容 ……………………………… 292

　　一、食品经营许可申请 ………………………………………… 292

　　二、食品安全机构的设置要求 ………………………………… 292

　　三、食品安全管理基本内容 …………………………………… 293

　　四、食品安全管理制度 ………………………………………… 293

第三节　原料采购与储存的食品安全管理 ………………………………… 293

　　一、食品原料的采购与验收 …………………………………… 294

　　二、食品原料的储存管理 ……………………………………… 294

第四节　食品加工场所的食品安全管理 …………………………………… 296

　　一、食品加工经营场所的卫生要求 …………………………… 296

　　二、建筑结构与功能分区的要求 ……………………………… 297

　　三、建筑设施与专间的要求 …………………………………… 298

　　四、各类食品操作卫生要求 …………………………………… 299

第五节　餐饮具卫生管理 …………………………………………………… 303

　　一、餐饮具的污染 ……………………………………………… 303

　　二、消毒原理 …………………………………………………… 304

　　三、餐饮具的清洗消毒 ………………………………………… 305

第六节　餐厅服务基本卫生管理 …………………………………………… 306

　　一、餐厅建筑要求 ……………………………………………… 307

　　二、餐厅基本卫生 ……………………………………………… 307

　　三、食品安全事故的预防及其处理 …………………………… 308

　　四、对就餐宾客投诉的处理 …………………………………… 309

第七节　餐饮从业人员卫生管理 …………………………………………… 309

一、食品加工人员的总体要求 …………………………………………… 309

二、餐饮从业人员的健康管理 …………………………………………… 309

三、餐饮从业人员的个人卫生要求 ……………………………………… 310

课后习题 ………………………………………………………………………… 312

参考文献 ………………………………………………………………………… 314

第一章

概　述

引言

 听涛假日酒店的一次宴会承揽过程

学习目标：

1. 了解中外营养学的发展历程；
2. 了解中外食品卫生学的发展历程；
3. 了解与营养相关的各种疾病；
4. 了解认证食品和食品生产加工过程的安全管理方法；
5. 掌握人体从食物中获得的必需营养素；
6. 掌握本书介绍的营养学基本原理；
7. 正确理解营养的内涵；
8. 掌握食品安全的内涵；
9. 了解食品污染的广泛性和食物中毒发生的原因；
10. 掌握学习本书内容对职业生涯的重要性。

第一节　健康饮食生活：以营养学为指导

一、营养学的发展历程

作为芸芸众生当中的微小个体，我们每个人都无法脱离一日三餐的世俗饮食生活。正常情况下，一个成年人每天进食的食物数量大约为 2000 克。各种食物进入人体之后，经过人体的消化系统，把其中的大分子物质转化成人体能够利用的小分子状态，再通过血液和淋巴系统，输送到身体的细胞和组织中去，满足人体的健康生存和生长发育的需要。由此，我们每次进餐时所选择的食物种类、进食的数量以及烹调食物的方法等，都会对身体健康产生一些影响，这些影响经过长期累加，会逐渐改变我们的身体素质状态。

那么，食物是如何对人体健康发挥作用的呢？在不同的历史发展时期，古今中外的人们对食物营养的认识也各有异同。在传统的农业和畜牧业为主导的古代社会，人们主要是以朴素的古代营养学观念来看待食物对人体健康发挥的作用的；现代营养学则发轫于18世纪末期，以法国发生的"化学革命"为标志，人们开始用现代自然科学的眼光审视食物对人体的营养作用。

（一）古代营养学观念

1. 中国的"五味调和"论与"药食同源"论

世界各国的人们很早就意识到了食物对增进人体健康的重要性。其中，在古代中国，人们对食物与人体健康之间的关系认识已经比较深刻。例如，在西周时期，官方的医政制度中就确立了食医的重要地位。到了战国至西汉时期，《黄帝内经·素问》中更是提出了著名的"五味调和"的食物养生理论，"心欲苦，肺欲辛，肝欲酸，脾欲甘，肾欲咸，此五味之所和也"。即用食物中具有的"五味"去调整人体五脏功能的平衡，最终达到维持人体健康长寿的目的。

"药食同源"理论的创建者是唐朝的孙思邈。作为中国历史上的伟大"医圣"，孙思邈认为"夫为医者，当须先晓病源，知其所犯，以食治之，食疗不愈，然后命药"。孙思邈还认为就食物功能而言，"用之充饥则谓之食，以其疗病则谓之药"。孙思邈提出的食疗概念和药食同源的观点，开创了中国历史上饮食养生理论的新天地。

"五味调和"论和"药食同源"论深刻影响了中华民族的饮食模式。日常生活中我们经常会自觉或不自觉地运用这两种传统饮食观念指导饮食生活。例如，生姜红糖水可以治疗感冒、萝卜可以止咳、橘子皮可以去"火"以及大枣可以补血等饮食观念，实际上都是"五味调和"论和"药食同源"论在日常饮食生活中的具体运用。

2. 古希腊希波克拉底的"体液学说"

大约比古代中国西周时期稍晚些时候，西方的古代营养学理论体系也呈现成熟的发展态势。古希腊名医希波克拉底（Hippocrates）在公元前400多年就已经认识到膳食营养对于健康的重要性，并提出"食物即药"的观点，这同我国古代关于"药食同源"的学说有惊人的相似之处。希波克拉底还提出了"体液学说"，认为人体健康取决于四种体液的平衡状态，疾病是体液失调的结果。引起体液失调的原因主要有三方面：首先是不当或过量饮食引起四种体液中的一种过多或缺乏；其次是外伤或极度劳累；最后是气候变化所导致。因此，饮食失衡是引起体液失调的首要因素，合理组合各种食物对维持人体健康具有极其重要的作用。

中国古代营养学观念主要是基于阴阳五行学说的配比观念发展起来的，西方古代营养学实际上也是在宇宙四元素（即组成世界的四种物质，分别是土、气、火、水）说的基础上发展起来的。尽管古代先贤们很早就已经知道了一些饮食疗法，例如用海藻治疗甲状腺肿大、用动物肝脏治疗夜盲症和用含铁的水治疗贫血，而且这些饮食疗法被沿用至今仍然有效，但是不能否认，古代营养学观念大多是对事物表面感性经验的积累，还缺乏对营养学本质的认识。

（二）现代营养学

日常生活中我们经常听到和看到"营养"这个词，但是对它的确切含义却未必能准确掌握。"营"在汉语中是谋求的意思，"养"是养生或养身的意思，"营养"就应该是"谋求养生"的意思。进一步，更加确切地说，"营养"应该是"用食物或食物中的有益成分谋求养生"的意思。按照 2016 年 7 月 1 日实施的《营养名词术语》（WS/T 476—2015）的解释，营养是指人体从外界环境摄取食物，经过消化、吸收和代谢，利用其有益物质，供给能量，构成和更新身体组织，以及调节生理功能的全过程。

18 世纪后期，法国发生"化学革命"之后，化学、物理学的发展日新月异，生物化学、微生物学、生理学、医学等基础学科也取得突破性进展。借助于这些新成果，人们成功地利用定量科学方法对古老或新的营养观点进行了系统、深层次的研究与验证。在此过程中，人们逐渐掌握了食物成分的研究方法和动物实验方法，并据此明确了一些营养缺乏病的病因，分离和鉴定了食物中含有的部分营养素，最终确定了营养学的基本概念和核心理论。1934 年美国营养学会成立，标志着现代营养学的学科体系、研究方法、研究对象等基本确立。

现代营养学是一门不断发展的学科。自 20 世纪中期开始，营养学家又发现了一些新营养素并系统研究这些营养素的消化、吸收、代谢等生理功能，更加深入地研究了营养素缺乏所引发的疾病机制。在此基础上，营养学界开始将研究领域拓展至营养过剩对人类健康的危害问题。世界卫生组织（WHO）和联合国粮农组织（FAO）共同努力积极支持并鼓励世界各国加强本国的营养调控，普及宣传营养知识，预防营养缺乏和过剩所导致的营养疾病，由此推动了公共营养学的发展。1997 年第十六届国际营养大会经过讨论明确了"公共营养"的定义，由此，公共营养学正式宣告成立。

时至今日，作为研究人体营养规律以及改善措施的科学，营养学的研究领域十分广泛，具体包括基础营养、食物营养、人群营养、公共营养、临床营养等。换言之，营养学的研究内容不仅包括食物与人体健康的关系，还包括社会政治、经济、文化等多个领域，如环境与生态系统的变化对食物供给乃至对人类生存、健康的影响。作为能够指导人类科学饮食的营养学，必将为生存在现代社会中的芸芸众生带来远离慢性疾病的健康福音。

二、营养学的基本原理

从地球上的食物链的视角来看，阳光普照大地，植物通过光合作用获得能量，利用根部从土壤中获得植物生长所需的各种物质，草食动物食草，肉食动物捕食草食动物，人类则站在食物链的最高端，食用动植物获得生长发育所需的各种物质。从纯粹经验上或许你会同意以下观点：狼吃肉、兔吃草都会健康地活着，反之，如果让狼吃草、兔吃肉的话，估计狼和兔都可能要生病。人类想要从食物中得到健康，在兼顾个体身体生理状况的基础上，食物种类必须多种多样，不偏食才能达到目的：不仅需要摄取充足的鱼禽蛋瘦肉中的蛋白质，也需要摄取水果蔬菜中的维生素和膳食纤维，否则就会患有各种营养不良性疾病，呈现出各种营养素缺乏的症状。而且，如果人们想从食物中获得美丽、健康和长寿，光凭经验是远远不够的，还需要有科学理论来指导才行。指导人们科学饮食的理论就是营养学原理。

如前所述,营养学内容丰富、原理众多,短时间内想要完全学习并掌握营养学内容十分困难。因此,本书主要介绍营养学中的营养素及其生理功能、营养素参考摄入量、膳食指南和营养素平衡理论等内容,这些基本原理在酒店营养配餐领域将会得到广泛应用。

(一)营养素及其生理功能

1. 营养素的种类

对于人类而言,食物之所以是人类生存所必需,实质是因为食物能够给我们人类生存提供各种赖以生存的营养素。从营养学的视角来看,所谓营养素,是指食物中具有特定生理作用,能维持机体生长、发育、活动、生殖以及正常代谢所需的物质,包括蛋白质、脂类、碳水化合物、矿物质及维生素等。为保持身体健康,我们就要从食物中获得各种营养素。其中,那些不能在人体内合成,必须从食物中获得的营养素就是"必需营养素"。据统计,"必需营养素"有40多种,其中包括9种氨基酸、2种脂肪酸、7种常量元素、8种微量元素、14种维生素等。人体需要的营养素当中,由于碳水化合物、脂类和蛋白质需要量多、在膳食中所占的比重大,因此就被称为"宏量营养素";矿物质和维生素需要量相对较少,在膳食中所占比重也相对较小,所以就被称为"微量营养素"。根据其溶解性,维生素又可分为水溶性维生素(如维生素C)和脂溶性维生素(如维生素A)。在矿物质当中,有7种在人体内含量较多,需要从食物中摄取的数量也较多,被称为"常量元素";另外还有8种在人体内含量较少,需要从食物中摄取的数量也相对较少,就被称为"微量元素"。尽管人体对微量元素需要量少,但是它们的作用非常大,如铁、锌、碘等都是对维持人体健康发挥着重要作用的微量元素。

值得说明的是,随着科学技术的发展,人们对营养素的认识也在不断深入。最近几十年,营养学家对膳食纤维和植物性化学物质的研究也取得了长足进展,对多酚类化合物、硫化物、皂甙类化合物以及异硫氰酸盐化合物在维护人体健康过程中发挥的重要作用也有了更加深刻的认识。人们对营养素的探索脚步不会停止,相信将来还会有更多的营养素被发现,促进我们的身体健康。

人体需要的营养素和能量种类如图1-1所示。

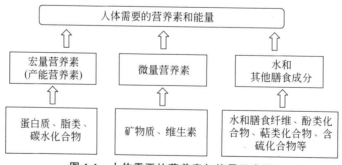

图1-1　人体需要的营养素与能量示意图

2.营养素的生理功能

食物中的营养素经过人体的消化、吸收之后,主要在以下几方面促进人体健康:首先,营养素能供给日常生活、劳动和组织细胞所需要的能量。如我们所知,汽车需要燃烧汽油才能开动起来,同样道理,作为高等动物的人类,也需要能量才能完成各种生命活动。人体能量主要的物质来源是蛋白质、脂类和碳水化合物。其次,营养素还是人体的"建筑材料",可以用来构成和修补身体组织器官。每一次进餐后,食物中的一些营养素都将会转变成我们身体器官组织的一部分,例如钙会变成骨骼和牙齿的组成部分,铁会变成血液的组成部分。最后,营养素还能提供人体所需的各种生命调节物质,调节人体的各种生理功能,例如有些维生素和矿物质在人体内就承担着这样的生理功能。此外,营养素之间还有协同作用,某种营养素缺乏就会影响与之具有协同作用的营养素的吸收和利用。

必须明确,虽然人体需要的营养素来自食物,但是任何一种或一类食物中都不可能包含人体所需的全部营养素,人体只有从多种食物中获取足够而又平衡的营养素与能量才能维持正常的生命活动。因此,在选取食物的时候,要尽量选择多种多样的食物进行科学组合搭配,只有通过平衡膳食才能获得合理营养,促进人体健康。值得说明的是,人体对食物进行消化和营养素吸收的程度,不仅与消化道健康关系密切,而且还与精神状态存在相关性,愉悦的精神状态能促进人体对食物的消化,消化道健康是人体从食物中获得营养素的前提条件。

各种营养素对人体健康发挥着不可替代的重要作用,各类食物的营养价值特点、食物中营养素的保护以及为改善或弥补食物的营养缺陷所采取的改善措施等营养学基础知识就是酒店餐饮人员需要掌握的。近年来,植物性食物中含有的生物活性成分研究已成为食物营养的重要研究领域,另外,食品新原料的开发、利用等也是未来营养学的重要研究领域,作为酒店餐饮管理人员,要经常关注食品营养领域内的进展变化,并且勇于把营养学领域内的新知识应用于酒店营养配餐的实际工作中,以此提高酒店餐饮的服务质量和档次。

(二)营养素参考摄入量

为保持人体健康,一方面,人体应摄入含有一定种类、数量及适宜比例营养素的食物;另一方面,营养素摄入不足也会对人体健康造成危害。值得说明的是,营养素摄入过量也会给人体健康带来危害。因此,制定营养素摄入量标准是营养学研究领域的重要课题。为了指导居民合理营养、平衡膳食,中国营养学会还制定了《中国居民膳食营养素参考摄入量(2013)》,提出了健康成年人每天平均膳食营养素摄入量的参考数值。膳食营养素参考摄入量主要指标包括平均需要量(EAR)、推荐摄入量(RNI)、适宜摄入量(AI)、可耐受最高摄入量(UL)、宏量营养素可接受范围(AMDR)、预防非传染性慢性病的建议摄入量(PI-NCD)和特定建议值(SPL)。

EAR 是某一特定性别、年龄及生理状况群体中对某营养素需要量的平均值,是由个体需要量研究资料计算而得。摄入量达到 EAR 水平时可以满足群体中 50% 个体的需要,而不能满足另外 50% 个体对该营养素的需要。

RNI 可以满足某一特定性别、年龄及生理状况群体中绝大多数(97%～98%)个体需要量的摄入水平。长期摄入 RNI 水平，可以维持组织中有适当的储备。RNI 是健康个体膳食营养素摄入量目标值。

当某种营养素的个体需要量的研究资料不足而无法计算 EAR 时，进而也就不能推算 RNI，此时可通过观察或实验来设定 AI 以代替 RNI。

UL 是平均每日可以摄入营养素的最高量。"可耐受"是指这一摄入水平是可以耐受的，对一般人群所有个体都不至于损害健康。当摄入量超过 UL 时，损害健康的危险性就会增加。

AMDR 是指脂肪、蛋白质和碳水化合物理想的摄入量范围，该范围可以提供这些必需营养素的需要，并且有利于降低慢性病的发生危险，常用占能量摄入量的百分比表示。

PI-NCD 也简称建议摄入量（PI），是以非传染性慢性病的一级预防为目标所提出的必需营养素的每日摄入量。

SPL 专用于营养素以外的其他食物成分，一个人每日膳食中这些食物成分的摄入量达到这个建议水平时，就有利于维护人体健康。

对酒店餐饮部门实施营养配餐的工作人员来说，最常用到的是 RNI 即所谓的推荐摄入量，以 RNI 为核心指标设计营养菜单满足就餐宾客的营养需要；而其他营养素参考摄入量指标则被作为参考指标来指导营养配餐。当然，营养配餐人员也可以利用这些指标来指导自己和家人的日常饮食生活。

（三）膳食指南与平衡膳食宝塔

所谓膳食指南，可以理解为对一国或一地居民的日常饮食生活的建议。只不过，这些建议是政府部门通过调查研究，以营养学原理为依据，同时结合当地居民的日常饮食生活现状而推荐的日常饮食生活方式。换言之，膳食指南就是倡导通过合理营养与平衡膳食来减少与膳食有关的疾病，促进当地居民身体健康的政府宣传材料。在制定膳食指南的时候，一定要充分考虑不同国家不同民族的传统膳食结构特点。膳食结构是专门描述膳食中食物的种类和数量及其在膳食中所占的比重的一个概念。正常情况下，单从饮食文化的视角来看，一个国家或地区内居民的传统膳食结构并无好坏之分；但是从现代营养学的视角来看，不同国家或地区的膳食结构则有优劣之差异：营养学主要根据各类食物所能提供的能量及各种营养素的数量和比例来评判膳食结构的优劣。

从历史发展的角度来看，一段时间内，膳食结构的变化受社会经济政治因素变化的影响相对比较缓慢，因此一个国家或地区、民族或人群的膳食结构就具有相对稳定性，一般不会迅速发生重大改变。于是，一旦膳食结构中存在违背营养科学原理不良内容时，就需要政府出面予以纠正和扭转这种不良状况。从世界范围来看，针对膳食结构中存在的问题，绝大多数国家的中央政府都会制定膳食指南来提醒修正国民日常饮食生活中不科学的膳食习惯。国家卫生健康委员会于 2016 年 5 月 13 日发布了《中国居民膳食指南（2016版）》，其中提出了六条核心推荐条目，要求中国居民日常饮食中要坚持食物多样化，以谷类为主，多吃蔬果、奶类、大豆和适量的鱼、禽、蛋、瘦肉，平时要注意少盐少油控糖限酒、吃动平衡保持健康体重，还要杜绝浪费并推崇科学饮食风尚。通过平衡膳食宝塔、膳食餐盘和膳食算盘可以将膳食指南的内容以数量化的形式表现出来。除了核心推荐条目专门针对健康成年人提出膳食忠告之外,对孕妇、乳母、婴幼儿、学龄前儿童、儿童青少年、老年人和素食者等特定群体也提出了各自的膳食建议。

随着经济社会的发展,人们的膳食结构也在逐渐变化,膳食指南理所当然也要随之反映整个社会饮食生活的新变化、新特点,也要适时推陈出新。例如,美国政府每隔5年就发布新版本的膳食指南,我国政府则大约每隔10年就推出新版本的膳食指南。

(四) 营养平衡理论

1. 宏量营养素之间的平衡

膳食中三种宏量营养素需要保持一定的比例。膳食中蛋白质、脂肪和碳水化合物除了各具特殊的生理功能外,其共同特点是提供人体所必需的能量。所以在讨论能量时也把它们称为"产能营养素"。在膳食中,这三种产能营养素必须保持一定的比例,才能保证人体健康。若按其各自提供的能量占总能量的百分比计,宏量营养素的比例为:蛋白质应占10%~15%;脂肪应占20%~30%;碳水化合物应占50%~65%,具体如图1-2所示。如果打破这种适宜的比例,例如碳水化合物供能比例低于50%,或者是脂肪供能超过膳食总能量的30%,将不利于人体健康,增加人体发生各种慢性疾病的风险。

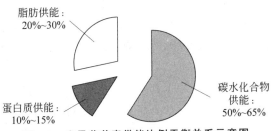

图 1-2　宏量营养素供能比例平衡关系示意图

2. 蛋白质之间的平衡

人体对蛋白质的需要,实际上就是对组成蛋白质的氨基酸的需要。人体需要的氨基酸有20多种,其中有9种是人体需要,但是不能在体内合成,必须由食物供给的必需氨基酸,人体对这9种必需氨基酸的需要量需要保持一定的比例。任何一种食物中蛋白质的氨基酸组成,都不可能完全符合人体需要的比例,只有多种食物混合食用,才容易使膳食氨基酸组成符合人体需要的模式。因此,在膳食构成中要注意将动物性蛋白质、一般植物性蛋白质和大豆蛋白进行适当搭配,并保证优质蛋白质占蛋白质总供给量的三分之一以上才能确保人体健康。

3. 脂肪酸之间的平衡

脂肪主要由脂肪酸和甘油组成。不同食物的脂肪,脂肪酸组成不同,有饱和脂肪酸、单不饱和脂肪酸及多不饱和脂肪酸。营养学认为,饱和脂肪酸可增加血胆固醇升高的概率,不饱和脂肪酸特别是必需脂肪酸以及鱼贝类中的二十碳五烯酸(EPA)和二十二碳六烯酸(DHA)则对人体具有多种有益的生理功能,因此必须保证食物中多不饱和脂肪酸的比例。要想充分发挥食物中脂肪酸对人体健康的重要作用,膳食脂肪提供的能量就要控制在总能量的30%以内,并且饱和脂肪酸提供的能量占膳食总能量的比例不得超过

10%。两种必需脂肪酸亚油酸和 α-亚麻酸主要存在于植物油中，鱼贝类食物含 EPA 和 DHA 相对较多。

三、营养相关的慢性疾病

众所周知，人体的各种组织每天都在不停地进行着新陈代谢。一些衰老的组织逐渐死亡，同时新生组织也会不断地生长出来，如肌肉、骨骼、皮肤和血液等，以代替那些衰老死亡的身体细胞组织。在此过程当中，如果食物选择科学合理，那么食物提供的各种营养物质会充分发挥各自的生理功能，我们每天都会感到自己体力充沛，拥有旺盛的精力、强健的体魄、结实的骨骼、光泽的皮肤和充足的血液；反之，如果每日饮食生活不科学的话，如进食数量过多或者油腻，就会摄取过多的能量增加身体脂肪的堆积；如果膳食结构不平衡，从而造成摄取的营养素缺乏、不均衡或者过量，那么身体就会出现各种营养不良。俗话说，"罗马不是一日建成的"，不科学的膳食也会随着时间的推移，逐渐累积那些对人体健康的不利因素，最终结果就是给人带来各种营养相关疾病。肥胖与超重、糖尿病、痛风、高血压等都是常见的营养相关疾病，以下简单介绍一下这些疾病的判定指标。

1. 肥胖与超重

排除遗传和病态之外，绝大多数的肥胖症患者都是由于营养过剩而引起的肥胖。尤其是人到中年之后，代谢功能减退，如果摄取的能量超过生理需要量，就容易造成脂肪在体内进行堆积（脂肪堆积部位主要集中在腰、腹、臀部等处），表现为肥胖，即日常生活中所说的"中年发福"。

肥胖者无论是在心理上还是生理上都与正常人有着比较明显的差异。心理学研究表明，肥胖的人很难得到异性的关注，往往有自卑的心理倾向。现代医学研究还表明，肥胖是许多营养疾病的根源，是引起高血压、糖尿病的重要因素。判定一个人是否肥胖有多种方法，其中，利用体质指数（body mass index，BMI）来判断是否肥胖或超重是营养学界常用的方法。体质指数的计算公式为

$$BMI＝体重（千克）/身高^2（米^2）$$

中国成年人的体质指数肥胖与超重的标准是：BMI 值在 18.5～23.9 为体重正常；BMI 24.0～27.9 为超重；BMI≥28 为肥胖。如果 BMI 小于 18.5 的话，说明该人偏瘦。举例来说，某男士身高 173 厘米，体重 69 公斤，则他的 BMI 值为 23，属于正常体重范围；如果该男士体重为 55 公斤的话则可判定他有些偏瘦。

2. 糖尿病

糖尿病是由于胰岛素分泌和功能缺陷等原因导致以长期高血糖为主要标志的综合症状。糖尿病主要有与遗传因素等相关的 1 型和与胰岛素相关的 2 型两种。众所周知，中国改革开放 30 多年来，人民的物质文化生活得到极大改善，传统植物性食物为主的膳食结构已经变化，城市居民的热能摄入较高，植物性食物比重大幅降低，生活方式的改变造成体力活动明显降低，于是就特别容易发胖并形成胰岛素相对不足和胰岛素敏感性下降的 2 型糖尿病。如果你去医院进行血液检查，结果显示你的空腹血糖≥7.0 毫摩尔/升（mmol/L）的话，那么医生就会严肃地告诉你可能是 2 型糖尿病患者了。绝大多数的糖尿病患者需要终生注射胰岛素或者口服降糖药，他们的人生旅途上的自由空间因此被极

大地压缩,生命质量也被显著地降低。

3. 痛风

痛风是指嘌呤代谢紊乱或尿酸排泄障碍所导致的血尿酸浓度增高的一种疾病,主要表现为高尿酸血症、痛风性急性关节炎、关节畸形等。一般情况下,男性血尿酸＞420微摩尔/升(μmol/L)、女性血尿酸＞350微摩尔/升时就可诊断为高尿酸血症。高尿酸血症是痛风发生的一个原因。当你知道自己血尿酸浓度高,并且最近一段时期经常感觉腰疼、关节疼,那么你就要小心了!因为,很可能你的身体因长期血尿酸浓度高而造成尿酸盐结晶沉积、患上关节炎和肾结石。除遗传原因外,暴饮暴食、酗酒,尤其是一次性大量食用富含嘌呤的食物,如动物的内脏、虾蟹等海产品,会极大增加患痛风病的风险。

4. 高血压

正常情况下,人类的理想血压应该是:收缩压＜120毫米汞柱(mmHg),舒张压＜80毫米汞柱(mmHg)。当你测量自己的血压时,如果血压计显示你的血压超过以上数值,那么你就可能是高血压患者或者有患高血压疾病的倾向。高血压是一种由遗传与环境多危险因子交互作用而形成的慢性营养疾病。据统计,高血压患者当中,由遗传因素引起的大约占40％,由环境因素引起的大约占60％。其中,由环境因素引起的高血压疾病主要与营养膳食有关。高血压对人体健康危害十分巨大,可以导致多种严重疾患的发生,如脑卒中、冠心病及肾功能损害等。因此,高血压的预防受到世界各国的重视。中老年人是高血压病的高发群体,高血压是中老年人健康和长寿的大敌,一旦患病往往持续十几年不愈,甚至终身不愈。你可以设想一下,高血压患者无法体验到运动的快乐,也不能尽情畅饮美酒,而且还要时刻节制自己的喜怒哀乐情绪,这是多么郁闷的生活啊!

即使是动脉粥样硬化、冠心病和癌症等可怕的疾病也都与膳食营养密切相关。中老年人常见病如骨质疏松和某些贫血症(如营养性贫血)等也都可以通过改善膳食结构减轻病症。总之,重视日常饮食生活,按照营养学原理安排一日三餐,同时适当运动,是我们远离疾病的法宝。

四、营养学是酒店营养配餐的基本指针

健康是人生的巨大财富。从个体的视角来看,在你学过各类营养素对人体健康发挥的重要作用,掌握各类食物的营养价值特点之后,就可以利用食物成分表中提供的营养素数据,并结合营养平衡理论、中国居民膳食营养素参考摄入量、平衡膳食宝塔和中国居民膳食指南等,来制定符合自己身体生理特点的营养食谱。例如,如果你最近有牙龈出血的现象,你就能够判断这是维生素C的缺乏症状,在制定营养食谱的时候就要尽量多安排一些富含维生素C的新鲜水果和蔬菜。制定营养食谱时要综合考虑各种营养素之间的比例,如蛋白质、脂肪和碳水化合物的数量比例是否合理将会给你的身体健康带来重要影响。

当前,广大酒店中的就餐宾客也迫切要求酒店方面能够提供符合营养学要求的食物,期待从食物中获得营养健康,避免得慢性疾病。因此,对于未来有志于从事酒店餐饮部门管理工作的同学们来说,就要担负起酒店营养菜单的设计工作。具体而言,酒店营养菜单的种类主要有个人营养菜单、团体营养菜单和宴会营养菜单。无论设计哪种营养菜单,都

需要以营养学基本理论为基础,同时兼顾就餐宾客的具体要求,最终让消费者满意。例如,设计宴会营养菜单或者团体营养菜单时,需要通盘考虑各种食物原料的科学配餐,如鱼、禽、蛋、瘦肉的比例,各种水果蔬菜的比例以及与之相适应的主食种类,根据就餐宾客的嗜好情况酌情搭配白酒或葡萄酒。设计慢性病营养菜单更要结合就餐宾客的实际情况,避免菜单设计不合理从而加重宾客的病情。营养学在酒店营养配餐领域的应用如图 1-3 所示。

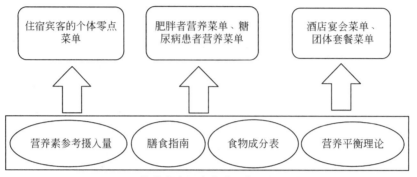

图 1-3　营养学在酒店营养配餐领域的应用

第二节　食品安全:以国家政策法规为准则

一、从食品卫生到食品安全

(一)"三聚氰胺奶粉事件"

在中国,引起全社会关注食品安全的划时代的重大事件应该是 2008 年发生的"三聚氰胺奶粉事件"(又称"三鹿奶粉事件")。该事件的始作俑者是石家庄三鹿集团。三鹿集团生产和销售的被人为添加三聚氰胺的婴幼儿配方奶粉,在全国范围内造成 4 名婴幼儿死亡,几万名婴幼儿受到不同程度伤害,在独生子女时代的 2008 年,给成千上万个中国家庭带来了十分痛苦的身心伤害。不过,"三聚氰胺奶粉事件"的重大意义体现在,全国人民通过此事件真正开始认识到食品安全问题的重要性,中央政府也充分意识到只有从顶层设计食品安全监管体系才能真正确保全体国民的食品安全。为响应社会各界人士的呼吁,全国人大常委会加快了立法步伐,2009 年 2 月 28 日颁布了《中华人民共和国食品安全法》(同年 6 月 1 日正式实施,2015 年 10 月 1 日修订)。伴随着食品安全法的实施,《中华人民共和国食品卫生法》随之被废止,中国食品安全监管进入一个崭新时代。

(二)食品安全理念更能有效保护中国居民的身体健康

在《中华人民共和国食品安全法》实施之前,规范食品安全领域内的基本法是《中华人民共和国食品卫生法》。食品卫生是指为确保食品安全性和适用性在食物链的所有阶段必须采取的一切条件和措施。因此,可以通俗地理解,食品卫生只是确保食品安全的一种措施,从这个角度理解食品卫生的话,食品卫生的规制范围就要比食品安全的规制范围缩小许多。而按照《中华人民共和国食品安全法》的解释,食品安全则是指食品无毒、无害,符合应当有的营养要求,对人体健康不造成任何急性、慢性和潜在性的危害。食品安全要求食品不仅无毒无害,还要具有应有的营养要求,即对食品质量也提出了要求;并且还要求食品对人体健康不能造成潜在性的危害,换言之,尽管某种食品当时没有对人体健康产生不良影响,但是,如果该食品在未来可能对人体健康带来不利影响的话,那么该食品也是不符合食品安全要求的。例如,刚刚过期几分钟、几小时的食品,就有可能给人体健康带来隐患,国家要求商场、超市必须对其进行下架处理,不得销售。满足食品卫生要求的食品不一定能够满足食品安全的要求,反之,满足食品安全要求的食品则肯定符合食品卫生要求。目前,举国上下关注食品安全,政府有关部门依据《中华人民共和国食品安全法》,全程监控"从田间(水域)到餐桌"的食品生产流通销售,由此确保全体中国人舌尖上的食品安全。作为给就餐宾客提供饮食服务的酒店餐饮工作人员,更应该重视酒店食品安全工作,这对维护酒店声誉和入住宾客对酒店的忠诚度具有非常重要的作用。

二、食品卫生学的发展历程

(一) 古代食品卫生状况及其政策法规

1. 中国古代的食品卫生状况及其政策法规

中国古代曾经发生过重金属中毒事件。科学考证发现,商周时期的青铜制造工艺已经完全成熟。贵族阶级经常制作青铜礼器和青铜食器,应用于祭祀和日常饮食生活。由于青铜器制品中含有重金属铅,因此在贵族阶级中发生铅中毒事件也是屡见不鲜。此外,中国古代的炼丹术曾经十分盛行,由此引发的食物中毒事件也屡见不鲜,究其原因,是因为丹药中含有重金属汞,经常食用丹药就容易造成汞中毒。由于技术水平的限制,很难精确控制青铜器中的铅和丹药中的汞含量,因此也就很难避免发生铅中毒和汞中毒事件。

据资料记载,大约在我国的西周时期,华夏祖先就已经掌握了利用微生物发酵技术制造出酒、醋、酱等食品。此外,利用腌制、熏制、自然风干和冷冻等手段储藏食物的方法也已经十分普及,食盐、食醋、天然香料和天然草药等在食物的储存方面也发挥了应有的作用。

在中国封建社会发展进程中,随着传统农业种植技术的发展,大面积种植小米、小麦、水稻等农作物,耕种技术日趋成熟,粮食丰收之后的保管就成为各封建王朝的一件大事。尽管当时政府重视粮食作物的储存工作,但是由于保管不当发生水稻、小麦被真菌污染从而造成的粮食腐败或食物中毒事件屡有发生。鉴于此,当时统治阶层高度重视食品的防腐储存工作,并制定了相应的法律。例如,在中国周朝时期就已经设置了"凌人",专司食品冷藏防腐;唐朝时期制定的《唐律》更是明文规定了违规销售腐败食品应当承担的法律责任:"脯肉有毒曾经病人,有余者速焚之,违者杖九十;若故与人食并出卖,令人病者徒一年;以故致死者,绞。"唐朝之后的各封建王朝政府也都以律令的形式对食品卫生提出具体要求。

2. 其他国家和地区的食品卫生状况及其政策措施

据科学考证,大约在公元前 7000 年,古巴比伦人就已经能够利用微生物酿造啤酒;大约在公元前 3000 年,闪族人就已经利用动物的乳汁制作奶酪和黄油。因食物保管不当造成食物中毒的事件也时有发生。如公元前 600 年左右,亚洲西部就曾发生因食用裸麦而引起的麦角中毒事件。

在古希腊名医希波克拉底所著的《饮食论》中,对古希腊的食品卫生状况已经有了比较详细的记载;中世纪的罗马曾经设置专管食品卫生的"市吏",负责掌管集市食品卫生事宜。此外,一些文学作品中,如 16 世纪俄国古典文学著作《治家训》、18 世纪法国记者梅尔斯撰写的《巴黎景象》等,也都有关于俄国和法国的食品卫生管理的记载。

(二)现代食品卫生学的出现及其发展

1837 年,巴斯德证明微生物是食品腐败变质的罪魁祸首,并在 1860 年首次采用加热方法杀死葡萄酒和啤酒中的有害微生物(该方法即所谓的"巴氏消毒法"),从而避免酒类的腐败变质并能够长期保存下去,由此也推动了现代食品卫生学的最终确立。当时食品卫生主要关注食品污染(主要是化学性污染和生物性污染)和假冒伪劣食品的问题。19世纪的资本主义国家处于自由竞争的时期,当时社会上食品伪造、掺假、掺杂问题十分猖獗,黑心商家为了赚取更多的利润,经常在食物中掺假/降低成本。为了确保食品卫生,杜绝假冒伪劣食品的出现,法国于 1851 年颁布实施了《取缔食品伪造法》、英国于 1860 年颁布实施了《防止饮食掺假法》,依法确保食品卫生安全。

20 世纪中期开始,由于环境污染、工业污染十分严重,以及在畜禽养殖过程中大量使用兽药、激素、饲料添加剂等,食品卫生研究的重点领域开始转向,残留在食品中的农药、兽药、激素等对人体健康危害巨大的化学物质毒理学研究领域成果不断。同时,在腌制、发酵、烧烤、熏制等传统食品中所发现能够致突变、致畸、致癌化学污染物(如 2015 年世界卫生组织就曾经提醒世界各地的消费者,熏肉和腌鱼等食物属于致癌食品,多吃对人体健康有害),以及对 N-亚硝基化合物、真菌毒素、多环芳烃、杂环胺等致癌物的研究也取得丰硕成果。此外,对食品的真菌污染研究更加深入,核燃料泄漏所导致的对食品的放射性污染研究也取得了一定成果。鉴于食品污染的广泛性和严重性,1963 年,在世界卫生组织(WHO)和联合国粮农组织(FAO)共同倡导下,食品法典委员会(CAC)正式成立。食品法典委员会专门负责制定推荐食品卫生标准及食品加工规范,协调各国的食品卫生标准并指导各国建立全球食品安全管理体系。

自 20 世纪 90 年代以来,食品卫生安全又出现了一些亟待解决的新问题、新挑战。主要表现在以下几方面:首先,新的生物性污染物出现。主要表现在生物性污染物所致的食源性疾病不断上升,在食品腐败变质等传统的食品卫生问题已基本得到解决的发达国家中出现了疯牛病、新型大肠杆菌食物中毒等。其次,新的化学性污染物出现,使得食品化学性污染形势依然(或更加)严峻。继 1999 年比利时首先发现二噁英污染食品事件,并引起世界范围恐慌之后,又相继发现了在食品生产加工过程中产生的氯丙醇等新污染物。此外,食品新技术和新型食品的出现,如转基因食品等也给食品安全领域带来了新问题和新挑战。

(三)我国现代食品卫生学的发展

在借鉴世界食品卫生领域的研究成果基础上,我国食品卫生研究取得了丰硕的成果。

自 20 世纪 50 年代开始,新中国政府就开始制定实施食品卫生标准,如 1978 年原卫生部颁布了《食品卫生检验方法(理化部分)》,1976 年颁布了《食品卫生检验方法(微生物学部分)》,对食品卫生管理提供了科学化依据;食品卫生的法制化管理也是自那个时期开始的,如 1964 年国务院颁布了《食品卫生管理试行条例》,1982 年试行、1995 年 10 月正式施行了《中华人民共和国食品卫生法》等法律法规,对食品卫生进行法制管理提供了坚实的基础。此外,自 20 世纪 90 年代开始,我国开始在食品行业中大力推广危害分析与关键控制点(HACCP)食品安全管理体系,由此极大地提高了食品安全管理水平。

三、食品污染是食品安全的大敌

(一)食品污染非常广泛

食品污染是指危害人体健康的有害物质进入正常食物的过程。人类食物的组成成分中,一般不含有害物质或含量极少,并没有达到危害人体健康的程度。但食物从生长到收获,在生产、加工、储存、运输、销售、烹调等各个环节中,可使某些有害物质污染食品。污染物不仅降低了食品的营养价值,而且还可能对人体健康造成危害。一般情况下,按照有害物质的性质可将食品污染划分为生物性污染、化学性污染和物理性污染三大类。其中,从世界范围来看,化学性污染占主要地位,对人体健康的危害最为严重,有的化学性污染物质具有致癌性,一旦超量污染食物,就会严重危及广大民众的生命。值得注意的是,从我国范围来看,物理性污染更加突出。食品掺杂、掺假是一种人为故意向食品中加入杂物的行为,如肉中注水、奶粉中掺加糖等,当前食品的物理性污染物已经成为威胁全国人民身体健康的严重隐患。对于食品掺杂、掺假行为必须严刑峻法,严厉打击,坚决杜绝发生类似"三聚氰胺奶粉事件"的食品安全事故。

(二)防止食品污染的任务十分艰巨

要想在饮食生活中绝对避免食品污染是十分困难的。这里还是以"三聚氰胺奶粉事件"为例来说明。三聚氰胺乃是一种人工合成的化学物质,自然界根本没有天然存在的三聚氰胺。但是,由于环境污染的广泛性,当前,在人类生存的这颗蓝色星球上已经几乎找不到没有被污染的净土了,在南极企鹅的身体内也能检测到化学农药的存在。奶牛吃的饲料当中就含有三聚氰胺污染物,由此导致牛奶中不可避免地存在三聚氰胺。"三聚氰胺奶粉事件"震惊全世界,2012 年 7 月 4 日,联合国负责制定食品安全标准的国际食品法典委员会由此也为牛奶中三聚氰胺含量设定了新标准:只要每公斤液态牛奶中三聚氰胺含量不超过 0.15 毫克就算合格的牛奶。

毋庸置疑,环境污染的广泛性,或多或少地都会波及食物污染,相信你很容易理解:化学农药和工业污染物污染了土壤、河流以及海洋,土壤里生长的农作物不可避免地受到污染,河流、海洋里生存的水产生物体也会相应受到污染。为了避免畜禽在生长过程中生病,饲养者会在喂养它们的饲料里添加或者直接注射各种兽药和抗生素,如果操作不当,畜禽肉当中会有兽药残留。为了追求食品的观感,在食品生产时过量添加食品添加剂,由此造成了食品的添加剂污染。食物保存不当,还会滋生细菌微生物,有些细菌微生物会造成食物的腐败变质,有些细菌微生物会产生毒素,由此破坏食品安全,最终危害人体健康。

总之,自然界和人类社会中,食品污染是广泛存在的。所谓的"纯天然无污染"的食品只能存在于理想当中。面对现实,我们只能想方设法尽量减轻食品污染的程度,努力把污染物的含量降到人体能够承受的安全水平。

(三)食物中毒与食物过敏

1. 食物中毒

通俗地说,食物中毒就是指食用了被生物性、化学性有毒有害物质污染的食品,或者食用了含有毒有害物质的食品后出现的各种食源性疾病。食物被某些病原微生物污染之后,如果存储方法不当,病原微生物就会在食物中生长繁殖或产生毒素,就餐宾客食用了污染食物可能发生细菌性食物中毒。沙门氏菌是常见的细菌性食物中毒的罪魁祸首。食物被有毒化学物质污染,如果有毒化学物质数量足够多,就餐宾客就可能发生化学性食物中毒。此外,有些食物本身就含有危害人体健康的物质,烹调加工过程中由于处理不当未能完全除去有害物质,由此也会导致就餐宾客食物中毒,如新鲜黄花菜中的秋水仙碱毒素就会给人体健康带来危害。

2. 食物过敏

除食物中毒以外,食物过敏也是比较常见的一种食源性疾病。食物过敏是由于进食某种食物后发生的不良反应,经常伴有呕吐、腹泻及皮肤起疱等症状。一般情况下,比较轻微的食物过敏会自发逐渐好转,严重的食物过敏则能引起窒息、急性哮喘、休克等严重后果,如果不进行及时有效的抢救甚至可能造成死亡。食物中毒发生的条件是食物被污染,健康的人食用污染食物因此发病;食物过敏则是在食物并没有被污染的情况下,过敏体质的人食用了正常的食物而发病。日常生活中有人吃鸡肉(蛋)会腹泻,有人喝牛奶会呕吐,有人吃虾和螃蟹会浑身长红点,有人吃花生则会发生哮喘等,可以认为这些人分别对鸡肉(蛋)、牛奶、虾和螃蟹、花生过敏。假设你在食用某种正常的食物之后,经常会出现腹泻、呕吐和皮肤出疱疹等症状的话,那么你要尽量避免食用该种食物:你极有可能对这种食物产生过敏反应。酒店餐饮经营管理者在安排宴会菜单时或者餐厅服务人员在接待就餐宾客时,都应该仔细询问宾客当中是否有过某种食物的过敏史,避免就餐宾客在酒店进餐时发生食物过敏。

食物中的污染物进入酒店就餐宾客身体内的途径如图 1-4 所示。

四、各类食品安全与食品生产加工过程的安全管理

(一)食品安全国家标准

在《中华人民共和国食品安全法》实施之前,我国食品安全标准曾经被称为"食品卫生标准""食品质量标准""食品检验标准"等。以猪肉为例,有权制定相关食品安全标准的政府部门有农业部、卫生部、质监局等,这些标准不统一甚至互相矛盾,在操作过程中极大地影响了政府对食品安全的统一监管。按照当前实施的《食品安全法》第二十七规定,食品安全国家标准由国务院卫生行政部门会同国务院食品安全监督管理部门制定、公布,国务

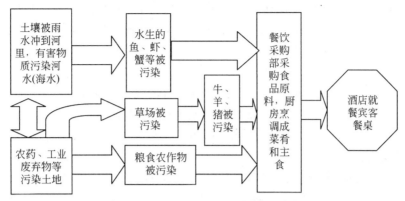

图 1-4　食物中的污染物进入酒店就餐宾客体内的途径

院标准化行政部门提供国家标准编号。截至目前,我国已经初步建立了比较完善统一的食品安全国家标准体系。由此可见,食品安全国家标准具有政策法规性的标准,具有强制性,凡是生产经营不符合食品安全标准的食品,都要受到相应的行政处罚或者法律惩处。此外,食品安全标准还具有科学性、社会性和经济性等特点,分别体现在食品安全标准是科学技术的产物、食品安全标准能够预防食源性疾病的发生和减少食品资源浪费、促进食品进出口贸易等方面。

按照食品安全标准的对象不同,食品安全标准可分为食品原料与产品安全标准(包括粮食及其制品、食用油脂、调味品等 21 类)、食品添加剂使用标准、营养强化剂使用标准、食品容器与包装材料标准、食品中农药最大残留限量标准、食品中真菌与真菌毒素限量标准、食品中污染物限量标准、食物中激素抗生素及兽药限量标准、食品企业生产卫生规范、食品标签标准、辐照食品安全标准、食品检验标准以及其他标准(如食品餐饮具洗涤剂、消毒剂标准)等。

此外,按照标准的级别划分,食品安全标准还可分为食品安全国家标准、食品安全地方标准和企业内部实施的企业标准等。

(二)认证食品

相信你经常在各种媒体当中看到或者听到有机食品、绿色食品和无公害食品的宣传广告,偶尔也会在各种媒体上看到或听到绿色食品和强化食品的宣传广告。广告中不乏一些极尽夸张的说法,如某种强化食品"对治疗老年人腰腿疼有奇效",某种保健食品则强调"能降低血脂、根治糖尿病",等等。实际上,保健食品只是食品而不是药品。毋庸置疑,保健食品能调节人体生理功能、提高人体的免疫力,但是保健食品对疾病是没有治疗效果的。强化食品则是在普通食品里添加了某些营养素。对于消化功能正常、膳食结构平衡的人来说,并不需要特意食用保健食品和强化食品。有机食品、绿色食品和无公害食品则因为其具有营养和安全等特性一直深受广大群众的欢迎(只不过,与普通食品相比价格昂贵许多!)。

1. 有机食品

按照有机农业生产标准,有机食品是在生产过程中不使用有机化学合成的肥料、农药、生长调节剂和畜禽饲料添加剂等物质,并且禁止使用转基因技术生产出来的食品。有机食品这一词是从英文 Organic Food 直译过来的,在我国有时也被称为生态食品或生物食品等。

2. 绿色食品

绿色食品之所以称为"绿色",是因为自然资源和生态环境是食品生产的基本条件,由于与生命、资源、环境保护相关的事物国际上通常冠之以"绿色",为了突出这类食品出自良好的生态环境,并能给人们带来旺盛的生命活力,因此将其定名为绿色食品。

3. 无公害食品

无公害食品是指产地环境、生产过程和终端产品符合无公害食品标准及规范,经过专门机构认定,获得使用无公害食品标志的食品。

无公害食品、绿色食品、有机食品都是安全食品,从种植、收获、加工生产到储藏运输过程中都采用无污染的工艺技术,实现了从土地(产地)到餐桌的全过程质量安全控制,从而确保食品的安全性。尽管如此,绿色食品、有机食品和无公害食品在认证标准、认证机构、认证方法、标识、级别等方面各有要求,不能混淆。三种认证食品当中,有机食品的安全质量最高,绿色食品次之,无公害食品低于有机食品和绿色食品。

(三)食品生产加工过程的安全管理

为确保食品安全,我国政府对食品生产加工企业推荐的食品安全管理体系主要有GMP、SSOP、HACCP。其中,GMP 适用于制药和食品企业,是当前我国实施比较广泛的食品和药品的安全管理认证体系;SSOP 是企业为了达到 GMP 所规定的要求,保证生产出来的食品符合食品卫生要求而制定的操作手册,一般是企业的内部文件,是 GMP 的基础;HACCP 是现在国际上广泛认可的食品安全管理体系,是建立在 GMP 和 SSOP 基础上的控制危害发生的预防体系,主要控制目标是食品安全。

此外,由于世界各国在国际贸易中认可的食品安全认证体系不同,因此给世界各国的食品生产商带来技术壁垒,阻碍了世界经济一体化的深入发展。为了促进食品国际贸易的顺利进行,国际标准化组织将相关标准在国际范围内进行整合并归纳统一,最终发布了ISO 22000 食品安全管理体系,但是该体系的影响不如 HACCP 那样广泛,本书将不介绍该体系的内容。

五、食品安全法系与酒店食品安全管理

(一)食品安全法系

如前所述,当前我国食品安全领域内的基本法是《中华人民共和国食品安全法》。以此为基础相继实施了《中华人民共和国食品安全法实施条例》《餐饮服务食品安全监督管理办法》《餐饮服务食品安全操作规范》等,以上法律法规对确保我国餐饮业食品安全发挥着不可替代的重要作用。

对于《中华人民共和国食品安全法》的法律条文,你可能觉得自己不是法律专业工作者,没有必要做到条条通款款懂。但是,既然你把自己的职业生涯定义在酒店餐饮

部门,那么知道法律条文内容越多就越好。依法依规提供餐饮服务,最大限度地确保食品安全,不仅对你个人饮食生活意义重大,同时也是在职业生涯中必须遵循的基本操守。

(二)酒店食品安全管理

对现代酒店餐饮部门来说,依法严控食品安全确保就餐宾客的身体健康是永恒的主题。以《中华人民共和国食品安全法》为基础,结合《中华人民共和国食品安全法实施条例》《餐饮服务食品安全监督管理办法》《餐饮服务食品安全操作规范》等,建立完善的酒店食品安全控制体系,是酒店经营管理者常抓不懈的工作内容。一般的酒店可以依据《食品安全管理体系　餐饮业要求》(GB/T 27306—2008)实施食品安全管理,而对于资金雄厚的酒店管理集团,可以进行 HACCP 食品管理安全认证工作,以此确保酒店食品安全长治久安。

酒店食品安全管理的主要内容有:设立食品安全管理机构,定期组织培训餐饮部和采购部的工作人员学习食品安全相关知识;制定厨房、面点间、冷菜间、原料库房、洗消间等食品加工储藏场所的卫生规范和食品加工人员的操作手册;监控卫生规范和操作手册的实施;评估食品安全控制效果;等等。

综上所述,人类要想生存,就必须从食物中摄取营养素满足人体生理需要。如果饮食生活合乎营养学的要求,则能促进人体身体健康,否则就可能使人患上各种慢性疾病。另外,在摄入各种食物的过程中,如果食品安全措施不到位,还有可能造成各种污染物污染食物,结果导致人体食物中毒或食物过敏,严重的甚至可能增加人体发生癌症的风险。为了趋利避害,就需要营养学和食品卫生学的学科理论来指导人们的日常饮食生活。食品营养与卫生安全学科对指导个人饮食生活、酒店营养菜单设计与酒店食品安全发挥的重要作用,如图 1-5 所示。

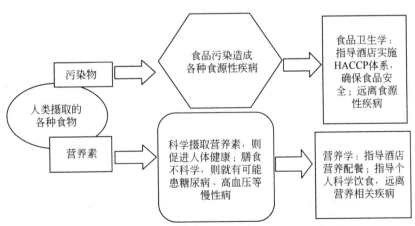

图 1-5　食品营养与卫生安全学科对酒店管理工作的重要作用

第三节 本书的主要内容及其学习的重要性

一、本书的主要内容

本书的主要内容有以下几方面：首先介绍了食品营养与卫生安全学科发展历程；其次介绍了营养素及其生理功能、人体对食物的消化与营养素的吸收、各类食物的营养价值特点，在此基础上详细介绍了酒店营养配餐的原理和方法；最后介绍了食品污染、食源性疾病、食品安全国家标准、餐饮企业食品安全管理、食品安全管理体系(如 GMP、HACCP)等方面的内容。本书内容编排如下：

第一章概述。概括介绍了本书的理论基础及其在酒店餐饮管理中的应用等内容，对学习本书的方法和本书知识对未来职业生涯的重要性也予以简明介绍。

第二章营养素与能量。主要介绍了蛋白质、脂肪、碳水化合物、能量、矿物质和维生素的生理功能和参考摄入量等内容。对于膳食中膳食纤维、酚类化合物、含硫化合物等生理功能和参考摄入量也予以简单介绍。

第三章食物的消化与营养素吸收。主要介绍了人体消化系统的构成及其生理功能，并对其消化食物和吸收营养素的过程予以介绍说明。

第四章食品的营养价值。主要介绍了如何评价食物营养价值，并在此基础上详细介绍了动物性食物、植物性食物以及茶、酒、调料品的营养价值特点。

第五章酒店营养配餐。主要介绍了个体营养配餐、一日营养套餐、宴会营养菜单以及慢性病营养餐的设计方法和实例。

第六章食品污染与食源性疾病。主要介绍了食品污染(包括生物性污染、化学性污染和物理性污染)、食源性疾病(包括食物中毒)、新技术与食品安全等内容。

第七章食品安全与食品生产加工过程的安全管理。主要介绍了食品安全国家标准、无公害食品、绿色食品、有机食品和保健食品的特点，对食品良好生产规范(GMP)和危害分析与关键控制点(HACCP)的内容和案例也进行充分的介绍说明。

第八章酒店食品安全管理。主要介绍了食品安全法系的简单内容、酒店食品安全机构的设置、食品原料的采购和储存、食品加工场所卫生、食品操作与食品安全、餐厅基本卫生、餐饮具消毒卫生、食品从业人员个人卫生管理等内容。

二、本书对你的日常饮食生活和职业生涯的重要性

(一)科学指导你的日常饮食生活

1. 远离慢性疾病的困扰

学习完本课程之后，你会根据学过的营养学知识，同时结合自身的实际生理状况，选择适合自己营养需要的食物种类并合理地设计自己的膳食结构，使自己的饮食生活不仅丰富多彩而且符合营养科学的要求。例如，如果你的身体处于超重或者肥胖状态，你就会经常提醒自己"平时要少吃油腻的食物，烧菜时要减少烹调油的用量"，由此避免体重进一步增加。换句话说，营养学知识不仅可以促进你的身体健康，而且还可以使你远离慢性疾

病的困扰。通过食物交换法可以设计出丰富的食品和菜肴种类,由此增加你对饮食生活的情趣。在生命中的每一天,你都会对餐桌上的食物充满食欲和热爱,这些符合合理营养的平衡膳食则会回报给你健康、美丽和长寿。

2.加强食品安全的自我保护能力

学习过食品安全知识之后,你会根据食品安全要求选择食物原料,并且采取与之适应的烹调方法烹制食物,减少烹调过程中有害物质的产生。例如,当你在烹调豆类食物的时候,根据学过的知识你就会将其充分烧熟,避免出现食物中毒;在你制作凉拌菜的时候,你也会根据学过的知识,注意避免生熟食物之间的交叉污染,并且时刻提醒要把凉拌菜进行低温储存。当你一次性采购较多食物的时候,你会采取正确手段储存食物原料以确保食物的新鲜程度和防止食物的腐败变质,也不会再为食物保管不当无法食用发生废弃的事情而烦恼。

3.指导你选购各种休闲食品

按照国家食品安全法律的有关规定,商场超市中所有预包装食品都要具备营养标签,标签上要提供各种加工食品中的热能和营养素含量等信息。学习本课程之后,你会利用掌握的相关知识,通过阅读食品包装物表面的营养标签来决定是否购买这种食品。例如,某种食品的营养标签数据显示营养素(如钠)占营养素参考值(NRV)的百分比过高的话,那么你明智的选择方案就是放弃购买,因为过多摄取钠会增大你得高血压病的风险。

(二)增进你与亲人朋友之间的情感

学习本课程之后,你不仅可以利用营养与食品安全方面的知识指导自己的日常饮食生活,还可以为自己的亲人和朋友提供饮食建议,并以此增进与之的亲情和友情。例如,你可以给自己年迈的父母提供膳食指导,建议他们日常饮食生活中清淡少盐,多吃果蔬鱼豆类食物,避免偏食导致营养不良,帮助父母从食物中得到健康和长寿;你还可以为自己年幼的子女编制营养菜单,经常教育孩子要尽量远离零食和酒水饮料。你可以在适当的场合给自己的同事或朋友提供一些营养膳食指导,同事和朋友们会因此体会到你释放的热心和关怀,由此同事在工作和事业上愿意与你合作,你的工作环境就会变得和谐顺畅,与朋友之间的感情也会更加醇厚和温馨。

(三)助你职业生涯获得成功

1.指导设计酒店营养菜单

如果将来你计划把自己的职业生涯设计在餐饮管理领域,那么,食品营养与卫生安全相关知识将会帮助你在职业上取得成功。这是因为,营养学可以为餐饮企业的餐饮原料选择和菜肴风味形成提供科学依据,也可为烹调过程中食物营养素保护提供切实可行的方法,同时还可为推广科学配膳、平衡膳食提供理论上的科学指导。在旅游企业管理工作中,重视营养工作,就能够设计并制作出具有合理营养的营养菜单。为了提高厨师的营养素质,餐饮管理者还要制订营养与食品安全员工培训计划,加强厨房员工的营养教育,只有这样,才能使厨师提供的餐饮产品不仅保存中国传统特色风味,而且也具有合理营养。

2.掌控酒店餐饮各部门的食品安全

食品安全相关知识在酒店餐饮经营管理各环节也是普遍应用的。食品原料的采购、收货、储存和发放过程,以及原料经过厨房制作,最终提供给宾客用餐的销售过程,具体的流程是供货中心通过库房、厨房转移到餐厅、宴会厅、酒吧以及通过送餐服务传递给用餐宾客,在这一系列环节、一系列不同的场所中,都有许多的食品安全问题值得管理者注意。具体执行起来应注意以下实际工作:选择新鲜没有被污染的原料;使用人工色素、香精、防腐剂等食品添加剂要按国家规定标准进行;餐饮从业人员注意个人卫生规范;厨具、餐具及食品包装材料要经过清洗消毒;生熟食品分开存放,防止交叉污染;过期食品不得食用;软饮料储存时应经常检验,发现有异样应立即废弃等。对以上相关措施进行监控可确保食品安全,防止发生食源性疾病。

3. 制定酒店 HACCP

如果你将自己定位为酒店餐饮管理部门管理者的话,那么,食品安全管理体系的相关内容是你必须要掌握的。目前世界范围内 HACCP 食品安全体系已经被广泛地应用到酒店餐饮管理中。随着人们的食品安全意识日益提高,将来我国餐饮业也会普及推广实施 HACCP 食品安全体系,届时,食品污染与食源性疾病、食品安全国家标准、食品安全法系等知识将会助你一臂之力,使你在酒店食品安全领域大显身手。

三、学好本书内容的方法推荐

在学习食品营养与卫生安全这门课的过程中,需要你不断地总结自己日常饮食生活存在的问题,按照营养学与食品安全的基本理论去评价你的饮食生活质量高低。另外,你还要经常实地探访餐饮企业的餐厅和厨房,对其提供的菜肴进行营养学评价(不可否认,菜肴还是"好吃"才能受人欢迎;但是从营养学的视角来看的话,"好吃"但可能有害于健康的菜肴还是要尽量回避才好),并且针对该菜肴存在的营养问题思考改进的好办法;观察餐厅基本卫生情况,注意餐厅服务人员操作是否规范,有条件的话还可以在餐厅日常工作结束之后参观厨房布局及其建筑卫生,根据所学知识对食品安全状况进行简单评判,同时思考解决问题的好办法。总之,理论联系实际是作者推荐的学习本书内容的最佳方法。

此外,你还可通过其他渠道增加你对营养与食品卫生安全理论的理解。例如,通过便捷的网络工具你能够掌握最新的食品营养与食品安全领域内的新知识、新政策,这里给大家推荐以下网站。

(1) 负责营养与食品安全工作的政府主管部门网站。主要有中华人民共和国国家卫生健康委员会网站(http://www.nhc.gov.cn/)和国家市场监督管理总局网站(http://www.samr.gov.cn/)。此外,还有各级地方政府的卫生健康委员会网站和市场监督管理局网站。

(2) 一些权威学会的网站。如中国营养学会网站(http://www.cnsoc.org/)。

(3) 一些社会上影响比较大的网站。如能够提供全面的食品安全国家标准的食品伙伴网(http://www.foodmate.net/)等。

在以上网站中既有许多食品营养学与食品安全方面的知识,也有国家最新的食品营养与食品安全方面的政策措施。相信这些内容不仅对你个人从食物中得到合理营养和平衡膳食将会发挥重要作用,而且对你的学业乃至将来的事业成功也会大有帮助。

课 后 习 题

一、核心概念

营养　营养素　食品安全　推荐摄入量(RNI)　特定建议值(SPL)

二、填空题

1. 从字面上理解,营养的含义是(　　　　　)。

2. 人体需要从食物中获得的营养素有(　　　　　)。

3. 营养学的研究内容主要包括食物营养、人体营养和(　　　　　)。

4. 无公害食品、绿色食品、有机食品中安全质量最高的是(　　　　　)。

5. 中国古代营养学观念中有代表性的是药食同源观和(　　　　　)观。

6. 古希腊营养学观念有代表性的人物是(　　　　　)。

7. HACCP 直译过来的意思就是(　　　　　)。

8. 证明微生物是牛奶腐败变质的罪魁祸首的学者是(　　　　　)。

9. 宏量营养素主要有蛋白质、脂类和(　　　　　)。

10. 微量营养素主要有矿物质和(　　　　　)。

11. 某男性体重超标,属于肥胖,那么其 BMI 范围可能是(　　　　　)。

12. 2 型糖尿病患者早晨的空腹血糖值是(　　　　　)。

三、思考题

1. 为什么说营养学是指导酒店营养配餐的基本指针?

2. 食物中的污染物是如何来到餐桌上的?

3. 如何理解营养与疾病的关系?

4. 说说食品安全标准的分类。

5. 为何说食品污染是食品安全的大敌?

6. 简单说明营养学与食品卫生学的联系与区别。

7. 人体从食物中获得的必需营养素的种类有哪些?

8. 如何理解食品卫生与食品安全的异同?

9. 学习本书的内容对你的职业生涯有何重要性?

10. 学习本书内容对个人饮食生活有何益处?

11. 本书推荐的食品营养与食品安全相关的网站有哪几个?

12. 怎样才能学好本书的主要内容?

四、实训题

1. 上谷歌搜索一下关键词:营养,健康,食品安全,看看你的搜索结果里有多少你想知道的信息。再上当当网站,搜索一下关键词:营养学,食品营养,食品安全,看看你的搜索结果里有多少你想知道的内容。

2. 日常生活中我们经常听见有人说"牛肉有营养""土豆没有营养",分析一下这样的说法存在的问题。

3. 总结一下日常生活中我们经常采取哪些措施来保证食品安全。

扩展阅读

扫描此码　深度阅读

你对日常生活中流传的诸多饮食观念有何见解？
测试一下你学习本课程之前的营养学知识水平。

第 二 章

营养素与能量

引言

 人体需要的营养素与能量

学习目标:

1. 理解碳水化合物对人体健康的重要性;
2. 掌握人体血糖的稳定机制;
3. 掌握膳食纤维对人体的重要生理功能;
4. 理解蛋白质对人体健康的重要性;
5. 掌握蛋白质的互补作用;
6. 理解脂类对人体健康的重要性;
7. 掌握胆固醇对人体健康的重要意义;
8. 掌握血液中各种脂类的特点;
9. 掌握必需氨基酸、必需脂肪酸对人体健康的意义;
10. 掌握人体能量消耗的途径、不同体力活动能量消耗量;
11. 掌握钙、铁、锌、硒对人体的生理功能及缺乏症;
12. 掌握维生素 A、维生素 C、叶酸对人体的生理功能及缺乏症;
13. 掌握科学饮水的方法;
14. 掌握酚类化合物、有机硫化物和萜类化合物对人体健康的重要作用。

第一节　碳水化合物

一、碳水化合物的组成与分类

（一）组成元素

"五谷为养"这句古话在中国可以说是家喻户晓，这句话十分形象地说明了谷类食物对人体健康的重要性。实际上,从营养学的视角来看,五谷中含有对中国人来说最重要的一类营养素,它就是碳水化合物。碳水化合物是生命的主要能源物质,也是自然界最丰富的能源物质,在自然界中广泛地构成植物的骨架。碳水化合物是广泛存在于生物体内的有机成分,是由碳、氢、氧三种元素组成的一类多羟基醛或多羟基酮类化合物,其分子式中的氢元素和氧元素的比例恰好与水相同(2∶1),如同碳和水组成的有机化合物,因而得名。地球上的植物可以利用自身的叶绿素,在阳光的参与下通过光合作用制造糖类:在这个过程中,土壤中的水被植物根部所吸收,提供了氢和氧,自然环境中的二氧化碳被植物的叶子所吸收,提供了碳和氧,通过光合作用水和二氧化碳就组成了自然界中最常见的单糖即葡萄糖。这些最简单的糖再组成起来变成复杂的寡糖和多糖,从而构成纷繁复杂的植物世界。有时候,碳水化合物也被广泛地称为糖类。

(二)具体分类

碳水化合物是一个大家族,1998年世界卫生组织的科学家按照聚合度将碳水化合物分成三类:糖、寡糖和多糖。此外,膳食纤维也是碳水化合物的重要组成部分,它可能包括上千种不消化的化合物,如部分寡糖和非淀粉多糖等物质。

1. 糖

糖是指聚合度为1~2的碳水化合物,包括单糖和双糖,也常用来表示纯蔗糖,一些糖的衍生物如糖醇也属于糖。

(1)单糖。单糖是化学结构最简单的糖,通常条件下不能够再被水解成分子更小的糖。有醛基的称为醛糖,有酮基的称为酮糖。常见的单糖有葡萄糖、果糖和半乳糖。值得说明的是,食物中的单糖以己糖(含有6个碳原子的糖)为主,葡萄糖、果糖、半乳糖等都是己糖。

葡萄糖又名右旋糖。它不仅是最常见的糖,也是世界上最丰富的有机物,在血液、脑脊液、淋巴液、水果、蜂蜜以及多种植物液中都以游离形式存在,是构成多种寡糖和多糖的基本单位。人体中使用的葡萄糖主要由淀粉水解而来,蔗糖、乳糖等也可经过水解变成葡萄糖,葡萄糖可以被人体直接利用产生能量。葡萄糖在人体内许多组织和器官中以糖原的形式存在。

果糖是最甜的一种天然存在的糖,主要存在于蜂蜜和水果中,苹果、番茄中也含有比较多的果糖。食物中的果糖是天然碳水化合物中甜味最高的糖,如以蔗糖甜度为100,那么果糖的相对甜度可达110。果糖在人体内吸收后可转化为葡萄糖。

半乳糖是形成动物乳汁中的乳糖的组成成分之一。自然界中,半乳糖大部分以结合形式存在。生物界中,半乳糖是乳糖的重要组成成分。

(2)双糖。双糖不能直接被人体所吸收,必须经过酸或酶的水解作用生成单糖之后方能为人体所吸收。自然界最常见的双糖是蔗糖、麦芽糖和乳糖。

蔗糖是由一分子果糖和一分子葡萄糖组成的。蔗糖是植物界分布广泛的一种双糖,在甘蔗、甜菜及槭树汁中含量尤为丰富,是制糖工业的重要原料。日常食用的绵白糖、砂糖、红糖从分子结构上看都是蔗糖。另据研究显示,肥胖症、糖尿病、动脉硬化、冠心病等发病率可能与大量摄入食糖有关。

麦芽糖是由两个分子葡萄糖缩合而成,大量存在于发芽的谷粒,特别是麦芽中。人们吃米饭、馒头,在细细咀嚼时能感到少许甜味,其实就是部分淀粉在口腔里水解成麦芽糖的缘故。麦芽糖在饴糖、玉米糖浆中大量存在。

乳糖是由一分子葡萄糖和一分子半乳糖结合而成,存在于动物乳汁中,甜味只是蔗糖的六分之一,所以牛奶只能给人淡淡的甜味的感觉。因为婴幼儿主要以母乳为主要食物来源,所以乳糖是婴儿碳水化合物的主要来源途径。

为便于理解,将单糖与双糖的关系表示于图 2-1 中。

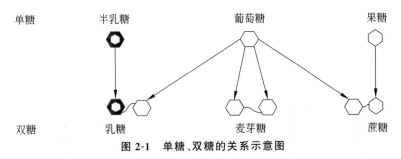

图 2-1 单糖、双糖的关系示意图

（3）糖醇。糖醇是糖的衍生物,食品工业中常用其代替蔗糖作为甜味剂使用。食品中经常使用的糖醇主要有山梨糖醇、木糖醇和麦芽糖醇等。它们共有的特点是:糖醇在人体内不走葡萄糖的代谢途径,因此不受胰岛素控制,食后不会使人体血糖浓度迅速上升,非常适合当作糖尿病患者的甜味剂食用。此外,木糖醇还不能被口腔细菌发酵,对防龋齿或抑龋齿有明显的作用。因此,食品加工业常用木糖醇作为各种口香糖的甜味剂。

值得注意的是,尽管糖醇在人体的小肠内很难被消化,但是,生活在肠道内的一些细菌却能够把糖醇分解作为自身的能源物质来使用。并且这些细菌在分解糖醇的时候会产生许多废弃物,由于废弃物对人体肠道有一定的刺激性,因此过多摄取糖醇可能会导致腹泻。有报道称,一个美国妇女患有慢性腹泻长达 7 年之久,这期间尝试了多种治疗方法但始终未见成效。后来,在营养学家的帮助下,发现引起腹泻的罪魁祸首竟然是山梨糖醇!因为她每天嚼的口香糖使用山梨糖醇作为甜味剂,再加上该妇女每天嚼的口香糖数量也很多,由此导致摄入较多的山梨糖醇而导致了慢性腹泻。在营养学家的建议之下,她停止嚼口香糖之后,慢性腹泻也就不治而愈了。

2. 寡糖

（1）寡糖的种类。寡糖也称为低聚糖。低聚糖是由 3～9 个单糖以苷键聚合而成的碳水化合物,有许多功能性低聚糖已被广泛应用于食品工业中,它们在食品加工中可代替或部分代替甜味剂。

（2）寡糖的生理功能。由于大多数低聚糖不被人体消化酶分解,人体难以消化吸收,是理想的功能性甜味剂,因此对某些疾病患者如糖尿病患者有重要的意义;寡糖能使人体肠道有益菌群如双歧杆菌活化和增殖,有益于肠道健康;寡糖具有某些食用纤维的生理功能,如降低血清胆固醇和预防肠癌等;寡糖不易或难以被龋齿菌所利用,因此不易形成齿垢或龋变,可预防口腔疾病。

3. 多糖

多糖是由许多单糖分子失水后以糖苷键组合而成的。多糖一般不溶于水(有的能与水相混合形成胶体溶液),无甜味,无还原性,一般不形成结晶,在酸或碱的作用下,依水解程度不同而生成糊精、寡糖或二糖,多糖完全水解时的最终产物为单糖。多糖中一部分可被人体消化吸收,如淀粉、糊精等;另一部分则不能被人体消化,如纤维素、半纤维素、木质素、果胶等。

(1)淀粉。淀粉是以颗粒的形式储存在植物种子、根茎中的多糖,是由葡萄糖聚合而成的化合物。以薯类为原料工业化生产的淀粉还是食品工业的主要原料。淀粉又因葡萄糖的聚合方式不同分为直链淀粉和支链淀粉。直链淀粉是一个线性结构的葡萄糖链条,遇到碘产生蓝色反应,并且容易"老化",形成难以消化的抗性淀粉。支链水淀粉是枝杈状的结构,遇到碘发生棕色反应,容易糊化,消化率较高。某些食物中的直链淀粉和支链淀粉的含量如图 2-2 所示。

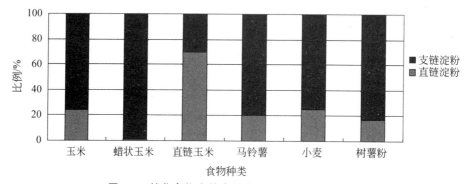

图 2-2 某些食物中的直链淀粉和支链淀粉的含量

正常情况下,就天然食物淀粉的组成来看,直链淀粉一般含量在 20% 左右。例如普通玉米的直链淀粉含量在 24% 左右,支链淀粉则达到 76%。马铃薯、小麦的淀粉当中,直链淀粉分别为 20%、25%,支链淀粉的比例分别为 80%、75%。蜡状玉米(一种变性淀粉,主要用于医药业的微囊壳体的制造原料)的淀粉中直链淀粉含量只有 1% 左右,支链淀粉的比例则高达 99%。通过杂交得到的直链玉米则富含直链淀粉,含量可达 70%。

动物淀粉是存在于动物肝脏和肌肉组织中类似于植物淀粉的一类物质,又称糖原。它也由葡萄糖组成,是人体储存碳水化合物的主要形式,它在维持人体能量平衡方面发挥着十分重要的作用。

(2)纤维素与半纤维素。纤维素也是由单糖构成的多糖。与淀粉水解相比较,纤维素难于水解,遇水加热均不溶解,只有在浓酸(或稀酸)中较高压力下长时间加热才能水解;半纤维素是一些与纤维素一起存在于植物细胞壁中的多糖的总称,大量存在于植物的木质化部分,也是一种不容易水解的多糖。粗粮、豆类、蔬菜、水果、薯类等都是人体获得纤维素和半纤维素的途径。纤维素和半纤维素不溶于水。

(3)果胶。果胶是植物细胞壁的成分之一,存在于相邻细胞壁的中胶层。在植物体内一般有原果胶、果胶和果胶酸三种存在形态。果胶在水果中含量很高,在粮食和豆类中含量较低,有些蔬菜的果胶含量也比较高,如西红柿等。

(4)植物胶。植物胶包括种子胶、树胶、海藻胶和微生物胶等。海带、裙带菜和琼脂中所含的就是海藻胶,从鹿角菜中提取的海藻胶经常被用作果冻和软糖的制作原料。值得说明的是,果胶和植物胶都是能够溶于水的可溶性膳食纤维,对人体健康具有独特的重要作用。

(5)其他。动物和植物中含有多种类型的多糖,有些多糖具有调节生理功能的活性,如香菇多糖、茶多糖、银耳多糖、壳聚糖等。此外,近年来人们开始关注不容易被人体消化的抗性淀粉(也叫抗消化淀粉)对人体健康的重要作用。

食物中的碳水化合物的分类和组成如表 2-1 所示。

表 2-1　碳水化合物的分类和组成

分　类	组　成	代表性物质
糖(1~2 个单糖)	单糖 双糖 糖醇	葡萄糖,半乳糖,果糖 蔗糖,乳糖,麦芽糖,海藻糖 山梨醇,甘露醇
寡糖(3~9 个单糖)	异麦芽低聚寡糖 其他	麦芽糊精 棉籽糖,水苏糖,低聚果糖
多糖(≥10 个单糖)	淀粉 非淀粉多糖	直链淀粉,支链淀粉,变性淀粉 纤维素,半纤维素,果胶,亲水胶物质

随着人们对碳水化合物的认识逐渐加深,近年来又出现了一些新的分类术语,例如,将碳水化合物分成可消化的和不可消化的碳水化合物。其中,可消化的碳水化合物主要包括淀粉和可溶性的糖类;不可消化的碳水化合物主要包括半纤维素和纤维素,还有一些糖醇、低聚糖等。同时,生物科学的不断进步发展也揭示了那些人体不能消化利用的碳水化合物,在人体肠道里经过结肠里的细菌发酵之后,可以产生短链的脂肪酸(如乙酸、丁酸和丙酸等),这些短链脂肪酸是能够被人体消化吸收利用的,因此对人体健康也发挥促进功能。那些不能被人体消化系统消化吸收,但却能够促进人体肠道内原有的一种或几种有益细菌(益生菌)生长繁殖,从而抑制有害细菌增长的物质,就被叫作"益生元"。"益生元"具有调整肠道菌群、促进人体健康的重要作用,代表性的"益生元"主要有乳果糖和异麦芽糖低聚糖等。

二、碳水化合物与血糖稳定

葡萄糖对维持生命的存在发挥着不可替代的重要作用。人体储存葡萄糖的能力是有限的,成年人一般只能储存 400 克左右,其中 200~300 克是作为肌糖原储存在肌肉中的。当人体血液中的葡萄糖也就是血糖的浓度过低时,大脑就会产生饥饿的感觉,提醒人们要赶紧补充食物了。之所以如此,是因为我们的红细胞、大脑和中枢神经组织只能依赖葡萄糖来维持各种生理活动,而我们人体的红细胞、大脑和中枢神经完全不具备储存葡萄糖的能力,如果血糖降低,脑功能即受影响,长期的低血糖可造成大脑不可逆性的损伤。

(一)人体血糖稳定的机制

对于大脑和神经如此重要的血糖,我们当然要对它进行精确调控,使之处于比较平稳的状态。人体利用两种激素来分别调控血糖浓度:胰岛素用来帮助血糖进入细胞加以利用,促进糖原和脂肪的合成,由此降低血糖的浓度;胰高血糖素则用来把人体内的葡萄糖收集到血液中升高血糖浓度。人体进餐之后,血糖浓度就会升高。此时,人体中的胰腺就会相应地分泌胰岛素,把血糖运送到人体细胞内氧化分解,或者在肝脏中把血糖合成糖原或者脂肪。当体内血糖浓度过低时,人体则分泌胰高血糖素,促进肝糖原分解进入血液中,从而保持血糖浓度在正常合理的范围内,满足大脑和神经组织的需要。

此外,在特殊的情况下,如人过度兴奋和紧张之际,身体还会在极短时间内分泌肾上腺激素,由此也可以促进肝糖原分解进入血液中升高血糖,满足人体在应激的情境下对能量的需要。

(二)糖尿病和低血糖

由于各种原因,人体分泌胰岛素的能力下降,或者是尽管人体能够分泌产生足够多的胰岛素,但是细胞对胰岛素的敏感程度下降,造成胰岛素搬运血糖进入细胞的能力严重下降,相当多的血糖停留在血液中无法及时进入细胞中去利用,这就是糖尿病的发病原理。

低血糖症状的情形正相反。低血糖患者在饥饿时无法维持住正常的血糖浓度,出现虚弱无力、心跳过快、极度饥饿的感觉,同时还会伴有出虚汗、肌肉颤抖等症状的发生。运动过量和食物严重不足或者某些疾病会产生以上症状。糖尿病患者如果注射过量的胰岛素也会发生这种情况。

(三)食物血糖生成指数

人体对不同种类碳水化合物的消化率和消化速度是不同的,由此造成碳水化合物在人体内最终被分解成葡萄糖进入血液的速度也就不同,引起餐后血糖水平波动的程度会有很大差别。食物升高人体血糖的能力水平经常用食物血糖生成指数(glycemic index,GI)来表示。食物血糖生成指数表示某种食物升高血糖的效应与标准食品(通常是葡萄糖)升高血糖的效应比。GI值越高,说明这种食物升高血糖的效应就越强,血糖生成快且上升幅度大;相反,消化分解缓慢的碳水化合物,向血液中释放葡萄糖的速度慢,血糖上升较慢,具有较低的GI值。通常情况下,GI值小于55的食物被称为低GI值食物;55~70之间的食物被称为中等GI值食物;70以上的食物则为高GI值食物。日常饮食生活中应尽量挑选GI值较低的食物,或者尽量选择综合GI值低的混合膳食配餐。科学实验已经证明,食用GI值低的食物不仅对控制血糖有帮助,而且还有助于预防心脏病、肥胖和其他慢性疾病;反之,常食用高GI值的食物,可能增加心脏病、糖尿病和肥胖的发病风险。

值得说明的是,不甜的食物未必GI值就低,而有甜味的食物也不见得GI值就高。有许多因素也能够影响食物的GI值,例如,同样是马铃薯,烧烤和油炸这两种烹调方法赋予它的GI值分别为82和60! 同样是大米,制成米饭和米粥之后,它们的GI值相差也很大;即使同一种食物,如米粥,烹煮加热的时间不同,其GI值也会有些差异:烹煮的时间越长,GI值就有可能越高。日常生活中食用的食物GI值大小情况如图2-3所示。

从图2-3中可知,日常生活中我们食用的主食如米饭、面条和馒头的GI值都比较高,其中,馒头的GI值最高,超过了88,米饭也超过了83,小麦面条则为81.6。水果中西瓜的GI值高达72,菠萝和芒果虽然比西瓜低一些,但分别为60和55,也进入中等GI值的食物行列。猕猴桃、香蕉、苹果、桃子、李子和樱桃的GI值逐渐降低,并且都低于55,属于低

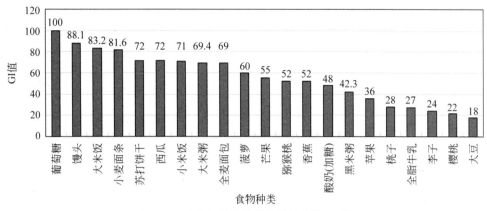

图 2-3　日常生活中经常食用的食物 GI 值

GI 值的食物。其中,樱桃最低,其 GI 值只有 22。值得注意的是,酸奶(加糖)的 GI 值为 48,不加糖的全脂牛乳只有 27,因此,糖尿病患者在选择乳制品的时候,最好选择全脂牛乳或者不加糖的全脂酸奶。

三、碳水化合物对人体的生理功能的作用

(一)可消化碳水化合物对人体的生理功能的作用

1.补充血糖,给人体提供能量

可消化碳水化合物是人类从膳食中获得能量最经济、最主要的途径。可消化碳水化合物最终分解成为葡萄糖被人体利用生成能量,从而能够确保中枢神经和大脑等重要组织器官维持正常的生理功能。葡萄糖不仅可以直接给人体提供能量,而且在富足的时候还能够转化成脂肪储存起来,在人体能量不足的时候,这些储存的脂肪会被氧化分解释放能量。

2.减少蛋白质的耗费

作为能量来源,碳水化合物不仅比蛋白质和脂肪更容易被人体吸收,而且分解迅速、产能速度快并且耗氧量少,无论在有氧还是无氧条件下均能分解产生能量。因此,在可消化碳水化合物供应充足的条件下,人体首先利用它作为能量来源物质,这样就可以节约宝贵的蛋白质,使之能够更多地用于合成人体组织细胞。

3.人体的重要组成物质

碳水化合物是构成人体组织并参与许多生命过程的重要物质。糖脂是细胞膜和神经组织的结构成分之一;糖蛋白是细胞的组成成分之一,还是人体中许多抗体、酶、激素的重要组成成分;核糖与脱氧核糖则是核酸不可缺少的组成物质。

4.增强肝脏的解毒能力

在储备有较丰富的糖原时,肝脏能够产生比较多的葡萄糖醛酸。葡萄糖醛酸是体内一种重要的解毒剂,能够与进入人体的有害物质如细菌毒素、酒精、砷等进行充分结合,由此消除或减轻这些有害物质的毒性或生物活性,从而对人体起到解毒的作用。肝脏是人

体重要的解毒器官,糖醛酸能减轻有毒物质的毒性,所以说,碳水化合物具有保护肝脏的作用。

5. 抗生酮作用

碳水化合物在身体内分解过程中产生草酰乙酸,草酰乙酸是脂肪正常分解所必需的物质。缺乏碳水化合物的时候,草酰乙酸就不足,因此,脂肪就不能彻底氧化成二氧化碳和水。不仅如此,脂肪如果不彻底氧化分解就会产生对人体健康有害的酮类物质,过多的酮类物质在体内不断蓄积,最终会发生酮血症和酮尿症,严重危害人体健康。如果膳食中具有充足的碳水化合物,能够生成足量的草酰乙酸,从而脂肪就会得到比较彻底的氧化分解,不会或很少产生酮类物质,这就是所谓的碳水化合物的抗生酮作用。

6. 帮助人体彻底分解脂肪

如果碳水化合物供应不足,即血糖浓度不足以满足身体的能量代谢的需要,那么,人体就会调整能量的供给方式,通过分解身体内的脂肪来满足对能量的需要。不过,如上所述,过多的脂肪供能可能蓄积对人体健康有害的酮类物质,这是运动节食减肥必须要注意的。

(二)寡糖对人体的生理功能的作用

1. 促进人体肠道健康

摄取一些寡糖可以使人体肠道内的双歧杆菌增加,从而能够抑制有害细菌。双歧杆菌发酵低聚糖产生短链脂肪酸(如乙酸、丙酸、丁酸等)和一些抗生素物质,能够抑制外源性病菌和肠道内固有致病菌的生长繁殖,刺激肠道蠕动,防止便秘的发生。

2. 增强人体的免疫力

双歧杆菌在肠道内能够合成少量的 B 族维生素,如叶酸和烟酸等,这些维生素对人体健康发挥着重要作用。此外,双歧杆菌还能增强人体的免疫力,预防癌变的发生。

3. 避免血糖快速升高

由于大多数的功能性低聚糖不能被人体直接消化吸收,并且提供的能量也很少,能够避免人体血糖快速升高对身体健康造成的不好影响,因此,低聚糖可以满足糖尿病和肥胖病患者的需要。

(三)膳食纤维对人体的生理功能的作用

复杂的碳水化合物中,除了淀粉之外,动物体内还有能够被人体利用的碳水化合物即糖原,它和淀粉一样,也是由单糖组成的。由于糖原只是存在于动物体内,天然食物中的含量十分微小,不是营养学讨论的范畴,因此,这里我们只讨论那些不能在小肠内被人体吸收的复杂碳水化合物,也就是通常我们所说的膳食纤维。膳食纤维大都无法在人体内被消化吸收利用,换言之,大部分的纤维素只能穿肠而过,对人体并没有什么营养作用。

值得说明的是,膳食纤维中也有很少一部分可以被人体大肠中的细菌发酵利用,分解产生部分短链脂肪酸之后,再被人体消化分解产生部分能量加以利用。

食物中的膳食纤维主要包括纤维素、半纤维素、果胶、植物胶、木质素和角质等。严格说来,木质素和角质并不属于碳水化合物,但因为它们存在于植物的木质化和角质化的部位当中,能发挥与其他膳食纤维同样的功能,所以也把它们当作膳食纤维看待。

自 20 世纪 70 年代开始,营养学家认为绝大多数非淀粉类的多糖类(如纤维素和果胶等)虽然不能被人体消化吸收,但能刺激肠道蠕动,有助于提高肠道的消化功能。膳食纤维在人体内能刺激肠道蠕动,可缩短肠内容物通过肠道的时间,所以,膳食纤维有肠道"清洁工"之称。膳食纤维还能够延缓或阻碍食物中脂肪和葡萄糖的吸收,具有帮助人体减肥和降低血糖的作用。此外,膳食纤维也可降低血液中的胆固醇浓度,可改善肠内细菌丛,从而提高人体的免疫力。总之,膳食纤维对预防高血脂、糖尿病、肥胖等现代营养疾病具有十分重要的意义。膳食纤维调节血脂的作用如图 2-4 所示。

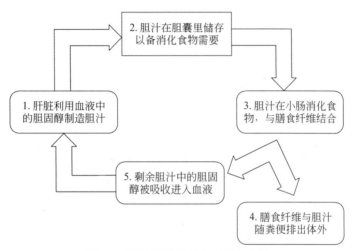

图 2-4　膳食纤维调节血脂的示意图

四、碳水化合物的参考摄入量与食物来源

如前所述,碳水化合物的主要作用是给人体提供葡萄糖。膳食中碳水化合物比例过低,可能出现呕吐、便秘和口臭等症状。此外,充足的碳水化合物还能够避免发生酮酸中毒症。因此,日常饮食生活中必须摄取充足的碳水化合物才能确保身体健康。

(一)碳水化合物的参考摄入量

《中国居民膳食营养素参考摄入量》建议,碳水化合物的理想摄入量范围即宏量营养素可接受范围(AMDR)可以用膳食中碳水化合物所提供的能量占总能量的比例来表示。根据中国居民的饮食生活习惯,该比例控制在 50%～65% 为宜。其中,从饮食中摄取外加的糖(主要是蔗糖)所提供的能量占膳食总能量的比例应控制在 10% 以下。

《中国居民膳食营养素参考摄入量》还建议,碳水化合物的平均需要量(EAR)为:成年人为 120 克;11～17 岁青少年为 150 克;孕妇为 130 克;乳母为 150 克。其中,从饮食中摄取外加的糖应控制在 50 克以内。

中国居民的膳食纤维的摄入量可根据平衡膳食宝塔推荐的食物来推算。大致情况是:低能量 7531kJ(1800kcal)膳食为 25 克;中等能量膳食 10042kJ(2400kcal)为 30 克;高能量膳食11715kJ（2800kcal）为35克。《中国居民膳食营养素参考摄入量》中对膳食纤维的特定建议值（SPL）为成年人每天25克。

（二）碳水化合物的食物来源

碳水化合物主要来源于植物性食物如谷类、薯类和根茎类食物中，它们都含有丰富的淀粉。膳食纤维（非淀粉的多糖类）含量丰富的食物有蔬菜、水果、粗粮、杂粮、豆类等。各种单糖和双糖除一部分存在于水果、蔬菜和蜂蜜等天然食物中之外，绝大部分是以加工食物如蔗糖、糖果、甜食、糕点、蔬菜水果汁等直接食用。乳中的乳糖是婴儿最重要的碳水化合物来源。

常见食物的碳水化合物含量（以100克可食部计）如图2-5所示。

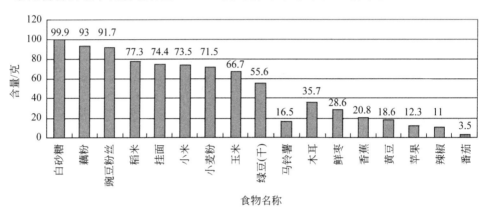

图2-5　常见食物的碳水化合物含量

从图2-5可知，工业化生产的白砂糖碳水化合物含量为99.9％，是日常生活中食用的含量最高的碳水化合物。在中国人的主食中，稻米和小麦粉的碳水化合物的平均含量也都在70％以上，绿豆（干）的碳水化合物含量为55.6％。副食当中的马铃薯的碳水化合物的平均含量为16.5％，黄豆（鲜）为18.6％，番茄的碳水化合物含量很低，仅为3.5％左右。

第二节　蛋　白　质

一、蛋白质的组成与分类

（一）组成元素

蛋白质是生命的基础物质。一切生命的表现形式，其本质都是蛋白质功能的体现，没有蛋白质就没有生命。英文的protein（蛋白质）一词原本来源于希腊文的proteios，其意是指最重要的东西，由此表明了蛋白质对生命的重要程度。蛋白质主要是由碳、氢、氮、氧四种元素构成，一部分蛋白质也含有硫、磷、铁、碘、锰、锌和铜等元素。在人体需要的宏量营养素当中，由于碳水化合物和脂肪的主要组成成分是碳、氢、氧，不含或含有很少的氮，因此，蛋白质能够提供生命组织细胞合成时需要的氮元素，对维持生命的存在具有不可替代的重要作用。

（二）具体分类

从分子结构上看,氨基酸是组成蛋白质的基本单位,蛋白质就是各种氨基酸按照一定的排列顺序由肽键(一种化学键的名称,也叫酰胺键)连接而成的一个化学链条。由于氨基酸的排列顺序不同,链条的长短不一,再加上存在的空间结构的差异,蛋白质的种类十分多样。一般情况下,可把蛋白质分成简单蛋白质和复合蛋白质。其中,简单蛋白质主要有白蛋白(如血浆白蛋白、乳汁白蛋白、乳清白蛋白)、球蛋白(如血清中各种球蛋白、大豆球蛋白)、谷蛋白(如谷类食物中的蛋白)、精蛋白(富含精氨酸、赖氨酸与组氨酸等碱性氨基酸)、组蛋白(富含组氨酸、赖氨酸)与硬蛋白(主要是动物的保护组织中的蛋白质,如结缔组织蛋白、角蛋白、弹性蛋白、丝蛋白等);复合蛋白主要有核蛋白(蛋白质与核酸组成)、色蛋白(蛋白质与色素组成)、糖蛋白(蛋白质与糖类组成)、磷蛋白(蛋白质与膦酸组成)、脂蛋白(蛋白质与脂类组成)。

二、氨基酸与肽

天然食物中存在的蛋白质形态是多种多样的。营养学上把相连氨基酸数目超过100个的氨基酸链条称为蛋白质。蛋白质被分解之后的片段称为肽。换言之,肽就是一个小小的蛋白质残片,氨基酸就可看作是最小单位的肽。相连氨基酸数目在10个以上的称为多肽,相连氨基酸数目在10个以下的称为寡肽。寡肽中含有3个氨基酸的肽称为三肽,含有2个氨基酸的肽称为二肽。这样的分法与碳水化合物的分法相类似,相信读者在理解碳水化合物的构成基础上就能理解蛋白质、肽和氨基酸之间的关系。

（一）氨基酸

1.必需氨基酸和非必需氨基酸

自然界中存在的氨基酸有300多种,但是构成人体蛋白质的氨基酸主要是其中的20种(如果算上胱氨酸的话就是21种)。其中,只有一部分能够在体内合成,其余的则不能合成或者合成速度不快,因而无法满足人体的需要,必须从食物中摄取。所谓必需氨基酸就是人体必需,体内不能合成或合成量不能满足需要,需要从食物中获得的氨基酸。人体内必需氨基酸有9种,即亮氨酸、异亮氨酸、赖氨酸、蛋氨酸、苯丙氨酸、苏氨酸、色氨酸、缬氨酸和组氨酸。值得说明的是,过去认为组氨酸只是婴儿的必需氨基酸,但是FAO/WHO在20世纪后期提出新的观点,认为成年人每天每千克体重补充8～12毫克的组氨酸能够促进身体健康,因此也把组氨酸当作必需氨基酸。

此外,还有一些氨基酸叫作条件必需氨基酸。条件必需氨基酸包括两大类,其中,有一些氨基酸,在人体疾病或者特殊生理状态下合成量不足,也必须额外补充才能满足人体需要,如精氨酸和谷氨酰胺;还有一些是能减少必需氨基酸需求的氨基酸,如酪氨酸和半胱氨酸。除此以外的其他氨基酸,如谷氨酸等,被称为非必需氨基酸。值得说明的是,非必需氨基酸也是人体需要的,只是在人体内可以利用其他氮源合成,而不一定必须由膳食提供而已。

2. 氨基酸模式与限制性氨基酸

人体对必需氨基酸不仅有数量上的需要，而且还有比例上的要求。所以，为了保证人体健康，一方面要充分满足人体对必需氨基酸数量上的需要；另一方面还必须注意各种必需氨基酸之间的比例关系。氨基酸模式就是蛋白质中各种必需氨基酸的构成比例。食物蛋白质的氨基酸模式与人体蛋白质氨基酸模式越接近，必需氨基酸被人体利用的程度就越高，食物蛋白质的营养价值也就越高。

最符合人体需要的氨基酸模式的食物蛋白质，常常被用来作为标准来评价其他食物蛋白质的质量，该种食物蛋白质就是参考蛋白质。目前常用的参考蛋白质是母乳或鸡蛋中的蛋白质。换言之，我们日常生活中经常食用的鸡蛋，能够提供给我们最好的蛋白质。

那些氨基酸模式符合人体需要的蛋白质被称为完全蛋白质（或优质蛋白质）。完全蛋白质是指所含必需氨基酸种类齐全、比例适当，不仅能维持人体健康，并能促进生长发育的食物蛋白质。如乳类中的酪蛋白、乳清蛋白，蛋类中的卵清蛋白等，都是完全蛋白质。半完全蛋白质是指所含必需氨基酸种类齐全，比例不适当，可以维持生命但不能促进生长发育的蛋白质。如小麦中的麦胶蛋白。不完全蛋白质是指所含必需氨基酸种类不全，不能促进生长发育也不能维持生命的蛋白质。如胶原蛋白、玉米胶蛋白、豆球蛋白等。

如果膳食中蛋白质的氨基酸构成比例与人体的需要不相符合，一种氨基酸不足，则其他氨基酸也不能被人体充分利用。被吸收到人体内的必需氨基酸中，能够限制其他氨基酸利用程度的氨基酸，称为限制性氨基酸。限制性氨基酸中缺乏最多的称第一限制氨基酸，第二缺乏的称为第二限制氨基酸，以此类推。例如，谷类蛋白质严重缺乏赖氨酸，则赖氨酸就是谷类蛋白质的第一限制氨基酸，此外，小麦、大米还缺乏苏氨酸，则苏氨酸就是它们的第二限制氨基酸。

（二）谷胱甘肽

谷胱甘肽是由谷氨酸、半胱氨酸和甘氨酸通过肽键连接而成的三肽。谷胱甘肽分子中含有一个巯基，十分容易被氧化，因此，谷胱甘肽具有很强的还原性，可以保护人体内活性物质不被氧化破坏。例如，人体内有许多酶含有脆弱的巯基，很容易受到破坏，而谷胱甘肽就能够保护这些含巯基的酶类。近年来的研究还表明，谷胱甘肽对放射线、抗肿瘤药物所造成的白细胞减少症具有治愈作用；能够吸附有毒化合物、重金属，帮助它们排出体外，因而具有解毒作用；此外，谷胱甘肽还能够抑制酗酒所导致的脂肪肝病变。

三、蛋白质互补作用

在中国人的饮食习惯中，有许多优良的传统被传承下来。日常生活中看似平常普通的家常便饭，其中也蕴含着深刻的现代营养科学原理。例如，用粗粮和各种豆类混合烹调成的八宝粥、红豆饭、大豆玉米面窝头、杂豆小麦面条、红豆包、豆沙饼等中国人餐桌上常见的主食，以及粮食类主食配合豆制品菜肴（如米饭配尖椒豆腐皮）等，其中就蕴含着蛋白质互补作用的营养学原理。

所谓蛋白质的互补作用是两种或两种以上食物蛋白质混合食用，其所含必需氨基酸种类和数量之间相互补充，提高食物蛋白质营养价值的作用。换言之，不同种类的食物经过适当混合搭配食用,各食物之间相对不足的必需氨基酸就能够互相补充,从而更加接近人体所需的氨基酸模式,也就能更好地满足人体对完全蛋白质的需要。蛋白质的互补作用也称氨基酸的互补作用。

既然蛋白质互补作用能够提高食物蛋白质的营养价值,那么,在个人饮食生活中要注意利用蛋白质互补作用调配膳食增进健康。尤其是那些素食主义者,他们不吃动物性食物,一日三餐均以植物性食物为主,为预防蛋白质缺乏症的出现,要运用蛋白质的互补作用原理调配饮食生活,如豆类蛋白质和米面类蛋白质就有很好的互补作用:大豆中富含赖氨酸而蛋氨酸含量较低,单独食用时,生物价为 64;小米单独食用时生物价为 57;玉米中蛋氨酸含量稍高,赖氨酸、色氨酸含量低,单独食用时,生物价仅为 60。如果三者按照 52:25:23 的比例混合食用,则混合膳食的蛋白质生物价为 76,由此可见混合膳食的蛋白质营养价值得到显著提高。如果跨越物种,将植物性食物和动物性食物混合食用,则效果会更好。例如,面粉、小米、大豆、牛肉单独食用时,生物价分别为 67、57、64、76,如果把它们按照 39:13:22:26 的比例混合食用的话,则混合膳食蛋白质的生物价高达 89!

四、蛋白质对人体的生理功能的作用

(一)构成人体组织和细胞的重要成分

恩格斯曾经就蛋白质有过精辟的论述:"生命就是蛋白质的存在方式。"事实上,蛋白质也的确是细胞组织中含量最为丰富、功能最多的高分子物质,几乎没有一项生命活动能离开蛋白质。具体而言,蛋白质的含量占人体总重量的 16% 左右,是组成人体所有组织和细胞的主要成分,人体的神经、肌肉、内脏、血液、骨骼,甚至指甲和头发,没有一处不含有蛋白质。核蛋白、核酸是遗传物质的基础。人体每天从食物中摄取一定量的蛋白质,在消化道内被分解成各种氨基酸而被人体吸收,通过血液循环送到身体各组织中去,合成人体所需的各种蛋白质,用于更新和修复组织。

(二)是对人体有重要生理功能的物质的组成部分

蛋白质是酶和激素的重要组成成分。人体的新陈代谢是通过无数种化学反应来实现的,人体能保持正常生理代谢必须有酶和激素的参与,而酶和激素必须以蛋白质为原料来合成。酶在人体中的重要作用如图 2-6 所示。

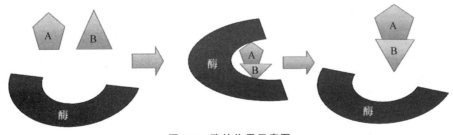

图 2-6　酶的作用示意图

从图 2-6 可以看出,正常情况下 A 和 B 不发生反应。但是,在酶的作用下,A 和 B 就会很容易发生反应,最终变成一种新的物质 AB(值得说明的是,物质 AB 绝对不是 A 和 B 的简单加和,它是一种全新的生成物质)。科学研究显示,与在自然条件下的反应相比较,酶能够成百上千倍地提高人体内的生化反应,对维持人体的生命活动发挥无可替代的重要作用。

(三) 维持人体内环境的稳定

由于蛋白质的特殊结构和性质,它在人体内能够发挥多种重要生理功能。蛋白质是人体内重要的运载工具。人体生物氧化过程中所需的氧和生成的二氧化碳,是由血液中的血红蛋白输送完成的。血红蛋白是球蛋白与血红素的复合物。细胞代谢过程中的某些物质,也往往是以蛋白质为载体的。如血液中的脂肪、脂肪酸、胆固醇、磷脂等。生物氧化过程中的电子得失现象也是由一些色素蛋白等载送完成的。蛋白质构成抗体和调节渗透压。人体能抵抗疾病主要是由于人体内产生抗体,抵抗外界抗原(异体蛋白)的危害,此即人体的免疫作用。免疫作用是由免疫球蛋白和其他抗体来完成的。有些有效抑制病毒药物和抗癌药物(如干扰素等),也是一种蛋白质的复合物。血浆中的白蛋白不足则影响渗透压,使水分渗出毛细血管到组织中去,由此出现水肿现象。

(四) 糖类脂肪不足时供给人体能量

蛋白质虽然不是人体的主要能量物质,但在糖类和脂类供给量不足时,也会氧化提供能量。蛋白质所提供的能量同样可以促进人体的生物合成,维持体温和进行各种生理活动。不过,蛋白质以能源物质的方式被人体利用是很不划算的。这是因为蛋白质如果只被用来满足人体的能量需求,那么,就不能有效地发挥氮的生物学作用。此外,蛋白质在人体内葡萄糖不足的时候,能够通过糖异生途径转化成葡萄糖维持大脑、中枢神经的基本功能。

(五) 提供特殊氨基酸

蛋白质中有许多氨基酸对人体健康具有重要的促进作用。例如,蛋氨酸是人体内最重要的甲基供体,很多含氮的物质如肌酸、松果素、肾上腺素等在生物合成时需要蛋氨酸提供的甲基。再如,牛磺酸是一种含硫氨基酸,对维持人体正常生理功能具有多方面的作用,在婴幼儿出生前后中枢神经系统和视觉系统发育中起关键作用。成年人体内可以利用蛋氨酸和半胱氨酸合成牛磺酸,婴幼儿体内缺少合成牛磺酸的酶,需要从食物中补充。精氨酸也是一种具有独特功能的氨基酸,它是含有两个氨基的碱性氨基酸。精氨酸能够增加人体内淋巴因子的生成与释放,促进多种激素如生长激素、胰岛素和胰高血糖素等的分泌,由此增强人体的免疫功能。

五、食物蛋白质的营养评价

评定一种蛋白质的营养价值有多种方法,但总的来说,都是从"量"和"质"两方面来评价的。"量"即食物中蛋白质的含量多少;"质"即其必需氨基酸的含量及种类模式。此外,还应该考虑人体对该食物蛋白质的消化、吸收利用程度。

（一）蛋白质的数量评价

食物中蛋白质的含量多少,是影响食物蛋白质营养价值高低的基本因素,这是衡量食物中蛋白质营养价值的基础指标。不能脱离含量单纯考虑蛋白质的营养价值。即使营养价值高,但如果含量低,也无法满足人体氮平衡,当然也就不能完全发挥蛋白质应有的作用。

科学家很早就已经找到测量食物蛋白质的方法,即凯氏定氮法。其原理是:大多数蛋白质的含氮量相当接近,平均约为 16%。通过实验测出食物样品中氮的数量也就能推算出食物中蛋白质的含量:

样品中蛋白质的百分含量(%)＝每克样品中含氮量(克)×6.25×100%

（二）蛋白质的质量评价

衡量蛋白质的质量高低的指标主要有蛋白质的消化率、利用率、功效比值和氨基酸分等。其中,蛋白质的消化率,是指食物中的蛋白质能够被人体肠道消化吸收的程度,通常以蛋白质中被消化吸收的氮的数量与该种蛋白质含氮总量的比值来表示。蛋白质的利用率则主要用蛋白质的生物价(BV)来衡量。BV 是表示蛋白质被消化吸收后被人体利用的程度,用蛋白质储留量占吸收量的百分比来表示。为了更全面地表示蛋白质的利用率,还特别引入了蛋白质的净利用率(NPU)概念,即用蛋白质的生物价与消化率的乘积来表示食物蛋白质被真实利用的程度。蛋白质功效比值(PER)是指在规定条件下实验动物每摄入 1 克蛋白质体重增加量(克)。目前,使用最广泛的食物蛋白质营养评价指标是氨基酸分(AAS),它主要评价某种食物蛋白质的必需氨基酸组成与参考蛋白质模式之间的符合程度。通过这个指标可以清楚地知道食物中必需氨基酸缺乏的种类和数量,这对指导膳食营养强化具有重要作用。

几种食物的蛋白质质量指标如表 2-2 所示。

表 2-2 某些食物的蛋白质质量指标

食物名称	BV	NPU	PER	AAS
全鸡蛋	94	84	3.92	1.06
全牛奶	87	82	3.09	0.98
鱼	83	81	4.55	1.00
牛肉	74	73	2.30	1.00
大豆	73	66	2.32	0.63
精制面粉	52	51	0.60	0.34
大米	63	63	2.16	0.59

由表 2-2 可知,全鸡蛋、全牛奶和牛肉的 AAS 数值都很高,说明这三种食物都十分符合人体对蛋白质的需要,植物性食物大豆、面粉和大米的 AAS 则不如动物性食物;鱼肉的 PER 值为 4.55,远远高于全鸡蛋和全牛奶的 3.92 和 3.09,是表中食物增加动物体重本领最大的食物种类。全牛奶的 BV 值为 87,在表所列食物中排第二,但是 PER 和 AAS 的值却不如鱼和牛肉,分别排在第三和第四,这是食物选择时应充分注意的。此外,一般情

况下,BV 高的食物,NPU、PER、AAS 也都比较高。

六、氮平衡

正常情况下,人体蛋白质损失超过 20% 的话,生命活动就会被迫停止。常见的蛋白质缺乏症状表现为疲倦、体重减轻、贫血和免疫应激能力下降,血浆蛋白质含量下降导致出现营养性水肿。在研究蛋白质的参考摄入量的时候,要考虑所谓的"氮平衡"问题。因为整体来说,人体蛋白质合成的量和分解的量之间,进入人体的量和排出体外的量之间,存在一个平衡的关系。如果人体摄入氮和排出氮的量相等,就称为氮平衡,如图 2-7 所示。氮平衡状态可用下式来表示:

摄入氮＝尿氮＋粪氮＋其他氮损失(通过皮肤和其他途径排出氮)

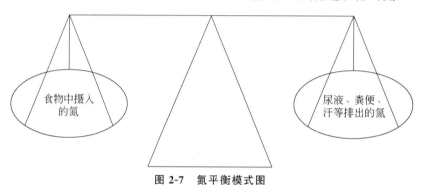

图 2-7　氮平衡模式图

蛋白质排出的途径主要是通过尿液、粪便和汗水,有时,血液和毛发的损失也会减少体内的蛋白质数量。粪便中排除的氮意味着未被人体吸收的蛋白质,吸收了但是未被利用的蛋白质则从尿液和汗水中排出。对于一个健康的成年人来说,摄入氮与排出氮是平衡的。对于正在生长发育中的儿童、青少年、婴幼儿、怀孕妇女、康复中的病人等群体,摄入氮要多于排出氮,即身体处于正氮平衡的状态:这个时候人体组织内的蛋白质数量在不断增加,肌肉、血液等组织旺盛成长。对于处于饥饿、营养不良、伤病状态下的群体,排出氮多于摄入氮,即身体处于负氮平衡:此时人体不断分解体内蛋白质来维持生命的存在,长期的负氮平衡可能导致人体肌肉萎缩、抵抗力下降乃至贫血等不良后果。

值得说明的是,人体氮平衡状态主要取决于摄取食物蛋白质的数量和人体的生理状态。在正常状态下,例如生长和发育已经结束,也没有怀孕哺乳以及没有受伤和生病,更没有进行体育训练,人体是完全有能力保持氮平衡状态的,并不会在体内储存更多的蛋白质。换言之,日常饮食生活中即使你吃再多富含蛋白质的食物,也并不会让你增加肌肉含量(健美的肌肉只有通过体育锻炼才能得到!),反倒是很有可能让你身体内的脂肪含量增加不少。

七、蛋白质的参考摄入量与食物来源

(一) 蛋白质的参考摄入量

在考虑氮平衡的基础上,再结合中国居民膳食结构和膳食质量的特点,《中国居民膳食营养素参考摄入量》建议,蛋白质的宏量营养素可接受范围(AMDR)可以用膳食中蛋白质所提供的能量占总能量的比例来表示。根据中国居民的饮食生活习惯,该比例控制在10%～15%为宜。成年人每日膳食蛋白质的参考摄入量如表2-3所示。

表 2-3　成年人每日膳食蛋白质的参考摄入量　　　　　　单位:克/天

人　　群	男性		女性	
	EAR	RNI	EAR	RNI
成年人(18 岁以上)	60	65	50	55
孕妇(中)			60	70
孕妇(晚)			75	85
乳母			70	80

(二)蛋白质的食物来源

蛋白质的食物来源可分为植物性蛋白质和动物性蛋白质两大类。植物性蛋白质中,谷类含蛋白质在10%左右,虽然含量不高,由于是中国人的主食,所以仍然是我国居民蛋白质的主要来源。豆类含有丰富的蛋白质,尤其是大豆蛋白质含量可高达40%左右,并且是优质蛋白质。此外,肉类蛋白质、蛋类蛋白质和奶类蛋白质也是优质蛋白质的来源。

第三节　脂　　类

一、脂类的组成与分类

(一)组成元素

脂类是生命的主要构成物质,是人体必需的宏量营养素之一。它主要由碳、氢、氧三种元素组成,少量的脂类还含有磷、氮等元素。与碳水化合物和蛋白质相比较,在元素组成上,脂类显得比较复杂和凌乱,这也折射出脂类对人体健康发挥作用的两面性。一方面,适当的脂类能够促进人体健康;另一方面,过量的脂类摄取则会给人体健康带来众多危害。

(二)具体分类

天然食物以及人体中含有的脂类主要分为脂肪和类脂,类脂主要包括磷脂和固醇等。天然食物中的脂类95%是脂肪,约5%是类脂。人体储存的脂类中脂肪占绝大多数,比例可高达99%。通常所说的脂肪包括脂和油,其中,常温情况下呈固体状态的称脂,呈液体状态的称油。日常饮食生活中食用的各种植物油其实就是脂肪。脂肪之外,还有一些与其性质相类似的物质,如磷脂和固醇等,相信读者对卵磷脂和胆固醇都不会陌生,它们分别是磷脂和固醇的代表性物质。

二、脂肪与脂肪酸

　　脂肪(也称甘油三酯)是由碳、氢、氧三种元素组成的,这些元素先组成甘油和脂肪酸,再由甘油和脂肪酸组成甘油三酯,即脂肪。从化学结构来看,脂肪是由 1 分子甘油和 3 分子脂肪酸组成的。脂肪的性质不同,实际上就是由于其所含脂肪酸性质不同所致。每种天然食物脂肪当中的脂肪酸比例和组合方式迥异,也正因为如此,不同食物脂肪的脂肪酸的理化特点和对人体健康发挥的作用也不同。脂肪的分子结构如图 2-8(a)所示。

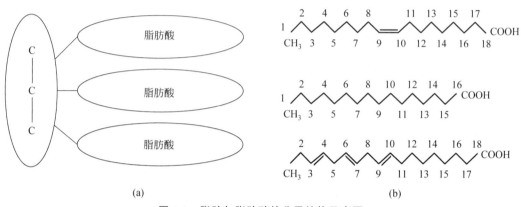

(a)　　　　　　　　　　　　　　　　　　(b)

图 2-8　脂肪与脂肪酸的分子结构示意图

　　关于组成脂肪的脂肪酸,根据其是否含有不饱和键分为饱和脂肪酸和不饱和脂肪酸,后者又分为单不饱和脂肪酸和多不饱和脂肪酸;根据对人体健康的重要性,可分为一般脂肪酸和必需脂肪酸。2010 年 FAO 专家委员会建议,根据脂肪酸所含碳原子数量的多少,还可将其分为短链脂肪酸(4～6 碳)、中链脂肪酸(8～12 碳)、长链脂肪酸(14～22 碳)和极长链脂肪酸(22 碳以上)。此外,在现代食品工业中,还经常利用化学方法改变天然脂肪酸的性质,制造出不利于人体健康的反式脂肪酸。

1. 饱和脂肪酸

　　脂肪酸的碳链以一价相连的为饱和脂肪酸(SFA)。在组成动物油脂的脂肪酸当中,饱和脂肪酸含量一般都比较高。不过,鱼脂肪比较特殊,其中饱和脂肪酸含量少,不饱和脂肪酸含量高。中链、短链的饱和脂肪酸熔点低,水溶性高,容易消化,可直接进入肝脏进行分解。图 2-8(b)中间的脂肪酸即是饱和脂肪酸的模式图。

2. 不饱和脂肪酸

　　碳链之间有不饱和键存在的脂肪酸为不饱和脂肪酸(UFA),主要有油酸(十八碳一烯酸)、亚油酸(十八碳二烯酸)、α-亚麻酸(十八碳三烯酸)、花生四烯酸(二十碳四烯酸)、EPA(二十碳五烯酸)和 DHA(二十二碳六烯酸)。其中,油酸属于 n(ω)-9 系脂肪酸,花生四烯酸和亚油酸属于 n(ω)-6 系脂肪酸,DHA、EPA 和 α-亚麻酸属于 n(ω)-3 系脂肪酸。油酸只有一个碳碳双键,为单不饱和脂肪酸,其他的含有两个或两个以上的碳碳双键,为多不饱和脂肪酸。多不饱和脂肪酸在人和哺乳动物组织细胞中一系列酶的催化下,可转变为前列腺素、血酸素及白细胞三烯等重要衍生物,几乎参与人体所有的细胞代谢活动,具有特殊生理功能。绝大多数植物种子和坚果的脂肪以不饱和脂肪酸为主。图2-8（b）中最上面的脂肪酸是单不饱和脂肪酸的模式图,最下面的是多不饱和脂肪酸的模式图。

3．必需脂肪酸

必需脂肪酸是指不能被人体合成,但又是人体生命活动所必需,一定要由食物供给的脂肪酸。过去认为,亚油酸、亚麻酸和花生四烯酸都是人体的必需脂肪酸。随着科学进步,人们对必需脂肪酸的认识不断深刻,科学实验证明花生四烯酸可以由亚油酸合成（但在合成数量不足的时候也需要从食物中摄取）,不宜算是必需脂肪酸。因此,现在营养学家公认亚油酸和α—亚麻酸是人体的必需脂肪酸。必需脂肪酸不仅可以衍生出花生四烯酸,而且还可以合成DHA和EPA,对人体健康发挥重要作用。此外,必需脂肪酸还具有以下重要生理功能：磷脂的组成成分,参与胆固醇代谢,前列腺素合成原料,等等。

必需脂肪酸在植物油中含量较多,海产鱼类的脂肪往往含有长链的多不饱和脂肪酸；畜禽类脂肪中必需脂肪酸的含量相对较少。

食物中饱和脂肪酸、单不饱和脂肪酸和多不饱和脂肪酸的比例分布如图2-9所示。

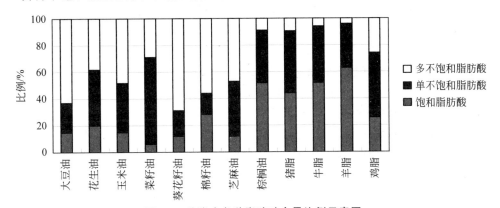

图2-9　油脂中各种脂肪酸含量比例示意图

由图2-9可知,猪、牛、羊三种动物脂肪当中,饱和脂肪酸含量很高,在50％左右,而多不饱和脂肪酸的含量很低,几乎都在10％以下；葵花籽油的多不饱和脂肪酸含量很高,在70％左右,大豆油含量也比较高,也在60％以上。

此外,在日常生活中,人们往往认为植物油是不容易凝固的,常温下以液体状态存在。可是,如图2-9显示的那样,棕榈油的饱和脂肪酸比例很高,含量甚至超过了猪油。此外,巧克力中的可可脂、椰子中的椰子油都是饱和脂肪酸含量很高的脂肪,在常温下也呈现为固态。过多食用这些饱和脂肪酸含量高的植物油对人体健康会带来十分不利的影响。

4．反式脂肪酸

为了满足现代食品工业的需要,人们把一些不饱和脂肪酸含量高、室温下呈现为液态的植物油用化学方法转变成室温下呈现为固态的"脂",这就是所谓的氢化植物油。正常情况下,食物中的脂肪酸的结构都是以"顺式"存在的,氢化植物油则极大地改变了天然不饱和脂肪酸双键的空间构型,由天然的"顺式"变成了"反式",营养学上把这样的人造脂肪酸命名为反式脂肪酸（TEA）。反刍动物（如牛、羊）前胃中的微生物能合成少量的反式脂肪酸,因此,反刍动物的脂肪及其乳制品中也存在少量的反式脂肪酸。一方面,反式脂肪酸具有以下优点:容易凝固,在常温下保持固态,便于食品的储存,广泛应用于现代食品工业。例如,氢化植物油经常作为"人造奶油"的原料来使用(廉价生日蛋糕就经常用这样的氢化植物油)。另一方面,反式脂肪酸不容易被人体利用,过多摄取对人体健康有害,能够增加人体患心脏病、糖尿病和肥胖等营养疾病的风险。

三、类脂:磷脂、固醇

(一)磷脂

1.磷脂的重要性

磷脂按照其构成分为两类,一类是磷酸甘油酯;另一类是鞘酯。磷酸甘油酯是由 1 分子甘油与 2 分子脂肪酸和 1 分子磷酸及含氮化合物构成的。磷脂主要包括脑磷脂、卵磷脂。其中,脑磷脂的含氮化合物是由乙醇胺构成的,卵磷脂的含氮化合物是由胆碱构成的。鞘酯主要包括鞘糖脂和鞘磷脂。由于磷酸基团上的含氮物质存在,所以磷脂能够与水亲和,再加上脂肪酸分子能与油脂亲和,因此,磷脂能够让脂肪与水融合在一起,是主要的乳化剂。磷脂是人体内组织和器官的重要组成脂类,是哺乳类动物细胞的必需组成部分,是构成一切生物体的生物膜成分之一。磷脂具有表面活性和抗氧化作用,对脂肪的吸收、运输、储存发挥着不可替代的作用。人体核心器官组织如脑、肝脏、心脏、肾脏和肺当中,磷脂的含量都比较高。例如,肝、肾脏为 9.8% 左右,脑中的磷脂含量高达 30.9%。毋庸置疑,磷脂也是生命的基础物质之一。

2.磷脂的食物来源

人体所需的磷脂来源途径有体内合成(内源性)和食物摄取(外源性)。富含磷脂的食物主要有蛋黄、瘦肉、动物的内脏如肝、脑、肾等。其中,蛋黄含有十分丰富的卵磷脂,平均含量达 9.4%。除动物性食物之外,植物性食物中的大豆,磷脂含量也比较丰富,在 1.5%~3%。此外,人体在适当的条件下,也可以在肝脏中合成磷脂来满足身体需要。

(二)固醇

1.胆固醇的重要性

固醇可分为动物固醇和植物固醇。动物固醇当中最具代表性的就是胆固醇。一方面,过多摄入胆固醇会对人体健康造成危害,有引起心血管疾病发生的危险;另一方面,胆固醇是人体必需的一种营养物质,正常摄取胆固醇对人体健康具有重要作用。

2.胆固醇的来源

与磷脂相类似,人体内的胆固醇主要有两个来源途径:一是内源性途径,如人体在肝脏合成的胆固醇;二是外源性途径,即人体从食物中摄取的胆固醇。正常情况下,人体每千克体重每天可以产生大约 12 毫克的胆固醇,经过膳食摄入的胆固醇不及人体合成胆固醇的 1/3。此外,从膳食中摄入的胆固醇对血脂的影响因人而异,个体之间差异较大。

胆固醇是极具代表性的动物固醇。植物性食物中不含胆固醇,但是却含有丰富的植物固醇,植物固醇对人体健康也能发挥重要作用(见第七节萜类化合物部分内容)。植物固醇主要存在于麦胚油、大豆油、菜籽油、燕麦油等植物油中,食品工业上可从植物油精炼的产物中提取植物固醇。

四、血液中的脂类

在人体的血液之中，含有从食物中摄取的多种脂类物质。只不过这些脂类物质多数不是单独存在并流动，它们需要与蛋白质结合形成脂蛋白才能在血液中被运输。脂蛋白主要包括乳糜微粒（CM）、极低密度脂蛋白（VLDL）、低密度脂蛋白（LDL）和高密度脂蛋白（HDL）。脂蛋白主要是由蛋白质（载脂蛋白）、脂肪、胆固醇、磷脂组成的，由于这些组成物质不同，因此脂蛋白的密度不同，体积大小也各有差异。

（一）乳糜微粒

乳糜微粒是体积最大、最轻的一种脂蛋白微粒，其组成的 90% 是脂肪。乳糜微粒的主要功能是把从膳食中吸收的脂肪（即外源性脂肪）输送到全身各处。在流经身体的各个部位过程中，脂肪不断地被分解利用，微粒就逐渐变得越来越小，最后只剩下蛋白质、胆固醇和磷脂。人体肝细胞膜上的特殊受体会和它结合，把它从血液中清除掉。

（二）极低密度脂蛋白

人体的肝脏可以利用葡萄糖、蛋白质和酒精来合成脂肪。这些合成的脂肪（即内源性脂肪）和从乳糜微粒残渣中收集的蛋白质、磷脂和胆固醇等重新组装在一起，就形成了极低密度脂蛋白。极低密度脂蛋白是内源性脂肪的主要运输途径。极低密度脂蛋白的组成物质当中，脂肪的比例比乳糜微粒低，但磷脂和胆固醇的含量要比乳糜微粒的含量高。

（三）低密度脂蛋白

低密度脂蛋白是由极低密度脂蛋白转变来的，专门负责将肝内合成的胆固醇（内源性胆固醇）转运到身体各个组织细胞中。与极低密度脂蛋白相比较，低密度脂蛋白的脂肪含量显著降低，但是胆固醇比例明显增加。血液中如果低密度脂蛋白的浓度过高，意味着心脏病发病的风险在升高。

（四）高密度脂蛋白

高密度脂蛋白富含蛋白质，因此在脂蛋白中它的颗粒最小、密度最大。高密度脂蛋白负责将身体组织中多余的胆固醇清除并送回肝脏利用。高密度脂蛋白处理胆固醇的本领十分强大，无论是身体各处多余的游离胆固醇，还是已经沉积下来的胆固醇，高密度脂蛋白都能彻底对其清除转运。因此，高密度脂蛋白的浓度升高则意味着胆固醇沉积在血管壁上的风险在降低，发生心脑血管疾病的概率在减少。

由图 2-10 可知，脂蛋白当中，高密度脂蛋白的蛋白质含量最高，接近 50%，而乳糜微粒的蛋白质含量最低，仅为 5% 左右。从脂肪的含量来看，乳糜微粒最高，含量高达 90%，低密度脂蛋白和高密度脂蛋白的脂肪含量在 10% 左右。从类脂（磷脂和胆固醇）的含量来看，低密度脂蛋白最高，超过了 60%，其中绝大部分是胆固醇。

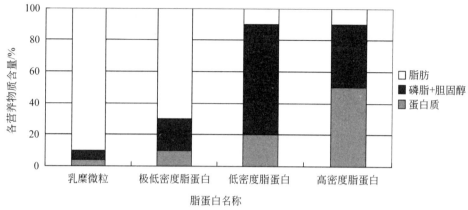

图 2-10   脂蛋白的物质组成模式图

五、脂类对人体的生理功能的作用

(一)脂肪对人体的生理功能的作用

1. 构成人体成分

脂肪大约占正常成人体重的 14%～19%,是构成人体成分的重要物质。构成人体的脂肪,绝大多数以甘油三酯的形式储存于脂肪细胞内。

2. 为人体提供能量和储存能量

脂肪是人体重要的能量来源,合理膳食提供的能量中 20%～30% 的能量是由脂肪提供的。脂肪在体内氧化可释放的能量是蛋白质和碳水化合物的 2 倍还多,是食物中能量密度最高的营养素。不仅如此,在人体摄入能量过多又不能及时利用时,人体会把这些能量转变成脂肪储存起来,待到人体需要能量时再对其进行分解释放其中蕴含的能量。

3. 维持人体体温和保护内脏器官

人体皮下脂肪不易导热,有助于维持人体体温恒定,这就是较胖的人不惧寒冷但怕炎热的缘故。此外,人体内脏器官周围也包裹着脂肪层,这对内脏器官起到固定和保护的重要作用。

4. 促进脂溶性维生素的吸收

脂肪还能够提供脂溶性维生素(主要有维生素 A、维生素 D、维生素 E、维生素 K)并促进脂溶性维生素的吸收。此外,脂肪还具有节约蛋白质的消耗、增加膳食的美味和增加饱腹感等生理功能。

5. 提供重要的脂肪酸

脂肪为人体提供必需脂肪酸如亚油酸、α-亚麻酸。此外,脂肪还能提供其他具有特殊营养功能的多不饱和脂肪酸如 DHA、EPA,以满足人体正常生理需要。

(二)类脂对人体的生理功能的作用

1. 维持生物膜的结构和功能

如前所述,磷脂具有亲水端和疏水端,在水溶液中能够形成磷脂双分子层结构,构成生物膜如细胞膜、内质网膜的基本骨架。如果按照质量计算的话,生物膜各种营养素的构成比例为:蛋白质 20%;磷脂 50%~70%;胆固醇 20%~30%。由此可见,构成生物膜的物质中,大约 80% 是由磷脂和胆固醇组成的。磷脂上的多不饱和脂肪酸赋予细胞膜以流动性,鞘磷脂参与细胞识别和信息传递,说明脂类对维护人体健康具有重要作用。

2. 构成人体大脑和神经组织

磷脂是大脑和神经组织的重要组成原料。磷脂占大脑组织(干重)的 25%,神经髓鞘(干重)的脂类构成比例高达 97%,其中 11% 为卵磷脂,5% 为神经髓鞘磷脂。胆固醇包裹在神经纤维的外围,起到一个隔绝与周围环境接触的"绝缘体"的作用,由此避免神经冲动信号的扩散,确保神经冲动能够定向传导。

3. 运输血液内的脂肪

磷脂与蛋白质结合形成脂蛋白,通过血液运输脂类至身体各组织器官利用。胆固醇还具有一个特殊功能,就是能够把必需脂肪酸运送到组织器官利用。值得说明的是,如果类脂的运输作用在体内一旦发生障碍的话,它们就会沉积于血管壁导致动脉粥样硬化,从而给人体健康带来不利影响。

4. 合成维生素和激素

胆固醇是体内合成维生素 D 及胆汁酸的前体,维生素 D 能够调节钙磷代谢,胆汁酸则能够乳化脂类使之与消化酶混合,是脂类和脂溶性维生素消化与吸收的前提条件。不仅如此,胆固醇在人体内还可以转化成多种激素,如皮质激素和性激素等。

六、膳食脂肪的营养学评价

(一)脂肪的消化率

脂肪的消化吸收率主要与脂肪熔点有关。熔点低于体温的脂肪,其消化率可达 97% 以上;熔点高于体温的脂肪消化率在 90% 左右,熔点高于 50℃ 的脂肪人体则难于消化。对于含有不饱和脂肪酸与短链脂肪酸的脂肪来说,熔点越低消化率就越高;不饱和双键数目越多,消化吸收率也就越高。一般情况下,植物油的不饱和双键多于动物脂肪,且常温下呈现为液体,因此,人体对植物油的消化较好,对动物脂肪的消化相对较差。

(二)必需脂肪酸的含量

一方面,人体对不饱和脂肪酸消化率高;另一方面,人体本身还无法合成必需脂肪酸,一定要由食物供给才能维持身体健康。因此,不饱和脂肪酸与必需脂肪酸含量较高的油脂,其营养价值也就相对较高。由于不饱和脂肪酸中的亚油酸、α-亚麻酸是必需脂肪酸,而亚油酸在植物油中的含量明显高于动物脂肪,因此,植物油的营养价值高于动物脂肪。

(三)不饱和脂肪酸的种类

以 DHA 和 EPA 为代表的不饱和脂肪酸对人体健康发挥着重要的作用。因此,除必需脂肪酸之外,其他不饱和脂肪酸的种类与数量也是评价脂肪营养价值考虑的一个指标,那些对人体健康能够发挥重要作用的不饱和脂肪酸含量高的脂肪,其营养价值相对就高。

（四）各类脂肪酸的比例

饱和脂肪酸、单不饱和脂肪酸、多不饱和脂肪酸只有满足一定的比例模式才能更好地促进人体健康。脂肪酸比例合理的脂肪其营养价值也高。

（五）脂溶性维生素的含量

一般情况下，脂溶性维生素含量高其营养价值也高。脂溶性维生素主要是维生素 A、维生素 D、维生素 E、维生素 K。在动物肝脏中含有丰富的维生素 A、维生素 D，而植物油中则富含维生素 E。由于肝油、牛乳、蛋黄脂肪中维生素 A、维生素 D 含量多，并且其脂肪呈分散的细小微粒状态，很容易被人体消化吸收利用，因此这些食物中的脂肪营养价值就高。

七、脂肪与脂肪酸的参考摄入量与食物来源

（一）脂类的参考摄入量

《中国居民膳食营养素参考摄入量》中建议，脂肪的理想摄入量范围即宏量营养素可接受范围（AMDR），可以用膳食中脂肪提供能量占总能量的比例来表示。根据我国居民日常饮食生活的现状，4 岁以上的中国居民（包括孕妇和乳母）膳食中脂肪供能占总能量的 20％～30％为宜。其中，成年人饱和脂肪酸提供的能量不宜超过总能量的 10％；4～18 岁的青少年不宜超过 8％。

正常成年人每天 DHA 与 EPA 的宏量营养素可接受范围（AMDR）为 0.25～2.0 克，孕妇和乳母的适宜摄入量（AI）为 250 毫克；未满 1 岁的婴儿 DHA 的适宜摄入量（AI）为 100 毫克。

值得说明的是，2013 版本的 DRIs 没有设定膳食胆固醇的推荐值。日常饮食生活中，没有必要完全杜绝膳食中的胆固醇，适量摄取对人体健康反倒是有益的。

（二）脂肪的食物来源

膳食中脂肪的来源主要有动物性脂肪和植物油，动物性脂肪包括各种家畜家禽的肉类、水产品、奶油等；日常膳食中的植物油主要有豆油、花生油、菜籽油、芝麻油、棉籽油等。各种食物的脂肪含量如图 2-11 所示。

由图 2-11 可知，猪肥肉的脂肪含量高达 88.6％，松子仁的脂肪含量可达 70.6％，二者都属于高能量的休闲食品。油炸薯片的脂肪含量为 48.4％，日常生活中也要注意少吃为佳。香肠、牛肉干的脂肪含量都在 40％左右，也都属于应该控制的零食种类。

值得说明的是，现代食品工业及生活中还常将两种以上的精炼植物油（香味油除外）按比例调配制成调和油（也称调和油）。调和油的原料包括精炼大豆油、菜籽油、花生油、葵花籽油，也可以配置精炼的米糠油、玉米胚芽油、油茶籽油、红花籽油、小麦胚油等。通过人为调配之后，调和油中饱和脂肪酸、单不饱和脂肪酸、多不饱和脂肪酸的比例能够更加符合人体需要，因此对人体健康也就更加有利。

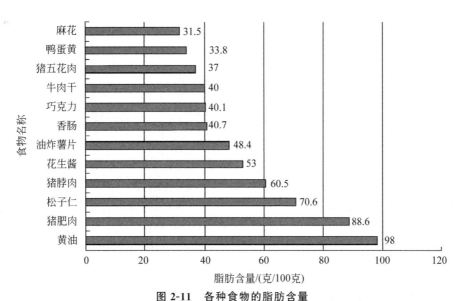

图 2-11　各种食物的脂肪含量

第四节　能　　量

一、产能营养素

人体为了维持生命存在和从事各项体力活动,每天必须从各种食物中获得充足的能量。人体能量的主要来源是食物中的糖类、脂类和蛋白质三大营养素,习惯上把这三种营养素叫作"宏量营养素"或者"产能营养素",而食物中的水、矿物质和维生素等营养素则不产生能量。

值得说明的是,乙醇(酒精)进入人体之后也能产生能量,但是绝对不能把乙醇也当作营养素来看待(严格意义上讲,乙醇是能被人体完全分解的一种"毒素",人类是在漫长的进化过程中才逐渐获得了分解乙醇的能力)。此外,有些膳食纤维在被人体肠道细菌发酵之后也能产生少许能量供人体利用。尽管乙醇和膳食纤维也能为人体提供能量,但是,二者供能会对人体健康产生许多有害的副作用。因此,正常情况下,人体能量的来源途径只是由糖类、蛋白质、脂类三大营养素在体内氧化分解获得。人体能量来源的几种途径如图 2-12 所示。

二、能量单位及产能营养素的能量系数

(一)能量单位及能值测定

1. 能量单位

能量的国际单位是焦耳(J)、千焦耳(kJ)和兆焦耳(MJ)。国际上通常采用千焦耳(kJ)作为能量常用单位,但是习惯上还可以用卡(cal)或者千卡(kcal)作为能量单位。1 千卡是指在 1 个标准大气压下,1 升纯水升高 1℃所需要的能量。

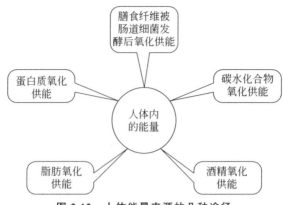

图 2-12　人体能量来源的几种途径

焦耳和卡的换算关系是：

$$1 卡 = 4.184 焦耳　或者　1 千卡 = 4184 焦耳$$

2. 产能营养素的能量系数

产能营养素在体内的燃烧(生物氧化)过程和在体外的燃烧过程不尽相同,体外燃烧是在氧气作用下完成的,化学反应激烈,同时伴随着发光和发热;体内氧化是在酶的作用下缓慢进行的,反应比较温和;特别是最终产物不完全相同导致产能数量不同,如蛋白质在体外氧化时最终产物是二氧化碳、水、氨和氮等,在体内氧化最终产物则为二氧化碳和水,此外还有尿素、尿酸和氨等含氮有机物,所以,体内氧化要比体外氧化产生的能量少。此外,食物中的营养素在体内消化过程中不可能 100% 被吸收利用,一般情况下,混合膳食中碳水化合物的吸收率为 98%、脂肪为 95%、蛋白质为 92%。经过科学实验,每 1 克碳水化合物、脂肪、蛋白质在体内氧化产能的能量系数分别为:

1 克碳水化合物产能量 16.81 千焦(4.0 千卡)

1 克脂肪产能量 37.56 千焦(9.0 千卡)

1 克蛋白质产能量 16.74 千焦(4.0 千卡)

此外,1 克酒精在人体内氧化可以产生的能量大约为 29 千焦(7.0 千卡);膳食纤维不能够被人体消化吸收,但大肠内的细菌可以利用它们产生短链脂肪酸,再被人体利用来生成能量,据测算,1 克膳食纤维在人体内产生的能量大约为 8 千焦(2.0 千卡)。

(二) 体内能量的转移、储存和利用

能量从一种形式转化成另一种形式的过程中,其能量既不增加也不减少,这是所有能量互相转化的一般规律,即能量守恒定律。人体把蕴藏在食物中的化学能转化成身体内的能量时,同时也伴随能量的释放和转移过程。其中,一部分能量为维持体温而向周围环境散发,还有相当一部分能量转移到了 ATP 和磷酸肌酸等高能键中而储存起来。当人体需要能量时,这些储存在高能键中的能量就会被释放出来,满足人体的各种生命活动的需要。

三、人体的总能量消耗

总能量消耗(total energy expenditure,TEE)即 24 小时内消耗的总能量,包括基础代谢、身体活动、食物热效应(或食物的特殊动力作用)、生长发育、妊娠营养储备、孕妇泌乳等所消耗的能量。正常情况下,成年人每天的能量消耗途径主要由基础代谢、食物的热效应以及从事各种体力活动三种途径组成。成年人的能量消耗途径如图 2-13 所示。正常情况下,成年人不同途径的能量消耗比例是:基础代谢耗能比例为 60%~70%,体力活动耗能为 15%~30%,食物热效应为基础代谢的 10% 左右。

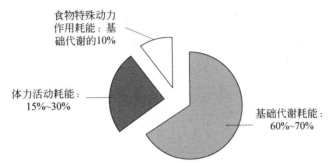

图 2-13 成年人能量消耗的主要途径及其比例

(一)基础代谢能量消耗

基础代谢能量消耗,又称基础能量消耗(basal energy expenditure,BEE),是维持人体生命活动所必需的能量消耗,是人体能量消耗的主要部分,占人体总能量消耗的 60%~70%。WHO/FAO 对基础代谢的定义是:经过 10~12 小时空腹和良好睡眠、清醒仰卧、恒温条件(一般为 22℃~26℃),无任何活动和紧张的思维活动,全身肌肉放松时所需要的能量消耗。此时,人体处于维持最基本的生命活动状态,能量消耗仅用来维持体温、心跳、呼吸、各器官组织和细胞功能等最基本的生命活动。

基础代谢能量消耗的测量一般都在清晨未进餐以前进行,距离前一天晚餐 10~12 小时,而且测量前的最后一次进餐不要吃得太饱,膳食中的脂肪量也不要太多,这样可以排除食物热效应作用的影响。测量前不应做费力的劳动或运动,而且必须静卧半小时以上,测量时采取平卧姿势,并使全身肌肉尽量松弛,以排除肌肉活动的影响。基础代谢能量消耗可以通过基础代谢率和体表面积(或体重)来计算,也可以单独通过体重来计算。

1. 体表面积计算法

(1)基础代谢率。单位时间内人体每平方米体表面积所消耗的基础代谢能量称为基础代谢率(BMR),其单位是千焦(千卡)/(平方米·小时)。不同年龄的男女基础代谢率的数值如表 2-4 所示。

(2)体表面积。由于基础代谢能量消耗与个体表面积密切相关,而人的体表面又与身高及体重相关,因此需要通过科学计算归纳出体表面积与身高和体重之间的回归方程式。我国成人可以用以下公式计算体表面积:

$$体表面积\ M=0.00659H+0.0126W-0.1603$$

式中 M、H、W 分别用平方米、厘米、千克表示体表面积、身高、体重。

表 2-4　中国人正常基础代谢率平均值

单位：L4.184 千焦（千卡）/（平方米·小时）

年龄	11～15 岁	16～17 岁	18～19 岁	20～30 岁	31～40 岁	41～50 岁	50 岁以上
男	195.5	193.4	166.2	157.8	158.7	154.1	149.1
	(46.7)	(46.2)	(39.7)	(37.9)	(37.7)	(36.8)	(35.6)
女	172.5	181.7	154.1	146.5	146.4	142.4	138.6
	(41.2)	(43.4)	(36.8)	(35.1)	(35.0)	(34.0)	(33.1)

（3）计算基础代谢能量消耗。通过查表 2-4 可得到基础代谢率的数据，再计算出体表面积之后，就可以计算出此人的基础代谢能量消耗：

基础代谢能量消耗（BEE）＝BMR（kcal）×24×体表面积

2. 体重计算法

世界卫生组织曾经在 1985 年采用 Schofield 公式，计算出 24 小时人体基础代谢的能量消耗。经过中国科学家确认，按照此公式计算出的中国人基础代谢偏高，由此导致中国居民的体重偏高 5%，只能近似推算出中国居民的 BEE。Henry 也提出了 BEE 的计算公式，目前欧盟采用该公式计算盟内居民人体基础代谢能量消耗。日本的 RNI 中制定了日本人的 BEE，中国的毛德情等也预测并推导出比较符合中国人特质的 BEE。世界上比较有代表性的利用体重计算基础代谢能量的公式如表 2-5 所示。

表 2-5　世界各国利用体重计算 BEE 的经验公式

公式出处	年龄/岁	男性（kcal/天）	女性（kcal/天）
Schofield	18～29	15.057W+692.2	14.818W+486.6
Schofield	30～60	11.472W+873.1	8.126W+845.6
日本 RNI	18～29	24W	23.6W
日本 RNI	30～49	22.3W	21.7W
日本 RNI	50～69	21.5W	20.7W
Henry	18～29	16.0W+545	13.1W+558
Henry	30～60	14.2W+593	9.74W+694
毛德情等	20～45	(48.5W+2954.7)/4.184	(41.9W+2869.1)/4.184

注：W 表示人体的体重，单位是千克。

3. 影响基础代谢能量消耗的因素

由体表计算法和体重计算法不难看出，基础代谢耗能与体型与体质关系密切。世界上的人千差万别，高矮胖瘦都有，所以每个人的基础代谢率一般都是不同的。

首先，基础代谢率与体型和体质关系密切。那些体表面积大的人，向外部环境中散发的能量也就多，其基础代谢耗能随之增加。人体组成当中，体内肌肉组织的比例越大，基础代谢率就越高；脂肪组织的比例越大，基础代谢率就越低。在体重等同的条件下，瘦高且肌肉发达的人基础代谢能量消耗要高于矮胖的人。

其次,基础代谢率还与生理条件相关。生命周期不同阶段基础代谢率不同(生长期的儿童基础代谢率较高,青壮年期较稳定,老年人基础代谢率相应降低)。正常情况下,同年龄组的男性基础代谢率高于女子,不过,妇女妊娠期基础代谢率随生理变化而增加。此外,应激反应也会提高基础代谢率,例如人在生病时的基础代谢率要高于健康人、甲状腺功能亢进时基础代谢率也要高于平时。

最后,基础代谢率也与生活工作环境相关。环境温度能够影响基础代谢率,寒冷、体力过度消耗以及精神紧张等都能增强基础代谢能量消耗;禁食、饥饿或者少食时,基础代谢能量消耗相应降低。某些不良生活嗜好,如吸烟、服用兴奋药物等会提高基础代谢率。

(二)体力活动的能量消耗

体力活动是指任何由骨骼肌收缩引起的导致能量消耗的身体运动。根据活动的频率、持续时间与强度等可将体力活动分级,体力活动可以分为工作、家务、体育和娱乐活动等。体力活动是人体能量消耗的主要因素,也是人体控制能量消耗、保持能量平衡和维持健康的重要部分。通常情况下,各种体力活动所消耗的能量占人体能量总消耗的 15%～30%,随着人体活动量的增加,其能量消耗也将大幅增加。影响体力活动所消耗能量的因素包括:肌肉发达者,消耗的能量较不发达者要多;体重越重者,做相同的活动消耗的能量也越多;做相同工作的人,技术不熟练者消耗的能量比熟练者要多。

(三)食物热效应

人在摄食时,对营养素进行消化、吸收、代谢过程中所引起的能量额外消耗现象叫作食物热效应(thermic effect of food,TEF)或者食物的特殊动力作用(specific dynamic action,SDA)。碳水化合物、脂肪、蛋白质的食物热效应分别为其所产能量的 5%～10%、0～5%、20%～30%。一般混合膳食的食物热效应约为基础代谢的 10%。食物热效应增加了体热的外散,对于人体来说食物热效应也是能量的一种损耗而不是一种收益。为了保存体内的营养储备,进食时必须考虑食物热效应额外消耗的能量,使摄入的能量与消耗的能量保持动态平衡。

(四)生长发育的能量消耗

婴幼儿、儿童和青少年的生长发育需要能量,主要包括两方面,一是合成新组织所需要的能量;二是储存在这些新组织中的能量。生长发育所需要的能量,在婴幼儿时期占总能量需要量的三分之一。例如,婴儿在出生后前 3 个月生长发育所需能量约占总能量需要量的 35%;在出生后 12 个月时则迅速降到总能量需要量的 5%;到了出生的第 2 年时,生长发育需要能量降至总能量的 3%;到了青少年时期,该比例则降至 1%～2%。

(五)怀孕和哺乳的能量消耗

怀孕期间,胎儿、胎盘的增长和母体组织(如子宫、乳房、脂肪储存等)的增加需要消耗额外的能量,并且维持这些组织器官的正常活动也需要能量。哺乳期的妇女需要额外的能量主要有两方面，一是满足乳汁中含有的能量；二是产生乳汁所需要的能量。

此外，能量消耗还与心理活动相关。例如，精神紧张地工作，可使大脑的活动加剧，能量代谢增加 3%～4%；当然，与体力劳动比较，脑力劳动的能量消耗仍然相对地少。

四、能量需要量

能量需要量就是满足机体总能量消耗所需的能量。即满足基础代谢、身体活动、食物热效应等所消耗的能量，以及儿童期的生长发育、妊娠期的营养储备、哺乳期泌乳等所需要的能量。不同人群和个体的能量需要量应根据相应人体能量消耗量来确定才科学合理。人体的能量的需要量可以采用测量法和计算法来确定。由于测量法测量不同人体能量需要量比较烦琐，本书主要介绍计算法。

如前所述，在人体能量消耗的途径当中，基础代谢消耗能量最多，占全部能量消耗的60%～70%，因此，基础代谢能量消耗就成为估算成年人能量需要量的重要参考指标。中国营养学会依据中国男性和女性的平均体重计算出中国成年人基础代谢能量消耗，再计算能量需要量。中国居民能量需要量可用基础代谢能量消耗（BEE）和体力活动水平（PAL）的乘积来计算。借鉴 WHO 推荐将人类体力活动水平分成轻、中、重三个层次的经验，中国营养学会也将中国居民的体力活动水平分成轻体力活动水平（PAL1.50）、中体力活动水平（PAL1.75）和重体力活动水平（PAL2.0）三个等级。

中国成年人活动水平分级如表 2-6 所示。

表 2-6　中国成年人活动水平内容及 PAL

活动水平	职业工作分配时间	工 作 内 容	PAL
轻	75%时间坐或站立，25%时间站着活动	办公室工作、修理电器钟表、售货员、酒店服务员、化学实验操作、讲课等	1.50
中	25%时间坐或站立，75%时间特殊职业活动	学生日常活动、机动车驾驶、电工安装、车床操作、金工切割等	1.75
重	40%时间坐或站立，60%的时间从事特殊职业活动	非机械化农业劳动、炼钢、舞蹈、体育运动、装卸、采矿等	2.00

五、能量平衡与健康的体重

（一）能量平衡

能量平衡是指能量摄入与能量消耗之间的动态平衡。能量摄入与能量消耗基本相等（不超过±5%）就可视为平衡，能量摄入大于消耗为正平衡，能量摄入小于消耗则为负平衡。由于每个人的实际情况不同，判断一个人所需能量的精确数值是十分困难的。实际上，营养学家推荐的能量需要量有许多假设条件，例如，中国营养学会分别假设"全体中国成年男性体重为 66 千克，成年女性体重为 56 千克"，然后推算出中国成年男性和女性的平均能量需要量。假设你是女性，体重 60 千克的话，那么，你实际的能量需要量就会与推荐值之间有所差异。在体力活动水平的划分上，中国营养学会将其分为轻中重三个层次也比较笼统，欧盟就建议以 0.2 为区间从 1.4～2.4 逐步递增来划分体力活动水平。此外，即使是同一个人,身高、体重、体力活动等也一直维持在理想状态不变,随着年龄的增长,大约 35 岁之后,其所需要的能量也是逐年减少的,大约每过 10 年所需能量就会减少5％,这也是中年人经常会发福的一个重要原因。再如,老年人的肌肉比例在减少而脂肪比例在增加,由此导致基础代谢耗能量也在减少,因此,能量的需要量也就会相应减少。

通过摄食与体重的关系可以估算出个体的能量需要。在一个月的时间内,需要你保持正常的有规律的生活和作息,通过准确记录这个月内你进食的所有食物,如果体重与一个月前相比没有任何变化的话,那么,可以近似认为这一个月内你的能量摄取处于平衡状态。

(二) 体重与健康

1. 体重过轻、超重

拥有健康的身体是十分重要的。体重过轻和超重对人体健康都会产生不利影响。当体重偏离正常的范围之后,人体患病的风险就会增加,而且预期寿命也随之缩短。育龄妇女如果体重过低可能会伴有月经不调、生育能力下降和胎儿体重过低等风险,中老年人的体重过轻还可能诱发骨质疏松。

当人体摄取的食物过多,能量摄入量超过能量消耗量的话,多余的能量就会在身体内以脂肪的形式储存起来,从而造成身体超重或肥胖。目前,判定超重或肥胖的方法主要采用体质指数(BMI)法。BMI 的定义是由体重(千克)和身高(米)来界定的,具体的计算公式是:

$$BMI＝体重(千克)/身高^2(米^2)$$

对于中国成年人来说,BMI 在 18.5～23.9 之间属于正常体重,BMI 在 24～27.9 之间属于超重,BMI≥28 则属于肥胖,BMI 不足 18.5 的则属于偏瘦。

此外,采用腰围法也可简单判定是否肥胖。目前公认腰围是判断中心型肥胖的最有效指标。我国推荐成年男性≥85 厘米、女性≥80 厘米则判定为中心型肥胖。也有采用腰围/臀围判定肥胖的方法,正常情况下男性腰围/臀围≥0.9、女性≥0.8 就算是肥胖。

超重和肥胖对人体健康具有极其不利的影响,当前已经成为全世界各国普遍关注的公共健康问题。肥胖者心脏负担过重,经常伴有心慌、气短,容易疲劳等症状,更可怕的是,超重和肥胖还是一系列营养疾病的诱发因素,如糖尿病、血脂异常、高血压,以及痛风、胆结石、睡眠呼吸暂停症、骨关节炎等。据统计,冠心病患者绝大多数同时也是内脏脂肪过多的超重或肥胖者。

2. 人体脂肪的分布与波动

众所周知,人体的体重主要由肌肉、内脏器官、骨骼、血液和脂肪组织等组成。可以简单地将以上体成分划分成两大部分,即脂肪和非脂肪组织。肥胖即是体脂肪过多的状态。肥胖者的体内脂肪分布部位不同,对人体健康的危害程度也是不同的。从肥胖的外形来看,有人是大肚子胖,这样的肥胖叫作内脏脂肪过多的中心型肥胖或者苹果型肥胖。内脏脂肪是指在躯干中腰腹部区域深层堆积的脂肪。内脏脂肪过多导致糖尿病、中风、高血压及冠状动脉疾病的危险性升高。这是因为内脏脂肪可以非常容易地释放到血液中,会加重日常血液运送胆固醇和脂蛋白的负担,因而增加心脏病发病危险。此外,还有一些人是皮下脂肪多,可称为梨形肥胖。其皮下脂肪层位于腹部、大腿、小腿和臀部的皮层之下,一般储存时间比较长,虽然也可以向血液释放脂肪,但是释放速度很慢,理论上对血脂的影响比较小。值得注意的是,吸烟者和酗酒者的内脏脂肪比较高,这部分人要注意防范心脑血管疾病。

一次成功的减肥意味着减肥之后体重在 6 个月内不反弹,但是很多人反复经历"减重—反弹—再减重—再反弹"的恶性循环,也没能把减肥的成果保持住 6 个月。体脂肪大幅循环波动,对人体健康会造成很大的负面影响。科学证明,反复减肥会把人体内正常的营养储备耗费殆尽,从而导致贫血、骨质疏松等病症的发生。而且,反复的"减肥—反弹"恶性循环,会使内脏脂肪进一步汇集,营养相关疾病发生的风险随之增加。

六、参考摄入量与食物来源

（一）参考摄入量

人体的能量来源主要是食物中的碳水化合物、脂类和蛋白质。三类产能营养素在体内都有其特殊的生理功能并且彼此相互影响,如碳水化合物与脂肪的相互转化及它们对蛋白质有节约作用。因此,三者在总能量供给中应有一个恰当的比例。根据我国的饮食特点,正常成人碳水化合物供给的能量以占总能量的 50%～65%、脂肪占 20%～30%、蛋白质占 10%～15% 为宜。年龄越小,则蛋白质及脂肪供能占的比例相应增加。成人膳食脂肪提供的能量一般不宜超过总能量的 30%,否则,患营养相关疾病的风险显著上升。中国营养学会推荐的中国居民成年人能量需要量如表 2-7 所示。

表 2-7　中国居民成年人能量需要量

年龄/岁		体重/kg	基础代谢/(kcal/天)	轻体力活动		中体力活动		重体力活动	
				MJ/天	kcal/天	MJ/天	kcal/天	MJ/天	kcal/天
男性	18～49	66	1500	9.41	2250	10.88	2600	12.55	3000
	50～64	65	1400	8.79	2100	10.25	2450	11.72	2800
	65～79	63	1350	8.58	2050	9.83	2350	—	—
	80 以上	60	1300	7.95	1900	9.2	2200	—	—
女性	18～49	56	1200	7.53	1800	8.79	2100	10.04	2400
	50～64	58	1170	7.32	1750	8.58	2050	9.83	2350
	65～79	55.5	1120	7.11	1700	8.16	1950	—	—
	80 以上	51	1030	6.28	1500	7.32	1750	—	—
孕妇：在各自所属体力活动基础上,孕早期+50 千卡,中期+300 千卡,晚期+450 千卡									
乳母：在所属体力活动基础上+500 千卡									

（二）食物来源

碳水化合物、脂类和蛋白质这三类营养素普遍存在于各种食物中。粮谷类和薯类食物含碳水化合物较多,是中国居民膳食能量最经济的来源;油料作物富含脂肪;动物性食物一般比植物性食物含有更多的脂肪和蛋白质;但大豆和某些坚果类例外,它们一般都含丰富的油脂,大豆还含有丰富的完全蛋白质;蔬菜和水果一般含能量较少,富含膳食纤维、水溶性维生素和矿物质元素。日常生活中常见食物的能量含量如图 2-14 所示。

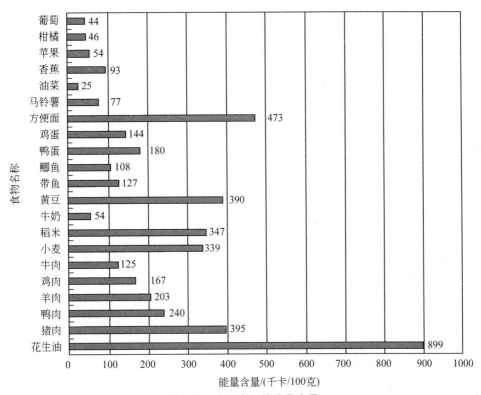

图 2-14 常见食物的能量含量

第五节 矿 物 质

一、矿物质的分类与生理功能

(一)矿物质的分类

在人体需要的营养素中,碳水化合物、脂类和蛋白质被称为宏量营养素;维生素和矿物质被称为微量营养素。所谓矿物质,就是那些存在于人体或食物中的能够维持人体正常生理功能所必需的无机化学元素,包括常量元素和微量元素。

矿物质既不能在人体内合成,除排泄外也不能在机体代谢过程中消失,但在人的生命活动中具有重要的作用。人体几乎含有自然界存在的所有元素,但它们的含量差别很大。目前已经发现人体需要吸收 20 余种矿物质才能维持身体健康。

(二)常量元素及其对人体生理功能的作用

1. 常量元素的种类

常量元素又称宏量元素或组成元素。在人体内含量大于 0.01％体重的矿物质就是常量元素,主要包括钙、磷、钠、钾、氯、镁和硫等元素,它们占人体体重的 4％～5％。按照在人体内含量多少排序,依次为钙、磷、钾、钠、硫、氯和镁。

2. 常量元素的生理功能

常量元素构成人体组织的重要组成部分,如钙、磷、镁是构成牙齿、骨骼的重要成分,一些软组织中有较多的钾等;在细胞内液和外液中与蛋白质一起调节细胞膜的通透性、控制水分、维持细胞内外液体渗透压的平衡以及调节体液的酸碱平衡;维持神经和肌肉的正常兴奋性,如钾、钠、镁、钙等;构成酶的成分或者激活酶的活性;参与血液凝固的过程,如钙离子。

(三)微量元素及其对人体生理功能的作用

1. 微量元素的种类

微量元素又称痕量元素。在人体内含量小于 0.01％体重的矿物质就是微量元素,这些微量元素一般在低浓度下就具有生物学作用。人体内的微量元素大致可分成三类。

第一类,人体必需的微量元素主要有碘、铁、锌、硒、铜、钼、铬、钴共八种;第二类,人体可能必需的微量元素主要有锰、硅、镍、硼、矾等五种;第三类,虽然具有潜在毒性,但是低剂量也可能是人体必需的微量元素主要有氟、铅、镉等。本书主要介绍第一类微量元素的生理功能。

2. 必需微量元素对人体的生理功能的作用

必需微量元素虽然含量极微,却发挥着重要的生理生化功能。首先,必需微量元素是酶和维生素必需的活性因子,许多金属酶含有必需微量元素;其次,构成某些激素或者参与激素的活性发挥;再次,参与基因的调控和核酸代谢;最后,微量元素还具有某些独特的生理功能,如含铁的血红蛋白可携带和运送氧等,锌指蛋白也具有独特的生理功能等。

此外,在食品烹调加工过程中,还可利用矿物质改善食品性状。矿物质中有很多是重要的食品添加剂,它们可有效地改善食品性状和营养价值。如磷酸盐可提高肉的持水性和结着性,氯化钙是豆腐的凝固剂等。

矿物质元素的基本情况如表 2-8 所示。

表 2-8　矿物质的类别及其组成情况

常 量 元 素	人体必需微量元素	人体可能必需的微量元素	具有潜在毒性,但低剂量时,人体可能必需的微量元素
钙、磷、钠、钾、氯、镁、硫	碘、铁、锌、硒、铜、钼、铬、钴	锰、硅、镍、硼、矾	氟、铅、镉、汞、砷、铝、锂、锡

(四)矿物质的生物有效性

矿物质的生物有效性是指食物中矿物质实际被机体吸收、利用的程度。食物中矿物质的总含量还不足以用来准确评价该食物中矿物质的营养价值。这是因为食物矿物元素被人体吸收利用率不仅决定于矿物质的总量,还受到矿物质元素的化学形式、形态大小、食物成分、食品加工烹调等诸多因素的影响。根据矿物质在食物中的分布及其吸收、人体需要特点,可知我国居民比较容易缺乏钙、铁、锌等矿物质元素,2002 年第四次全国营养调查结果已经证实了这一点。此外,在特殊地理环境或其他特殊条件下,也有可能出现缺硒问题。

在人体缺乏矿物质元素的情况下,就将产生相应的缺乏症。如缺钙可能导致骨质疏松;缺铁可能导致营养性贫血;缺硒可能会导致大骨节病等。

二、常量元素

(一) 钙(Ca)

钙是人体必需的常量元素之一,也是人体内含量最多的一种常量元素,总量超过1000 克,占人体总重量的 $1.5\%\sim2\%$。

1. 对人体生理功能的作用

钙是构成骨骼和牙齿的主要成分。人体中的钙大约有 99% 存在于骨骼和牙齿中,只有大约 1% 的钙以游离或结合状态存在于软组织、细胞外液及血液中,这部分钙统称为混溶钙池(miscible calcium pool),并与骨骼中的钙保持动态平衡,即骨骼中钙不断从破骨细胞中释放出来进入混溶钙池,而混溶钙池中的钙也不断沉积于骨细胞成为骨骼、牙齿中的一部分。

钙还能参与维持人体多种生理功能:首先,离子钙与钾、钠和镁建立的离子平衡,共同调节神经肌肉的兴奋性;其次,钙离子参与调节生物膜的完整性和通透性,对细胞功能的维持以及酶的激活等起着重要作用;再次,细胞内钙离子参与激素调节,传导神经兴奋;最后,作为辅助因子,钙参与血液凝固过程,有助于止血与伤口愈合等。此外,离子钙还具有调节血压、铁转运等生理功能。

2. 缺乏与过量

人体长期缺钙就会导致骨骼、牙齿发育不良,并有血凝异常、甲状腺机能减退等症状。具体表现在:儿童缺钙会出现佝偻病,若血钙降低轻者出现多汗、易惊、哭闹,重者出现抽搐;成年人缺钙容易发生抽筋、乏力疲劳等症状;中老年人缺钙易发生骨质疏松、骨质增生、肌肉痉挛、四肢麻木、腰腿酸疼、高血压、冠心病等;孕产妇缺钙不仅严重影响胎儿的正常发育,还容易在中年后患骨质疏松症。

当前,随着钙强化食品的增多和钙补充剂的普及,我国居民钙过量的问题逐渐显现。钙过量会给人体健康带来不利影响,严重者会发生钙中毒。具体而言,长期的钙过量对人体健康主要有以下危害:高血钙症、高尿钙症,以及由此引起的肾功能不全、血管及软组织钙化、肾结石等;增加心脑血管疾病的发病风险;此外,由于钙与其他矿物质之间存在竞争性抑制吸收的效果,钙过量对铁、锌的吸收利用也可能产生不利影响。

3. 参考摄入量与食物来源

《中国居民膳食营养素参考摄入量》建议每日膳食中钙的参考摄入量为:成年人的平

均需要量（EAR）为650毫克,推荐摄入量（RNI）为800毫克;孕妇和乳母的推荐摄入量为1000毫克;可耐受最高摄入量（UL）为2000毫克。

各种食物中钙的含量如图2-15所示。

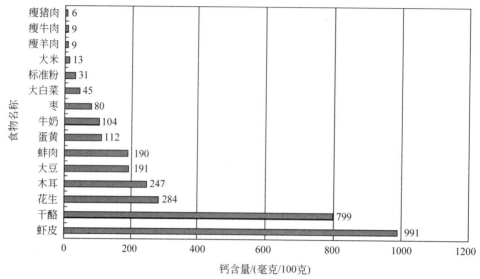

钙含量/(毫克/100克)

图2-15 各种食物钙的含量

由图2-15可知,虾皮的含钙量非常高,100克食物中含量高达991毫克。不过,由于中国居民膳食中虾皮的食用量较少,因此很难将虾皮作为中国居民膳食钙的主要来源。干酪是西方人经常食用的食物,但是却难于在中国推广普及。尽管花生、大豆和木耳的钙含量也很高,可是由于它们属于植物性食物,其中的钙人体消化吸收率较低。由此,乳及乳制品就成为中国居民膳食很好的钙来源。牛乳中含钙量高（100毫升牛奶含有100毫克左右的钙）,并且吸收率也高,是膳食中最理想的钙源。瘦猪肉、瘦牛肉和瘦羊肉中的钙含量不高。由于我国多数居民存在钙缺乏,所以,建议日常饮食生活中常喝牛奶补钙。

(二) 磷（P）

磷是人体必需的常量元素之一,成年人体内的含量为600～900克,占成年人体重的1%左右。组成人体的各种元素中,除了氧、碳、氢、氮之外,成年人体内磷的含量仅次于钙,位居第六位。

1. 对人体生理功能的作用

磷是人体骨骼、牙齿、细胞核蛋白及许多酶的重要组成成分。人体内的磷有85%～90%与钙一起构成骨骼和牙齿的主要成分,其余的10%～15%以磷脂、磷蛋白及磷酸盐的形式存在于细胞和血液中。磷还参与碳水化合物和脂肪的吸收与代谢,参与体内的能量转化,以高能磷酸键的形式储存能量,并且生成磷酸盐缓冲系统维持机体酸碱平衡。此外,磷还是构成遗传物质的重要成分,是核苷酸的组成物质,对生物的遗传、生长发育具有特别重要的作用。

2. 缺乏与过量

严重缺乏磷就可能会患有低磷血症,表现为贫血、肌肉无力、骨痛,甚至出现神经或精神异常等症状。如果母乳缺磷的话,婴幼儿可发生磷缺乏,出现佝偻病样的骨骼发育异常。因各种疾病而服药所导致的低磷血症,主要表现为厌食、贫血、全身乏力等症状,严重的可产生鸭态步、佝偻病、精神错乱等症状乃至昏迷甚至死亡。

正常情况下,不会由于膳食的原因导致磷过量。某些病人如透析患者可能会有高磷血症,会造成肾性骨病、非骨组织钙化,增加发生心血管疾病的危险性。值得说明的是,膳食中钙磷比值超过 1∶3 的话,磷就会干扰钙吸收,导致钙吸收降低。

3. 参考摄入量与食物来源

《中国居民膳食营养素参考摄入量》建议每日膳食中磷的参考摄入量为:成年人的平均需要量为 600 毫克,推荐摄入量为 720 毫克,可耐受最高摄入量为 3500 毫克。

无论是动物性食物还是植物性食物细胞中都含有丰富的磷。具体而言,食物中磷含量较高的有瘦肉、蛋、鱼、禽、乳及动物肝脏、海带、花生、芝麻酱,坚果中含磷亦很高。

(三) 钾(K)

钾是人体必需的常量元素之一。正常成年人体内含钾量约为每千克体重 20 毫克。人体内钾主要存在于细胞内,约占总量的 98%,其他存在于细胞外。

1. 对人体生理功能的作用

钾对人体生理功能主要具有以下作用:参与碳水化合物、蛋白质的正常代谢;维持神经肌肉的应激性;维持细胞内正常渗透压;维持细胞内外正常的酸碱平衡和离子平衡;维持心肌的正常功能,避免心肌功能失常对人体健康造成危害。

2. 缺乏与过量

人体内钾总量减少可引起钾缺乏症,在神经、肌肉、消化、心血管、泌尿、中枢神经等系统发生功能性或病理性改变。主要表现为肌肉无力站立不稳或者无力登楼,还会产生瘫痪、心律失常以及肾功能障碍等症状。具有胃肠炎疾病的病人,以及某些药物服用者如治疗哮喘、肺气肿的药物(支气管扩张剂、类固醇以及茶碱等)都会导致体内钾缺乏。天热时人体排汗较多也会造成钾缺乏,造成低血钾现象。因此,炎炎夏日里要适当补充钾。

正常情况下,不会由于膳食的原因导致钾过量。细胞外钾浓度上升,可使神经肌肉表现为极度疲乏和四肢无力,初期下肢肌肉张力降低造成行走困难,逐渐上升至躯干肌肉群及上肢肌肉无力,出现吞咽、呼吸以及发音困难等症状。

3. 参考摄入量与食物来源

《中国居民膳食营养素参考摄入量》建议每日膳食中钾的参考摄入量为:成年人适宜摄入量(AI)为 2000 毫克,预防非传染性慢性病的建议摄入量(PI-NCD)为 3600 毫克,乳母适宜摄入量为 2400 毫克。

钾的食物来源主要有水果蔬菜,每 100 克食物中,谷类含钾 100~200 毫克,豆类含钾 600~800 毫克,蔬菜和水果含钾 200~500 毫克。动物性食物含钾量要低于植物性食物,肉类 150~300 毫克,鱼类 200~300 毫克。值得说明的是,含量 800 毫克以上的食物有蚕豆、扁豆、冬菇、黄豆、竹笋和紫菜等。

（四）钠（Na）

钠是人体必需的常量元素之一，一般情况下，成年人体内钠含量约为 6200～6900 毫克。

1. 对人体生理功能的作用

钠对人体的生理功能的主要作用有：构成细胞外液渗透压，调节和维持体内水量的恒定；清除体内酸碱代谢产物，维持体液酸碱平衡；维持正常血压；维持神经肌肉的兴奋性；与能量代谢、ATP 的生成利用关系密切。

2. 缺乏与过量

人体内一般不会发生钠缺乏，但是在某种情况下如禁食、高温、过量出汗、反复呕吐、腹泻等情况下，或者服用利尿剂，以及某些胃肠营养病患者等也可能缺钠。钠在小肠上部吸收，吸收率可达 100%。

正常情况下，钠摄入过多并不会在人体内蓄积，但是某些疾病可引起体内钠过多，由此造成人体出现水肿、血压上升、血浆胆固醇升高等症状。长期摄入较高量的食盐，可升高血压，由此增加患心血管疾病和肿瘤的危险性。

3. 参考摄入量与食物来源

《中国居民膳食营养素参考摄入量》建议每日膳食中钠的适宜摄入量为：成年人（18～49 岁）适宜摄入量（AI）为 1500 毫克，预防非传染性慢性病的建议摄入量（PI-NCD）为 2000 毫克。值得说明的是，随着年龄的增加，钠的摄入量要减少。例如，50 岁以上的成年人 AI 和 PI-NCD 分别降低为 1400 毫克和 1900 毫克。

钠广泛存在于各种食物中，正常情况下人体不会缺乏。中国居民膳食中钠的来源主要为食盐、酱油、酱咸菜类等，味素和苏打或小苏打也可为人体提供钠。

（五）镁

镁也是人体必需的常量元素之一。成年人体中镁的含量约为 30 克，其中 60% 在骨骼和牙齿中，其余存在于肌肉和软组织中，只有 1% 左右存在于细胞外液中。

1. 对人体生理功能

镁是多种酶的激活剂。据统计，人体内 300 多种酶需要镁才能发挥作用。镁对人体能量代谢发挥着重要作用，碳水化合物、蛋白质、脂肪的代谢，也都需要镁的参与才能顺利进行。镁对激素具有重要的调节作用，能够维持甲状腺的正常生理功能。镁能促进骨骼生长发育，是组成骨骼的重要成分之一，是骨细胞结构和功能的必需元素。值得说明的是，镁还具有调节人体肠道的功能。例如，当硫酸镁经过十二指肠时，可使奥狄括约肌松弛，促进胆汁从胆囊里排出，帮助人体消化食物。

2. 缺乏与过量

健康人一般不会发生镁缺乏。引起镁缺乏的主要原因有摄入不足、吸收障碍、肾功能异常等，酒精中毒、肾脏疾病、腹泻以及服用利尿剂等疾病都可导致镁缺乏，主要表现为手足抽搐、肌肉震颤，严重缺乏时可出现幻觉、精神错乱等症状。

从正常膳食中摄入镁不会发生过量问题。当因为疾病服用药物时可能导致人体内镁过量。当人体内镁过量时可发生镁中毒,轻微的表现为腹泻症状,严重的还伴有嗜睡、肌肉麻痹等症状。

3. 参考摄入量与食物来源

《中国居民膳食营养素参考摄入量》建议每日膳食中镁的参考摄入量为:成年人的平均需要量为 280 毫克,推荐摄入量为 330 毫克。

植物中含有较多的叶绿素,叶绿素中含有丰富的镁,所以绿色植物性食物中含有丰富的镁。粗粮和坚果类食物也含有较多的镁;肉类、淀粉类、牛奶等食物中镁含量较少。此外,人体也可以从饮水中获得少量的镁。

(六)其他常量元素

1. 氯

氯是人体必需的常量元素之一,约占人体体重的 0.15%。在人体内,氯作为细胞外液的阴离子维持酸碱平衡和渗透压,参与血液运输二氧化碳,同时也是某些酶类(如唾液淀粉酶)的激活剂和胃酸的重要成分。

在正常情况下,人体不会产生氯缺乏症。但是,大量出汗、腹泻和呕吐、肾功能改变等情况可引起氯缺乏。氯缺乏经常伴有钠缺乏,可能造成代谢性碱中毒。

我国建议每日膳食中氯的参考摄入量为成年人适宜摄入量 2300 毫克。膳食中的氯绝大多数来源于食盐,天然食物中也含有少量的氯,正常情况下,成年人每天就可从水中摄入 40 毫克的氯。

2. 硫

硫是人体必需的常量元素之一,人体内硫约占体重的 0.25%。硫主要是以硫化物的形式在人体内组织器官中发挥重要的作用。其中,含硫氨基酸参与各种蛋白质、酶类、肽和激素等构成,维生素 B_1 和生物素也含有硫。某些碳水化合物如壳聚糖类中也含有硫,它们是结缔组织基质的成分,在人体内发挥保护关节的重要作用。此外,角蛋白含有大量的胱氨酸,在人体内发挥保护皮肤、头发和指甲健康的重要作用。膳食中过量摄取硫会引起腹泻和溃疡性结肠炎等症状。在蛋白质摄入充足的情况下,未发现硫缺乏。因此,国内外均没有制定硫参考摄入量。

含硫氨基酸主要存在于动物性蛋白质、谷类蛋白质和豆类蛋白质中。100 克食物中含硫氨基酸含量分别为:黑芝麻为 1142 毫克;瘦猪肉为 674 毫克;红豆为 498 毫克;粳米为 298 毫克;马铃薯为 45 毫克。谷胱甘肽是膳食硫的来源之一。

三、微量元素

(一)铁(Fe)

铁是人体内微量元素的老大,其含量在各种微量元素中居首位。正常成人体内含铁 4~5 克,分为功能性铁和储存性铁。其中,60%~75% 存在于血红蛋白中;3.0% 存在于肌红蛋白中;0.2% 的铁存在于各种含铁酶当中,以上这些铁属于功能性铁,用于维持人体的各种生理功能。剩余的大约 30% 的铁则属于储存性铁,以铁蛋白和血铁黄素的形式分布于肝脏、脾脏和骨髓中。

1. 对人体生理功能的作用

人体内的铁最重要的任务是参与制造血红蛋白,负责人体内氧气的输送,并将各组织中的二氧化碳送至肺部排出体外,对维持人体健康发挥极其重要的作用;铁是细胞色素酶、过氧化氢酶以及肌红蛋白的组成成分,在组织细胞呼吸过程、生物氧化中发挥十分重要的作用;人体内的铁硫蛋白参与一系列的基本生化反应;铁可催化 β-胡萝卜素转化成维生素 A,参与嘌呤与胶原的合成和抗体的产生,脂类在血液中的运输和药物在肝脏的解毒等生理活动也需要铁的参与才能实现。

2. 缺乏与过量

人体缺铁是一个从轻到重的渐进过程,一般可分为以下三个阶段。①第一阶段是铁减少期,表现为铁储存减少,血清铁蛋白降低;②第二阶段是红细胞生成缺铁期,表现为血红蛋白合成受到影响,但是还没有达到缺铁性贫血的程度;③第三阶段就是缺铁性贫血期。由于缺乏微量元素铁所引起的贫血被称为缺铁性贫血,由于缺乏叶酸和维生素 B_{12} 引起的贫血称为巨幼红细胞性贫血,这两种贫血统称为营养性贫血。其中,缺铁性贫血所占的比例为 $65\% \sim 75\%$,是最常见的一种营养性贫血。

发生缺铁性贫血时表现为乏力、面色苍白、头晕、记忆力减退等症状。中度贫血可导致认知能力低下,免疫和抗感染能力降低等症状。儿童缺铁会出现莫名烦躁、智能发育差,并出现虚胖、肝脾肿大等症状。婴儿先天性缺铁将对婴儿以后的发育和健康产生长久的不良影响。

值得说明的是,影响铁吸收利用的因素很多。不同价位铁的吸收率不同,如二价铁的吸收率是三价铁的 3 倍。谷物和蔬菜中的植酸盐、草酸盐、多酚类物质均可影响铁的吸收。此外,维生素 C 能促进食物中非血红素铁吸收。人体对植物性食物中铁吸收较低,如大米中铁的吸收率仅为 1%,对动物性食物中铁的吸收率较高,如肉、肝中铁的吸收率可达 22%。一般情况下,人体对动物性食物中血红素铁的吸收率较高。

过量摄入铁会导致铁中毒。其中,急性铁中毒是在服用大剂量治疗铁后发生的症状,表现为恶心、呕吐和血性腹泻等症;慢性铁中毒主要是因为铁在身体内长期过量蓄积而出现的中毒症状,常表现为器官纤维化,严重的可诱发肝癌。

3. 参考摄入量与食物来源

《中国居民膳食营养素参考摄入量》建议每日膳食中铁的参考摄入量如表 2-9 所示。值得说明的是,女性由于生理原因,每月要丢失掉一部分铁。因此,不同年龄阶段的女性铁需要量都要高于男性,这一趋势直到女性绝经为止。

表 2-9   中国居民膳食铁参考摄入量　　　　　　单位:毫克/天

人群	EAR		RNI		UL
	男	女	男	女	
18~49 岁	9	15	12	20	42
50 岁以上	9	9	12	12	42
孕妇(早)		+0		+0	42

续表

人群	EAR		RNI		UL
	男	女	男	女	
孕妇（中）		+4		+4	42
孕妇（晚）		+7		+9	42
乳母		+3		+4	42

注：孕中期的 EAR 和 RNI 比未怀孕妇女每天增加 4 毫克；孕晚期的 EAR 和 RNI 分别比未怀孕妇女每天分别增加 7 毫克、9 毫克；乳母的 EAR 和 RHI 比未怀孕妇女每天分别增加 3 毫克、4 毫克。

　　我国的膳食中，天然的血红素铁含量低，绝大多数的铁是非血红素铁。非血红素铁必须先溶解游离之后，再与肠道里的维生素 C 等形成络合物，还原成亚铁离子再被吸收。因此，膳食铁的吸收率仅为 10% 左右。建议膳食中适当增加血红素铁的比例，适当多吃一些动物性食物及内脏。

　　各种食物中铁的含量如图 2-16 所示。

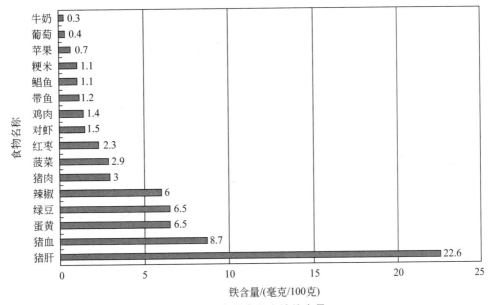

图 2-16　各种食物中铁的含量

　　由图 2-16 可知，在动物性食物中，动物内脏、血液中均含有丰富的铁。其中，猪肝含铁十分丰富，100 克猪肝大约含 22 毫克铁，并且吸收率也很高，是膳食中铁的重要来源食物之一。此外，瘦肉、蛋黄等也是铁的良好来源，例如 100 克猪瘦肉中含 3 毫克的铁。值得说明的是，尽管绿豆中的铁含量为每 100 克 6.5 毫克，远远高于瘦肉的含量，但是由于植物性食物中的铁吸收率低，如果作为主要的膳食铁供给源的话，将无法满足人体铁的需要量。另据科学研究，铁质炊具烹调食物也是铁的一大来源。

（二）碘（I）

　　碘是首批被人类确认的必需微量元素之一。人体内含碘 20～50 毫克，有 20%～

30％存在于甲状腺中。碘在人体内主要以有机碘的形式存在。

1. 对人体生理功能的作用

碘对人体的生理功能的作用是通过甲状腺激素完成的。甲状腺激素的生理功能主要有：首先，促进人体生长发育。这是由于甲状腺激素与生长激素具有协同作用，由此调控未成年人的生长发育。甲状腺激素可以刺激骨化中心的发育成熟，使软骨骨化，从而促进牙齿与骨骼的生长发育。其次，参与大脑发育。在大脑发育的关键时期，神经系统的发育必须依赖于甲状腺激素的参与才能完成。最后，调节新陈代谢。甲状腺激素具有调节人体能量代谢和蛋白质、脂肪、碳水化合物的合成与分解作用。此外，对其他器官系统功能也有一定的影响。如甲状腺激素对心血管系统、神经系统、消化系统和肌肉组织等都有影响。

2. 缺乏与过量

人主要从饮水、食物及周围环境中获得碘。在内陆、山区等远离海洋的地区，水和土壤中含碘量比较少，因而在此环境中生长的动植物体内碘含量也相应较低，长期生活在这样的缺碘环境中的人容易患碘缺乏病。人体缺碘，可导致甲状腺激素分泌不足，会促使甲状腺增生肥大，出现甲状腺肿大，俗称大脖子病。孕妇缺碘会使胎儿生长迟缓，造成智力低下，出现以呆、小、聋、哑、瘫为临床表现的地方性克汀病，还会导致早产、流产、死产、先天畸形儿、先天聋哑儿等。

我国政府早在 1995 年就开始实施食盐加碘来预防和控制碘缺乏症。除在食盐中加碘之外，对那些特殊人群应采取特殊的碘缺乏病预防措施。值得注意的是，补碘也不能过量，碘过量可能造成碘中毒，具体表现为甲状腺功能减退症、甲状腺肿大、自身免疫性甲状腺疾病以及甲状腺癌等。

3. 参考摄入量与食物来源

《中国居民膳食营养素参考摄入量》建议每日膳食中碘的参考摄入量为：成年人碘的平均需要量（EAR）为 85 微克、适宜摄入量（RNI）为 120 微克、可耐受最高摄入量（UL）为 600 微克。孕妇和乳母的 RNI 分别为 230 微克、240 微克。

海产品当中含有丰富的碘，尤其是植物性海产品如海带、紫菜的含碘量非常高，如 100 克干海带中含碘 36240 微克，100 克紫菜中含碘 4323 微克。此外，鲜鱼、蛤干、干贝、海参、海蜇等含碘量也比较多。每 100 克鸡蛋、牛奶的含碘量分别为 27.2 微克、1.9 微克。一般情况下，肉类、淡水鱼的含碘量较低，水果蔬菜的含碘量更低。实际经验表明，食用碘盐是最方便有效的预防缺碘的方法。

（三）锌（Zn）

20 世纪 60 年代科学家发现人类存在锌缺乏症，由此确认锌是人体必需的微量元素之一。成人体内含锌 1.4～2.3 克，主要分布在肝脏、肌肉、骨骼和皮肤中。血液中的锌有 75％～88％存在于红细胞中，血浆中大部分的锌与蛋白质结合存在。

1. 对人体生理功能的作用

锌在人体内广泛存在并且在细胞内具有很高的浓度，在人体内具有三大基本功能：催化功能、结构功能和调节功能。通过这三种功能，锌在人体发育、认知行为、创伤愈合、味觉和免疫调节等方面发挥重要作用。锌是人体很多金属酶的组成成分,是锌金属酶维持活性必需的成分,在组织呼吸和物质代谢中起重要作用;锌与 DNA、RNA 和蛋白的生物合成密切相关,能促进机体的生长发育,并能加速创伤组织的愈合,与人体免疫功能密切有关;锌还具有能使细胞膜或机体膜稳定化的重要作用以及促进维生素 A 代谢的作用;此外,锌还参与胰岛素合成并能影响肾上腺皮质激素的分泌。

2. 缺乏与过量

缺锌时,人体生长发育停滞,身材矮小瘦弱,也可表现为脑垂体调节机能障碍,食欲不振,味觉与嗅觉减退;皮肤干燥粗糙,脱发,创伤难愈合;性成熟延迟和性腺机能减退,男性不育;免疫力减退,反复感染,伤口不易愈合;孕妇妊娠反应严重,胎儿子宫内发育迟缓,畸形率增高,流产早产的风险增加。先天性锌吸收不良引起的锌缺乏症状主要表现为肠病性肢端皮炎。

锌的吸收和利用可受多种因素影响,如谷物和蔬菜中的植酸盐、草酸盐以及多酚类物质均可影响锌的吸收,动物性食物中的锌吸收要比植物性食物高。某些矿物质元素如铁、钙和磷等也影响人体对锌的吸收;某些蛋白质中的氨基酸如组氨酸和半胱氨酸可促进锌的吸收。正常膳食的情况下,锌不会摄取过量,反倒是不足的可能性较高。急性锌中毒事件常见于特殊职业中毒或者误服。

3. 参考摄入量与食物来源

《中国居民膳食营养素参考摄入量》建议每日膳食中锌的参考摄入量为:成年男性和女性的推荐摄入量(RNI)分别为 12.5 毫克和 7.5 毫克,孕妇和乳母的 RNI 分别为 9.5 毫克和 12 毫克。最高可耐受摄入量为 40 毫克。

各种食物中锌的含量如图 2-17 所示。

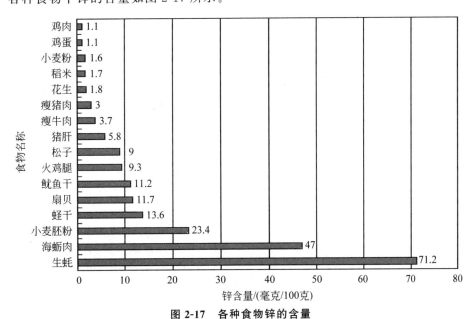

图 2-17　各种食物锌的含量

由图 2-17 可知,贝壳类海产品、红色肉类、动物内脏类等都是锌的极好来源。其中,生蚝含锌量很高,每 100 克生蚝的含锌量高达 71.2 毫克,因此在西方国家里生蚝被誉为"海洋中的牛奶";海蛎肉含锌量也很高,每 100 克海蛎肉的含锌量为 47 毫克。家畜肉中的含锌量一般,如 100 克的牛肉含锌量为 3.71 毫克,100 克的猪肉含锌量为 2.99 毫克。家禽肉如鸡肉的含锌量不如家畜肉,每 100 克鸡肉中含锌量为 1.1 毫克。干果类、谷类胚芽和麦麸也含有丰富的锌,如 100 克小麦胚芽粉含锌量为 23.4 毫克。不过,谷类食物因植酸的影响降低了锌的利用率。植物性食物中的蔬菜水果含锌低。每 100 克的花生、稻米、小麦粉的含锌量分别为 1.8 毫克、1.7 毫克和 1.6 毫克。

(四)硒(Se)

20 世纪 70 年代美国学者发现硒是谷胱甘肽过氧化物酶(GPX)发挥活性所必需的矿物质元素,具有抗氧化作用。同一时期,我国科学家发现补硒能够有效地克服克山病发作,首次证明硒是人体必需微量元素。硒在人体内的总量为 14～21 毫克,多分布于指甲、头发、肾脏和肝脏中,肌肉组织和血液中含量较少,脂肪组织中含量低。

1. 对人体生理功能的作用

人体内的硒具有抗氧化作用,能阻断活性氧和自由基对人体的氧化损伤;硒还具有免疫作用。人体内的免疫细胞内几乎都含有硒,充足的硒能够有效地提高人体的免疫能力;硒是多种重金属的天然解毒剂,能够与体内重金属结合排出体外,具有很好的解毒抗癌效果;硒具有调节甲状腺激素的作用。硒是脱碘酶的组成部分,该酶通过调节甲状腺激素动态平衡管控人体代谢。

2. 缺乏与过量

缺硒可导致克山病的发生。克山病属于一种地球生物化学病,缺硒是发病的重要因素,其症状有心脏扩大、心功能失常、心律失常等。

缺硒还可导致大骨节病的发生。大骨节病是一种地方性、多发性的变形性骨关节炎,其主要病变是骨端软骨细胞变性坏死、肌肉萎缩、发育障碍。通过补充硒和维生素 E 可防止大骨节病恶化。

过量的硒可导致中毒,症状为脱发、脱甲,少数病人有神经症状。

3. 参考摄入量与食物来源

《中国居民膳食营养素参考摄入量》建议每日膳食中硒的参考摄入量为:推荐摄入量成年人为 60 微克,孕妇为 65 微克,乳母为 78 微克。可耐受最高摄入量为 400 微克。

植物性食物中硒含量与环境土壤中的硒含量有关。例如,低硒地区大米 100 克含硒量仅为 0.2 微克,而高硒地区含硒量可高达 2000 微克。动物性食物硒含量受饲料影响较大。

在各种食物当中,动物内脏硒的含量较高,如 100 克猪肾硒含量为 157 微克,鸭肝含量为 57 微克。海产品、肉类硒含量也比较多,如 100 克带鱼硒含量为 36.6 微克,100 克羊肉(肥瘦)中硒含量为 32.2 微克,猪肉(肥瘦)为 12 微克。不过,谷类食物中硒含量一般都较低,如 100 克大豆含硒量仅为 6.2 微克。

值得说明的是,不同种类的食物中,由于硒的存在形式不同,导致其生物利用率也不同。此外,重金属和铁、铜、锌及某些药物可降低人体对硒的利用率。

（五）铜（Cu）

1878年科学家从章鱼血的蛋白质中分离出铜元素，由此阐明了章鱼血液为什么不是红色而是蓝色的道理，并将含铜蛋白质称为铜蓝蛋白。此后，科学家又发现，对待贫血患者铜铁共补获得的效果比单独补铁的效果更佳，由此确定铜也是哺乳动物的必需微量元素。

人体各器官均含有铜，以肝、脑、心、肾较多，肝是铜的储存仓库，可以调节血中的含铜量。成人体内含铜总量约为80微克。铜参与铜蛋白和多种酶的构成，在人体内发挥重要生理功能。具体而言，铜对维持人体健康发挥以下作用：维持正常造血功能，促进结缔组织形成，维护中枢神经系统的健康，参与黑色素形成以及维护毛发正常结构，保护人体细胞免受超氧离子的损伤。

1956年首次报道了人类非缺铁性贫血，由此明确了缺铜会导致血红蛋白合成减少进而影响人体的造血功能。长期缺铜或铜营养不良不仅可导致缺铜性贫血，而且会造成心血管受损和胆固醇代谢异常，导致诱发冠心病的危险因素显著提升；缺铜时也可因弹性蛋白和胶原蛋白的交联发生障碍，影响结缔组织和骨骼的健康；缺铜严重者还可患先天性铜代谢紊乱疾病 Menke's 病，该病患者以中枢神经损伤为主，体征表现为头发卷曲且颜色变浅。

我国建议每日膳食中铜的参考摄入量为：推荐摄入量成年人为0.8毫克，孕妇为0.9毫克，乳母为1.4毫克。铜的摄入过多会引起中毒，可耐受最高摄入量为8.0毫克。

铜广泛存在于各种食物中，含量丰富的食物包括坚果（如巴西坚果和腰果）、油料作物种子（如葵花子）以及鹰嘴豆等。动物性食物如动物肝脏和牡蛎等当中铜含量也较高。奶类和蔬菜类食物中铜含量比较低。

（六）其他微量元素

1. 铬（Cr）

直至20世纪70年代后期，铬才被正式确认是人体所必需的微量元素之一。三价铬是胰岛素正常工作不可缺少的矿物质元素，参与人体能量代谢并维持人体正常的血糖水平。从这个角度来看，三价铬对糖尿病患者的治疗具有积极意义。科学研究已经证实，铬还能够降低血中的胆固醇，从而可预防动脉粥样硬化，缺铬是动脉硬化的重要原因。此外，铬还可以促进蛋白质代谢和人体的生长发育。值得说明的是，六价铬及其化合物有毒、有致畸致癌作用，不能被人体利用，大量食用的话可能造成食物中毒。

我国建议每日膳食中成年人铬的适宜摄入量为30微克。膳食中铬的主要来源是谷类、肉类和鱼贝类。全谷类食物中含有的铬要高于水果蔬菜。啤酒酵母、乳酪和肉制品是铬的较好来源。值得注意的是，蔬菜中铬的利用率较低。

2. 钼（Mo）

钼的功能主要是作为黄嘌呤氧化酶、醛氧化酶、亚硫酸盐氧化酶等酶的辅基催化相应的底物氧化，具有氧化体内化学物质成为尿酸和解毒的生理功能。正常情况下健康人体一般不会缺乏钼，有些疾病患者如长期的胃病患者缺乏钼的可能性较大。人体缺乏钼会造成体重减轻、繁殖力降低、寿命缩短等严重后果。

《中国居民膳食营养素参考摄入量》建议每日膳食中成年人钼的推荐摄入量为 100 微克,可耐受最高摄入量为 900 微克。钼广泛存在于各种食物中,动物的肝、肾中含量非常丰富,奶及奶制品也含有比较丰富的钼,干豆和谷类食物也是钼的较好来源,水果蔬菜和海产品中钼的含量一般较低。

3. 钴(Co)

钴是维生素 B_{12} 的组成部分,人体内的钴有 10% 左右是以维生素 B_{12} 的形式存在的。通过膳食进入人体内的钴被吸收之后,一部分钴与铁共用一个运载通道,所以,在铁缺乏的时候可促进钴的吸收。钴主要通过尿液、粪便和胆汁排出,人体一般不容易缺乏钴,因此,中国营养学会没有制定钴的膳食参考摄入量。

4. 锰(Mn)

锰属于第二类微量元素,即属于"可能必需的微量元素"。锰在人体内主要作为锰金属酶或者锰激活剂发挥生理作用。锰金属酶中有保护线粒体膜的锰超氧化物歧化酶,也有负责尿素合成的精氨酸酶等。锰在人体内具有重要的生理功能,它参与骨骼形成,在氨基酸、胆固醇和碳水化合物代谢,维持脑功能等诸多方面发挥着重要作用。

迄今为止并没有发现人类在普通膳食条件下发生锰缺乏的报道。这可能是由于人体对锰的需要量极少,同时植物性食物含锰量比较丰富的缘故。在特殊情况下如疾病状态下可能导致锰缺乏,可出现皮炎、低胆固醇血症等现象。此外,科学研究已经证实,锰缺乏也是关节疾病、先天畸形等疾病的危险因素。

《中国居民膳食营养素参考摄入量》建议每日膳食中成年人锰的适宜摄入量为 4.5 毫克,可耐受最高摄入量为 11 毫克。各类食物中普遍含有锰,干果类、谷类、豆类食物中都含有比较丰富的锰。

5. 氟(F)

1996 年世界卫生组织将氟归类为"具有潜在毒性,但低剂量时可能是人体某些功能所必需的元素"。

在人体内,氟是构建牙釉质的主要成分。氟被牙釉质中的羟磷灰石吸附后,在牙齿表面形成一层坚硬的氟磷灰石保护层。这一保护层具有抗酸、抗腐蚀性,可以预防龋齿。氟还参与骨盐的组成。骨盐中的氟含量丰富时,有利于钙磷的利用和在骨骼中的沉积,从而使骨质更加坚硬。值得说明的是,老年人缺氟可能会发生骨质疏松症。

人体内氟过量可能引起氟中毒。氟中毒会造成氟斑牙、氟骨症,还会影响中枢神经、内分泌和生殖等多个系统。此外,过量的氟还有可能诱发人体甲状腺肿。

《中国居民膳食营养素参考摄入量》建议每日膳食中成年人氟的适宜摄入量为 1.5 毫克,可耐受最高摄入量为 3.5 毫克。

正常情况下,动物性食物中的氟含量要高于植物性食物,海洋动物体内氟含量要高于陆地动物。茶叶、谷类、鸡肉、海产品等食物都是氟的良好来源,水果中的氟含量则相对较低。此外,饮水也是人体获取氟的一个途径。

第六节　维　生　素

一、维生素的分类及其对人体生理功能的作用

（一）维生素的分类

维生素俗称维他命,是维持人体正常生命活动、促进人体生长发育和调节生理功能所必需的一类低分子有机化合物的总称。维生素是人体需要的微量营养素,人体所必需的维生素有 10 多种,它们的化学性质相差很大,生理功能也各异。传统上,维生素命名的方法大致可归纳成三类：首先,以英文字母命名,如维生素 A、维生素 B、维生素 C 等,这是我们最常使用的命名方法；其次,按照其生理功能命名,如抗坏血酸等；还有就是按照化学结构命名,如硫胺素等。本书按照溶解性质将维生素分为脂溶性维生素和水溶性维生素两大类。

1. 脂溶性维生素

脂溶性维生素是指不溶于水而溶于脂肪或有机溶剂中的维生素,主要包括维生素 A、维生素 D、维生素 E 和维生素 K。脂溶性维生素的特点是：在食物中,脂溶性维生素经常与脂类共存；需要在脂肪的陪伴下经淋巴系统吸收；容易储存在人体内（主要储存在肝脏中）,除维生素 K 之外,过量的脂溶性维生素不容易被排泄出体外；摄入过多或过少都会发生相应的症状。

2. 水溶性维生素

水溶性维生素是指那些可以溶于水的维生素,主要包括 B 族维生素和维生素 C。其中,B 族维生素主要包括维生素 B_1、维生素 B_2、泛酸（维生素 B_3）、维生素 B_6、维生素 B_{12}、烟酸、叶酸等。水溶性维生素的特点是：在人体内一般不能储存,稍微过多就会自人体尿液排出（只有维生素 B_{12} 例外,它能够较多地储存在人体内）；一般无毒性,只有超剂量的摄取才对人体健康有害,摄入量过少的话则较快地出现相应的缺乏症状。

人体需要的维生素情况如图 2-18 所示。

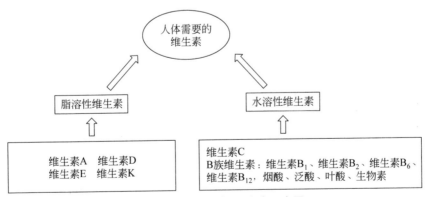

图 2-18　人体需要的维生素示意图

（二）维生素对人体生理功能的作用

维生素一般以本体的形式或者以能够被人体利用的前体形式存在于天然食物中。除少量的维生素可以在人体内合成之外,如维生素 B_3、维生素 D 可以在人体内合成,维生素 K 和生物素可以由肠道内的细菌合成,其他大多数维生素必须经由食物中摄取。

虽然维生素不是构成人体组织的材料,也不为人体提供能量,但在人体内调节物质代谢和能量代谢中发挥着十分重要的作用。众所周知,酶是人体内各项生理活动的"催化剂",需要多种外部条件才能发生催化反应,而维生素就经常以辅酶的形式来帮助酶发挥应有的生理功能。此外,有些维生素在人体内还可转变成激素,对维持人体健康具有重要作用。

值得说明的是,脂溶性维生素不溶于水,能够储存在人体的组织器官当中,过多摄取的脂溶性维生素会对人体产生危害;而水溶性维生素可以溶解在体内的水溶液中,过多摄取的维生素通常随尿液排泄出体外,所以,水溶性维生素是日常饮食生活中很容易缺乏的维生素种类。为确保身体健康,我们每天都要从食物中摄入充足的水溶性维生素。

二、脂溶性维生素

（一）维生素 A

维生素 A 是一种含有视黄醇结构并具有生物活性的物质,人体内的维生素 A 活性形式有三种：视黄醇、视黄醛和视黄酸。植物和真菌中有许多胡萝卜素在人体内可以转变为维生素 A,它们是维生素 A 的前体,被称为维生素 A 原,其中以 β-胡萝卜素最重要。

1. 对人体生理功能的作用

（1）视觉功能。视觉功能是最早被认识的维生素 A 的功能,维生素 A 可以构成视觉细胞内感光物质。正常情况下,人从亮处进入暗处时,因为体内视紫红质含量还较少,由此导致看不清人和物体形状;经过一段时间之后,人体内的视蛋白与视黄醇就会合成视紫红质,视紫红质感光之后,会分解成视蛋白和视黄醛,同时产生视觉电信号传递给大脑,于是人就能够看清黑暗中的物体(参见图 2-19)。由此可见,人眼球内层视网膜上的感光物质视紫红质,是由维生素 A 和视蛋白结合而成的,对人在弱光下的视力发挥了不可替代的重要作用。

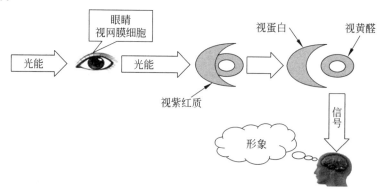

图 2-19　维生素 A 发挥视觉功能的示意图

（2）促进生长发育和维护生殖功能。维生素 A 还被称为转录调节因子,参与细胞的 RNA、DNA 的合成,参与多种基因的表达,进而影响蛋白质的表达,对细胞分化、组织更新等有一定影响。还参与软骨内成骨,缺乏时长骨形成和牙齿发育均受影响。

（3）维持上皮组织细胞的健康。维生素 A 对上皮组织的正常形成、发育具有十分重要的作用。维生素 A 充足时,皮肤和人体的保护层才能维持正常的抗感染和抵御外来侵袭的天然屏障作用。缺乏维生素 A 可使细胞角化增生,对每个器官均有影响,使其机能发生障碍,抵抗力降低,以眼睛、皮肤、呼吸道、泌尿道等最显著。

（4）维持和促进免疫功能。维生素 A 可以提高免疫细胞产生抗体的能力,也可以促进细胞免疫的功能,以及促进 T 淋巴细胞产生某些淋巴因子。

（5）其他。此外,维生素 A 与骨夜代谢存在密切关系,对预防腹泻和呼吸道感染也有一定效果。不仅如此,现代科学研究表明维生素 A 对抑制上皮细胞肿瘤活性也有部分疗效,β-胡萝卜素在防癌和预防心血管疾病方面也有比较明显的作用。

2．缺乏与过量

缺乏维生素 A,首先就会影响视紫红质的合成,从而影响人在弱光下的视觉功能,严重缺乏时人将患夜盲症（古称雀目）。缺乏维生素 A 时,人体还会出现皮肤干燥、脱屑、毛囊角化、干眼症等,同时由于免疫功能下降造成感染疾病的患病率和死亡率升高;缺乏维生素 A 也可导致男性睾丸萎缩、精子数量减少、活力下降,影响女性胎盘的生长发育。此外,孕妇缺乏维生素 A 则会导致新生婴儿体重过轻;儿童缺乏维生素 A 则会导致生长发育停滞或迟缓以及骨骼发育不良等症状。

如果人体长期摄入过量维生素 A 可发生致畸作用,增加骨矿物质丢失和得骨质疏松症的风险,也有可能造成肝脏损伤和增加心脑血管疾病风险。不过,值得庆幸的是,2012 全国营养调查结果显示,我国居民膳食中维生素 A 和胡萝卜素的摄入量普遍偏低,一般不会过量,缺乏的可能性倒是很大。

3．参考摄入量与食物来源

在计算膳食维生素 A 供给量时,应考虑其来源,当前我国居民膳食中维生素 A 的主要来源为胡萝卜素。膳食维生素 A 经常以视黄醇活性当量（RAE）来表示（包括维生素 A 和维生素 A 原）。

《中国居民膳食营养素参考摄入量》建议每日膳食中维生素 A 的参考摄入量如表 2-10 所示。

表 2-10　维生素 A 参考摄入量　　　　　　　单位：μgRAE/天

人群	EAR		RNI		UL
	男性	女性	男性	女性	
14～17 岁	590	450	820	630	2700
18 岁以上	560	480	800	700	3000
孕妇（早）		+0		0	3000
孕妇（中）		+50		+70	3000
孕妇（晚）		+50		+70	3000
乳母		+400		+600	3000

注：此表中的 UL 不包括来自膳食维生素 A 原类胡萝卜素的 RAE。

各类食物的维生素 A 含量如图 2-20 所示。

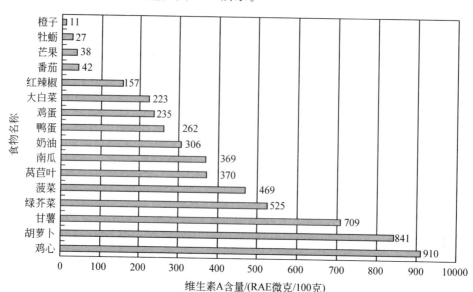

图 2-20   各种食物维生素 A 的含量

由图 2-20 可知,维生素 A 在动物内脏中含量高,如 100 克鸡心中含有 910 微克视黄醇活性当量。实际上动物肝脏的维生素 A 含量更高,如 100 克猪肝含 4972 微克视黄醇活性当量,100 克羊肝含 20972 微克视黄醇活性当量! 蛋类也含有较多的维生素 A,如每 100 克鸡蛋和鸭蛋分别含有 235 微克和 262 微克视黄醇活性当量。植物性食物当中,维生素 A 原主要在红黄色及绿色蔬菜、水果中含量较多,如 100 克胡萝卜含有 841 微克视黄醇活性当量、100 克菠菜含有 469 微克视黄醇活性当量。但是,植物性食物中的维生素 A 人体利用率较低,远不如动物性食物中的维生素 A 利用率高。所以,推荐日常生活中通过进食动物内脏来补充人体所需的维生素 A。

(二)维生素 D

维生素 D 是类固醇的衍生物,主要包括维生素 D_2 和维生素 D_3,其中,维生素 D_2 又被称为麦角钙化醇,维生素 D_3 又被称为胆钙化醇。植物中麦角固醇在日光或紫外线照射后可以转变成 D_2,人体皮下的 7-脱氢胆固醇在日光或紫外线照射下可以转变为 D_3。所以,维生素 D 又被形象地称为"阳光维生素"。

1. 对人体生理功能的作用

维生素 D 主要与钙和磷的代谢有关,它可以促进钙、磷的吸收利用,维持血清钙、磷浓度的稳定,对骨骼及牙齿的钙化过程起到重要作用,保证正常生长发育。活性维生素 D 具有类固醇激素的作用。

2. 缺乏与过量

阳关照射不足或者膳食中缺乏维生素 D 可以导致维生素 D 缺乏。据统计,温带、寒带日照时间少,特别是在冬季多雨和多雾的地区,容易发生维生素 D 缺乏。维生素 D 缺乏儿童表现为佝偻病,临床表现为低钙血症、牙齿萌出延迟、骨骼生长障碍,骨骼不能正常钙化,变软、易弯曲、畸形等;成年人特别是孕妇、乳母、老年人群体缺乏维生素 D 导致钙吸收不良,可使已经成熟的骨骼脱钙而发生软化症或骨质疏松症,表现为腰酸背痛、腿脚麻木疼痛等。维生素 D 营养状况差和钙摄入量低是骨质疏松和骨折风险的重要决定因素。不过,长期摄入过多的维生素 D 也可导致中毒,其中毒症状包括倦怠、腹泻、食欲不振、头痛、高血压及体内钙积存等。

3. 参考摄入量与食物来源

《中国居民膳食营养素参考摄入量》建议每日膳食中维生素 D 的参考摄入量为:成年人的平均需要量为 8 毫克,推荐摄入量为(RNI)为 10 微克;65 岁以上的老年人要增加维生素 D 的摄入量才能利于身体健康,其 RNI 为 15 微克;成年人的最高可耐受摄入量为每天 50 微克。

人体维生素 D 的来源主要包括通过皮肤接触日光或从膳食中得到。大多数的食物中不含有维生素 D,少数天然的食物中含有十分稀少的维生素 D。但是,脂肪含量高的海鱼、动物的肝脏、蛋黄、奶油中维生素 D 的含量相对较多,而瘦肉和牛奶中含量较少。许多国家和地区为了预防佝偻病,在鲜奶和婴幼儿配方食品中都强化了维生素 D。

(三) 维生素 E

维生素 E 又名生育酚或抗不育维生素,是所有具有 α-生育酚生物活性化合物的总称。室温下为油状液体,橙黄或者蛋黄色。维生素 E 的活性以 RRR-α-生育酚当量(α-TEs)表示。

1. 对人体生理功能的作用

首先,维生素 E 的主要功能是具有抗氧化作用。维生素 E 是一种极有效的抗氧化剂,可保护维生素 A、维生素 C 以及不饱和脂肪酸免受氧化。其次,维生素 E 与生殖功能有关,是哺乳动物维持生育必不可少的营养物质。最后,维生素 E 还具有维持免疫功能的作用。维生素 E 对维持正常的免疫功能,特别是对 T 淋巴细胞的功能很重要。老年人群应补充维生素 E,以提高抗病能力。此外,维生素 E 还有预防动脉粥样硬化和心血管疾病,阻断亚硝胺形成以及抑制癌肿瘤的发生的作用。

2. 缺乏与过量

缺乏维生素 E 主要表现为生殖障碍、神经肌肉障碍、血浆中维生素 E 浓度降低、红细胞膜受损等症状。由于缺乏维生素 E 人体红细胞将受到破坏及寿命缩短,进而容易引起人体出现溶血性贫血症状。值得庆幸的是,在正常膳食的情况下,人体一般不会缺乏维生素 E。

脂溶性维生素中,维生素 E 的毒性相对较低,即使过量摄取也很难引起致畸、致突变、致癌的发生。不过,实验证明,长期过量摄取维生素 E 会抑制生长发育、干扰血液正常凝固,并且还会使肝脏中脂类增加,从而影响人体的脂类代谢。

3. 参考摄入量与食物来源

我国建议每日膳食中维生素 E 的参考摄入量为:正常成年人、孕妇的维生素 E 适宜摄入量为 14 毫克 α-TE,乳母为 17 毫克 α-TE;成年人可耐受最高摄入量为 700 毫克

α-TE。

维生素 E 广泛地存在于各种油料作物的种子、豆类及植物油当中,谷类种子、坚果类、蛋黄和绿色蔬菜中维生素 E 的含量也较多,肉、鱼、禽、乳中也都含维生素 E。

(四)维生素 K

维生素 K 亦称凝血维生素。天然存在的维生素 K 有两种,维生素 K_1 存在于绿叶植物中,称叶绿醌;维生素 K_2 存在于发酵食品中,主要由细菌合成。此外,也可人工合成维生素 K_3。

1. 对人体生理功能的作用

维生素 K 是凝血酶原形成的必需因子,有助于某些凝血因子(如凝血酶原,凝血因子 Ⅱ、Ⅶ、Ⅸ、Ⅹ)在肝脏的合成,参与凝血过程;维生素 K 还参与骨代谢,能够降低骨质疏松患者发生骨折的风险;维生素 K 还与心血管健康密切相关,可以降低冠心病的发病风险。

2. 缺乏与过量

由于大多数食物富含维生素 K,而且人体肠道内的大肠杆菌、乳酸菌等微生物也能合成维生素 K,因此,正常人很少会缺乏维生素 K。成人常见的维生素 K 缺乏主要是由于疾病或药物治疗引起的,缺乏初期表现为凝血酶原低下,严重缺乏时表现为体内出血。

3. 参考摄入量与食物来源

《中国居民膳食营养素参考摄入量》建议每日膳食中维生素 K 成年人的适宜摄入量为 80 微克。维生素 K 在食物中分布很广,含量最丰富的是绿叶蔬菜,如每 100 克菠菜、甘蓝菜含量都为 400 微克。

三、水溶性维生素

(一)维生素 C

维生素 C 又名抗坏血酸,是人体内重要的水溶性抗氧化营养素之一。维生素 C 缺乏导致的坏血病是最早被发现的维生素缺乏病之一,早在公元前 1550 年就有坏血病症状的记载。

1. 对人体生理功能的作用

首先,对坏血病有显著疗效。维生素 C 参与组织胶原的形成,保持细胞间质的完整,维护结缔组织、骨、牙、毛细血管的正常结构与功能,能够有效治疗和预防坏血病。其次,具有很强的抗氧化作用。维生素 C 是抗氧化剂,具有很强的还原性。主要表现在以下几方面:将三价铁还原成二价铁,促进铁吸收,增强血液输送氧气的能力;将无活性的叶酸还原成为具有活性的四氢叶酸;防止低密度脂蛋白胆固醇的氧化;延缓维生素 A 和维生素 E 的氧化。再次,提高人体的免疫力。维生素 C 能够提高人体白细胞的吞噬能力并能促进人体抗体形成,从而增强人体的免疫功能。最后,维生素 C 还具有解毒功能。大剂量的维生素 C 对某些重金属离子如铅、汞、细菌毒素及某些药物具有解毒作用。

2. 缺乏与过量

缺乏维生素 C 的主要表现有以下几方面:①身体疲劳。维生素 C 缺乏的早期症状是轻度疲劳,并伴有皮肤小瘀斑或瘀点,多见于臀部和下肢。②出血症状。主要表现为牙齿松动、牙龈出血、毛细血管及皮下出血等症状。③牙周疾病。缺乏维生素 C 还会出现牙周炎,主要表现为牙龈结缔组织结构受损,导致牙龈萎缩,牙根暴露,严重时牙齿松动和脱落。④骨骼疾病。缺乏维生素 C 还会导致骨骼病变与骨质疏松,出现关节疼痛、骨骼疼痛甚至骨变形等症状。此外,长期缺乏维生素 C 也可能造成毛囊角化。

维生素 C 是水溶性维生素,对人体的毒性很小,不过,人体过多摄入维生素 C 可能会导致出现泌尿系统结石症状,长时期超剂量地摄入维生素 C 还会出现腹泻、腹痛等症。

3. 参考摄入量与食物来源

《中国居民膳食营养素参考摄入量》建议每日膳食中维生素 C 的参考摄入量为:成年人的平均需要量为 85 毫克,推荐摄入量为 100 毫克;孕妇和乳母的推荐摄入量分别为 115 毫克和 150 毫克;预防非传染性慢性病的建议摄入量为 200 毫克。成年人的可耐受最高摄入量为 2000 毫克。

各种食物中的维生素 C 含量如图 2-21 所示。

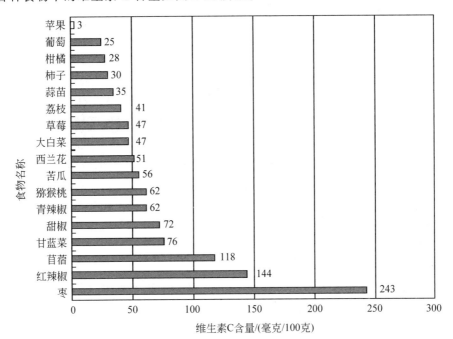

图 2-21　各种食物维生素 C 的含量

由图 2-21 可知,维生素 C 主要存在于绿色、红色、黄色的新鲜水果、蔬菜中,例如辣椒、菠菜、红枣、山楂等含量较高,每 100 克含有维生素 C 在 30～110 毫克,野生的蔬菜水果如苜蓿、苋菜、刺梨、沙棘、猕猴桃和酸枣等维生素 C 的含量更加丰富,每 100 克含有维生素 C 在 50～100 毫克甚至更高。薯类也含有一定量的维生素 C。由此可见,如果能经常摄入丰富的新鲜蔬菜和水果,并合理烹调,一般都能满足人体需要,不会缺乏维生素 C。动物性食物中仅有肝脏和肾脏含有少量的维生素 C,肉、鱼、禽、蛋和牛奶中含量很少。

（二）维生素 B_1

维生素 B_1 化学名称为硫胺素,也称抗神经炎分子,是第一个被发现的 B 族维生素。人体缺乏内源合成硫胺素的能力,并且硫胺素在人体内也不能大量储存,因此人体内特别容易缺乏硫胺素,每天都需要从膳食中摄入才能维持人体健康。

1. 对人体生理功能的作用

可以促进碳水化合物代谢。维生素 B_1 是糖代谢中辅羧酶的重要成分。以焦磷酸硫胺素(TPP)形式,即辅羧酶参与 α-酮酸脱羧。人体缺乏时,糖代谢至丙酮酸阶段就无法继续氧化分解,造成体内丙酮酸堆积,降低能量供应,影响正常生理功能。维生素 B_1 对维持神经、肌肉特别是心肌的正常功能发挥着不可替代的作用,神经组织的能量主要由葡萄糖来供应,如果缺乏的话就会出现相应的神经症状,如多发性神经炎、肌肉萎缩及水肿,严重时甚至影响心肌和脑组织功能。此外,维生素 B_1 对维持正常食欲、促进胃肠道蠕动和消化食物方面也发挥着重要作用。

2. 缺乏与过量

引起维生素 B_1 缺乏的因素有:首先,长期食用精白米、面,或者加工烹调方法不当导致食物中的维生素 B_1 损失;其次,特殊生理状况下如生病、妊娠哺乳时也会导致人体对维生素 B_1 需要量增加,由此造成维生素 B_1 相对不足;最后,不当的生活习惯如长期酗酒也会造成维生素 B_1 缺乏。这是因为酒中含有抗硫胺素物质,摄入过量,就会降低维生素 B_1 的吸收和利用。值得说明的是,如果膳食中叶酸缺乏的话也可导致维生素 B_1 吸收障碍。

当缺乏维生素 B_1 时,易患脚气病,主要表现为神经—血管系统损伤。其早期症状为容易兴奋和疲劳、肌肉酸痛、头痛、失眠、食欲不振、多发性神经炎、水肿等。此外缺乏维生素 B_1 可导致恶心、消化不良、便秘等症状。婴儿脚气病多发生于出生数月的婴儿,其症状主要是吮吸无力、嗜睡、呕吐、呼吸急促甚至呼吸困难。婴儿脚气病发病突然,一旦误诊耽误治疗可能导致婴儿死亡。

3. 参考摄入量与食物来源

《中国居民膳食营养素参考摄入量》建议每日膳食中维生素 B_1 的参考摄入量为:成年男性、女性、孕妇(中期)和乳母的推荐摄入量分别为 1.4 毫克、1.2 毫克、1.4 毫克和 1.5 毫克。

维生素 B_1 多存在于种子外皮及胚芽中,米糠、麦麸、黄豆、花生、酵母和瘦肉中比较丰富,动物的内脏(如肝、心、肾)中含量为每 100 克含 0.4～0.5 毫克;未精制的谷类食物中含量为 0.3～0.4 毫克,不过,随着加工精度的提高,谷类食物中维生素 B_1 含量则降低;坚果、豆类含量为 0.4～0.7 毫克;在蔬菜、水果中含量比较少,如苹果含量仅为 0.06 毫克,大白菜也只有 0.04 毫克。粮食是我国居民摄取维生素 B_1 的主要来源。

（三）维生素 B_2

维生素 B_2 又被称为核黄素,在自然界中主要以磷酸酯的形式存在于黄素单核苷酸(FMN)和黄素腺嘌呤二核苷酸(FAD)两种辅酶中。

1. 对人体生理功能的作用

首先,维生素 B_2 参与体内生物氧化与能量生成。其次,维生素 B_2 作为谷胱甘肽还原酶的辅酶发挥抗氧化作用,还与细胞色素结合参与药物代谢。再次,维生素 B_2 参与色氨酸转变成为烟酸、维生素 B_6 转变成磷酸吡哆醛,作为甲基四氢叶酸还原酶的辅酶参与半胱氨酸代谢的过程。此外,维生素 B_2 还与人体内铁的吸收、储存和利用紧密相关,在防治缺铁性贫血中发挥重要作用。人体视网膜的某些受体依赖维生素 B_2 才能发挥正常视觉功能,因此,维生素 B_2 对维持人体正常视力功能也发挥作用。

2. 缺乏与过量

缺乏维生素 B_2 会导致脱毛、生长停滞、生殖能力下降等,进一步发展的话可出现贫血、脂肪肝等症状。缺乏维生素 B_2 可出现唇炎、口角炎、舌炎、皮炎、阴囊皮炎、眼睛病变等症状。唇炎主要见于下嘴唇,早期症状为红肿和纵裂纹加深,逐渐出现干燥、皲裂及色素沉着;口角炎主要表现为糜烂、张口疼痛,重者出现出血结痂和化脓;舌炎表现为舌色紫红和地图舌;皮炎常见脂溢性皮炎,多见于鼻翼窝、耳朵后面等部位;阴囊皮炎早期为阴囊瘙痒,夜间瘙痒加重,严重的可出现红斑、湿疹等皮肤损害;眼睛病变初期为怕光、流泪、视觉模糊等,严重时会发生眼角膜血管增生等症状。

值得说明的是,维生素 B_2 缺乏往往伴有其他 B 族维生素如烟酸和维生素 B_6 的缺乏。由于维生素 B_2 缺乏会影响人体对铁的吸收,所以可能会导致人体发生缺铁性贫血症状。严重缺乏维生素 B_2 会引起免疫功能低下和胎儿畸形,一些肿瘤的发生也可能与长期缺乏维生素 B_2 相关。

3. 参考摄入量与食物来源

《中国居民膳食营养素参考摄入量》建议每日膳食中维生素 B_2 参考摄入量为:成年男性、女性、孕妇(早期)和乳母的推荐摄入量(RNI)分别为 1.4 毫克、1.2 毫克、1.4 毫克和 1.5 毫克。

维生素 B_2 广泛存在于动植物食品中,在动物性食品中含量较高,特别是内脏(如肝、心、肾)、奶类和蛋类含量较多,如每 100 克猪肝中含有 2.1 毫克的维生素 B_2。植物性食品中以谷类和绿叶蔬菜含量较多,不过,谷类加工对维生素 B_2 的存留具有显著的影响,如精白米维生素 B_2 的存留率只有 11%,谷类烹调也会损失一部分维生素 B_2。水果蔬菜中维生素 B_2 的含量较少,例如 100 克的大白菜只有 0.05 毫克的维生素 B_2,100 克的桃子中只有 0.03 毫克的维生素 B_2。

(四) 维生素 B_6

维生素 B_6 包括吡哆醇、吡哆醛、吡哆胺三种天然存在形式,它们以磷酸盐的形式广泛分布于动植物体内。

1. 对人体生理功能的作用

首先,维生素 B_6 通过转氨基作用、脱羧基作用和转硫作用来参与氨基酸代谢。其次,维生素 B_6 通过参与糖原与脂肪酸代谢维持人体健康。维生素 B_6 还参与亚油酸合成花生四烯酸的整个过程,并参与胆固醇的合成与转运。再次,参与某些微量营养素的转化和吸收。维生素 B_6 可促进人体对铁、锌和维生素 B_{12} 的吸收。最后,维生素 B_6 还参与调节神经系统的生理功能,并参与人体内一碳单位的代谢,还在 DNA 合成中发挥重要作用。此外,维生素 B_6 参与人体造血机能并促进人体合成抗体,由此能够提高人体免疫能力。

2. 缺乏与过量

维生素 B_6 在食物中广泛存在,单纯的缺乏症十分少见,通常与其他 B 族维生素缺乏同时存在。人体缺乏维生素 B_6 可引起皮肤炎症、神经症状以及免疫功能减退等。皮肤炎症主要表现为眼、鼻与口腔周围皮肤发生脂溢性皮炎,个别有神经症状,如容易激动或者忧郁性格等。此外,缺乏维生素 B_6 还会出现贫血、脑功能紊乱、消化系统紊乱等症状。婴幼儿缺乏维生素 B_6 会造成生长发育迟缓症状。长期大量服用维生素 B_6 容易引起血小板凝集和血栓形成,还可引起低血糖、血清胆固醇升高和骨骼肌无力等症状。

3. 参考摄入量与食物来源

《中国居民膳食营养素参考摄入量》建议每日膳食中维生素 B_6 的参考摄入量为:成人(18~49 岁)、孕妇、乳母的推荐摄入量分别为 1.4 毫克、2.2 毫克、1.7 毫克。可耐受最高摄入量为 60 毫克。

维生素 B_6 的食物来源比较广泛,通常鱼肉、禽肉和干果类食物含量相对较多。如 100 克鸡肉和鱼肉含量在 0.4~0.9 毫克,100 克的花生和腰果含量都为 0.4 克。动物内脏如肝、豆类含量也比较多,如 10 克的猪肝含有 0.3 毫克。大多数的水果和蔬菜中维生素 B_6 的含量大约为 0.1 毫克。

(五)维生素 B_{12}

维生素 B_{12} 是一类含有钴的化合物,其化学名称为钴胺素,是一种能够治疗和预防恶性贫血的维生素。钴胺素为红色结晶,溶于水。

1. 对人体生理功能的作用

维生素 B_{12} 在人体内主要以辅酶形式参与生化反应。具体生理功能表现为:以甲基转移酶的辅酶形式参与氨基酸在人体内的合成,由此促进蛋白质和核酸的生物合成。维生素 B_{12} 与叶酸的关系十分密切:二者之间互相配合,共同在 DNA 合成和含硫氨基酸代谢中发挥重要作用。不仅如此,维生素 B_{12} 还被认为是营养人体神经的维生素,并且与脂肪代谢相关。

2. 缺乏与过量

人体缺乏维生素 B_{12} 时可能造成神经系统损害,可引起巨幼红细胞贫血,即恶性贫血,还可能引起神经系统的损害。值得说明的是,食物中的维生素 B_{12} 与蛋白质相结合,进入人体消化道内,主要在回肠部被吸收。由于维生素 B_{12} 的需要量较少,并且在人体内能够高度循环利用,人体能够储存少量的维生素 B_{12},因此一般情况下人体不会产生缺乏症状。

3. 参考摄入量与食物来源

《中国居民膳食营养素参考摄入量》建议每日膳食中维生素 B_{12} 的参考摄入量为:成人、孕妇和乳母的推荐摄入量分别为 2.4 微克、2.9 微克、3.2 微克。

维生素 B_{12} 主要来源于动物性食物如肝脏、鱼贝类、蛋类、贝壳类和肉类,其中每 100 克动物内脏平均含维生素 B_{12} 为 40~90 微克。乳类及乳制品中含量较少,如 100 克的牛乳中只含有 0.4 微克的维生素 B_{12}。此外,豆制发酵食品也含有一定数量,其他植物性食物中则维生素 B_{12} 的含量十分少。

(六)叶酸

叶酸属于 B 族维生素,历史上曾经被命名为维生素 M。后来,由于在一些植物的叶子中提取出该种物质,遂被命名为"叶酸"。叶酸学名蝶酰谷氨酸,天然的叶酸一般为四氢叶酸的各种衍生物。

1.对人体生理功能的作用

叶酸被小肠吸收后,在抗坏血酸和还原型辅酶Ⅱ参与下转化成具有生物活性的四氢叶酸(THF)。四氢叶酸是体内一碳单位转移酶的辅酶,在氨基酸代谢、嘌呤嘧啶的合成时发挥重要作用。叶酸对蛋白质和核酸的生物合成也有重要作用。因此,叶酸为各种细胞生长所必需,也是人类胎儿形成并正常发育所必需的维生素。鉴于叶酸的重要生理功能,中国政府自 2010 年开始在全国范围内向育龄妇女推广叶酸补充剂。

2.缺乏与过量

人体缺乏叶酸时可引起巨幼红细胞贫血,孕妇怀孕早期缺乏叶酸会引起胎儿畸形或早产。最近研究发现,增加叶酸摄入可降低胃癌和结肠癌的发病率。此外,叶酸还可以用于预防心血管疾病。

正常膳食情况下人体不会出现叶酸过量而产生毒副作用。但是长期大剂量摄入合成叶酸就会产干扰锌的吸收和掩盖维生素 B_{12} 早期缺乏症状。维生素 C 和葡萄糖可促进叶酸的吸收,锌作为叶酸结合的辅助因子,对叶酸的吸收亦发挥非常重要的作用。

3.参考摄入量与食物来源

《中国居民膳食营养素参考摄入量》建议每日膳食中叶酸的参考摄入量为:成年人、孕妇、乳母的推荐摄入量分别为 400 微克、600 微克、550 微克,可耐受最高摄入量为 1000 微克。

叶酸广泛存在于动植物食品中。其中动物肝脏、鱼类、蛋类和肉类含量比较多,如 100 克猪肝、鸡蛋分别含有 236 微克、75 微克的叶酸,豆类、绿叶蔬菜和水果中含量也比较多,如 100 克黄豆含有 181 微克叶酸,100 克菠菜含有 347 微克叶酸。一般情况下,构成叶酸结构中的谷氨酸分子越多,其结构就越复杂,人体对其的吸收率就越低,一般膳食中总叶酸的吸收率为 70% 左右。

(七)烟酸

烟酸又称尼克酸、维生素 PP、抗癞皮病因子,是 B 族维生素中的成员之一,属于吡啶衍生物,有烟酸和烟酰胺两种物质。其中,烟酰胺是烟酸在体内的重要存在形式。

1.对人体生理功能的作用

烟酸在体内可转变为烟酰胺,构成脱氢酶辅酶,主要是呼吸链中的辅酶Ⅰ(CoⅠ,NAD^+)、辅酶Ⅱ(CoⅡ,$NADP^+$),参与葡萄糖代谢、蛋白质物质的转化,能量与氨基酸代谢也需要烟酸的参与才能顺利完成。此外,烟酸还有促进消化、维持皮肤和神经组织发挥正常功能的作用,并且还能扩张末梢血管和降低血清胆固醇,由此能够预防心脑血管疾病的发生。

2.缺乏与过量

缺乏烟酸时将引起癞皮病，早期症状为食欲减退、倦怠乏力、失眠等，随着病情的进展，逐渐表现为皮炎、腹泻和痴呆，即所谓的"3D症状"。值得注意的是，烟酸缺乏经常与维生素 B_1、维生素 B_2 等缺乏同时存在。

正常的膳食不会造成烟酸过量导致中毒。烟酸中毒主要是由于过量服用烟酸营养补充剂所导致，主要表现为血管舒张面色潮红、胃肠道反应和肝中毒等。

3.参考摄入量与食物来源

《中国居民膳食营养素参考摄入量》建议每日膳食中烟酸的参考摄入量为：成年男性、成年女性、乳母的推荐摄入量分别为 15 毫克、12 毫克、15 毫克。成年人可耐受最高摄入量为 35 毫克。

烟酸在食物中分布较广，以肝脏、肾、瘦肉、鱼、坚果类食物含量丰富。乳类、蛋类含量不高，但是含有丰富的色氨酸可以转化为烟酸。此外，谷类中的烟酸 80％以上存在于种子皮中，因此粮食加工对粮食的烟酸含量影响较大。玉米、高粱中含有的烟酸大部分为结合型烟酸，不能被人体吸收利用（用碱处理后可被人体利用）。

（八）其他水溶性维生素

1.泛酸

泛酸又称遍多酸，还曾经被称为维生素 B_3，是辅酶 A 的组成部分，与糖类、脂类和蛋白质的代谢有关。它可促进细胞代谢功能，参与类固醇激素、脂肪及氨基酸的合成。成年人、孕妇、乳母的适宜摄入量分别为 5.0 毫克、6.0 毫克、7.0 毫克。泛酸主要的来源是肝、肾、肉类，鸡蛋黄中含量比较丰富。金枪鱼和鳕鱼的鱼子中泛酸含量最为丰富，植物性食物全谷类中泛酸含量比较丰富，水果蔬菜的泛酸含量较低。泛酸在动植物食物中广泛存在，人类因膳食因素引起的单纯泛酸缺乏症十分少见。

2.生物素

生物素曾经又称维生素 B_7、维生素 H 和辅酶 R。人体及其他哺乳动物不能直接合成生物素，必须从食物中获得外源性生物素，或者通过大肠内的细菌合成内源性生物素。食物中的生物素主要以与蛋白质相结合的形式存在，它们是羧化酶辅酶的组成成分，参与脂类、糖类、蛋白质和氨基酸以及能量的代谢，在人体内对基因的正确转导发挥着重要作用。

《中国居民膳食营养素参考摄入量》建议成年人、乳母每日膳食中生物素的适宜摄入量分别为 40 微克、50 微克。生物素广泛分布于动植物食品中，相对丰富的食物有奶类、蛋黄、酵母、动物肝脏和绿叶蔬菜等。

由于人体内的肠道菌群能够合成生物素，因此一般都不会缺乏生物素。不过，一些疾病患者，如长期进行血液透析的病患、烧伤患者、酒精中毒以及慢性肝病患者，其血浆中的生物素含量会低于正常人的含量。

3.胆碱

胆碱是一种有机碱，是磷脂酰胆碱（PC，又称卵磷脂）和神经鞘磷脂的关键组成成分。

胆碱具有以下重要的生理功能：构成生物膜如细胞膜的重要成分，参与人体内信息传递，调控细胞凋亡，保证大脑和神经系统发育，促进肝脏脂肪代谢，积极参与人体内转甲基代谢。

胆碱可在人体内合成，因此人体一般不会缺乏胆碱。长期摄入缺乏胆碱的膳食有可能会发生以下病变：引起肝脏脂肪变性，增加脂肪肝发生的风险；影响神经发育，怀孕妇女缺乏胆碱可能造成胎儿神经管畸形；缺乏胆碱还可能造成老年人认知功能受损。科学证明，老年人长期缺乏胆碱有可能患上阿尔茨海默症即老年痴呆症。

《中国居民膳食营养素参考摄入量》建议成年男性、成年女性、孕妇和乳母每日膳食中胆碱的适宜摄入量分别为 500 毫克、400 毫克、420 毫克和 540 毫克，可耐受最高摄入量为 3000 毫克。

胆碱以卵磷脂的形式广泛存在于各种食物中，在肝脏、肉类、蛋类中含量丰富。如 100 克猪肝中含有 359 毫克的胆碱，100 克鸡蛋中含有 124 毫克的胆碱。花生、豆制品中也含有较多的胆碱，如 100 克的花生（烤）中含有 36 毫克的胆碱。一般情况下，乳类和禽肉类中胆碱的含量较低，例如 100 克的牛奶中胆碱的含量只有 22 毫克；禽肉中的胆碱含量甚至不如乳类，如 100 克鸡胸肉中胆碱的含量仅有 14 毫克。

第七节 水和其他膳食成分

一、水

水是生命之源，对人类的生存发展具有极其重要的意义。在地球上，水源丰富的地区也是生命非常繁盛的区域。例如，在热带雨林地区不仅植被茂密而且生物物种也十分丰富。世界上的四大文明古国，无一不是建立在水源充足的地方。水是人体除氧气以外赖以生存的最重要的物质，如果人因为某些原因不能进食，即使人体内储存的糖类、脂肪完全消耗掉，且蛋白质也耗费掉一半时，仍然可以勉强维持生命存在；可是，一旦人体丧失 20% 左右的水分时，就无法维持生命的存在。

（一）水的生理功能

1. 人体的重要组成成分

水是人体含量最多和最重要的部分。水在人体内的含量与性别、年龄等有关。正常情况下，新生儿体内的水占体重的 75%～80%，然后随着年龄的增长含水量减少，12 岁以上含水量会接近成人水平。一般情况下，成年男子约为 60%，成年女子约为 50%，女性体内含水量小于男性；随着年龄的增长，成年人的肌肉组织逐渐较少，人体的含水量随之下降，50 岁以上的男性平均含水量为体重的 56%，女性约为 47%。人体所有组织中都含有水，但分布并不均匀，如血液中最多，含水高达 90%，肌肉含水 70%，骨骼含水 22%，脂肪中含水最少，仅为 10%。此外，人体的水还可分为细胞内液和细胞外液，前者占体重的 40%，后者占体重的 20%。

2. 参与人体新陈代谢

人的一切生命活动都需要水的参与才能顺利进行。水参与各种营养素的代谢过程；

水是营养素的良好溶剂,能使很多物质溶解,有助于体内的生理化学反应;此外,水的流动性大,在体内形成体液循环运输物质。各种营养素的消化、吸收、生物氧化以及最终排泄都离不开水。

3.维持体液正常渗透压及电解质平衡

正常情况下,体液在血浆、组织间液和细胞内液三个区间之间,通过溶质的渗透作用而维持一个动态平衡,即所谓的渗透压平衡。细胞内液和细胞外液之间的渗透压平衡,主要依靠水分子在细胞内外的自由渗透。细胞内液和细胞外液的电解质中阴离子和阳离子之间的平衡主要依靠电解质的活动来维持。

4.调节体温

水的比热大,可维持体温。一定量的水可吸收代谢过程中产生的大量能量,避免体温显著升高。水的蒸发热也很大,在 37℃ 体温的条件下,蒸发 1 克水可带走 2.4 千焦的热量,由此,当外界环境温度较高时,人体内的水分经皮肤出汗就能够散发掉大量的热量,从而能够有效地维持人体体温。

5.人体的润滑剂

水与黏性分子结合可形成关节的润滑液、消化系统的消化液、呼吸系统以及泌尿系统的黏液,对器官、关节、肌肉、组织起到缓冲、润滑和保护的作用。

6.其他

此外,水还具有预防泌尿系统结石、有益呼吸延缓衰老、缓解便秘降脂减肥等生理功能。水还是脂肪分解必不可少的营养素,多喝水有利于肥胖症患者减肥。

(二)影响人体水需要量的因素

(1)环境因素。气温高的地区,人体出汗及身体皮肤的水分蒸发就会增加,水分流失的数量也就随之增加,由此导致人体内水分不足,因此,这些地区的人们每天需要补偿更多的水;高原地区,空气稀薄、气候寒冷、温湿度较低等环境因素都会加大人体内水分的流失,需要补充更多的水才能满足身体需要。

(2)个体因素。除了受年龄、性别、身体状况等因素之外,身体活动、膳食等因素也影响着人体对水的需要量。人在运动时体内产生大量的热,为维持恒定体温,会大量出汗排出热量。出汗量与运动量、持续时间、运动环境的温湿度相关性很大。例如,在 23℃ ~ 25℃ 下,进行 4 小时的长跑训练,平均出汗量高达 4500 毫升。

(三)不足与过量

水摄入不足或丢失过多的话均会引起人体失水。在正常情况下,人体主要通过尿液、粪便、呼吸和皮肤等途径排出水。这些损失掉的水是人体必需丢失量,只要通过足量的饮水即可补偿。如果是病理性水丢失,例如腹泻、呕吐以及其他生病原因造成水丢失,症状严重者需要通过临床补液来补充丢失的水分。

水不足可能会给人体健康带来以下危害:

首先,造成人体内水和电解质代谢紊乱。人体的细胞外液中阳离子以钠(还有一些钙)为主,阴离子以氯为最多;细胞内液的阳离子主要是钾,阴离子主要是碳酸氢根和蛋白质离子。人体水不足时,细胞外液的钠离子浓度相对提高,由此导致水和电解质的代谢紊乱。其次,人体总水不足会增加慢性肾病的发病风险。最后,水不足会造成人的认知和体能下降。因高温或者高强度的体能消耗丢失体重 2% 的水时,就会引起视觉追踪能力、短期记忆能力和注意力的明显下降。

人体水摄入量超过肾脏排出能力可能会引起急性水中毒,并且可能给人体造成低钠血症。严重的可能造成脑细胞水肿,导致出现头痛、恶心、呕吐、乏力及视力模糊等症状,严重者甚至会出现昏迷、抽搐、死亡等严重后果。

(四) 参考摄入量与食物来源

1. 参考摄入量

在正常情况下,人体排出的水和摄入的水是平衡的。假设青年学生每天需要水 2500 毫升,那么,在满足水平衡的条件下,该学生摄入水的来源和消耗水的途径(参见图 2-22)大致如下:

(1) 人体水的来源。人体水的来源主要有三种途径:首先,食物中含有的水。各种食物的含水量亦不相同,成人一般每日从食物中摄取约 1000 毫升的水。其次,饮水。饮水量因气温、劳动、生活习惯不同而异,成人每日饮水、汤、乳或其他饮料约 1200 毫升。此外,代谢水内生,即来自体内碳水化合物、脂肪、蛋白质代谢时氧化产生的水,膳食中的三大产能营养素在体内氧化分解都会产生代谢水,1 克蛋白质产生代谢水为 0.42 毫升,脂肪为 1.07 毫升,碳水化合物为 0.6 毫升,这些水有 200~400 毫升。人体水的摄取途径参见图 2-22(a)。

(2) 人体水的消耗。人体内水的消耗主要有如下途径:首先,通过肾脏以尿液的形式排出,这部分水约为 1500 毫升;其次,是经过肺呼吸呼出的水,这部分水约有 350 毫升;再次,经过皮肤蒸发的水大约有 500 毫升;最后,随粪便排出的水约有 150 毫升。人体水的消耗途径参见图 2-22(b)。

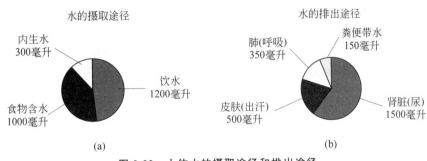

图 2-22　人体水的摄取途径和排出途径

如前所述,影响人体需水量的因素有很多,如体重、年龄、气温、劳动及其持续时间等,都会使人体对水的需要量产生很大差异。夏季天热或高温作业、剧烈运动等都会大量出汗,由此造成失水较多,需要更多地补充水分。正常情况下,人体口渴时即需要及时补充水分;不过,老年人生理功能退化,对体内失水与脱水反应迟钝,出于安全考虑,建议老年人不应该在感到口渴时再喝水,而应该定时主动饮水。

《中国居民膳食营养素参考摄入量》推荐水的适宜摄入量为：成年人男性每天 1700 毫升,成年女性每天 1500 毫升,孕妇每天 1700 毫升,乳母每天 2100 毫升。值得说明的是,以上推荐的水的适宜摄入量是在温和气候条件下,轻水平的身体活动的前提下制定出来的,如果在高温下或进行中等以上体力活动的时候,则应该适当增加水的摄入量。如果再考虑食物中提供的水,那么,成年人每天水的总摄入量则为男性 3000 毫升、女性 2700 毫升。

2. 食物来源

每日摄入的水来源于饮水与食物中的水。其中,饮水为白水与饮料的饮用量之和。人每天的水摄入量因饮水量及食物的种类不同而变化。食物水来自主食、菜、零食和汤,包括食物本身含的水分和烹调过程中加入的水。常见含水分较多(80%)的食物主要有液态奶、豆浆、蔬菜、水果,以及汤类和粥类等。

二、其他膳食成分

随着营养科学的发展,在膳食营养与健康和疾病关系的研究中,科学家发现,食物中除了已知传统的必需营养素之外,还有一些独特的化学成分对人体健康也能发挥非常重要的作用。除了此前已经介绍过的六大营养素之外,酚类化合物、萜类化合物及有机硫化合物等膳食成分也对人体健康具有十分独特的作用。

(一)酚类化合物

1. 具有代表性的酚类化合物

酚类化合物包括了一类有益健康的化合物,其共同特性是分子中含有酚的基团,因而具有较强的抗氧化功能。常见对人体健康有益的酚类化合物有简单酚(如芝麻、橘子中分离出的芝麻酚、桔酸等)、酚酸(如香豆酸、咖啡酸等)、类黄酮(又称黄酮类化合物,包括黄酮、槲皮素等)、异黄酮(广泛存在于豆科植物中的酚类)以及儿茶色素(又称茶多酚、茶单宁,是主要存在于茶叶中的酚类)等。

2. 儿茶素

茶叶的故乡在中国。从营养学的视角来说,茶叶带给中国人的不仅是睿智和欢愉,而且也带给中国人丰富的儿茶素,由此给中华民族带来了健康。儿茶素在茶叶中含量很高,是茶叶的代表性组成物质之一,也是茶多酚中含量最高的酚类化合物,占据茶多酚总量的 75%~80%。儿茶素的生物学作用主要有：①抗氧化作用。可增强人体多种抗氧化酶的活性,能减少或清除人体内的自由基。②降低人体患心血管疾病的风险。儿茶素可以保护低密度脂蛋白免受过氧化,从而防止动脉粥样硬化的发生,并且对冠心病、糖尿病也有预防作用。③降低人体发生肿瘤的风险。儿茶素可降低前列腺癌和口腔癌的发病风险。

目前,世界上没有国际组织制定的儿茶素 UL。在制作加工茶叶的过程中,加工工序使得茶叶中氧化儿茶素的酶类被破坏,新鲜茶叶中的儿茶素大部分被保留下来。在各种茶当中,绿茶属于不发酵茶,儿茶素种类齐全而且含量最高;乌龙茶和红茶在加工过程中,由于发酵等加工工序使得鲜叶中的儿茶素被氧化破坏掉,从而损失了 75%的儿茶素。

3. 原花青素

原花青素是一类由多种酚类化合物聚合而成的酚类化合物,在植物体内可以自主转化成花青素。原花青素具有多种生物活性,且高效、低毒,容易溶于水,是一种能促进人体健康的天然植物化学物质。原花青素的生物学作用主要有:①抗氧化作用。从葡萄籽中提取的原花青素可以节约维生素 E,减少淋巴细胞 DNA 的氧化损伤。②预防心血管疾病的作用。原花青素通过降低收缩压、改善血管内皮功能以及抑制血小板活化等途径预防心血管疾病的发生。③降低某些癌症的患病风险。原花青素具有降低结肠癌、胃癌、子宫内膜癌以及胰腺癌等发病风险的作用。④预防尿道感染作用。1994 年,科学家发现经常饮用富含原花青素的蔓越橘饮料可以预防尿路感染,对女性的复发性尿路感染者的作用尤其明显。

中国居民成年人每天膳食原花青素的可耐受最高摄入量为 800 毫克。原花青素广泛存在于植物性食物中,主要存在于葡萄、高粱、苹果、可可豆等豆类以及野生水果(如玫瑰果、樱桃、木莓、黑莓、草莓、红莓等)植物中。例如,100 克紫葡萄含有 60.3 毫克原花青素,100 克草莓含有 138 毫克原花青素。其中,葡萄是人类摄取原花青素的主要食物来源,尤其是葡萄子中含量丰富。深色水果的果皮及其果肉中也富含原花青素。例如,100 克的蛇果含有 119.5 毫克的原花青素;100 克的苹果含有 86.5 毫克的原花青素。

4. 槲皮素

槲皮素是广泛分布于植物体内的黄酮类化合物,水果蔬菜以及中草药中均含有此成分。槲皮素的生物学作用主要有:①抗氧化作用。槲皮素的抗氧化性很强,是维生素 E 的 50 倍、维生素 C 的 20 倍。②抗炎症作用。槲皮素对前列腺炎具有明显的治疗作用。③降低心血管疾病的发病风险。槲皮素能够抑制血小板的聚集,选择性地与血管壁上的血栓结合,发挥抗血栓的作用,同时,通过降低低密度脂蛋白的氧化作用而减少患心脏病和动脉粥样硬化症的风险。④降低某些肿瘤的发病风险。增加槲皮素的摄入量能够降低某些癌症的发病风险,如肺癌、结直肠癌、胃癌、肾细胞癌等。

槲皮素主要存在于蔬菜中。例如,100 克的萝卜叶、洋葱、辣椒中分别含有槲皮素70.4 毫克、31.8 毫克、15 毫克。水果中槲皮素含量一般比较低,例如,100 克的桃子含有0.66 克槲皮素,而 100 克西瓜中则仅有 0.01 毫克的槲皮素。

5. 花色苷

自然界中的花色苷种类繁多,目前已经从植物中分离出来数百种花色苷。花色苷除了具有酚类化合物共有的抗氧化作用、抑制炎症反应、预防慢性病的作用之外,还具有独特的改善人体视力的作用。

花色苷的特定建议值(SPL)为 50 毫克。花色苷在深色浆果、蔬菜、薯类和谷物种皮中的含量丰富,赋予这些食物鲜艳的色泽。例如,100 克桑葚含有 668 毫克的花色苷;100克的巨峰葡萄含有 13.6 毫克的花色苷;100 克的黑豆含有 125 毫克的花色苷。

6. 大豆异黄酮

大豆异黄酮主要存在于大豆科植物当中。早在 20 世纪 50 年代,人类就开始对大豆异黄酮进行提取和研究。大豆异黄酮的生物学作用比较独特,尤其对妇女身体健康具有独特的保健功效,主要表现在以下几方面:①类雌激素活性。绝经后的妇女连续3个月食用大豆或大豆提取物之后,可以有效改善潮热的发作频率。②抗氧化作用。③改善绝经后妇女的骨质疏松症状。大豆异黄酮与成骨细胞内的雌激素受体结合,能够促进骨基质的产生和分泌,从而改善骨质疏松症状。④降低乳腺癌的发病风险。科学研究显示,大豆异黄酮的摄入量与乳腺癌的发病率呈现负相关,据科学研究,亚洲女性乳腺癌的发病率远远低于欧美女性乳腺癌的发病率,就是因为亚洲居民膳食中富含豆类食物的缘故。⑤降低心血管疾病的发病风险。⑥降低男性前列腺癌的发病风险。

目前,中国营养学会并没有针对男性和绝经前妇女制定大豆异黄酮的参考摄入量,但是对绝经后妇女膳食大豆异黄酮提出了膳食参考摄入量建议:成年人每天大豆异黄酮的特定建议值为55毫克,可耐受最高摄入量为120毫克。

除了上述化合物之外,酚类中的姜黄素、绿原酸、白藜芦醇对人体健康也具有比较独特的保健功能。其中,姜黄素具有抗氧化和消炎作用;绿原酸具有调节糖脂代谢的功能,白藜芦醇具有降低肥胖者的胰岛素抵抗指数的功能,二者对糖尿病患者均能发挥独特的保健作用。植物性食物中,咖啡富含绿原酸,白藜芦醇则主要存在于葡萄、桑葚、菠萝和花生中。

(二)萜类化合物

1.番茄红素

番茄红素是成熟番茄的主要色素。番茄红素的生物学作用主要有:①抗氧化作用。②降低心血管疾病的风险。③降低某些肿瘤如前列腺癌和口腔癌、食管癌、胃癌等消化道癌症的风险。④提高人体免疫力。⑤抗辐射作用。

中国营养学会推荐成年人每天番茄红素的特定建议值为18毫克,可耐受最高摄入量暂定为70毫克。番茄红素广泛存在于番茄、番茄制品、西瓜、葡萄柚等水果当中,胡萝卜、南瓜、李子、桃子、石榴等水果蔬菜中也含有少量的番茄红素。

值得说明的是,哺乳动物不能自行合成番茄红素,必须从水果蔬菜中获得。

2.叶黄素

叶黄素又名植物黄体素,广泛存在于自然界中,是构成玉米、蔬菜、水果、花卉等植物色素的主要成分。叶黄素也是一种类胡萝卜素,其生物学作用主要有:①抗氧化作用。②降低眼部疾病发病风险。叶黄素对视网膜具有保护作用,能够改善老年黄斑病变患者的视觉功能。③降低糖尿病和心血管疾病的发病风险。

中国营养学会建议成年人每天叶黄素的特定建议值为10毫克,可耐受最高摄入量为40毫克。叶黄素主要存在于植物性食物中,万寿菊、韭菜中含有非常丰富的叶黄素;羽衣甘蓝、菠菜等深绿色的叶类蔬菜,以及桃子、木瓜、柑橘等黄橙色水果中也含有较多的叶黄素。

3.植物甾醇

植物甾醇又被称为植物固醇。植物甾醇的生物学作用主要有:①降低血清胆固醇水平,降低冠状动脉硬化心脏病的发病风险;②对男性的良性前列腺肥大等症状具有疗效;③降低前列腺癌、卵巢癌等癌症的发生率。

　　中国营养学会建议成年人每天植物甾醇的特定建议值为 1.5 克,可耐受最高摄入量为 2.4 克。植物性食物中广泛含有植物甾醇,植物油、豆类、谷类食物中植物甾醇含量较高,蔬菜、水果中含量较少。原国家卫生部已经于 2007 年批准植物甾醇可作为新资源食品在食品加工中使用。

（三）有机硫化合物

　　有机硫化合物指分子结构中含有元素硫的一类植物化学物,它们以不同的化学形式存在于蔬菜或水果中。其一是异硫氰酸盐,主要存在于十字花科蔬菜中;其二是葱蒜中的有机硫化合物,也就是葱蒜中令人感觉"辣"的一种物质,如大蒜辣素等。此外,也有其他特殊的有机硫化物。

1.异硫氰酸盐

　　异硫氰酸盐主要存在于十字花科蔬菜中。日常食用的十字花科蔬菜主要包括卷心菜（又名甘蓝,红白甘蓝和皱叶甘蓝）、芽甘蓝、抱子甘蓝、花椰菜、芜菁、大头菜、芥蓝、中国大白菜、萝卜、芝麻菜、水芹菜、油菜,还包括白芥末、山葵和日本芥末。异硫氰酸盐主要的生物学作用是降低某些癌症的发病风险和抗氧化。

2.硫辛酸

　　硫辛酸广泛存在于动植物组织中,动物体内肝脏和肾脏组织含量丰富。例如,100 克鸡肝中硫辛酸含量高达 500～1000 微克;植物中的硫辛酸含量较少,例如 100 克小麦中硫辛酸的含量只有 10 微克。硫辛酸在人体内参与糖代谢,具有改善糖尿病症状的作用。此外,硫辛酸还具有降低动脉粥样病变形成的风险、清除体内自由基和抗氧化等作用。

3.大蒜素

　　大蒜素是从百合科葱属植物大蒜中提取的一种有机硫化物,同时也存在于洋葱和其他百合科植物中,如青蒜、大葱、小葱、圆葱、韭菜和韭黄等百合科植物中都不同程度地含有一些大蒜素。大蒜素的生物学作用主要有:①抑制病原微生物生长和繁殖。在磺胺、抗生素出现之前,大蒜就曾广泛用于防治急性胃肠道传染病和流感等疾病。②降低血脂。大蒜素可降低总胆固醇和低密度脂蛋白,同时能升高高密度脂蛋白。③防癌作用。大蒜素能抑制肿瘤细胞的生长和增殖,是防癌抗癌的理想食物。

课 后 习 题

一、核心概念

血糖生成指数(GI)　抗生酮作用　必需氨基酸　必需脂肪酸　食物特殊动力作用微量元素

二、填空题

1.成年人需要的必需氨基酸种类共有（　　　　）种。

2.成年人需要的必需脂肪酸有（　　　　）和（　　　　）。

3.膳食蛋白质供能占膳食总能量的比例应为（　　　　）。

4. 人体中含量最多的微量元素是(　　　　　)。

5. 除一个半乳糖之外,乳糖里还有一个(　　　　　)。

6. 同量的枣和红辣椒,含有维生素 C 较多的是(　　　　　)。

7. 从饮食中摄取的外加糖不应超过(　　　　　)。

8. 身高 173 厘米、体重 60 千克的男人的 BMI 为(　　　　　)。

9. 槲皮素、叶黄素、异硫氰酸盐三者中属于酚类化合物的是(　　　　　)。

10. 推荐每天膳食中碳水化合物供能占总能量的比例应为(　　　　　)。

11. 与其他酚类化合物相比较,大豆异黄酮的独特之处是(　　　　　)。

12. 推荐每天膳食中脂肪供能占总能量的比例应为(　　　　　)。

13. 叶酸缺乏可能会发生的疾病是(　　　　　)。

14. 缺乏维生素 A 可能会患上的疾病是(　　　　　)。

三、思考题

1. 蔗糖、麦芽糖和乳糖分别是由哪些单糖组成的?

2. 谈谈人体血糖稳定的机制。

3. 如何利用食物的 GI 值安排个人的饮食生活?

4. 可消化碳水化合物、寡糖和膳食纤维各具有哪些生理功能?

5. 必需氨基酸有几种? 谷类食物的限制性氨基酸是哪一种?

6. 蛋白质的生理功能有哪些?

7. 必需脂肪酸有几种? 举例说明对人体健康有益的不饱和脂肪酸。

8. 谷胱甘肽对人体健康有何作用?

9. 你如何理解蛋白质的互补作用?

10. 谈谈人体血脂在体内的运转路径。

11. 脂类的生理功能有哪些?

12. 影响基础代谢能量消耗的因素有哪些?

13. 如何利用体质指数(BMI)判定人体是否肥胖?

14. 解释食物热效应的含义。

15. 简述维生素 C 的生理功能及缺乏症。

16. 简述维生素 A 的生理功能及缺乏症。

17. 叶酸可以对孕妇健康发挥哪些重要作用?

18. 分别说说钙、铁、锌、硒的生理功能及缺乏症。

19. 简述水的生理功能。人每天需饮用多少水?

20. 番茄红素的生物学作用有哪些?

21. 植物甾醇的生物学作用有哪些?

四、实训题

1. 暑假期间,准备 10 000 毫升凉开水,在口渴的时候就随意喝一些,看这些水多长时间能够全喝光。参考《中国居民膳食营养素参考摄入量》推荐的饮水量,评价一下你平均每天的饮水量是否达到要求。如果未达到要求,请你针对自己日常饮水事宜制订计划,养成每天定时定量饮水的好习惯。

2. 一个 45 岁的女性身高 170 厘米、体重 75 公斤,计算出该人的体质指数,并根据她的生理情况判断她属于肥胖、超重、正常还是偏瘦。

3. 一个女大学生身高 162 厘米,请你根据毛德倩公式计算该女生的基础代谢所消耗的能量。

第三章

食物消化与营养素吸收

引言

 来自消化道的一封信

学习目标：

1. 了解与营养相关的人体组织系统；
2. 了解人体消化系统的组成；
3. 了解胰液和胆汁对消化的作用；
4. 了解消化道不同阶段酶的种类；
5. 了解小肠内壁构造的特点；
6. 掌握胃和小肠的运动方式；
7. 掌握蛋白质、脂肪、碳水化合物的消化和吸收；
8. 掌握脂溶性维生素的吸收特点；
9. 掌握胰腺的生理功能；
10. 掌握肝脏对人体健康的重要作用。

第一节　与营养相关的组织系统简介

一、了解人体组织系统的重要性

要想知道食物在人体内如何变成营养素，这些营养素又是如何转化成我们身体的一部分的，就必须学习一些人体组织器官的工作原理。古希腊哲学家苏格拉底"认识你自己"的哲思，在此也同样适用于我们探寻食物消化和营养素吸收的生理奥秘。只有如此，我们才能科学设计自己的日常生活方式，精心维护消化系统的健康，为人体从食物中获得充足营养素打下坚实的物质基础。为了达到上述目的，本章首先简单介绍与营养密切相关的人体系统（如心血管系统、内分泌系统、神经系统和免疫系统），然后重点介绍人体消化系统消化食物进而吸收营养素的生理流程。

二、细胞

人体是由细胞组成的。细胞是有生命活性的有机体，也有出生、成长、衰老和死亡的过程。人体内有许多老旧细胞在死亡的同时也有很多细胞在出生并成长。例如，小肠内上皮细胞平均每三天就会完全更换一次，而红细胞的寿命可以达到四个月。尽管绝大多数细胞都可以再生，但是，人体大脑中某些细胞是不能更换的，一旦受损就永远不能恢复。

细胞只有获得能量、氧气、水和其他营养素才能维持正常的生理功能。细胞的基因决定了细胞的工作性质，而营养素能够影响细胞中基因的活性。例如，某些维生素进入细胞能帮助基因指导蛋白质的合成。成千上万的细胞组成了执行特定任务的组织。例如，一个个的肌细胞组成了具有伸缩功能的肌肉组织。各种组织互相协作，聚在一起就形成了人体器官。例如，在心脏中，肌肉组织、神经组织、结缔组织等通力协作，负责把血液输送到全身。几个相关的器官合在一起就组成身体的系统来工作。例如，口腔、胃、肠、肝脏等器官组成消化系统，专门负责消化食物和吸收营养素。

三、体液与心血管系统

体液是人体内的液体。其中大部分是细胞内的液体，即细胞内液，这部分液体约占体液的三分之二，其余的分布在细胞外的液体是细胞外液，包括血液、淋巴液等。包围细胞的细胞外液主要来源于毛细血管中的血液，在一定的条件下，细胞外液还可以重新进入毛细血管再回到血液中去。由此，细胞就可以通过体液进行内外物质交换：体液不断地向人体组织细胞提供能量和各种营养素，每个细胞都不停地从体液中获取氧气和营养物质，并把二氧化碳等废物排泄出去。

大致说来，血液在心血管系统中循环往复地流动，一方面携带氧气和营养素供给细胞，同时也会把细胞新陈代谢产生的废物携带至肾脏清除干净。这期间，当血液流经消化系统时，血液把氧气送给那里的细胞，同时从小肠中吸收营养素（脂肪主要由淋巴管吸收之后再被重新送回血液），从消化系统的大肠、小肠等组织流出的血液被汇集到肝脏，肝脏再通过血液把各种营养素分配到身体的其他组织和器官。

四、内分泌系统和神经系统

人体内有很多腺体。这些腺体能够分泌相应的激素，例如人体的甲状腺分泌甲状腺激素、胰腺分泌胰岛素等。激素可以直接进入血液，能够调节人体多种生理功能。例如，胰腺分泌的胰岛素和胰高血糖素可以调节血糖浓度，使人体血液内的血糖浓度维持在稳定的水平。

无论食物的营养素含量有多高，要想对人体健康发挥作用，首先要把食物吃到肚子里去才行。只有饥饿感和食欲才能引起人们发生进食行为。具体而言，当人体感觉器官受到食物的色香味形等感觉刺激时，摄食信号迅速通过神经系统传递到大脑，由此启动消化行为（包括分泌唾液、胃酸、胆汁和胰岛素等，同时胃蠕动增强），从而引发饥饿感和食欲。

饥饿感是人体寻求进食的内在生理驱动力,在人体内主要接受激素、大脑、神经系统和消化系统的调节;食欲则是一种推动人进食的心理驱动力,更多地受文化、心理和外界因素的影响,例如,在你并不饥饿的时候,对妈妈的拿手好菜的憧憬向往,或者是温馨愉快的就餐氛围等因素也都会令你食欲大开。

在进食之后,食物进入消化系统,作用于口腔、食管和胃肠壁上的机械性刺激感受器和化学性感受器,通过神经系统将信号持续地传递给大脑。随着时间的延续,大脑会令人体逐渐产生饱足感,由此人体对食物的兴趣随之逐渐减弱乃至最终停止进食。从食物入口开始,咀嚼食物就能够促进下丘脑的饱足中枢产生饱足感的信号,胃肠道的膨胀也能产生饱足感的信号,并且食物消化产物(如葡萄糖、氨基酸、多肽、脂肪酸、乳糜微粒等)也都会促进产生抑制食欲信号,这些信号再通过神经和激素持续不断地传至大脑,最终产生饱腹感(饱足感能够在一段时间内维持不想再进食的欲望,直到再次感到饥饿。这种持续的不想再进食的感受称为饱腹感),食欲得到充分的满足,于是人体就终止进食。

此外,人体的应激反应也都与激素和神经有关。当发生危险的时候,人体神经纤维释放神经递质,腺体释放肾上腺素和去甲状腺素。此时,人体表现为:瞳孔放大,视觉改善;肌肉紧张,爆发力强;呼吸加快,心跳加速,有利于把氧气尽快送到肌肉;血压升高,便于把营养物质如葡萄糖快速运送到肌肉;肝脏和脂肪分别释放糖原和脂肪来提供大量的能量供人体应激使用。应激反应实际上是人体各系统紧密协调迎接危险和挑战的最佳状态。

五、免疫系统

人体的皮肤是保护人体免受外来病原微生物入侵的天然屏障。维生素 C 和 B 族维生素具有保护皮肤和各种黏膜健康的重要作用,医学上经常通过检查皮肤和口腔内壁黏膜的健康情况来诊断人体的营养状况。维生素 A 和维生素 E 也具有提高人体免疫力的作用。矿物质锌缺乏或过量都会降低人体免疫能力。蛋白质缺乏会影响新细胞的生成,由此就会造成人体免疫能力下降。

免疫系统中的白细胞承担着保护人体免遭外来物质侵害的重任。白细胞中的吞噬细胞和淋巴细胞(包括 T 细胞和 B 细胞)在人体免疫系统中发挥着不可替代的重要作用。

吞噬细胞是抵抗外来入侵者的先锋。当外来入侵者如细菌或病毒入侵到人体中时,吞噬细胞首先会将自己变形成为口袋状来围住入侵者再把它分解消灭掉。与此同时,吞噬细胞还会释放出化学信息召唤其他伙伴共同抵御外来入侵者,确保人体免受侵害。

T 细胞接收到吞噬细胞散播的化学信息之后,会在人体内精确找到入侵者,把它们一个个彻底消灭掉。真菌、病毒、一部分细菌和癌细胞等都可以被 T 细胞杀灭。艾滋病患者就是因为感染了人类免疫缺陷病毒(HIV),该病毒专门破坏人体的 T 细胞,由此造成人体免疫能力低下最终导致死亡。器官移植的病人需要服用免疫抑制药,实际上就是要减轻人体 T 细胞对外来移植器官的排斥,帮助病人获得新生。

B 细胞对入侵者具有很强的记忆力,它具有牢记入侵细菌或病毒信息的本领。当入侵者再次进入人体内的时候,B 细胞就会启动相应免疫机制,通过向血液中释放抗体(一种蛋白质)来杀灭入侵者,保护人体免遭有害病毒或细菌的伤害。利用 B 细胞的这种特性,人们发明了人工免疫保护身体免受外来细菌病毒的侵害。具体方法是,把已经失活或无害类型的致病微生物品种注入人体,B细胞发现这种致病微生物之后会把它消灭并由此对它产生了识别系统。当真正的活体有害致病微生物侵入人体时,B细胞就会凭借强大的识别系统,立刻启动免疫机制迅速消灭入侵病菌,由此保证人体免受外来入侵者的危害。

第二节 食 物 消 化

一、消化系统

(一)消化系统:生产营养素的"机器"

在日常生活中经常出现这样的现象:有些人身体一直很消瘦并感觉到浑身没劲儿,去医院检查身体却什么毛病都没有,身体状况一切正常。在听从营养师的建议之后,开始注重饮食生活,过了一段时间之后身体仍然不见起色。这是为什么呢?很可能是该人的消化系统出现了问题!

人类要想生存在这个世界上,就必须从食物中持续摄取各种营养素满足身体的需要。人体把食物变成营养素需要消化系统各器官的通力合作才能进行。换言之,人体组织能够消化食物的具体程度,以及消化之后人体能够吸收这些营养素的程度,和我们消化吸收系统的生理功能状态密切相关。人体的消化吸收系统有时是很脆弱的,很多情况都会影响到对食物营养素的消化吸收,甚至,你的情绪波动都会影响消化吸收系统发挥正常的生理功能(我们都曾经有过这样的体验:当你郁闷生气时你就不会感觉饥饿,或者是没有胃口吃饭,即所谓的"气饱了")。由此,即使你的膳食极其丰富,可是由于你的消化吸收系统存在障碍,那么你也有可能发生营养不良。所以,你的身体健康状况不仅与选择的食物种类和数量密切相关,同时还与你的消化系统健康状况息息相关。从这个角度来说,我们身体中的消化系统就相当于一台压榨食物挤出其中营养素的"营养机器",具体负责把食物原材料制成人体能够利用的营养素,这架"营养机器"只有经常维修保养才能正常运转。因此,每个人都有必要知道消化系统的构成及消化吸收原理方面的知识。

(二)消化系统的构成

1.消化道的器官

人体摄入的食物必须在消化道内被加工处理分解成小分子物质后才能进入体内,这个过程称为消化。食物的消化工作是由人体的消化系统来完成的,人体消化系统由消化道和消化腺两大部分组成。其中,消化道是指由口腔至肛门粗细不等的弯曲管道,长约9米,包括口腔、咽、食管、胃、小肠(又分十二指肠、空肠及回肠)等部分(见图3-1)。消化腺主要有食管腺、胃腺、肠腺等小消化腺和肝

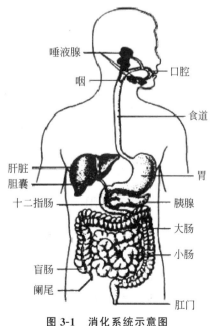

图 3-1 消化系统示意图

脏、胰腺、唾液腺等大消化腺。需要特别指出的是,在食物消化的过程中,胰腺(分泌胰液和胰岛素)、胆囊和肝脏(分泌胆汁,胆汁储存在胆囊中备用)等器官发挥着不可替代的重要作用。

2.两种消化方式

人体内的消化有两种方式:一种是通过机械作用来消化食物,特点是只把食物由大块变成小块,并不发生化学反应,称为机械消化;另一种是在消化酶的作用下,把大分子变成小分子,称为化学消化。通常情况下,在人体的消化道内,食物的机械消化与化学消化是同时进行的。

二、口腔对食物的消化

(一)口腔内消化概述

口腔位于消化道的最前端,是食物进入消化道的门户,也是食物消化的最初场所。口腔内参与消化的器官有牙齿、舌、唾液腺等。其中,牙齿在咬肌提供的动力下成为口腔内消化食物的主角,在此过程中,舌头搅拌食物,唾液腺分泌唾液和淀粉酶,起到润滑和消化食物的作用。

(二)牙齿和舌的作用

1.牙齿

人类不能直接吞咽大块食物,吞咽之前必须要把大块食物粉碎成适合人体消化的小块。人体开动由32颗牙齿组成的整套咀嚼工具,就会把食物由最初的大块加工成细碎的小块。为了更好地发挥牙齿破碎食物的作用,牙齿表面覆盖着一层牙釉质,这是人体最坚硬的物质,由此牙齿也就成为人体最坚硬的器官。在人的生命周期中,从儿童时期起,人的牙齿就已经生成并且终生不能再生。老年人由于牙齿脱落或者损伤,磨碎食物的能力也就减弱,从而影响食物的消化质量。

2.舌

在进食过程中,牙齿负责把食物磨碎,舌负责把磨碎的食物与唾液混合起来,并根据需要将食物向牙齿或咽喉部位推进,由此帮助人体磨碎或吞咽食物。此外,舌也是味觉的主要器官。味道是食物不可缺少的要素之一,符合人们需要的食物味道有助于增加食欲;否则,当你吃到有怪味的或者是馊味的食物时,直觉会告诉你该食物不是变质就是有毒,你会停止进食并吐掉口中的异味食物。

(三)唾液的作用

1.唾液腺

人的口腔内有3对大的唾液腺,即腮腺、舌下腺、颌下腺,还有无数个分散存在的小唾液腺,唾液就是由这些唾液腺所分泌的混合液。

2.唾液及其重要作用

唾液为无色、无味、近于中性的低渗液体。唾液中的水分约占99.5%,有机物主要为黏蛋白,还有唾液淀粉酶、溶菌酶等,无机物主要有钠、钾、钙、硫、氯等。

唾液的作用主要有以下几方面:唾液可湿润与溶解食物,以引起味觉;唾液可清洁和保护口腔,当有害物质进入口腔后,唾液可起冲洗、稀释及中和作用,其中的溶菌酶可杀灭进入口腔内的微生物;唾液可使食物黏成团,便于吞咽;唾液中的淀粉酶可将少量的淀粉分解成麦芽糖(长时间咀嚼米饭、馒头之后你会感觉到有一些甜的味道,其原因就是如此)。值得说明的是,唾液淀粉酶仅在口腔中起作用,当进入胃与胃液混合后,由于 pH 值下降,淀粉酶迅速失活被人体消化。

综上所述,食物在口腔内经过牙齿的破碎作用,并经咀嚼后与唾液合成团,舌头将食团塑造成为容易吞咽的小块或小丸,并将它们送到咽的后壁,经咽与食管再进入胃。食物在口腔内主要进行的是机械性消化,伴随少量的化学性消化,且能反射性地引起胃、肠、胰、肝、胆囊等器官的协同活动,为以后的进一步消化打下坚实基础。

三、咽与食管是食物的通道

咽位于鼻腔、口腔和喉的后方,其下端通过喉分别与气管和食管相连,是食物与空气的共同通道。当吞咽食物时,咽后壁前移,封闭气管开口,防止食物进入气管而发生呛咳现象,确保食物能够经过食管顺利进入胃中。

食管是一个长条形的肌性管道,全长 25~30 厘米,共分为颈部、胸部和腹部三段。食管由内到外分为黏膜、黏膜下层、肌层和外膜。其中,黏膜由坚硬致密的复层扁平上皮组成,可以防止坚硬的食物划伤食道,上皮下面有一层黏膜肌层。肌层分为内层的环形肌和外层的纵形肌两层,通过肌肉的收缩蠕动,把食物往下送。具体过程是:食团进入食管后,位于食团上端的平滑肌收缩,由此产生一种向前推进的动力,推动食团向下移动;与此同时,位于食团下方的平滑肌舒张,接受食团的到访,以上过程循环往复,不断地把人体吞咽下的食团输送到胃里。

或许你会感到吃惊,食管蠕动的力量十分强大,甚至可以对抗地球引力的作用:假设有个人在倒立着吃东西,即便在这种情况下,食物也会被蠕动的力量由食管送至胃里!此外,食管的两端分别还有上、下括约肌,它们的作用是防止食物逆流。正常情况下,食团由口腔到达胃的时间平均为 6 秒,输送液体(如饮料和汤粥等)食物时则只要 1 秒。

值得说明的是,咽与食管只是食物奔向胃的一个通道,在这里并没有发生食物消化的现象。

四、胃对食物的消化

(一)胃的基本结构

胃位于左上腹,大约在胸部正下方至肚脐上方的部位,是消化道中最膨大的器官,其形状就像我们吃的饺子一样。胃上端通过贲门与食管相连,下端通过幽门与十二指肠相连(为了便于理解,可以想象为胃是一所房子,"前门"就是贲门,贲门前面的大道是食管;"后门"就是幽门,幽门面对的大道就是十二指肠)。空腹时,胃的体积只有大约 50 毫升。一旦食物进入胃之后,它就会伸展膨胀起来承接这些食物,此时胃的体积最大可达 1500

毫升,胃的位置也会因食物重量的拉扯而下降至肚脐下方。

胃主要由贲门、胃底、胃体和幽门四部分组成。胃底和胃体合称为消化囊。从胃的结构看,胃壁自外而内分别由浆膜、肌膜层和黏膜组成(如同一个特制的"三明治"一样),其中,浆膜是一层坚固的膜,覆盖在胃的外表面,忠实地守卫着胃使其免受外界的伤害,可以把它看成是胃的外围防线;黏膜则相当于胃的内壁,其厚度大约为胃壁厚度的一半,表面布满了细小的褶皱,这些褶皱被称为胃腺,分泌胃液的分泌腺也在黏膜上。在浆膜和黏膜之间是肌膜层(即胃壁"三明治"的馅),是由纵层、环层、斜层共计三层肌肉组成,主要作用是帮助胃运动(胃的构成见图 3-2)。

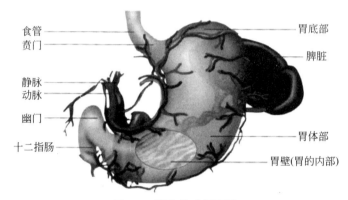

图 3-2   胃的构成示意图

(二)胃的运动方式

为了帮助消化食物,胃就像一台搅拌机一样进行搅拌运动,由此使食物更加细碎,并使食物与胃液充分混合。胃的运动方式主要有以下几种。

(1)胃的容受性舒张。由于胃伸缩性十分强大,在充盈的状态下胃体积可达空腹状态的 30 倍。因此,胃在接受食物时会随着食物的增多而相应变大,由此并不会引起胃内压力明显增加。胃的容受性舒张能让胃接受大量食物,由此实现胃储存和预备消化食物的功能。

(2)紧张性收缩。胃被充满后,就开始了它的持续较长时间的紧张性收缩。在消化过程中,胃的紧张性收缩作用会逐渐增强,由此使胃腔内逐渐产生一定压力,这种压力有助于胃液渗入食物,利于食物在小肠内被人体消化,同时压力还会协助食物不断地向十二指肠方向推进。

(3)胃的蠕动。正常情况下,食物入胃之后的 5 分钟左右就会出现胃的蠕动现象。胃的蠕动由胃体部发生,向胃底部的方向发展。胃蠕动对食物消化具有十分重要的作用。蠕动可使大块的食物被进一步磨碎,同时能够让食物与胃液更加充分地混合,更有利于化学性消化。并且胃蠕动还会推动食糜不断地通过幽门进入十二指肠。

(三)胃液的组成及其作用

只凭借胃的机械运动无法完成消化食物这项艰巨的任务。食物要想在胃中进行比较充分的消化,必须在胃液的参与下才能最终实现。胃液为透明、淡黄色的酸性液体,pH值为 0.9～1.5。胃液的组成及其作用如下:

(1)胃酸。胃酸由盐酸构成,由胃黏膜的壁细胞分泌。胃酸主要有以下功能:①激活胃蛋白酶原,使之转变为有活性的胃蛋白酶;②维持胃内的酸性环境,为胃内的消化酶提供最合适的 pH 值,并使钙、铁等矿质元素处于游离状态,利于吸收;③杀死随同食物进入胃内的微生物;④造成蛋白质变性,使其更容易被消化酶所分解。

(2)胃蛋白酶。胃蛋白酶是由胃黏膜的主细胞以不具活性的胃蛋白酶原的形式所分泌的,胃蛋白酶原在胃酸的作用下转变为具有活性的胃蛋白酶。胃蛋白酶只能对食物中的蛋白质进行简单消化,主要作用于含苯丙氨酸或酪氨酸的肽键,形成小分子蛋白质,但很少能够把蛋白质消化成游离氨基酸(当食糜被送入小肠后,随着 pH 值升高,胃蛋白酶迅速失活被消化)。值得说明的是,胃蛋白酶是人体唯一的在酸性条件下发挥消化作用的酶。

(3)黏液。黏液的主要成分为糖蛋白。它覆盖在胃黏膜的表面,形成一个厚约 500微米的凝胶层,具备以下主要功能:①具有润滑作用,便于食物搅拌成食糜;②保护胃黏膜不受食物中粗糙成分的机械损伤的作用;③黏液为中性或偏碱性,可降低盐酸、胃酸酸度并减弱胃蛋白酶活性,同时隔绝它们与胃的直接接触,从而防止酸和胃蛋白酶对胃黏膜的消化,保护胃的健康。

(4)内因子。内因子是胃壁细胞分泌的一种糖蛋白,可以和维生素 B_{12} 结合成复合体,具有使维生素 B_{12} 免遭小肠消化酶的破坏和促进回肠上皮细胞吸收维生素 B_{12} 的作用。内因子缺乏(如胃大部分切除患者)就会造成维生素 B_{12} 吸收障碍,可导致巨幼红细胞贫血。

(四)胃液的分泌

正常情况下,人的胃液分泌可分为以下三个时期。

(1)头期胃液分泌。头期胃液分泌是由进食动作引起的胃液分泌,主要由眼、耳、鼻、口腔、咽、食管等头部感受器所引发。头期胃液分泌的特点是分泌量大、酸度高、消化力强。

(2)胃期胃液分泌。食物进入胃之后,对胃产生的机械性和化学性刺激,可继续促进胃液分泌。胃期胃液分泌的特点是酸度高但是消化力相对减弱,胃蛋白酶的含量低于头期,并且分泌量也较少。

(3)肠期胃液分泌。当食物进入小肠之后,胃仍然可以继续分泌胃液。肠期胃液分泌的特点是分泌量少,仅占食物消化期间胃液分泌量的 10%。

值得注意的是,胃液分泌的三个时期并不是相互割裂的,而是相互重叠的,即在同一时间里可能同时存在三个时期的胃液分泌现象。

(五)胃排空

食物在胃内通过物理性消化和化学性消化的综合作用,变成容易被小肠消化的食糜之后,就会通过幽门进入十二指肠。食糜由胃经过幽门进入十二指肠的过程被称为胃排空。

胃排空一般从食物入胃之后 5 分钟就开始了,呈现间断性进行。胃排空的速度与食糜的理化性状有关。稀薄的、流体的、颗粒小的等渗的食物,要比黏稠的、固体的、颗粒大的、非等渗食物排空快。宏量营养素中,糖类排空最快,蛋白质次之,脂肪最慢。含有多种营养素的混合食物由胃完全排空需要 4～6 小时。

五、小肠对食物的消化

(一)小肠的基本组成

食物在胃里经过胃的搅拌作用和胃液的初步消化,经过幽门来到小肠。小肠是食物消化的主要器官,位于胃的下端,长 5～7 米,从上到下依次分为十二指肠、空肠(约占小肠的 2/5)和回肠(约占小肠的 3/5)三个部分。十二指肠(其名称来源是由于其长度相当于 12 横指并排的长度,故名)长约 25 厘米,在中间偏下处的肠管稍粗,称为十二指肠壶腹,该处有胆总管的开口,胰液及胆汁经此开口进入十二指肠,开口处有环状平滑肌环绕,起括约肌的作用,被称为奥狄式(Oddi)括约肌。奥狄式括约肌专门防止小肠内容物反流进入胆管。

(二)小肠的运动方式

与胃相类似,小肠在消化食物时也是在不断运动的。小肠的运动方式主要有以下几种。

(1)紧张性收缩。小肠纵行肌的紧张性收缩是其他运动形式有效进行的基础,当小肠紧张性降低时,肠腔扩张,肠内容物的混合和运转减慢;相反,当小肠紧张性增高时,食糜在小肠内的混合和运转过程就加快。

(2)分节运动。由环状肌的舒缩来完成,在食糜所在的一段肠管上,环状肌在许多点同时收缩,把食糜分割成许多节段;随后,原来收缩处舒张,而原来舒张处收缩,使原来的节段分为两半,相邻的两个半节段又重新合拢为一个新的节段。如此反复进行,食糜得以不断地分开,又不断地混合,一般称此为"钟摆运动"或"分节运动"。分节运动向前推进食糜的作用很小,但是对食物消化却十分重要:首先,能使食糜与消化液充分混合,便于进行化学性消化;其次,还能使食糜与肠壁紧密接触,为吸收创造条件;最后,分节运动能挤压肠壁,有助于血液和淋巴的回流。小肠的分节运动如图 3-3 所示。

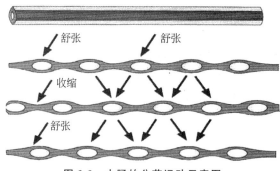

图 3-3　小肠的分节运动示意图

（3）蠕动。蠕动是一种把食糜向着大肠方向推进的过程。蠕动由环状肌完成。由于小肠的蠕动很弱,通常只进行一段短距离后蠕动即消失,所以食糜在小肠内的推进速度很慢,大约每分钟只能推进 1～2 厘米。

（三）小肠内的消化物质

在小肠充分运动的基础上,食物在小肠接受胰液、胆汁及小肠液的化学性消化,最终变成人体容易吸收利用的各种营养素。

（1）胰液。胰液是由胰腺的外分泌腺部分所分泌的一种消化液。胰液被胰腺分泌出来之后首先进入胰管,流经胆总管(胰管与胆管合并而成)后,在位于十二指肠处的胆总管开口处进入小肠。胰液为无色、无嗅的弱碱性液体,pH 值为 7.8～8.4,含水量类似于唾液。胰液中的无机物主要为碳酸氢盐,其作用是中和进入十二指肠的胃酸,避免肠细胞膜受强酸的侵蚀损伤,同时也提供了小肠内多种消化酶活动的最适环境;有机物则由多种酶组成,主要有胰淀粉酶(为 α-淀粉酶)、胰脂肪酶类、胰蛋白酶类(分内肽酶和外肽酶)。除上述三类主要的酶外,胰液中还含有核糖核酸酶和脱氧核糖核酸酶。值得注意的是,胰腺最初分泌的各种蛋白酶都是以无活性的酶原形式存在的,进入十二指肠之后才被其中的肠激活酶激活,充分发挥对蛋白质的消化功能。

（2）胆汁。胆汁是一种金黄色或橘棕色有苦味的浓稠液体,其中除含有水分和钠、钾、钙、碳酸氢盐等无机成分外,还含有胆盐、胆色素、脂肪酸、磷脂、胆固醇和细胞蛋白等有机成分。胆盐是由肝脏利用胆固醇合成的胆汁酸与甘氨酸(或牛磺酸)结合形成的钠盐或钾盐,是胆汁参与消化与吸收的主要成分。

胆汁是人体消化脂肪的主力军。如前所述,食物经过胃的消化之后,除了部分蛋白质在胃蛋白酶的作用下分解之外,脂肪几乎没有得到消化。在小肠中,脂肪能够得到彻底消化,其中胆汁的作用功不可没。胆盐可激活胰脂肪酶,使后者催化脂肪分解的作用加速;胆汁中的胆盐、胆固醇和卵磷脂等都可作为乳化剂,使脂肪乳化成细小的微粒,增加了胰脂肪酶的作用面积,使其对脂肪的分解作用大大加速;胆盐与脂肪的分解产物如游离脂肪酸、甘油一酯等结合成水溶性复合物,促进了脂肪的吸收;通过促进脂肪的吸收,间接帮助了脂溶性维生素的吸收。此外,胆汁还是体内胆固醇和胆色素代谢产物排出体外的主要途径。图 3-4 是脂肪被胆汁乳化之后分解的示意图。正常情况下,脂肪不溶解于水样消化液当中,因此很难接触到消化液中的酶[见图 3-4(a)];通过乳化作用之后,脂肪能够溶解在水样的消化液中[见图 3-4(b)],从而能够与消化液中的脂肪酶接触,最终被分解成为脂肪酸等物质[见图 3-4(c)]。

（3）肠液。小肠液是由十二指肠腺细胞和肠腺细胞分泌的一种弱碱性液体,pH 值约为 7.6。小肠液中含有许多消化酶,如氨基肽酶、α-糊精酶、麦芽糖酶、乳糖酶、蔗糖酶、磷酸酶等,还含有可激活胰蛋白酶原的肠激活酶。小肠液中主要的无机物为碳酸氢盐。

六、大肠是食物残渣的暂存场所

经过小肠的运动和消化液的消化之后,绝大多数营养成分在小肠里被彻底消化并吸收,未被消化的食物残渣由小肠进入大肠。大肠成为这些消化后的食物残渣的临时储存仓库,可以把它看成人体的"垃圾存储场"。大肠是消化系统的最后部分,其最粗处直径为

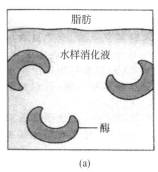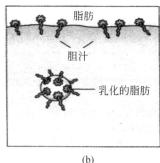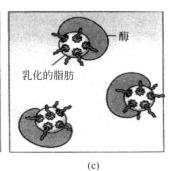

(a)　　　　　　　　(b)　　　　　　　　(c)

图 3-4　脂肪被胆汁乳化示意图

5～8厘米,大约是小肠的两倍,但是大肠的长度不如小肠,只有1.5米左右。大肠可分为盲肠、结肠和直肠。其中,盲肠与小肠的回肠连接。从盲肠下端伸出来的阑尾和消化、吸收等都没有关系,但是近年来的科学研究发现,它也是身体免疫系统的一部分,有预防感染的功能。日常生活中常见的盲肠炎其实就是阑尾炎。

人类的大肠内没有重要的消化活动。正常情况下,人体大肠并不进行化学性消化活动,大肠内食物残渣的分解也多是细菌作用的结果,细菌可以利用肠内较为简单的物质合成B族维生素和维生素K,但更多的是细菌对食物残渣中未被消化的碳水化合物、蛋白质与脂肪的分解,所产生的代谢产物也大多对人体有害。

胃、小肠通过机械运动来帮助食物消化与吸收,大肠则通过机械运动帮助食物残渣得到暂时储存。因此,大肠的运动少而慢,对刺激的反应也较迟缓。

(1) 袋状往返运动。环状肌的无规律收缩能引起袋状往返运动,可使结肠袋中的内容物向两个方向作短距离位移,但并不向前推进食物残渣。

(2) 分节(或多袋)推进运动。由一个结肠袋或一段结肠收缩完成,把肠内容物向下一段结肠推动。

(3) 蠕动。由一些稳定向前的收缩波组成,收缩波前方的肌肉舒张,空间增大,而后方的肌肉收缩,产生闭合作用并推着食物残渣前行。

大肠中的细菌来自空气和食物,它们依靠食物残渣而生存,同时分解未被消化吸收的蛋白质、脂肪和碳水化合物。蛋白质首先被分解为氨基酸,氨基酸或是再经脱羧产生胺类,或是再经脱氨基形成氨,这些可进一步分解产生苯酚、吲哚、甲基吲哚和硫化氢等,这些物质是粪便臭味的主要来源;碳水化合物(包括一些可溶性膳食纤维)可被分解产生乳酸、醋酸等低级酸以及二氧化碳、沼气(甲烷)等;脂肪则被分解产生脂肪酸、甘油、醛、酮等,这些成分大部分对人体有害,有的可以引起结肠癌。而不溶性的复杂膳食纤维则可加速这些有害物质的排泄,缩短它们与结肠的接触时间,具有预防结肠癌的作用。

大肠的组成与结构如图3-5所示。

七、肝脏、胆囊和胰腺

1.肝脏

肝脏位于腹腔的右上方,膈的正下方,分为左叶和右叶。其中,左叶的大小约占肝脏

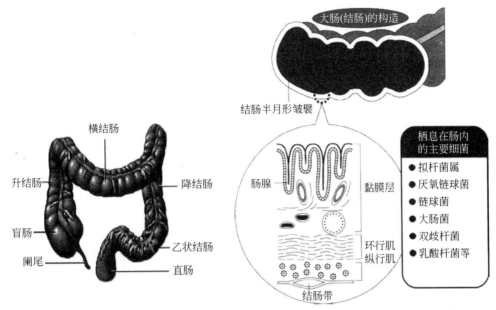

图 3-5 大肠的组成与结构

整体的四分之一。如果从正面观察的话,肝脏是一个呈三角形的红褐色器官,质量为 1200～1500 克。肝脏的 80% 是肝细胞,负责各项主要功能。大约 500 万个细胞聚集形成一个肝小叶,肝小叶是肝的基本结构和功能单位。肝脏中布满了肝动脉、肝静脉、门静脉、胆管等各式通道。

肝脏是人体新陈代谢最活跃的器官,是维持生命活动的一个不可缺少的重要器官。肝脏对消化的直接贡献是制造并向十二指肠提供胆汁。除此之外,在人体内肝脏还具有以下功能:在物质代谢过程中,肝脏维持人体血糖浓度的相对稳定;参与脂类的运输、分解、合成等过程;合成血浆清蛋白、纤维蛋白原和凝血酶原等多种蛋白质;参与氨基酸、维生素的代谢;处理掉一些人体不需要的激素等。肝脏还参与人体内重要的生物转化过程,某些生物活性物质、代谢产物(如激素、氨、胆红素等)、外源性物质(如食品中的添加剂、治病服用的药物、酒精、进入人体的有毒、有害物质)等,经过肝脏的处理之后,毒性减弱或水溶性增加,最后被排出体外。

2. 胆囊和胰腺

(1) 胆囊。胆囊的形状类似于梨形,长度 7～9 厘米,容量 30～50 毫升,可以暂时储存肝脏分泌的胆汁。胆囊不仅只是个胆汁的临时"仓库",还具有浓缩胆汁的功能。空腹时胆囊舒张,胆汁进入胆囊,胆囊壁吸收胆汁中的水分和氧化物,可以使胆汁浓度浓缩 6～10 倍。当进食 3～5 分钟之后,食物从胃的幽门出来,在通过十二指肠的时候,十二指肠黏膜产生缩胆囊素使胆囊收缩,最终将胆囊中的胆汁排泄进入十二指肠,胆汁与食物充分混合后进入小肠。此外,胆囊还能分泌黏液保护胆道黏膜免受浓缩胆汁的侵蚀和溶解。

(2) 胰腺。胰腺的长度大约有 15 厘米,质量为 70～100 克,外形像一只勺子,顶端部分与十二指肠相连。胰腺的细胞每天会分泌1000毫升左右的胰液,胰液中含有分解蛋白质、脂肪和碳水化合物的各种酶类,还有碳酸氢钠,可中和胃酸,由此促进小肠对食物进行消化。

胰腺还具有十分独特的重要功能,可以分泌激素进入血液,调节血液中的血糖浓度。胰腺中的胰岛内部存在两种能够产生激素的细胞。其中,α细胞能够产生胰高血糖素,β细胞可以产生胰岛素。这两种激素被胰岛细胞生产出来之后进入毛细血管汇集到肝脏的中央静脉。胰岛素在人体进食之后血糖升高之际被释放出来,帮助降低血糖浓度;胰高血糖素则是在人体血糖浓度较低的时候才被释放出来,促进人体肝脏等组织器官向血液释放葡萄糖以提高血糖浓度。

肝脏、胆囊、胰腺和十二指肠的结构关系如图3-6所示。

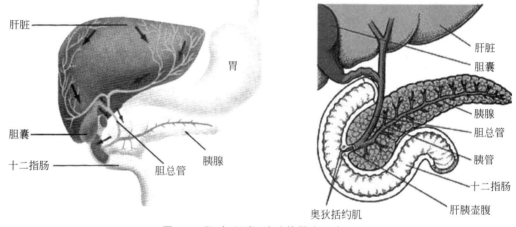

图3-6　肝脏、胆囊、胰腺等器官示意图

第三节　营养素的吸收

经过消化后的食物中所含营养素等小分子物质通过消化道进入血液或淋巴液再进入肝脏的过程被称为吸收。小肠是营养素吸收的核心场所,绝大多数的营养素都是在小肠内吸收的。

一、小肠是营养素吸收的核心场所

食物吸收的主要部位是小肠上段的十二指肠和空肠。回肠和大肠的吸收功能比较弱,主要是吸收水分和残余的矿物质等营养素。

小肠之所以能够成为营养素吸收的核心场所,是因为它的构造十分奇特。小肠内侧表面是由黏膜所构成的凹凸皱襞,也称为环状皱襞,环状皱襞中有无数突起的绒毛,绒毛内藏有血管和淋巴管,可以把吸收来的营养物质运送到血液中。绒毛的表面又密密麻麻地丛生着更细小的微绒毛。凭借这样的三重精密构造,小肠与食糜接触的表面积扩大至原来的600倍,可达200平方米!此外,小肠的这种结构也使小肠内径变细,从而增大了食糜流动时的摩擦力,延长了食物在小肠内的停留时间,为食物在小肠内的吸收创造了有利条件。这就是小肠能够高效率地吸收食糜中的各种营养物质的奥秘所在。小肠的构造如图 3-7 所示。

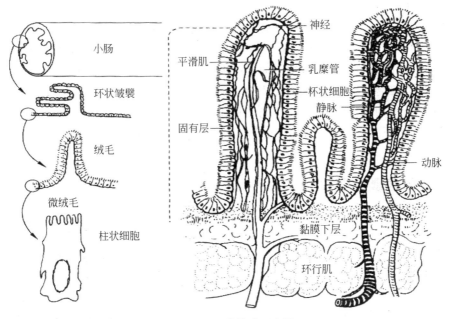

图 3-7　小肠的构造示意图

食物在胃里的停留时间只有四五个小时,可是在小肠里的停留时间有时却长达十几个小时。在这段时间里,小肠展开浑身解数,把各种大分子的营养物质分解成葡萄糖、脂肪酸、氨基酸等小分子物质。与此同时,成千上万个小肠绒毛在食糜中不断地伸缩、摇摆,仔细搜索每一个可供吸收的营养素小分子物质,一旦找到就把它们送到血液或淋巴管中去,血液或淋巴液再把这些营养素输送到身体各组织供人体利用。

二、营养素的吸收方式

小肠细胞膜的吸收作用主要依靠被动转运与主动转运来完成。其中,被动转运主要包括被动扩散、易化扩散、滤过作用等。被动转运不需要耗费能量,营养物质由高浓度向低浓度方向行进;主动转运则需要消耗能量,营养物质从低浓度向高浓度方向行进。

(1)被动扩散。通常物质透过细胞膜,与该物质在细胞膜内外的浓度有关。不借助载体,不消耗能量,物质从膜的高浓度一侧向低浓度一侧透过称被动扩散。由于细胞膜的基质是磷脂双分子层,脂溶性物质更易进入细胞。一般情况下,脂溶性营养素进入细胞的速度决定于它在脂质中的溶解度和分子大小,溶解度越大,透过速度就越快;而在脂质中的溶解度相等的物质,分子较小的营养物质透过的速度较快。

(2)易化扩散。非脂溶性物质或亲水物质,不能透过细胞膜的双层脂类,需在细胞膜蛋白质的帮助下,由膜的高浓度一侧向低浓度一侧扩散或转运的过程就是易化扩散。易化扩散可被看成需要膜上蛋白质参与的特殊"被动扩散"。

（3）滤过作用。消化道上皮细胞可以看作滤过器,如果胃肠腔内的压力超过毛细血管时,水分和其他物质就可以被过滤进入血液。

（4）渗透作用。渗透可看作特殊情况下的扩散。当膜两侧产生不相等的渗透压时,渗透压较高的一侧将从另一侧吸引一部分水,以此达到渗透压的平衡。

在小肠,有一部分营养素以被动转运的形式被人体吸收,另外还有一部分营养素则是以主动转运的方式被人体吸收。在许多情况下,某种营养成分必须要逆着浓度梯度(化学的或电荷的)由低浓度向高浓度的方向穿过细胞膜,这个过程称主动转运。营养物质的主动转运需要有细胞膜上载体的协助,载体实质上是运输营养物质进出细胞膜的脂蛋白。在实施主动运输的过程中,营养物质先要和载体结合成复合物才能进入细胞;进入细胞之后,复合物再放下营养物质,以载体的形式重新回到细胞外,继续开展运送营养物质的工作。

三、各种营养素的吸收

（一）碳水化合物的吸收

食物中的碳水化合物被消化成单糖后,在小肠上段被吸收,但各种单糖的吸收速度不同。若以葡萄糖的吸收速度为 100,则半乳糖为 110,果糖为 43,甘露糖为 19 等。由此可推测,葡萄糖在小肠上皮细胞是以主动转运的形式被吸收的。葡萄糖被吸收后进入血液,经门静脉进入肝脏,然后在肝内储存或参加全身循环。碳水化合物的消化与吸收过程如图 3-8 所示。

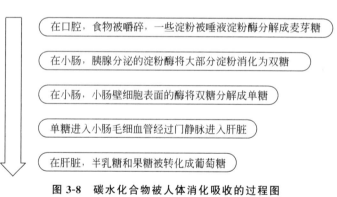

图 3-8　碳水化合物被人体消化吸收的过程图

（二）蛋白质的吸收

蛋白质只有在小肠内被分解成氨基酸之后才能被人体吸收。氨基酸的吸收部位主要在小肠上段。氨基酸的吸收速度较快,当食糜到达小肠末端时,各种氨基酸一般都已被吸收殆尽。氨基酸在小肠也是以主动运输的形式被吸收的。蛋白质的消化与吸收过程如图 3-9 所示。

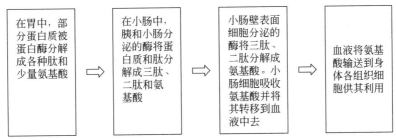

图 3-9　蛋白质被人体消化吸收的过程图

（三）脂类的吸收

脂肪经胆盐乳化在十二指肠中与各种脂肪酶接触，被水解为甘油一酯、甘油和脂肪酸。这些脂肪的水解产物在小肠黏膜细胞中以扩散方式被吸收。其中，10 个碳以上的长链脂肪酸和甘油一酯在小肠黏膜内重新酯化为甘油三酯，以乳糜微粒的形式进入淋巴循环后再进入血液。10 个碳以下的中、短链脂肪酸即以游离态通过小肠黏膜细胞进入血液循环经门静脉入肝。脂肪的消化与吸收过程如图 3-10 所示。

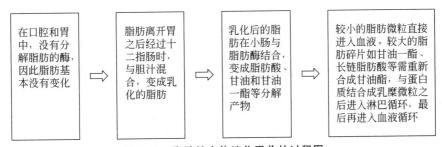

图 3-10　脂肪被人体消化吸收的过程图

（四）维生素的吸收

由于维生素对其他营养素的生理代谢具有重要作用，因此，总体上来说，大多数的维生素是在小肠的上部吸收。其中，水溶性维生素的吸收的速度快，脂溶性维生素的吸收需要脂类物质的协助，因此其吸收速度较慢。

1. 脂溶性维生素的吸收

（1）维生素 A 的吸收。维生素 A 与胡萝卜素的吸收场所主要是在小肠上端。维生素 A 和胡萝卜素的吸收过程完全不同。其中，胡萝卜素的吸收为物理扩散性，吸收量与摄入量相关。小肠细胞内含有胡萝卜素双氧化酶，进入小肠细胞的胡萝卜素在双氧化酶的作用下被分解为视黄醛或视黄醇。维生素 A 主要以主动吸收的方式被人体利用，吸收过程中需要能量，并且吸收速率要比胡萝卜素的吸收速率快 30 倍左右。胡萝卜素或维生素 A 在小肠细胞中首先被转化成棕榈酸酯，与乳糜微粒结合之后再通过淋巴系统进入血液循环。多余的维生素 A 可被人体储存在肝脏，在人体需要的时候再释放至血液中供组织器官利用。

（2）维生素 D 的吸收。维生素 D 吸收最快的部位在小肠上端,也就是在十二指肠和空肠,但由于食物通过小肠的时间较长,少量的维生素 D 也可在回肠被吸收。食物中的维生素 D 进入小肠之后,在胆汁的作用下首先与其他脂溶性物质一起形成胶团物质,然后以被动吸收的方式进入小肠黏膜细胞。绝大多数的维生素 D 与乳糜微粒结合之后进入淋巴系统。在血液中,部分维生素 D 与特异载体蛋白结合被运输到需要的组织器官中。还有部分维生素 D 则随着乳糜微粒进入肝脏进行储存。值得说明的是,皮下脂肪中的维生素 D 可以与结合蛋白相结合直接进入循环系统供人体利用。

（3）维生素 E 的吸收。在有胆酸、胰液和脂肪存在的条件下,维生素 E 经过酯酶的作用之后被小肠上皮细胞吸收,再由乳糜微粒携带经过淋巴系统到达肝脏。在血液运输过程中,维生素 E 可以从乳糜微粒中转移到其他脂蛋白上去,发挥保护脂蛋白免受氧化损伤的作用。

（4）维生素 K 的吸收。在小肠,维生素 K 与乳糜微粒结合进入淋巴循环,最终进入肝脏。维生素 K 可附着在低密度脂蛋白和高密度脂蛋白上经由血液输送至身体各组织器官中,多余部分的维生素 K 可在肝脏储存备用。

2. 水溶性维生素的吸收

（1）维生素 C 的吸收。维生素 C 主要通过扩散或者主动转运形式由小肠进入血液循环,然后再转移到细胞内储存利用。

（2）维生素 B_1 的吸收。维生素 B_1 吸收的主要部位是空肠和回肠。浓度高时为被动扩散,浓度低时则为主动转运。主动转运时需要钠离子及 ATP(三磷酸腺苷)的协助才能顺利进行。维生素 B_1 被吸收后主要在小肠黏膜和肝内进行磷酸化后变成焦磷酸硫胺素才能发挥辅酶作用。

（3）维生素 B_2 的吸收。维生素 B_2 在小肠上端以依赖 Na^+ 的主动转运方式吸收,大肠也吸收食物中残余的少量维生素 B_2。维生素 B_2 进入血液之后,经过门静脉到达肝脏,然后再被血液送至身体组织细胞。

（4）维生素 B_6 的吸收。大部分维生素 B_6 通过被动扩散形式在空肠和回肠被吸收,经过磷酸化之后成为磷酸吡哆醛或磷酸吡哆胺进入血液。非磷酸化维生素 B_6 则被运送至肝脏,以膦酸吡哆醛的形式与蛋白质结合之后再经由血液输送至人体组织细胞。

（5）烟酸的吸收。烟酸主要是以辅酶的形式存在于食物中。食物中的烟酸经过消化后主要在小肠被吸收。烟酸经门静脉进入肝脏之后,在肝内转化为 NAD^+ 和 $NADP^+$。值得说明的是,肾脏也可直接将烟酰胺转变为 $NADP^+$ 供人体细胞利用。

（6）维生素 B_{12} 的吸收。食物中的维生素 B_{12} 大部分是与蛋白质结合的,在人体消化道内,在胃酸、胃蛋白酶及胰蛋白酶的作用下,维生素 B_{12} 被分解释放出来,并与胃黏膜细胞分泌的糖蛋白内因子结合成复合物。由于复合物对胃蛋白酶较稳定,需要经过较长的时间才能被消化,因此,与其他维生素不同,维生素 B_{12} 需要在小肠内行走较长时间才能被吸收,其吸收场所主要是回肠而不是空肠。

（7）叶酸的吸收。单谷氨酸叶酸在肠道内以主动转运的形式被吸收。混合膳食中的叶酸一般是以多谷氨酸的形式存在。由于多谷氨酸叶酸不容易被小肠吸收,因此,多谷氨酸叶酸先要分解成为单谷氨酸叶酸才能被人体更好地吸收利用。肝脏是叶酸的主要储存场所,每天可向血液中释放 0.1 毫克的叶酸,由此满足人体组织细胞的需要。

(五)矿物质的吸收

矿物质在小肠和大肠的各部位都可被人体吸收。其吸收速度取决于多种因素——pH 值、载体、饮食成分等都可影响矿物质的吸收。例如,人体对铁是以主动转运的机制进行吸收的,维生素 C 和维生素 E 都有助于人体对铁的吸收,而膳食纤维等则会降低人体对铁的吸收。

1. 常量元素的吸收

(1)钙的吸收。在小肠里,钙呈现为可溶性的离子化状态或者是低分子量的复合物,这两种形态都利于小肠对钙的吸收。人体对钙的吸收主要有两种途径,当人体需要钙量较高(或食物中的钙含量较低)时,钙以主动转运的方式被吸收;当钙的摄入量较高时,大部分钙以离子扩散的方式被吸收。

值得说明的是,水果、蔬菜中的植酸、草酸、膳食纤维等可降低人体对钙的吸收;随着年龄的增加,人体对钙的吸收率也有所降低;膳食中磷酸盐过多,也可降低钙的吸收;膳食中维生素 D 的含量对钙的吸收也会产生明显的促进作用。

(2)磷的吸收。磷的吸收部位在小肠,尤其在十二指肠及空肠部位磷吸收的速度快且数量多,在回肠吸收的较少。磷的吸收过程与钙类似。食物中的磷经过人体消化之后成为游离的离子化状态,然后以无机磷酸盐的形式被吸收。

(3)镁的吸收。食物中的镁经过消化之后,在人体的整个肠道中都可以被吸收。其中,空肠末端和回肠是吸收的主要场所,吸收率一般在 30% 左右。镁可以依靠被动扩散和消耗能量的主动吸收两种方式被人体吸收。

(4)钾的吸收。钾大部分在人体小肠吸收,吸收率为 90% 左右。此外,大肠也可吸收一部分食物中残存的钾。在肠道内钾主要以扩散作用被人体吸收,也有少部分的钾是以主动转运的方式被人体吸收利用。

(5)钠的吸收。钠主要在小肠上端被人体吸收,食物中的钠在人体的吸收率接近100%。一般情况下,钠在空肠以被动扩散方式被吸收,在回肠则是以主动转运的方式进入人体。

2. 微量元素的吸收

(1)铁的吸收。铁吸收的主要场所是十二指肠和空肠上端。食物中的铁分为血红素铁和非血红素铁,它们的吸收方式不同:非血红素铁主要以二价亚铁形式被吸收,还有部分的三价铁被细胞色素 B 还原为二价铁之后被吸收;血红素铁则是以金属卟啉的形式整体被吸收进入小肠黏膜上皮细胞,然后金属卟啉释放出游离的二价铁离子。铁在人体进行转运时,需要运铁蛋白的参与才能顺利进行。

(2)锌的吸收。锌的吸收部位主要在十二指肠和空肠,回肠也能吸收少量的锌。从肠道吸收的锌首先汇集在肝脏内,然后再随着血液输送至需要的组织中去。

(3)硒的吸收。硒的吸收部位主要集中在小肠,人体对食物中硒的吸收率一般在50% 以上。硒的吸收程度取决于硒的化学结构和溶解度,正常情况下,硒与氨基酸结合成硒蛋氨酸之后的吸收率要比无机形式的吸收率高,溶解度大的硒化合物比溶解度小的硒化合物吸收率也高。

　　(4)碘的吸收。碘的吸收部位主要在小肠。食物中的碘分为无机碘和有机碘。其中,无机碘(碘化物)在小肠的吸收率很高,几乎 100％会被人体吸收;有机碘则需先在消化道脱碘之后再以无机碘的形式被人体吸收。此外,与氨基酸结合的碘也可以被人体直接吸收。值得说明的是,进入血液中的碘主要被输送至甲状腺储存,甲状腺能够利用碘合成甲状腺素,对人体健康发挥重要作用。

(六)水分的吸收

　　人体每天从食物和消化液中得到的水为 5～10 升。其中,除去粪便中排出约 150 毫升、肺呼吸呼出约 350 毫升、皮肤蒸发约 500 毫升之外,绝大部分水在消化道里被人体吸收利用。水的主要吸收部位在小肠,大肠也可继续吸收食物残渣中剩余的水分,胃吸收的水分则很少。大部分水分主要以渗透作用和滤过方式被人体吸收。

　　各类营养素在消化道内的吸收部位如图 3-11 所示。

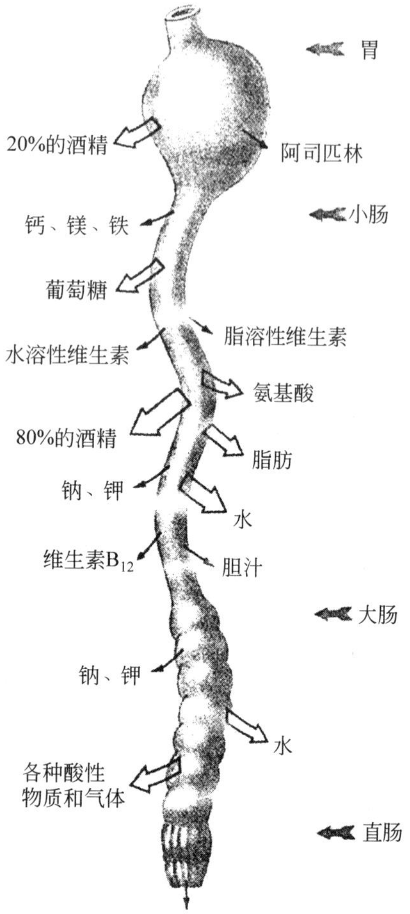

四、消化系统的健康维护

　　综上所述,如果人体消化系统出现了问题导致功能受损,就没有能力对食物进行充分的消化和吸收营养素,结果只能制造出营养物质丰富的粪便而已。为确保消化系统的健康,日常饮食生活应注意以下事项。

图 3-11　消化系统不同部位吸收的营养素

（图中标注：胃、阿司匹林、小肠、20％的酒精、钙、镁、铁、葡萄糖、水溶性维生素、脂溶性维生素、氨基酸、80％的酒精、脂肪、钠、钾、水、维生素B_{12}、胆汁、大肠、钠、钾、水、各种酸性物质和气体、直肠）

1. 避免暴饮暴食

　　暴饮暴食对消化道健康的危害是十分巨大的。这是因为,如果一餐中摄入的食物过量,或者说食物中蛋白质、脂肪的数量过多,胰腺就会受到刺激并快速分泌大量的胰液,如果胰管一时无法将过多的胰液送到十二指肠,就会造成胰液泛滥倒流回到胰腺里。酒精不仅能够刺激胰液的分泌,还会使胰液进入十二指肠的入口变窄,从而阻碍了胰液进入十二指肠,过量饮酒也提高了胰液倒流进入胰腺的风险。

　　一旦大量胰液倒流回胰腺的话,胰液中的胰蛋白酶抑制物的数量就不足以抑制胰液中的全部胰蛋白酶原活化,结果引起链式反应,很快所有酶原都被激活,开始对胰腺这个器官进行毁灭性的消化,从而引起急性胰腺炎发作。严重的急性胰腺炎患者可在数小时之内死亡！即使是轻度患者也会对胰腺造成不可恢复的损伤。由此可见,暴饮暴食和大量饮酒不仅不利于健康,还有可能引发致命的胰腺炎,这是在日常饮食生活中必须警惕的事情。

2.预防消化道疾病

胆结石(即胆囊结石)是一种十分常见的消化系统疾病,其主要机理是由胆汁中的胆固醇沉淀和结晶而形成了结石。结石的成分主要是胆固醇或者以胆固醇为主的混合物。据统计,胆结石常见于成年人,女性发病率远高于男性,其发病率是男性的 2～4 倍,呈现为明显"重男轻女"。饮食过量、不吃早餐、缺少运动等原因是导致胆结石发生的主要原因。多产多孕的女性更容易罹患胆结石病。为避免发生胆结石,日常生活中要注意科学饮食,尽量避免过量摄入生冷、油腻、高蛋白、刺激性强的食物,还要少饮酒,避免酗酒,以上措施对胆结石病具有较好的预防作用。

对于患有轻微的消化道疾病的人,如胰腺炎、胆囊炎、慢性胃炎、胃溃疡患者,日常饮食生活更要避免食用炸、煎、焗、烤等不易消化的食物,也要尽量避免饮用各种酒类、浓茶等对消化道刺激性较强的酒水和饮料,以免加重病情。

3.合理安排餐次并营造温馨的就餐环境

应根据不同人群的生理特点,制定合理的膳食制度。合理安排一天的餐次、两餐之间的间隔和每餐的数量与质量,使进餐与日常生活制度和生理状况相适应,与消化过程相协调。膳食制度安排适当,三餐定时,有利于人体形成条件反射,可在就餐时产生旺盛的食欲,有利于食物的消化与吸收。

进餐前后要保持愉快的心情。进餐过程中避免谈论不愉快的话题,尽量将注意力集中到食物上去。实践证明,进餐前后的负面情绪如愤怒、忧伤、害怕、恐惧等心理状态会严重影响胃肠的消化和吸收功能。要选择和谐宁静的场所进餐,尽量避免混乱嘈杂不安全的进餐场所。

此外,就餐后不宜立即进行紧张的脑力或体力活动,最好能够稍微休息一下,或者选择幽静安逸的环境散步休闲,也可以做一些轻松愉快的活动。进餐后适当休息或者进行少量的轻松愉快的休闲活动有助于提高胃肠对食物的消化能力。

总之,当今世界,竞争激烈,有时身体健康是比个人才华还要重要的个人资本。而身体健康的前提是从食物中摄取平衡合理的营养,这又需要拥有健康的消化系统、进食营养安全的食物以及和谐的精神状态。因此,善待我们的身体,精心维护胃、肠、肝脏、胰腺的健康,是值得每个人去做的一项十分重要的工作。

课 后 习 题

一、核心概念
消化　吸收　分节运动(小肠)

二、填空题
1.小肠内的上皮细胞的寿命大约是(　　　　　)。
2.将自己变形成为口袋状围住入侵者之后再把它分解消灭掉的细胞是(　　　　　)。
3.小肠的特殊构造,使它的表面积增大到(　　　　　)。
4.主导小肠的分节运动的肌肉是(　　　　　)。

5. 胆汁在消化过程中的重要作用是帮助消化（　　　　　）。

6. 人体胃中在酸性条件下发挥作用的酶类是（　　　　　）。

7. 大多数脂溶性维生素被吸收时需要（　　　　　）来帮助。

8. 维生素 B_{12} 的主要吸收场所不是在空肠而是在（　　　　　）。

9. 胰岛分泌的激素有（　　　　　）和（　　　　　）。

10. 脂肪必须经过（　　　　　）乳化作用才能被人体消化。

11. 暴饮暴食能够增加人体患（　　　　　）的风险。

三、思考题

1. 举例说明细胞、组织和系统之间的关系。

2. 在应激反应的情况下人体有何表现？

3. 肝脏有哪些重要的生理功能？

4. 胃的运动方式有哪些？

5. 小肠的运动方式有哪些？

6. 大肠的运动方式有哪些？

7. 胰岛素对人体健康有何重要性？

8. 简单论述肝脏、胰腺、胆囊、十二指肠之间的联系。

9. 小肠的构造有何特点？

10. 碳水化合物在人体内是如何被消化和吸收的？

11. 消化道不同部位吸收营养素有什么特点？

12. 影响人体钙吸收的因素有哪些？

13. 归纳脂溶性维生素吸收的特点。

14. 脂肪在人体内是如何被消化和吸收的？

15. 蛋白质在人体内是如何被消化和吸收的？

16. 提高消化系统生理功能的有效措施是什么？

四、实训题

1. 选一个悠闲的日子,比如说某个星期六或星期天,对照图 3-1 所表示的人体消化系统,在你的身体上尝试找到以下器官的位置：肝脏(包括胰腺和胆囊)、胃、阑尾和大肠。只有熟悉你的身体器官位置,才能更好地进行自我保护。例如,如果你的右下腹部疼痛的时候,你就会初步判断"是不是阑尾出了问题",当你肚脐以上部位疼痛的时候,你就会初步猜测"是不是胃有毛病了",这些知识在关键时刻或许能够帮你大忙。

2. 某人大量饮酒并同时进食大量食物之后,突然感觉到右上肋下方附近疼痛难忍,请你根据本章学过的内容,初步判定一下发生这样的症状可能的原因。

3. 结合你进餐前后的生理感受,思考一下人体的激素系统和神经系统是如何控制你开始进食和结束就餐的。

第 四 章

食品的营养价值

引言

 是基因决定了你的饮食嗜好

学习目标:

1. 掌握与食品营养价值相关的概念;
2. 掌握动物性食品的营养价值特点;
3. 掌握谷类、薯类、水果蔬菜的营养价值特点;
4. 掌握大豆的营养价值特点及其抗营养因子;
5. 掌握坚果和富含淀粉豆类的营养价值特点;
6. 掌握薯类的营养价值特点;
7. 掌握茶叶的营养价值特点及其保健作用;
8. 掌握酱油、味素、食盐等调料对人体健康的副作用;
9. 掌握食物成分表的解读方法;
10. 掌握食品营养标签的解读方法。

第一节 与营养价值相关的概念

一、正确理解食品的营养价值

食品的营养价值是指某种食物所含营养素和能量能满足人体营养需要的程度。由于任何一种食物都不可能含有人体需要的所有营养素,因此,对食物营养价值的评价就主要体现在以下两个范畴:一是食物中所含的营养素和能量能够满足人体需要的程度;二是膳食整体对维持或促进人体健康,特别是对预防慢性疾病的贡献。食物能够为人体提供营养素的价值,属于第一个范畴;而食物对于预防疾病的效应,以及调节人体生理功能的作用,则属于第二个范畴。

在第一个范畴中,主要关注食物中营养素的种类、数量和比例,被人体消化吸收和利用的效率等方面;在第二个范畴中,不仅要考虑所含营养素之间的平衡和相互作用,还要考虑到其他食物成分,特别是食品中所含的非营养素保健因子,以及食物成分与人体生理状态之间的平衡。

值得说明的是,由于很多非营养素成分往往也对人体健康发挥十分重要的作用,因此,有时候食物营养素的含量与其健康价值往往不一致。随着社会进步及经济发展,中国居民物质生活水平稳步提高,食物供应十分充沛,出现严重营养缺乏症的社会问题日益减少,而各种慢性疾病的发生率却在显著上升。在这种情况下,评价食物营养价值的因素就已经不仅仅是局限于营养素的绝对含量,而是更加注重食物在预防疾病中发挥的作用,以及食物在膳食整体营养平衡当中的贡献。换言之,尽管某种食物中的营养素含量并不是很高,但是如果该食物具有较强的预防疾病的功效,也要把该种食物视为营养价值高的食物。

食物不仅具有营养功能和防病的生理功能,而且还有令人心情愉悦的感官功能。食物的感官功能能够促进食欲,给人带来美妙的饮食享受。不过,值得说明的是,工业化食品的风味特色与其营养价值没有必然的联系,可以通过添加各种风味改良成分如食品添加剂达到提高感官功能的效果。因此,片面追求食物的感官享受往往不能获得合理营养和平衡膳食,有的甚至会增加人们罹患慢性疾病的风险。

二、营养价值的评价

人们选择食物的行为不仅取决于其销售价格的高低,而且还取决于个人的口味嗜好、传统观念和饮食心理需要等多种因素。正确的食物选择需要正确理解食品营养价值相关知识和明智的理性判断。只有科学掌握以下营养价值相关概念,才能全面科学地理解食品营养价值对人体健康的重要作用,并在此基础上,科学合理地选择食物,调配出丰富的日常饮食生活。

(一)营养价值的相对性

食物的营养价值并非绝对,而是相对的,不能以一种或两种营养素的含量来简单断定食物营养价值的高低优劣,必须看它在膳食整体中对营养平衡的贡献。除了6个月内的婴儿可以单纯依靠母乳健康生存之外,其他任何一种食物,无论其中的某种营养素含量如何丰富,都不可能代替由多种食物组成的平衡膳食。这种相对性体现在以下几方面。

首先,一种食物的营养素含量不是绝对的。不仅不同食物中能量和营养素的含量不同,即便是同一种食物,其不同品种、不同部位、不同产地、不同成熟度、不同栽培方法之间也有相当大的差别。因此食物成分表中的营养素含量只是这种食物的一个代表值。

食物的营养价值还受到储存、加工和烹调的影响。有些食物经过加工精制之后会损失原有的营养成分,也有些食物经过加工之后提高了营养素的吸收利用率,或者经过营养强化、营养调配而改善了营养价值。

其次,营养价值的评价会随着膳食模式的改变而变化。通常被称为"营养价值高"的食物,往往是指多数人容易缺乏的那些营养素含量较高,或多种营养素都比较丰富的食物。随着经济的发展和膳食模式的变化,人们缺乏和相对过剩的营养素也随之改变。因此,对食物营养素的评价也会因膳食模式的变迁而产生变化。众所周知,人们对脂肪含量的评价就是一个十分典型的例子。

最后,对食物营养价值的评价还受到人生理状态的影响。也就是说,食物本身没有改变,但人体对它的需求量却可能发生变化。不同生理状态的人,对各种营养素的需求也有所不同。对于某种营养素缺乏的人,提供这种营养素丰富的食物可以很好地改善其健康状态;而对这种营养素已经过剩的人,或者因某种疾病原因需要限制这种营养素的人来说,同样一种食物就有可能会对其健康带来诸多不利影响。例如,糖尿病患者就不能一次性大量摄入葡萄糖含量高的食物。

(二)营养素密度和营养质量指数

1. 营养素密度

因为不同种类的食物其含水量、所能提供的能量等都会有较大的差异,在评价各种食物的营养特点时,仅仅比较 100 克食物中的营养素含量,有时并不能科学地反映出不同食品营养价值的真正差异。此时,营养素密度(nutrient density,ND)这个概念就更能准确地评价食物的营养价值特点。

所谓营养素密度,即一种食物或膳食中的营养素含量与其所含能量的比值。它的表示方法是每 1000 千卡能量的营养素质量单位数,例如,标准小麦粉的蛋白质密度为 32 克/1000 千卡,钙密度为 90 毫克/1000 千卡。营养素密度的公式为:

营养素密度=(100 克某食物中的某营养素含量/100 克该食物所含能量)×1000

营养素密度指标在评价食物的营养价值方面具有显著的优点。例如,维生素 B_2 是膳食中摄入量容易偏低的一种营养素,一些营养相关的书籍通常推荐肉类、坚果、动物内脏等食物来补充人体的需要。不过,这样的维生素 B_2 摄入方法是否科学呢?假设炒葵花子的维生素 B_2 含量为 0.26 毫克/100 克,全脂牛奶的含量为 0.16 毫克/100 克,油菜的含量为 0.11 毫克/100 克。显而易见,葵花子中的维生素 B_2 含量最高。可是,如果仅从能量的视角来看,炒葵花子所含能量为 616 千卡,牛奶所含能量为 59 千卡,油菜所含能量为 23 千卡,炒葵花子的能量明显高于其他两种食物。在能量普遍过剩的当今社会,通过食用葵花子来补充维生素 B_2 显然不是一个好办法。

此时,如果从营养素密度的视角来看,就会得出比较科学合理的结果。炒葵花子、全脂牛奶、油菜的维生素 B_2 密度分别为 0.42 毫克/1000 千卡、2.71 毫克/1000 千卡和 4.78 毫克/1000 千卡,油菜的营养素密度最高。对于超重或肥胖者来说,选择牛奶或者油菜作为维生素 B_2 的供给来源就更为适当,能够避免摄入过多能量。从以上举例不难看出,仅仅根据 100 克食物中的营养素含量高低来判断食品的营养价值可能是不很恰当的。

人体对膳食中能量的需要量是有限的,而且膳食能量的供应量还必须要与体力活动相平衡。由于机械化、自动化、电气化和现代交通工具的应用,现代人的体力活动不断减少,同时食物极大丰富,人们从膳食中获得的能量超过身体能量需求导致的超重或肥胖已经成为社会问题。因此,从食物中获得充足的营养素的同时,能量的摄入也必须控制在合理范围之内,以平衡膳食获取均衡营养已经成为人们饮食生活的一个重要指针。

2.营养质量指数

比营养素密度更好地反映食物对人体健康的优劣的指标是营养质量指数(index of nutrition quality,INQ),用食物或膳食中含有各种营养素占每日推荐摄入量的百分比,与其能量占推荐摄入量的百分比之间的比值来表示,其公式为:

营养质量指数 = 食物某营养素密度 / 食物能量密度

= (营养素含量 / 营养素参考摄入量)/(食物产生的能量 / 能量参考摄入量)

INQ=1,表示该食物营养素与能量的供给能力平衡,即营养素供给能力与能量的供给能力相当,二者满足人体需要的程度相等,是"营养质量合格的食物";INQ>1,表示该食物营养素的供给能力超过能量的供给能力,也是"营养质量合格的食物",该食物特别适合体重超重或肥胖者食用;INQ<1,表示该食物营养素的供给能力低于能量的供给能力,为"营养价值低的食物",长期食用该种食物,可能会发生该项营养素不足或供能过剩的危险。

INQ 的优点在于它可以根据不同人群的需求来分别进行计算,老年人、怀孕妇女、儿童青少年等特殊群体,他们的营养素推荐摄入量是不同的,由此,即使同一种食物,对不同人群来说,其营养质量指数也是不同的,这再次说明了食物营养价值具有相对性的道理。

(三)营养素的生物利用率

存在于食物中的各类营养素并非是人体可直接利用的状态,这些营养素必须要经过人体的消化、吸收和转化才能最终发挥其营养人体的作用。因此,一种食物对人体发挥的营养作用,与营养素的"生物利用率"密切相关。所谓生物利用率,是指某种营养物质被机体吸收进入人体循环的相对量和速率,是食品中所含营养物质经过消化、吸收和转化,真正在人体内代谢过程中被利用的程度。不同种类的食物,或者同种食物采用不同的加工烹调方式,以及与其他食物组成混合膳食的模式等,其营养素(尤其是矿物质元素)的生物利用率都会有所差异。影响营养素的生物利用率的因素主要有以下几方面。

首先,食物的消化率。消化率低的食物营养素生物利用率也低。例如,虾皮中富含钙、铁、锌等元素,但是由于在口腔中很难把虾皮嚼碎,因此,虾皮中矿物质元素的吸收率就比较低,由此导致虾皮中的营养素生物利用率也就低。

其次,食物中营养素存在的形式。例如,植物性食物中,铁主要以不溶性的三价铁复合物存在,由此造成铁的生物利用率低;而动物性食物中,铁为血红素铁,生物利用率就高。

再次,食物中营养素与其他食物成分之间的关系。有时,食物中的营养素与其他食物成分之间是相互拮抗的关系,如菠菜中由于草酸的存在使钙、铁的生物利用率普遍降低,而牛奶中维生素 D 和乳糖则能够促进人体对钙的吸收。

最后,人体的生理状况与营养素的供应量。在人体生理需求急迫或者是食物供应不足时,许多营养素的生物利用率就会提高;反之,食物供应量充足时生物利用率则会有所下降。例如,乳母对食物中钙的吸收率就比正常人要高,而每天大量服用钙片则会导致人体对钙的吸收率显著下降。

总之,评价食物中的营养素在膳食中的意义时,营养素含量只是参考指标之一。如果仅仅以食物营养素含量作为评价指标的话,就有可能做出错误的膳食评价,影响正确选择食物和调配膳食。只有根据食物的特点、人体生理状况等综合信息,结合营养素的生物利用率,才能得出正确结论。

(四)食物中的抗营养因素

食物中不仅含有营养成分,也存在一些影响营养素吸收利用的物质。例如,妨碍蛋白质吸收的蛋白酶抑制剂普遍存在于豆类、谷类和薯类当中,只不过,谷类和薯类中的蛋白酶抑制剂耐热性差,而豆类的蛋白酶抑制剂活性较强,而且需要较长时间才能失去活性。再如,蔬菜中的草酸、豆类和谷类中的植酸也会降低蔬菜中多种矿物质的吸收和利用。

食物中抗营养因素的存在,也在一定程度上影响到食物营养素的生物利用率。在营养素供应不足的时候,人们通常希望去除抗营养因素,以避免出现营养缺乏问题。然而,对食物中抗营养因素的评价,也因时代的推移而改变。目前已经发现一些传统的抗营养因子对人体具有独特的保健作用,适量摄取时对某些疾病具有预防和控制效果。例如,植酸会干扰锌、铁的吸收,却具有抗氧化作用,并且还有延缓餐后血糖快速上升的作用;十字花科类蔬菜中含有硫甙物质,在膳食中碘缺乏的条件下有可能促进发生甲状腺肿疾病,可是,在碘供应充足时却能发挥预防癌症的重要作用。

(五)食物中的有害成分

由于每个人的体质差异很大,一些人可能对营养价值很高的食物发生不耐受甚至食物过敏的现象。对于少部分特殊体质的人,营养丰富的鱼、虾、蟹、牛奶、牛肉、豆类等高蛋白质食物都是引起身体过敏反应的食物。因此,这部分特殊群体就要改变以营养价值高低作为选择食物的指导方针,首先重点考虑食物的安全性,严格避免食用过敏食品或不耐受食品。同样,如果食品受到来自微生物或化学毒物的污染,并且污染程度已经达到危害健康的程度,则也需要将食物营养价值的视角转向食品安全,不得食用污染严重的食物。

(六)食物的血糖生成指数

这是用来评价食物碳水化合物对体内血糖影响的一个指标。具体见第二章碳水化合物部分内容。

三、食品营养标签与食物成分表

(一)食品营养标签

我们在超市或购物商场里挑选食品的时候,由于工业化食品大多是由各种食物原料组合加工成的,无法凭借以往经验准确判断它们的营养价值特点。为了帮助广大消费者科学地挑选各种休闲食品,我国政府规定工业化生产的食品,必须在包装的显著位置标明食品营养标签,公开食品中的营养成分。

《预包装食品营养标签通则》(GB 28050—2011)对营养成分的标示提出了具体要求,即营养成分的含量标示使用每100克(g)、100毫升(mL)食品或每份食用量为单位,营养成分的含量用具体数值表示,同时标示该营养成分含量占营养素参考值[又称"中国食品标签营养素参考值"(NRV)。该参考值的能量设定为8400千焦,且蛋白质、脂肪、碳水化合物供能分别占成年人每天能量总需要量的13%、27%与60%]的百分比。从营养标示的项目来看,主要有蛋白质、脂肪、碳水化合物、钠四种营养素和能量,即所谓的"4+1"。"4+1"是必须标示的营养成分。其他营养素可以选择性标示。例如,牛奶富含钙,对乳品就可以在"4+1"之外标出钙含量,以显示产品的独到之处。此外,含量占营养素参考值(NRV)的百分比也是必须标示的内容。值得说明的是,按照国家要求,这个营养素标示的排列顺序是不能随意改变的,只能以能量、蛋白质、脂肪、碳水化合物、钠的顺序依次标示。以巴氏牛奶为例,从能量看,100毫升牛奶中含有253千焦的能量,占成年人每天能量需要量的3%。100毫升牛奶中三大产能量营养素即蛋白质、脂肪、碳水化合物含量分别为3.0克、3.3克、4.7克,分别占成年人每天需要量的5%、6%、2%,钠的含量为60毫克,占成年人每天需要量的3%。某品牌的巴氏牛奶的营养标签如图4-1所示[(b)图是巴氏鲜牛奶的营养成分表]。值得说明的是,为突出乳品钙含量高的特点,该产品还选择性地标示了钙含量。

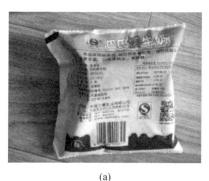
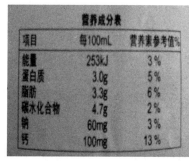

(a)   (b)

图4-1　牛奶的营养成分表中的内容

某些食品可以豁免强制标示营养标签,主要有:

(1) 生鲜食品,如包装的生肉、生鱼,新鲜的水果蔬菜、禽蛋等;

(2) 乙醇含量≥0.5%的饮料酒类;

(3) 包装总表面积≤100平方厘米或最大表面面积≤20平方厘米的食品;

(4) 现制现售的食品;

(5) 包装的饮用水;

(6) 每日食用量≤10克或10毫升的预包装食品;

(7) 其他法律法规规定的可以不标示营养标签的预包装食品。

(二) 食物成分数据库与食物成分表

食物成分数据是描述食物中某成分含量水平的数值。正确的数据是研究人员正确评估食物营养价值的基础,也是进行合理的食物选择和搭配膳食的有力工具。为了规范地描述和表达食物成分的数据,使食物成分的数据得到共享和充分利用,2015年国家卫计委颁布实施了《食物成分数据表达规范》,编制出版了食物成分数据库和食物成分表。

食物成分数据库是一个国家或地区重要的公共卫生数据,也是按照一定的方式和规则排列组成的各种食物成分数据的集合。食物成分表是描述食物成分及其含量数据的表格,是食物成分数据库的重要内容,一个国家或地区的食物成分表往往包括了当地常用食物和有健康意义的多种数据。我国在 2002 年出版了《中国食物成分表》,其电子数据库称为《中国食物成分数据库》。

食物成分表的主要内容为一般营养成分表,即《中国食物成分表》(2002),包括 21 类 1506 个食物的 32 个营养数据,其中就包括能量、蛋白质、脂肪、碳水化合物、矿物质、维生素、水等基本成分的数据,此外,还有其他成分表如氨基酸数据表、脂肪酸数据表、食物血糖生成指数表等。食物成分表每个食物都对应唯一的数码,在食物的一般营养成分表、其他成分表中相同的食物编码是相同的。具体编码方法是,采取 6 位数字编码方法,前 2 位数字是食物的类别编码,第 3 位数字是食物的亚类编码(如果该类食物没有亚类,则该食物的亚类编码为"0"),最后 3 位数字是食物在亚类中的排列序号。

以小麦为例,小麦的编号为 01-1-101,其中 01 是类别编码,所有的谷类及制品的类别编码都是 01,第 3 位数字是 1,这是亚类(小麦类)编码,101 是在此亚类下小麦的排列序号。再如粳米(标一),其编号为 01-2-101,其中 01 是类别编码,第 3 位数字是 2,这是亚类(稻米类)编码,101 则是在此亚类下粳米(标一)的排列序号。食物成分表的标准格式如图 4-2 所示。

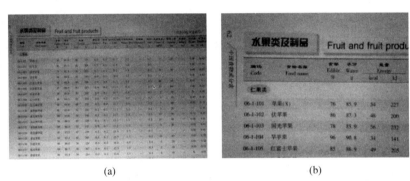

(a) (b)

图 4-2　食物成分表的标准格式举例[(b)图是(a)图的局部放大]

查阅食物成分表可知各种食物的营养素含量等信息,能够极大地方便营养配餐工作。只不过,任何数据都有局限性,食物成分数据库也存在以下局限:首先,食物作为一种天然生物原料,其成分随地区、季节等有其变异性。由此,数据库中的任何一种食物并不能准确地被认为是当地同样食物的成分水平。其次,对于加工食品来说,涉及食物成分的损失,食物成分数据的有效性也是有限的。最后,已经给定的食物成分也会随着时间的推移而改变。究其原因,可能是由于食物的生产配方改变了,也有可能随着科学技术进步能够检测到更精确的数值。因此,在使用食物成分表的时候,一定要选择最恰当、最准确的数据,或者挑选最接近的数据进行替代。

第二节　动物性食品的营养价值

一、畜禽肉的营养价值

　　畜禽肉类主要包括猪、牛、羊、兔肉以及鸡、鸭、鹅肉等，也包括畜禽的内脏及其制品。该类食品不仅能供给人体优质蛋白质、脂肪、矿物质和维生素，而且还可加工成各种制品和菜肴，是人类重要的食物资源。畜禽肉的营养素分布因动物的种类、年龄、肥瘦程度及部位不同而差异较大。肥瘦不同的肉中脂肪和蛋白质的变动较大；动物内脏脂肪含量少，蛋白质、维生素、矿物质和胆固醇含量较高。

（一）畜禽肉组织结构

1. 肌肉组织

　　肌肉组织是畜禽肉的主要构成部分，也是肉类最有食用价值的部分。正常情况下，畜禽肉肌肉组织占肉体的 $50\%\sim60\%$。横纹肌是构成肌肉组织的主要成分，肌纤维是构成横纹肌的最小结构单位。肌纤维含有大量的优质蛋白质、较多的矿物质和各种酶类，对人体健康发挥着不可替代的重要作用。

2. 脂肪组织

　　脂肪组织是决定肉品质的重要因素，它也决定肉的食用价值。脂肪组织一般沉积在皮下、肾脏周围及腹腔内肠膜的表面，一部分与蛋白质相结合存在于肌肉中，一般占肉体的 $20\%\sim30\%$。肌肉中的脂肪称为肌间脂肪，能使肉的风味柔滑而鲜美，因而食用价值很高。

3. 结缔组织

　　结缔组织在畜禽体内执行着机械职能，由它连接着机体各部，建立起软硬支架，具有连接和保护机体组织的作用。畜禽肉体内的结缔组织有腱、筋膜、血管等。正常情况下，结缔组织占肉体的 $9\%\sim11\%$。结缔组织主要由两种蛋白质构成，即胶原蛋白与弹性蛋白，其营养价值低且不易消化。

（二）畜肉类的营养价值

1. 蛋白质

　　畜肉类的蛋白质主要存在于动物肌肉组织和结缔组织中，含量占动物总重量的 $10\%\sim20\%$。其中，猪肉蛋白质含量较低，平均在 15% 左右；牛肉蛋白质含量较高，为 $15\%\sim20\%$，羊肉蛋白质含量为 $9\%\sim17\%$，介于猪肉和牛肉蛋白质含量之间。

　　从畜类胴体的不同部位来看，蛋白质含量最高的部位是里脊，奶脯部位含量最低。例如，猪里脊蛋白质含量高达 21%，而奶脯肉含量仅为 3% 左右。家畜内脏中，肝脏蛋白质含量高，约为 19%，心肾蛋白质含量一般在 $14\%\sim17\%$。某些畜肉如兔肉，肌肉组织中蛋白质含量超过 20%，脂肪含量低，只有 0.5%，并且胆固醇含量极低。由于它具有这些营养特点，非常适合老年人及患有心脑血管疾病的人食用。

畜肉类蛋白质中含有各种必需氨基酸,尤其是精氨酸、组氨酸、苏氨酸、赖氨酸和蛋氨酸等植物性蛋白所缺少的氨基酸,而且在种类和比例上接近人体需要,极易被人体消化吸收利用,所以,营养价值很高,属于完全蛋白质。在结缔组织中的间质蛋白,其色氨酸、酪氨酸、蛋氨酸的含量很少,属于不完全蛋白质。

2. 脂类

畜肉类的脂类主要包括脂肪和胆固醇。脂肪可以分为蓄积脂肪和组织脂肪两大类。蓄积脂肪是能量集中的储存场所,包括皮下脂肪、肾脏周围脂肪、大网膜脂肪和肌肉间脂肪;组织脂肪为肌肉及脏器内的脂肪,也就是"瘦肉"里所隐藏的肉眼见不到的脂肪。

不同的畜肉品种脂肪含量不同,脂肪酸的种类也不同。畜肉中脂肪含量在10%~30%,含饱和脂肪酸较多,熔点高,不易被人体消化吸收。脂肪的熔点与饱和脂肪酸的比例有关,猪脂肪含有40%左右的饱和脂肪酸,通常在常温下呈现为液态,消化率可达90%;牛和羊是反刍动物,脂肪中的饱和脂肪酸比例在50%以上,熔点在40℃以上,在正常体温下仍然难以液化,消化率比较低。

畜肉脂肪中除了三酰甘油酯之外,还混有少量的卵磷脂、胆固醇和脂色素等成分。在畜禽的脑、内脏中含有比较多的胆固醇,应避免过多摄入。

3. 碳水化合物

总体来说,畜肉中碳水化合物含量都很低。畜肉中的碳水化合物主要是糖原,另一部分存在于肝脏,一部分存在于肌肉组织中,其正常含量平均占动物体重的5%左右。动物宰杀后,由于过度疲劳,糖原含量下降。在储存过程中,由于糖酵解作用继续进行,使畜类体内的糖原继续减少,少部分发生不完全氧化分解成乳酸,肉的酸性增强。

4. 矿物质

畜肉中矿物质含量为1%~2%,是铁、锌、铜、硒的重要膳食来源。其中,钠和磷的含量较高,钾的含量则低于蔬菜、水果、豆类、粗粮等植物性食品,钙含量则更低。肉中所含的铁主要以血红素铁的形式存在,吸收利用不受其他因素的影响,生物利用率高,是膳食铁的良好来源。肝脏是铁的储存器官,含铁量居各脏器之首,如100克猪肝里含铁高达22.6毫克,其他内脏器官如肾中也含有较多的矿物质。畜血中含有多种矿物质,吸收利用率高,尤其是膳食铁的优质来源。

5. 维生素

畜肉中含有丰富的B族维生素,包括维生素 B_1、维生素 B_2、维生素 B_{12}、烟酸、叶酸等。内脏中也含有一些脂溶性维生素如维生素 A、维生素 D、维生素 E,维生素 C 的含量非常少。肝脏是各种维生素在动物体内的主要储存场所。值得说明的是,瘦肉中的脂溶性维生素含量较少,肥肉中主要成分是脂肪,维生素的含量比较低。

衡量一种食物的营养价值高低不能以营养素含量作为唯一指标,要综合考量各种相关因素。表 4-1 列出了猪肉(食物成分表中的编码为 08-1-101,本章食物名称后括号内都是指该食物的食物编码)、牛肉(08-2-101)和羊肉(08-3-101)的营养成分特点及其与 NRV的比值。由表 4-1 可知,每 100 克猪肉、牛肉和羊肉提供的能量分别为 395 千卡、125 千卡和 203 千卡,大约是成年人每天能量需要量的 20%、6% 和 10%。究其原因,主要是因为猪肉的脂肪含量高,每 100 克猪肉中脂肪含量高达 37.0 克,远远高于牛肉的 4.2 克和羊肉的 14.1 克。这些数据提醒我们,100 克肥瘦相间的家畜肉当中,猪肉所提供的能量最高,大约是牛肉的 3 倍、羊肉的 2 倍!我们吃烤肉的时候,从营养学的视角出发,如果想要兼顾美味与健康的话,还是尽量选择牛肉为好。再看蛋白质,牛肉含量最高而猪肉含量最低,分别为 19.9 克、13.2 克,牛肉比猪肉多 6.7 克;羊肉蛋白质与牛肉相近,为 19.0 克,也比猪肉多 5.8 克。猪肉、牛肉和羊肉蛋白质与 NRV 的比值分别为 0.22、0.33 和 0.32,说明牛肉蛋白质能够更好地满足人体需要。猪肉的碳水化合物、硫胺素和核黄素的含量要高于牛肉和羊肉,视黄醇含量高于牛肉但是比羊肉低。

表 4-1　猪肉、牛肉和羊肉的营养素含量及其与 NRV 的比值

营养素	能量/千卡	蛋白质/克	脂肪/克	碳水化合物/克	视黄醇当量/微克	VB$_1$/毫克	VB$_2$/毫克	钙/毫克	铁/毫克	锌/毫克
猪肉(A)	395	13.2	37.0	2.4	18	0.22	0.16	6	1.6	2.06
牛肉(B)	125	19.9	4.2	2.0	7	0.04	0.14	23	3.3	4.73
羊肉(C)	203	19.0	14.1	0.0	22	0.05	0.14	6	2.3	3.22
NRV(D)	2000	60	60	300	800	1.4	1.4	800	15	15
A/D	0.20	0.22	0.62	0.01	0.02	0.16	0.11	0.01	0.11	0.14
B/D	0.06	0.33	0.07	0.01	0.01	0.03	0.10	0.03	0.22	0.32
C/D	0.10	0.32	0.24	—	0.03	0.04	0.10	0.01	0.15	0.22

　　注:猪肉、牛肉和羊肉的营养素含量都是指 100 克可食部分的数值;此外,表中比值的计算结果四舍五入保留至小数点后 2 位。本章各表中数字均是如此。

(三)禽肉类的营养价值

　　鸡、鸭、鹅、鹌鹑、火鸡、鸵鸟等养殖禽类的肉统称为禽肉,以鸡肉为代表,由于禽肉的颜色比较浅,因此习惯称为"白肉",在西餐中主要搭配白葡萄酒。

1. 蛋白质

　　去皮鸡肉和鹌鹑的蛋白质含量比畜肉稍微高一些,大约为 20%,鸭、鹅的蛋白质含量分别为 16% 和 18%。与畜肉类似,禽肉的蛋白质也是优质蛋白质,生物价与猪肉和牛肉相当。禽肉蛋白质因生长部位不同而质量也有一定的差异。例如,鸡胸肉蛋白质含量约为 20%,鸡翅大约为 17%。在禽类内脏中,肝脏和心脏各自含有的蛋白质为 13%~17%,胗部的蛋白质含量比较高,在 18% 左右。

2. 脂类

　　在各种肉用禽类中,火鸡和鹌鹑的脂肪含量比较低,在 3% 以下;鸡和鸽子的脂肪含量在 14%~17%,鸭和鹅的脂肪含量较高一些,在 20% 左右。禽类的各部位当中,翅膀的脂肪含量为 12% 左右,胸脯肉的脂肪含量很低,通常只有 3%~5%,内脏中心脏脂肪含量最高,为 9%~12%,肝脏、胗等内脏的脂肪含量比较低。

　　禽肉脂肪中不饱和脂肪酸的含量高于畜肉,占总脂肪酸的 70% 以上,饱和脂肪酸的含量明显低于畜类脂肪,在室温下呈现为半固态。禽肉中胆固醇含量与畜肉相近,禽类的皮是脂肪含量较高的部分,其中脂肪组织脂肪含量可高达 90% 以上。

　　值得说明的是,禽类所含的脂肪多少与品种和育肥度高度相关。育肥的禽类脂肪含

量较高,如烤鸭所用的填鸭肉的脂肪含量高达40%,普通育肥鸡的脂肪含量也可达10%~20%,而散养鸡、乌骨鸡的肌肉部分脂肪含量则只有5%左右。

3. 维生素

禽肉中的维生素分布特点与畜肉高度相似,B族维生素含量丰富,特别是富含尼克酸。例如,100克鸡胸脯肉中尼克酸的含量为10.8毫克。脂溶性维生素的含量不高,例如,有的部位维生素E的含量只有90微克左右。

禽类内脏中的维生素含量比较高,是维生素A、维生素D、维生素E和维生素B_2的良好来源。禽类肝脏中的维生素含量高于畜肉,尤其是鸡肝中的维生素A含量非常高,禽类的肝脏和胗中的B族维生素含量也是十分丰富的。

4. 矿物质

与畜肉相似,禽肉中的铁、锌、硒等矿物质含量很高,但是钙的含量却不高。禽类肝脏中富含多种矿物质,含量远高于禽肉部分。肝脏和血液中铁的含量十分丰富,每100克含量高达10~30毫克,可算是膳食中铁的最佳来源。此外,禽类的心脏和胗也是矿物质含量丰富的食物种类。

综上所述,禽肉和畜肉的肌肉组织中富含B族维生素,但是维生素A、维生素D、维生素E含量较低。庆幸的是,内脏中尤其是肝脏这几种脂溶性维生素含量较高。值得说明的是,铁、锌等微量元素含量与组织的颜色有关,除肝脏富含多种矿物质和维生素之外,其他颜色红、活动多的部位也富含各种微量元素,如颈部、大腿等部位;活动量少的部位颜色较白,如胸脯肉,微量元素的含量也较低。因此,利用禽类的内脏作为补铁的食物也是一个不错的选择。

(四) 畜禽肉加工食品的营养价值

在日常饮食生活中人们经常食用的肉制品有腊肉、卤肉、熏肉等传统肉加工品,也有西式火腿、香肠等。正常肉类制品以畜禽肉为基础原料,适当添加其他配料,构成美味多样的肉加工制品。

各种西式灌肠的主要原料是瘦肉、淀粉、磷酸盐、食盐、亚硝酸、香辛料、盐等,也可酌情添加其他食物配料。肉制品中,水分含量越高,脂肪和蛋白质的含量越低。一般情况下,普通肉肠的蛋白质含量在15%左右,脂肪含量在20%~30%,胆固醇含量较高。脂肪可以让肠类口感滋润、切片性好,如果脂肪含量过低则肉肠的口感不佳。午餐肉的营养价值与灌肠相似,脂肪和胆固醇的含量普遍较高。西式培根采用五花肉制作则脂肪含量高,如果采用瘦肉制作则脂肪含量低,是蛋白质和矿物质的良好来源。

如表4-2所示,100克梅林午餐肉所含能量为1023千焦,脂肪含量为21.8克,分别占营养素参考值的12%、36%;100克的午餐方腿香肠所含能量为635千焦,脂肪7.5克,分别占营养素参考值的8%、13%,可知午餐肉中脂肪含量高,导致能量是午餐方腿香肠的1.5倍。不过,由于午餐方腿香肠中添加了较多的碳水化合物,因此,营养素参考值百分比是午餐肉的3倍。此外,由于午餐方腿香肠添加了较多的食品添加剂,因此其中的钠含量较高,差不多是午餐肉的1.5倍。综上所述,肥胖者要尽量少吃午餐肉罐头,高血压患者则要少吃方腿香肠。

表 4-2　加工类肉制品的营养成分表

项　目	梅林午餐肉罐头的营养成分表		午餐方腿香肠的营养成分表	
	含量(每 100 克)	营养素参考值/%	含量(每 100 克)	营养素参考值/%
能量	1023 千焦	12	635 千焦	8
蛋白质	10.0 克	17	11.0 克	18
脂肪	21.8 克	36	7.5 克	13
碳水化合物	2.7 克	1	10.0 克	3
钠	858 毫克	43	1300 毫克	65

与西式肉制品相比较,中式肉制品通常不加入淀粉和磷酸盐,因此水分含量明显低于西式灌肠,但因为肥肉含量较高,有时脂肪含量高达 40% 以上。传统酱肉的脂肪含量主要取决于肉类原料本身的含量,正常情况下,酱牛肉、去皮鸡肉等产品的脂肪含量会低于10%,而酱肘子、酱猪头肉、带皮酱鸭等肉制品的脂肪含量可达 20% 以上。

此外,在制作酱卤肉制品时,由于长时间烹制,一些 B 族维生素会遭到破坏,肉类缩水导致部分脂肪流失到汤中,但是矿物质等会被浓缩,酱卤制品中的蛋白质、铁、锌的含量都比原料肉的含量高,是人体蛋白质、矿物质、维生素的良好来源。值得说明的是,传统的腊肉和熏肉制作之后储存时间较长的话,部分脂肪会氧化,营养价值会略有降低。

近年来,WHO 曾经多次警告:食用过多的烟熏或腌制的肉制品,能够升高罹患癌症的风险。并且,肉制品中的食品添加剂如亚硝酸盐也能够诱发肝癌等疾病,因此,适当节制工业化肉制品,对人体健康会大有裨益。

二、蛋类及其制品的营养价值

蛋就是动物的卵,人们日常食用的禽蛋主要有鸡蛋、鸭蛋、鹅蛋和鹌鹑蛋等,间或也食用鸽蛋、火鸡蛋和鸵鸟蛋等。其中,尤以鸡蛋消费量最大。蛋类具有很高的营养价值和特殊的生化性质,被广泛应用于食品加工和各种烹调上。

(一)蛋的结构

各种蛋类大小不一,但结构基本相似,都是由蛋壳、蛋清、蛋黄三部分组成。以鸡蛋为例,每只鸡蛋平均重约 60 克,其中蛋壳占全蛋重的 11%～13%,主要由碳酸钙构成,壳上布满细孔,对微生物进入蛋内和蛋内水分过度向外蒸发起保护作用。蛋壳内面紧贴一层间质膜。在蛋的钝端,间质膜分离成一气室。蛋壳的颜色从白色到棕色,因鸡的品种而异,与蛋的营养价值无关。蛋清为白色半透明黏性溶胶状物质,分为三层:外层的稀蛋清、中层的浓蛋清和内层的稀蛋清。蛋黄由无数富含脂肪的球形微胞组成,呈浓稠、不透明、半流动黏稠物状态。鸡蛋中的蛋黄表面包有蛋黄膜,蛋黄被两条韧带固定在蛋的中央,蛋黄膜和韧带具有保护蛋黄免受伤害的作用。

(二)蛋的营养价值

1. 蛋白质

蛋类含蛋白质一般都在 10% 以上。全鸡蛋蛋白质含量为 12.8%,其中,蛋清中较低,含量大约为 11%,而蛋黄中含量则较高,大约为 17.5%。加工成咸蛋或皮蛋后,蛋白质含量变化不大。

鸡蛋蛋白质是优质蛋白质的杰出代表,是各类食物蛋白质中生物价值最高的一种。蛋清中所含蛋白质种类超过 40 种,主要有卵清蛋白、卵伴清蛋白、卵黏蛋白、卵胶黏蛋白、卵类黏蛋白、卵球蛋白等。蛋黄中蛋白质主要是卵黄磷蛋白和卵黄球蛋白。正常情况下,每个鸡蛋大约可以为人体提供 6 克的蛋白质。

我国传统饮食文化中有吃生鸡蛋的习俗。由于鸡蛋中含有蛋白酶抑制剂,不仅能抑制蛋白质的吸收,而且还能和鸡蛋中的生物素结合成极难被人体消化的复合物,妨碍人体吸收生物素,因此,生鸡蛋的消化吸收率很低,只有 50% 左右。烹调后可使鸡蛋中的抗营养因素完全失去活性,蛋白质的消化率可达 96%。

2. 脂类

蛋类脂肪的含量在 9%~15%。其中,蛋清中脂肪含量极少,98% 的脂肪集中在蛋黄内,呈乳化状,分散成细小颗粒,故易消化吸收。蛋黄中的脂类大部分为中性脂肪,含量在 62%~65%,其余的主要是磷脂和固醇。磷脂占脂类的 30%~33%,固醇类占脂类的 4%~5%,此外还有微量的脑苷脂类等。中性脂肪的脂肪酸主要是油酸,约占 50%,亚油酸约占 10%,还有微量的花生四烯酸和 DHA。

蛋黄是磷脂的良好食物来源,蛋黄中的磷脂主要是卵磷脂和脑磷脂,除此之外还有神经鞘磷脂。卵磷脂具有降低血胆固醇的作用,并能促进脂溶性维生素的吸收。值得注意的是,蛋类胆固醇含量极高,主要集中在蛋黄部分,以乌骨鸡为例,每 100 克蛋黄中胆固醇的含量达 2057 毫克。

3. 碳水化合物

蛋类含碳水化合物较少,蛋清中主要是甘露糖和半乳糖,蛋黄中主要是葡萄糖,大部分以与蛋白质结合的形式存在。

4. 矿物质

蛋类的矿物质主要存在于蛋黄内,蛋清中含量极低。一般情况下,蛋黄中矿物质含量为 1.0%~1.5%,其中以磷、钙、钾、钠含量较多,每 100 克蛋黄含磷高达 240 毫克。此外,蛋黄中还含有丰富的铁、镁、锌、硒等微量元素。

值得说明的是,蛋黄中的铁含量虽然较高,但主要是以非血红素铁的形式存在,因此生物利用率不高,仅为 3% 左右。蛋中的矿物质含量受饲料影响较大。

5. 维生素

蛋类维生素含量较为丰富,而且种类较为齐全,如 B 族维生素、维生素 A、维生素 D、维生素 E、维生素 K 以及微量的维生素 C 等。其中,维生素 A 和核黄素的含量十分丰富,一个鸡蛋约可满足成年女子一日维生素 B_2 需要量的 13% 和维生素 A 需要量的 22%。

绝大部分的维生素都集中在蛋黄内,蛋清中的维生素含量十分稀少。此外,蛋类的维生素含量受到品种、季节和饲料的影响较大。鹌鹑蛋、乌鸡蛋的某些矿物质如铁、锌、硒等含量略高于普通鸡蛋。

(三)几种鲜蛋的营养价值

1. 鸡蛋

鸡蛋是我国居民主要食用的蛋类之一,来源广、价格低、补养性强。鸡蛋一般呈浅白色和棕红色,表面有似白色的霜,每只质量约60克。鸡蛋不宜过量食用,否则会加重肾脏负担,出现蛋白尿,慢性肾炎者需慎食。鸡蛋中的主要营养成分如表4-3所示。

从表4-3可知,100克鸡蛋(11-1-101)含有能量144千卡,大约可以满足人体一天能量需要量的7%。鸡蛋蛋白质不仅营养价值高,而且含量也十分丰富,大约为100克含有13.3克的蛋白质,能够满足人体一天需要量的22%左右。鸡蛋的维生素A含量也比较高,100克鸡蛋中含有视黄醇当量234微克,大约能够满足人体一天需要量的27%。值得说明的是,理论上鸡蛋中铁含量比较丰富,100克鸡蛋中含铁量为2.0毫克,能够满足人体一天需要量的13%,但是由于鸡蛋中卵黄高磷蛋白的干扰,导致实际上铁吸收率很低,一般不用鸡蛋作为膳食铁的补充来源。鸡蛋中碳水化合物较少,每100克鸡蛋提供的碳水化合物仅为2.8克,仅占人体每天需要量的1%左右。此外,鸡蛋中的硫胺素和核黄素的含量也比较少。

表 4-3 鸡蛋的营养素含量及其与 NRV 的比值

营养素	能量/千卡	蛋白质/克	脂肪/克	碳水化合物/克	视黄醇当量/微克	VB$_1$/毫克	VB$_2$/毫克	钙/毫克	铁/毫克	锌/毫克
鸡蛋(A)	144	13.3	8.8	2.8	234	0.11	0.27	56	2.0	1.10
NRV(B)	2000	60	60	300	800	1.4	1.4	800	15	15
A/B	0.07	0.22	0.15	0.01	0.27	0.08	0.02	0.07	0.13	0.07

2. 鸭蛋

鸭蛋是雌鸭排出的卵,呈椭圆形,表面光滑,有白色和青灰色两种,个体较大,一般每只重量可达70克以上。鸭蛋蛋白质含量为8.7%左右,脂肪含量9.8%左右,低于鸡蛋,但碳水化合物含量较高,最高可达10%左右,矿物质、维生素A含量也高于鸡蛋。

3. 鹅蛋

鹅蛋是雌鹅排出的卵,亦呈椭圆形,个体很大,一般每只蛋的重量可达90克左右,表面光滑,呈白色。鹅蛋蛋白质含量约为12.3%,脂肪约为14%,碳水化合物为3.7%,矿物质含量在1%左右,维生素较其他蛋类要少一些。

(四)蛋类加工制品的营养价值

我国有制作咸蛋的传统饮食习俗。正常情况下,咸蛋对营养素的影响不大,但是增加了钠盐的含量,这是需要注意的。

制作松花蛋会使维生素B$_1$受到一定程度的破坏。此外,制作工艺上会使用铅盐、铜盐或锌盐,使其中的这些元素含量会有所增加。

制作蛋粉对蛋白质的利用率没有影响,对维生素A和维生素D也影响不大,但是会造成B族维生素的损失。

三、乳类及其制品的营养价值

乳汁是哺乳动物的最佳天然食品,它能满足和适应初生幼仔生长发育的需要。人类只有在婴儿时期以母乳为主要食物,生命周期的其他时段里,人类食用的乳类食品以牛乳占绝对优势,因此在论述乳类的营养价值时均以牛乳为代表而展开。在某些地域内,也有食用水牛乳、羊乳、马乳、牦牛乳的传统。乳制品种类繁多,可以大致分为液体乳制品、乳粉、炼乳、乳脂、干酪、冰激凌和其他乳制品等。

牛乳及其制品是膳食中蛋白质、钙、磷、维生素 A、维生素 D 和维生素 B_2 的重要供给源之一。在各种营养成分之中,乳糖和矿物质的含量比较恒定,其他营养成分受到乳牛品种、哺乳期和各种环境因素的影响而有所波动,其中,以脂肪的波动幅度最大,蛋白质次之。值得说明的是,母牛分娩一周内的牛乳为初乳,其中的成分与常乳有较大差别。

(一)牛乳的营养价值

1. 蛋白质

牛乳中的蛋白质平均含量大约为 3.0%,主要有酪蛋白、乳清蛋白和脂肪球膜蛋白质。酪蛋白含量最多,占乳蛋白质的 80%～82%。酪蛋白在 pH4.6 状态下沉淀,与钙结合为酪蛋白钙,进而与胶态磷酸钙生成酪蛋白钙、磷酸钙的复合物。此复合物中也含有镁、柠檬酸等营养物质,主要以胶粒的形式存在于乳中,使乳具有不透明性。酪蛋白在凝乳酶、酯或乙醇的作用下会发生凝胶化,生成副酪蛋白,再加入过量的钙,即可形成胶块,此为生产奶酪的主要工艺流程。

牛乳中酪蛋白酸沉淀后,保留于上面的清液称为乳清,含有多种蛋白质,如乳白蛋白和乳球蛋白等。牛乳蛋白质消化吸收率为 87%～89%,生物价为 85,均高于一般的畜禽肉。牛乳中还含有谷类食品的限制性氨基酸,可作为谷类食品的互补食品。

羊乳的蛋白质含量为 3.5%～3.8%,略高于牛乳,酪蛋白含量低,在胃中形成的凝乳块小而细软,更容易消化。研究结果显示,婴儿对羊乳的消化率可达 94% 以上。此外,水牛乳的蛋白质含量为 4.6%,明显高于普通牛乳,不过,其中的酪蛋白胶粒体积大于牛乳,不利于婴儿的消化。

2. 脂肪

天然牛乳中的脂肪以较小的微粒分散于乳液中,含量占 3.5%～4.5%,大约提供全乳能量的 48%。乳脂的熔点低于体温,所以它有较高的消化吸收率,一般可达 95% 左右。乳脂肪中的脂肪酸种类远远多于其他动植物脂肪酸,达 20 种以上。一些短链的脂肪酸还是乳的呈味物质,如乙酸、丁酸等,约占 9%,棕榈酸和硬脂酸约占 40%,低级饱和脂肪酸如油酸约占 30%,必需脂肪酸仅占约 3%。此外乳脂肪中还含有少量的卵磷脂、脑磷脂和胆固醇等。例如,100 毫升牛乳中的磷脂含量为 20～50 毫克,胆固醇约为 13 毫克。

值得说明的是,水牛乳脂肪在反刍动物的乳汁中含量是最高的,在 9.5%～12.5%。此外,羊乳的脂肪微粒大小仅为牛乳的三分之一,比牛乳更容易消化吸收。

3. 碳水化合物

牛乳中所含碳水化合物主要是乳糖,其含量比人乳少。其余为少量的葡萄糖、果糖和半乳糖。

乳糖是哺乳动物乳汁中所特有的糖,在牛乳中含量为4.5%~5%,乳糖的甜度很低,仅为蔗糖的五分之一,乳糖酶可以分解乳糖为葡萄糖和半乳糖供人体吸收利用。乳糖具有调节胃酸、促进胃肠蠕动和消化腺分泌的作用。婴儿出生后,消化道内含有较多的乳糖酶,随年龄的增长,乳类食用量减少,乳糖酶的活性和含量也逐渐下降。当食用乳及乳制品时,乳中的乳糖不能被分解成单糖而吸收,被肠道细菌分解,转化为乳酸,伴有胀气、腹泻等症,此症状为"乳糖不耐症"。对于"乳糖不耐症"群体,可在乳原料中添加乳糖酶分解乳糖,以此降低乳及乳制品中乳糖的含量,从而解决"乳糖不耐症"问题,而且还可由此提高产品甜度。

4. 矿物质

牛乳中含有十分丰富的矿物质,如钾、钠、钙、镁等常量元素,这些元素的大多数参与维持牛乳胶体的稳定活动。牛乳中矿物质含量为0.7%~0.75%,其中钙的含量很高,约为人乳的3倍,并且80%是以酪蛋白钙复合物存在。不仅如此,牛乳中的钙磷比值还比较合理,并且有维生素D、乳糖等促进因子的协助,因而牛乳中的钙吸收利用率很高,是膳食中钙的最佳来源。不过,牛乳中含铁量以及铜、锰、铬等微量元素的含量都比较低。

羊乳的矿物质含量比牛乳略高一些,大约为0.85%,其中钙、磷含量也十分丰富,也是天然钙的良好来源之一;微量元素方面,羊乳铁含量与牛乳相差无几,但是钴含量却比牛乳高出6倍以上。

5. 维生素

牛乳中几乎含有人体所需的各种维生素。总体上说,牛乳是人类膳食中B族维生素的良好来源,维生素C含量较低;脂溶性维生素中,维生素D和维生素A含量相对较少。牛乳中的淡黄色主要来源于类胡萝卜素和核黄素,其含量因季节、饲养条件及加工方式不同而有变化,B族维生素含量则相对稳定。

正常情况下,牛乳中的维生素含量是波动的。如在饲料丰富的放牧期,乳中维生素A、胡萝卜素和维生素C的含量明显高于冬春季棚内饲养期。日照时间长也使牛乳中的维生素D含量增加。

值得说明的是,脱脂乳制品脂溶性维生素含量显著下降,需要进行营养强化。牛乳(10-1-101)和鲜羊乳(10-1-201)的营养素含量如表4-4所示。

表4-4 牛奶和羊奶的营养素含量及其与NRV的比值

营养素	能量/千卡	蛋白质/克	脂肪/克	碳水化合物/克	视黄醇当量/微克	VB_1/毫克	VB_2/毫克	钙/毫克	铁/毫克	锌/毫克
牛奶(A)	54	3.0	3.2	3.4	24	0.03	0.14	104	0.3	0.42
羊乳(B)	59	1.5	3.5	5.4	84	0.04	0.12	82	0.5	0.29
NRV(C)	2000	60	60	300	800	1.4	1.4	800	15	15
B/C	0.03	0.03	0.06	0.2	0.1	0.3	0.01	0.11	0.03	0.02
A/C	0.03	0.05	0.05	0.01	0.03	0.02	0.01	0.13	0.02	0.03

从表4-4可知,牛乳当中钙含量丰富,100克牛乳含钙104毫克,能够满足成年人每天需要量的13%。羊奶中钙含量不如牛奶,100克羊奶中含钙82毫克,比牛奶少22毫克。

牛乳中的钙不仅含量高,而且钙磷比值合理,非常适合于人体的吸收利用,这也是牛奶之所以成为世界各国政府推荐补钙首选食物的重要原因。从三大产能营养素来看,羊奶蛋白质含量远远不及牛奶,数量仅为牛奶的50%。不过,在脂肪和碳水化合物方面,羊奶含量都高于牛奶,并且维生素A方面羊奶更占优势:每100克羊奶含有84微克,而牛奶则仅有24微克,由此可见羊奶比牛奶的维生素A含量多2倍以上。

(二)牛乳的母乳化

人乳是最适合于婴儿营养需要的食物,婴儿时期的营养失调,不但对生理发育有影响,同时也与情绪和智力发育有密切关系。由于经济社会的发展,越来越多的女性成为职业妇女,哺乳的时间严重不足,母乳喂养率有逐年降低的趋势,因而对母乳化牛乳以及其他代乳品提出了更高的要求。

牛乳母乳化的主要目标是:降低牛乳中酪蛋白和矿物质含量;减小牛乳中脂肪球直径(因牛乳脂肪球大,不易消化),或者除掉牛乳中的脂肪之后再重新添加适当的植物油;在牛乳中添加适量的人乳球蛋白;在牛乳中加入适量维生素A,使其含量与人乳相接近;母乳化乳中氨基酸含量应基本满足婴儿对必需氨基酸的需要。市场上销售的各种婴幼儿配方乳粉就是按照母乳的营养素配比而进行的牛乳母乳化实践,是母乳的工业化替代品。

(三)乳制品的营养价值

1. 酸乳

酸乳是由产生乳酸的细菌使牛乳或其制品发酸的液体乳制品。最终产品的营养、味道、质地,由于发酵剂和牛乳的类型、乳中无脂固体的浓度、发酵加工的方法和温度的不同而变化。但总的来说,发酵过程乳糖分解、蛋白质凝结及不同程度降解,产生细小分子的凝块,更加容易和人体内的酶系统充分接触,由此增加了消化利用率,能够减轻乳糖不耐症的症状。当前市面上销售的酸乳多种多样,有原味的,也有特别添加某些水果的风味酸乳。酸奶的营养成分如表4-5所示。

表4-5　酸奶的营养成分

项　　目	原味酸奶的营养成分表		红枣味酸奶的营养成分表	
	含量(每100克)	营养素参考值/%	含量(每100克)	营养素参考值/%
能量	369千焦	4	363千焦	4
蛋白质	2.5克	4	2.8克	5
脂肪	3.5克	6	3.0克	5
碳水化合物	11.6克	4	12.0克	4
钠	40毫克	2	60毫克	3

从表4-5可知,100克红枣滋补酸奶中营养成分含量为:能量363千焦,能够满足人体每天4%的能量需要量;蛋白质、脂肪和碳水化合物含量分别为2.8克、3.0克和12克,分别能够满足人体每天需要量的5%、5%和4%;钠含量为60毫克,能够满足人体每天需要量的3%。与原味酸奶的营养成分比较,红枣滋补酸奶碳水化合物含量增加,可看作

添加红枣所导致的结果;钠含量也高于原味酸奶,这是由于添加了含钠的食品添加剂所致。

酸乳中富含乳酸菌,对人体具有特殊的营养保健功能。首先,乳酸菌具有抑菌、杀菌作用。乳酸菌进入人体内即在肠道内繁殖,抑制了病原菌和有害于人体健康细菌的生长繁殖。其次,乳酸菌能促进人体的消化作用。乳酸菌及其代谢产物能促进宿主消化酶的分泌和肠道的蠕动,促进食物的消化吸收并预防便秘的发生。再次,乳酸菌还具有降低血清胆固醇作用,可预防由冠状动脉硬化引起的心脏病。最后,乳酸菌能够发挥防癌抗癌的作用。一方面乳酸菌在肠道内繁殖抑制致癌物质的产生;另一方面乳酸菌及其代谢产物能够活化巨噬细胞的活性,由此提高了人体免疫力,也就增强了对癌症的抵抗能力。

此外,酸乳还有利于肠道内双歧杆菌的生长。双歧杆菌是人体肠道中典型的有益细菌,它在人体肠道内生长,在厌氧环境下产生乳酸,降低人体肠道系统 pH 值,使肠道菌群迅速发生变化从而抑制和杀死肠道病原菌,使菌群保持正常平衡。双歧杆菌及其代谢产物能阻断肠道内致癌物的产生,提高巨噬细胞的吞噬功能,增强人体免疫抵抗力。双歧杆菌还能在肠道内合成多种维生素,如维生素 K 等,由此对增进人体健康发挥重要作用。

2. 其他乳制品的营养价值

(1) 乳粉。乳粉包括全脂乳粉、脱脂乳粉、调制乳粉。由于加工方法不同,其营养成分也有一定区别。乳粉在加工过程中,要经杀菌、浓缩、喷雾干燥处理,因此,对热敏感性的营养素会有损失,如牛乳经喷雾干燥,维生素 C 损失 20%,维生素 B_1 损失 30%,硫胺素损失 10%。蛋白质消化性有所改善,但生物价没有改变。

全脂乳粉是鲜乳经过浓缩除去 70%~80% 的水分之后,再经过干燥而成的分装制品。以市售的全脂雀巢全脂乳粉为例,100 克乳粉中含有 2114 千焦的能量,能够满足人体每天能量需要量的 25%;蛋白质、脂肪、碳水化合物的含量分别为 24.0 克、28.2 克和39.0 克,分别能够满足人体每天需要量的 40%、47% 和 13%;钙含量为 920 毫克,能够满足人体每天需要量的 115%。由此可见,全脂乳粉是营养丰富的乳制品。脱脂乳粉由于去除了乳中的脂肪,因而脂溶性维生素损失很大。

婴幼儿配方乳粉是母乳的替代品。是调整牛乳中各种营养物质的含量,使之接近母乳的营养成分比例,并且减少乳脂肪颗粒直径大小使之与母乳脂肪颗粒大小相当的一种配方乳粉。2008 年发生"三鹿奶粉事件"之后,国家开始对婴幼儿配方奶粉实施严格的备案审查制度,以此确保婴幼儿配方奶粉的食品安全。

(2) 消毒乳。消毒乳又称巴氏消毒乳,是将新鲜生牛乳过滤、经过高温杀菌后制成的饮用牛乳。经巴氏灭菌的牛乳仅破坏维生素 C 和维生素 B_1,大约有 20% 的损失,其他营养价值与新鲜生牛乳差别不大。消毒乳必须在冷藏条件下储存,否则会很容易腐败变质而无法饮用。

(3) 乳酪。乳酪也称为奶酪、干酪等,其种类很多,随产地、制法、外形和理化性质不同而表现出差异。制作干酪的主要工序是将酪蛋白从乳固体成分中分离出来,把水去除,因此干酪成了高蛋白、高脂肪、高矿物质的食品。干酪制作过程中,维生素 D 和维生素 C被破坏和流失,其他维生素大部分保留。由于发酵作用,乳糖含量降低,蛋白质被分解成肽和氨基酸等产物,不仅赋予干酪独特味道,也利于消化吸收。根据食物成分表编码

10-4-001 的乳酪数据可知,100 克乳酪含能量 1372 千焦,蛋白质、脂肪和碳水化合物分别为 25.7 克、23.5 克和 3.5 克,维生素 A 含量为 152 微克视黄醇当量,钙含量为 799 毫克。

(4)奶油(黄油)。奶油是由牛乳中分离出来的脂肪制成的产品,一般脂肪的含量可达 80%～83%,含水量低于 16%,主要用于佐餐和面包、糕点制作。由于去除的只是蛋白质,牛乳中原有的维生素 A、维生素 D 能够得到很好的保存并浓缩,水溶性维生素则绝大部分被损失殆尽。例如,100 克的奶油中维生素 A 含量高达 800 微克视黄醇当量,而维生素 B_1 含量却仅有 0.02 毫克。

(5)炼乳。炼乳是把原料牛乳经过消毒均质之后,在低温真空条件下浓缩去除其中三分之二的水分,再装罐杀菌而成的一种乳制品。作为浓缩乳制品的炼乳种类多样,按是否加糖可以分为甜炼乳和淡炼乳,按是否脱脂又分为全脂炼乳、脱脂炼乳和半脱脂炼乳。

炼乳经均质及加热处理,其结果造成维生素部分损失,如果不是脱脂炼乳的话,其他营养素损失不大。值得说明的是,甜炼乳由于在乳中添加了大量蔗糖,血糖生成指数高,并且营养素之间比例失衡,不适合糖尿病患者食用。淡炼乳没有加糖,其被水稀释后,除了维生素含量较低之外,其他营养价值与鲜乳相接近。

商超市场上常见的乳类产品如图 4-3 所示。

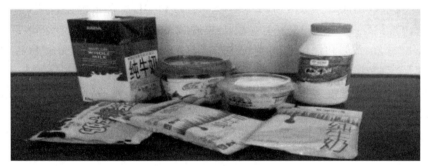

图 4-3　深受广大消费者喜爱的各种乳制品

四、水产品的营养价值

水产品包括动物类和植物类,动物类主要是各种鱼、虾、蟹、贝类等;植物类包括海带、紫菜和海藻类等。鉴于水产品种类众多,无法面面俱到,这里主要介绍鱼类的营养价值。

(一)鱼类的营养价值

鱼类是动物性水产品的重要组成种类,在营养学上有特殊的营养意义。

1.蛋白质

鱼肉中的蛋白质含量为 15%～20%,生物利用率可达 85%～90%。鱼肉含有人体必需的各种氨基酸,尤其富含亮氨酸和赖氨酸,但色氨酸含量偏低。鱼类肌肉组织中肌纤维细短,间质蛋白少,水分含量较多,因此组织柔软细嫩,较畜、禽肉更易消化,其营养价值与畜、禽肉近似。存在于鱼类结缔组织和软骨中的含氮浸出物主要是胶原蛋白和黏蛋白,是鱼汤冷却后形成凝胶的主要物质。

海水鱼类中含有氨基乙磺酸即牛磺酸,这是一种能够促进胎儿和婴儿大脑发育、防止成年人动脉硬化的化学物质。贝类中的牛磺酸含量高于鱼类,鱼类又高于肉类。

深色肉海鱼如鲭鱼等含有较高的组氨酸,腐败变质时形成大量的组胺,是引起食物中毒的原因之一,食用深色鱼要关注新鲜度,严重腐烂的鱼不要使用。

2. 脂类

鱼类中的脂肪含量因品种不同而差异很大。脂肪含量低的品种脂肪含量仅有0.5%左右,如黑线鳕、鳕鱼等;脂肪含量高的品种脂肪含量可达20%以上,如鳗鱼、鲱鱼和金枪鱼等。绝大多数鱼的脂肪含量一般在1%～3%。一些鱼类的脂肪主要存在于肌肉当中,如鲤鱼、鲱鱼;还有一些鱼类的脂肪主要存在于内脏如肝脏中,鳕鱼类就是如此;也有的鱼类把脂肪储存在小肠中,如真鲈等。

鱼类脂肪一般多由不饱和脂肪酸组成(可达70%～80%),熔点低,常温下为液态,消化吸收率为95%左右,鱼的脂肪酸以油酸为主,容易被氧化破坏而产生恶臭。鱼脂肪中的一个显著特点是含有多不饱和脂肪酸DHA、EPA,具有特殊的营养功能,它们是脑、精子及视网膜的构成物质。正是因为DHA和EPA对人类脑细胞的生长、发育有着重要的功能,所以又称为"脑黄金"。一般情况下,海鱼中的DHA高于淡水鱼的含量(陆地动物的DHA比淡水鱼还低)。不过,河鱼中的鳗鱼脂肪和DHA含量都比较高,鳗鱼的脂肪含量可达10%左右,脂肪中的DHA含量高达6%,是淡水鱼类当中DHA最丰富的来源之一。此外,鲶鱼、黄鳝和泥鳅也含有较多的DHA。值得说明的是,鱼类脂肪含量和脂肪酸分布还受到鱼龄、季节、栖息环境、摄食状态等因素的影响。

鱼类的胆固醇含量通常为每100克肉中含有50～70毫克,略低于畜肉的含量,如红色鲑鱼胆固醇含量为每100克肉中有60毫克。一般情况下,甲壳类动物的脂肪含量通常要低于鱼类,不过,虾蟹、贝类、鱼子中的胆固醇含量比较高,心血管疾病患者不宜过多食用。

3. 矿物质

水产品中的各种矿物质含量丰富,钙、硒等矿物质含量明显高于畜肉,微量元素的生物利用率也比较高。一般情况下,鱼类矿物质含量为1%～2%,磷含量十分丰富,占总灰分的40%左右,此外还含有丰富的钠、钾、镁等。海产品还含有丰富的碘,是碘的主要来源。水产品中含有的矿物质元素非常容易被人体消化吸收,对人体健康具有重要意义。

值得说明的是,鱼体中的骨、磷以及内脏中可能蓄积重金属有毒物质,日常饮食生活中不建议食用淡水鱼的肝脏和鱼鳞。

4. 维生素

水产品中的维生素A、维生素D、维生素E含量均高于畜肉类,有的鱼肉中含有丰富的B族维生素。例如,绝大多数的海鱼内脏都是维生素A和维生素D的丰富来源,鳝鱼中含有丰富的维生素 B_2 及烟酸。值得说明的是,生鲜鱼中存在硫胺素酶,在生鱼存放或者生食时,会使鱼体内的部分维生素 B_1 被破坏而失效。不过,通过烹饪加热处理能够破坏硫胺素酶的活性,可以避免维生素 B_1 不必要的损失。

带鱼(12-1-203)和鲤鱼(12-1-111)的营养素成分如表4-6所示。

表 4-6 带鱼和鲤鱼的营养素含量及其与 NRV 的比值

营养素	能量/千卡	蛋白质/克	脂肪/克	碳水化合物/克	视黄醇当量/微克	VB₁/毫克	VB₂/毫克	钙/毫克	铁/毫克	锌/毫克
带鱼(A)	127	17.7	4.9	3.1	29	0.02	0.06	28	1.2	0.70
鲤鱼(B)	109	17.6	4.1	0.5	25	0.03	0.09	50	1.0	2.08
NRV(C)	2000	60	60	300	800	1.4	1.4	800	15	15
B/C	0.05	0.30	0.07	0.02	0.03	0.02	0.06	0.06	0.07	0.14
A/C	0.06	0.30	0.08	0.01	0.04	0.01	0.04	0.04	0.08	0.05

从表 4-6 可知,100 克带鱼的能量为 127 千卡,可满足成年人每天所需能量的 6%。100 克带鱼的蛋白质、脂肪和碳水化合物的含量分别为 17.7 克、4.9 克和 3.1 克,分别占人体每天需要量的 30%、8%和 1%左右。再来看淡水鱼的鲤鱼,三大产能营养素和能量的含量均不如带鱼,尤其是碳水化合物仅为 0.5 克,远远低于带鱼的 3.1 克。不过,值得说明的是,鲤鱼的锌含量远远高于带鱼,例如每 100 克鲤鱼含锌量为 2.08 毫克,远远高于带鱼的 0.70 毫克。此外,钙的含量鲤鱼也是高于带鱼的。综上可知,淡水鱼类与海产鱼类的营养价值各具特色。

(二)其他水产品的营养价值

日常饮食生活中,除去鱼类之外,水产品中的软体动物类也是人们喜爱的食物种类;虾和蟹等也是百姓餐桌上常见的美味佳肴。

1.软体动物类的营养价值

软体动物按照形态的不同,还可以分为双壳软体动物和无壳软体动物两大类。双壳软体动物包括蛤类、牡蛎、扇贝等,无壳软体动物包括章鱼、乌贼等。总体来说,软体动物类含有丰富的蛋白质和微量元素,某些软体动物还含有较多的维生素 A 和维生素 E,但脂肪和碳水化合物的含量普遍很低。软体动物类的蛋白质中含有人体需要的全部必需氨基酸,其中酪氨酸和色氨酸的含量普遍高于鱼肉和牛肉。在贝类肉中还含有丰富的牛磺酸,贝类牛磺酸的含量普遍高于鱼类,其中海螺、毛蚶和杂色蚶的含量最高,每 100 克新鲜肉中牛磺酸含量高达 500～900 毫克。软体动物类的矿物质含量十分丰富,是硒、锌、铜等微量元素的最佳来源,贝类、虾和鱼类也是钙的良好来源。

值得说明的是,牡蛎肉中含锌量极高,是人类膳食中锌的主要来源食物之一。锌对男性生殖器官的发育和精子的生成,以及保持正常的性功能都有很好的促进作用。所以,中国人十分重视牡蛎对人体健康的重要功效,原国家卫生部还曾经在 2002 年把牡蛎肉确定为"既是食品又是药品的物品",这在海产品当中是独一无二的殊荣。不仅在中国,在欧美的饮食文化中牡蛎的名气也很高,被誉为"海洋中的牛奶"。

2.虾和蟹的营养价值

(1)虾的营养价值。虾分为淡水虾和海虾两大类。常见的青虾、河虾、草虾、小龙虾等都是淡水虾;对虾、明虾、基围虾、琵琶虾、龙虾等都是海水虾。虾的肉质肥嫩鲜美,食之既无鱼腥味,又没有骨刺,老幼皆宜,备受青睐。虾的吃法多样,可制成多种美味佳肴。这里仅以对虾(12-2-106)为例说明虾的营养价值。100 克虾肉能提供 93 千卡的能量,低于大多数鱼类的能量。100 克对虾肉中含有蛋白质、脂肪和碳水化合物分别为 18.6 克、0.8 克和 2.8 克，属于比较有代表性的高蛋白低脂肪类的食品。100 克虾肉中含有钙、铁、锌分别为 62 毫克、1.5 毫克、2.38 毫克，均高于一般的海产鱼类。虾皮（12-2-115）中含有丰富的钙，100 克虾皮中含有 991 毫克钙，特别适宜于老年人和儿童作为补钙食品选择食用。不过，值得说明的是，最好把虾皮切成肉末进行营养配餐，否则会给人体消化吸收虾皮中矿物质带来很大的不利影响。

（2）蟹的营养价值。蟹可以分为河蟹、海蟹和湖蟹等品种。蟹肉味道鲜美、质地细嫩。蟹肉蛋白质含量、矿物质含量比较高。这里仅以河蟹（12-3-002）为例说明蟹的营养价值特点。每 100 克河蟹肉能够提供 103 千卡的能量，蛋白质、脂肪和碳水化合物的含量分别为 17.5 克、2.6 克（胆固醇 267 毫克）和 2.3 克；矿物质中钙和硒含量高，其中钙含量为 126 毫克、硒含量 56.7 毫克，维生素 A 含量高，为 389 国际单位。此外，还含有锌 3.68 毫克、铁 2.9 毫克。与海蟹（12-3-001）相比，河蟹的胆固醇含量远远高于海蟹的 125 毫克，这是值得心脑血管疾病患者注意的事情，日常饮食生活中还是尽量选用海蟹为好。

总之，鱼类和软体动物类的肉质不仅营养丰富，而且味道鲜美。鱼类和甲壳类的鲜味物质主要是氨基酸和核苷酸等，软体动物中的乌贼的呈味物质是甘氨酸。贝类如螺类、牡蛎等的鲜味物质主要是琥珀酸及其钠盐。除此之外，谷氨酸、精氨酸、牛磺酸以及某些矿物质元素也对鱼类和软体动物类的鲜味发挥重要作用。

第三节　植物性食品的营养价值

一、谷类的营养价值

谷类主要是指单子叶禾本科植物的种子。主要包括小麦、大米、小米、玉米、高粱、糜子、燕麦等（也包括少数不属于禾本科，但习惯上也作为主食的植物种子，如荞麦）。谷类种子中储备着丰富的营养成分，以供植物萌发时使用。在中国人的膳食结构中，将谷类食物及其制品称为"主食"，即一餐当中的量最大且必须有的食物，可见谷类食物在中国居民膳食中的重要地位不可替代。按照中国居民膳食指南，平均每人每天从食物中摄取的谷类在 250～500 克，如果按照干重来计算的话，是食物摄入量最大的一类。谷类食物是我国居民的蛋白质和能量的主要来源。据统计，我国居民每日所需能量的 60%～80%、蛋白质需要量的 50% 以上是从谷类食品中摄入的。同时，谷类食品还是 B 族维生素和一些矿物质的主要来源。

（一）谷粒结构

谷粒的最外层是谷壳，主要起保护谷粒的作用。谷粒去壳后其结构可分为谷皮、胚乳和胚芽三部分。

谷皮的主要成分是纤维素和半纤维素，也含有一定量的植酸、蛋白质、脂肪、维生素和矿物质。磨粉、碾米时成为麸皮，用作饲料和高纤维食品的原料。

胚乳是谷粒的主要成分，含有大量的淀粉和一定量的蛋白质，脂肪、矿物质、维生素、纤维素等含量都比较低。由于碳水化合物含量高,质地紧密,碾磨过程中容易首先被碾碎。因而当出粉率低时,胚乳所占的比重就大,淀粉含量也就高。

胚芽位于谷粒的一端,脂肪含量很高,而且蛋白质、可溶性糖、维生素、矿物质含量也很丰富,在磨制精度低的面粉时,把胚芽磨碎掺入面粉中可提高面粉的营养价值。但由于脂肪容易变质,不利于储藏,此外,在胚芽和胚乳连接处有丰富的维生素 B_1,当加工过精时,会把维生素 B_1 除去。谷类加工精度越高,维生素 B_1 的损失就越大。谷粒的结构如图 4-4 所示。

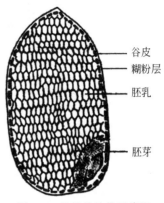

谷皮
糊粉层
胚乳

胚芽

图 4-4　谷粒的结构示意图

(二)谷类的营养价值

(1)蛋白质。谷类食品所含的蛋白质在 $7\%\sim16\%$,主要为白蛋白、球蛋白、醇溶蛋白及谷蛋白。不同谷类中蛋白质和氨基酸的组成有所不同。谷类蛋白质所含的必需氨基酸不平衡,多数缺乏赖氨酸及苏氨酸,玉米还缺乏色氨酸,亮氨酸的含量较高,因此谷类蛋白质的营养价值较低。多数谷类种子的第一限制性氨基酸为赖氨酸,第二限制性氨基酸是色氨酸或苏氨酸。不过,燕麦和荞麦比较特别,其蛋白质中赖氨酸含量充足,营养价值很高。

谷类与少量的豆类、奶类、蛋类或肉类共同食用,则会由于蛋白质互补作用而提高谷类蛋白质的营养价值。另外,小麦蛋白质中主要有醇溶蛋白和谷蛋白,占蛋白质总量的 $80\%\sim85\%$。与面粉加水调制面团时,小麦蛋白质可迅速吸水膨胀,形成网状结构的面筋质。由于面筋质特有的可塑性和延展性,常常将其应用在焙烤食品及各种面点生产中,使面制品产生独特的诱人风味。

(2)碳水化合物。谷物中的碳水化合物主要是淀粉,占谷类总量的 $70\%\sim80\%$。此外还有少量的纤维素、半纤维素及可溶性糖。谷类食物的口感不同(如不同种类的大米),主要原因是淀粉的特性不同造成的,绝大多数的谷类食物直链淀粉比例低,以直链淀粉为主。淀粉经烹调加工后,在人体内的消化吸收率很高,是人类最理想、最经济的能量来源,也是大有前景的工业原料。

除了淀粉之外,谷类种子中还有少量的可溶性糖类和糊精。可溶性糖类一般在 3% 以下,包括葡萄糖、果糖、麦芽糖和蔗糖等,各自发挥营养人体的独特作用。

(3)脂类。谷类食品中脂肪含量较低,多在 2% 以下,但是玉米和小米可达 4%,主要集中在胚芽和谷胚中,其中不饱和脂肪酸占 80% 以上,主要为油酸、亚油酸和棕榈酸,并含有少量的磷脂、糖脂、蜡质等。由于谷类食品中亚油酸含量较高,所以具有降低血胆固醇防止动脉粥样硬化的作用。从玉米胚芽中提取的玉米油富含多不饱和脂肪酸,其中亚油酸高达 60%,是营养价值较高的食用油。此外,谷类食物中还含有一部分磷脂和谷固醇,其中附带着一些维生素 E,这些物质对人体具有独特的保健作用。

(4)维生素。由于谷类食物中脂肪含量低,因此脂溶性维生素的含量普遍不高。不过,黄色籽粒的谷类中含有一定量的胡萝卜素,可以在人体内转化成少量的维生素 A。谷类中不含维生素 D,只含有少量的麦角固醇,维生素 K 的含量也比较低。谷类食物的胚油中维生素 E 的含量丰富,是人体维生素 E 比较重要的来源之一。

谷类食物是人体所需 B 族维生素的重要来源,其中以硫胺素和烟酸含量为最高,主要集中在胚芽和谷皮中。胚芽中还含有较丰富的维生素 E。谷类中尤其是玉米中烟酸主要以结合型存在,只有在碱性环境下才能变成游离型烟酸,才能被人体吸收利用。黄色玉米中含有较多的 β-胡萝卜素。

(5) 矿物质。谷类食物中含有 30 多种矿物质,但是各元素的含量与品种、气候、土壤、水源等栽培环境条件的关系十分密切,而且主要存在于谷粒外层的胚、糊粉层和谷皮中,胚乳中心部位含量很少。矿物质当中,磷的含量最丰富,约占全部矿物质含量的 50%;其次是钾,镁的含量也比较高,但多数谷类食物的钙含量比较低。谷类食物加工过程中,将外层的胚、糊粉层和谷皮等部分基本除掉了,因此,其中富含的矿物质元素也就随之而去。换言之,加工精度越高,谷类食物的矿物质元素含量也就越低。此外,值得说明的是,由于谷类食物中还含有较高的植酸,也影响了矿物质在人体内的吸收利用。

(三) 谷类及其加工品的营养价值举例

1. 小麦和稻米

(1) 小麦。小麦是世界上第一大栽培作物,也是各种面食品的原料。其蛋白质含量差异比较大,普通小麦品种蛋白质含量为 8%~14%,含量最高的可达 18%。小麦"面筋"占小麦蛋白质的 80%~85%。日用面粉产品主要分为低筋粉和高筋粉两类,其中蛋白质含量在 12% 以上的为高筋粉,低筋粉则蛋白质含量仅为 8% 左右。

小麦中含有淀粉大约为 75%,可溶性糖约为 2.8%。小麦胚乳中的可溶性糖甚少,不过,在发芽时可溶性糖的数量大幅增加。小麦中的脂肪主要存在于胚芽,小麦胚芽中的不饱和脂肪酸含量高达 80% 以上。小麦中还含有微量的胡萝卜素等色素,因而天然的未漂白的小麦粉呈现淡淡的黄色,被氧化之后颜色则变得发白。由于小麦所含的营养素在籽粒中分布不均,所以小麦粉加工精度越高,面粉越白,其中所含的维生素和矿物质含量就越低。长期以精白粉为主食,能引起多种营养缺陷症。

(2) 稻米。稻米是我国产量最大的粮食作物,按照不同品种可分为籼米、粳米和糯米,但是其中所含有的碳水化合物数量大致相似,脱壳后稻米的淀粉含量为 75% 左右。稻米蛋白质含量一般为 6%~9%,生物价值比小麦蛋白质高。稻米的口感品质和蛋白质的含量负相关,从这个角度来说,蛋白质含量高的米,口感就会感觉"不好吃"。

稻米的矿物质中磷含量最高,其次是钾和镁,其中 90% 左右是以不容易吸收的植酸盐形式存在。B 族维生素含量较低,而且越靠近米粒中心的部分维生素越少。大米的胚芽油中含有 6%~7% 的磷脂,主要是卵磷脂和脑磷脂。

大米的营养价值与其加工精度有直接的关系。如以精白米和糙米比较的话,精白米中蛋白质减少 8.4%,脂肪减少 56%,纤维素减少 57%,钙减少 43.5%,维生素 B₁ 减少 59%,维生素 B₂ 减少 29%,尼克酸减少 48%。由此可见,精白米中 B 族维生素大幅减少,因此,在以精白米为主食的地区,常易患有脚气病等 B 族维生素缺乏症。有些地区通过采用强化米中的维生素等措施来提高精制大米的营养价值。

2. 小米、玉米和高粱米

（1）小米。小米也被称为谷子、粟，是我国最早的粮食作物。小米中淀粉含量与其他谷类基本相当，蛋白质含量为 9%～14%，主要为醇溶谷蛋白，其中赖氨酸含量很低，而蛋氨酸、色氨酸和苏氨酸较其他谷类高。小米中脂肪的含量较高，有些品种脂肪含量高达 4%，小米中各种营养素的消化吸收率较高。

小米脱壳比较容易，并且脱壳后即可食用，无须像小麦和稻米那样精磨，因此含有丰富的膳食纤维，小米中含有较多的硫胺素、核黄素和类胡萝卜素等多种维生素。由于小米中含有较多的铁，古代中国民间常将其用作产妇的营养补充剂，对素食为主的贫血者具有一定的营养意义。

（2）玉米。玉米属于粗粮，淀粉含量在 70% 以上，膳食纤维含量丰富。玉米中蛋白质含量为 7%～10%，主要为玉米醇溶谷蛋白，玉米蛋白质中赖氨酸和色氨酸含量不足，生物价值比小麦蛋白还低。玉米与豆类或乳类混合食用可提高蛋白质的营养价值。普通玉米的脂肪含量为 3%～4%，主要集中在玉米胚芽中，主要为不饱和脂肪酸，以此为原料制成的玉米胚油的营养价值较高。

玉米未经精制，其中的 B 族维生素得到充分的保留，维生素 B_1 和维生素 B_2 比较丰富，尼克酸的含量也比较高，可是由于是以结合形式存在的，吸收率比较低。玉米中的矿物质以磷、钾、镁为主，钾含量高于大米和白面。此外，黄色玉米中含有玉米黄素，尽管不能转化成维生素 A，但是具有较强的抗氧化作用，对于防范视网膜黄斑病变有一定疗效。

（3）高粱米。高粱米中蛋白质含量为 9.5%～12%，主要为醇溶谷蛋白，高粱米中亮氨酸含量较高，但其他氨基酸的含量较低。由于高粱米中含有一定量的鞣质和色素，因此，蛋白质的吸收利用率较低。高粱米中脂肪和铁的含量比大米高。

3. 燕麦和荞麦

（1）燕麦。燕麦是世界上公认的营养价值很高的杂粮之一，在各种谷类之中十分突出。燕麦几乎以全谷形式食用，其中富含膳食纤维，特别是大量的可溶性半纤维素含量可达燕麦总量的 4%～6%，并且是比较均匀地分布在整个谷粒当中。从蛋白质的方面来看，燕麦蛋白质的含量在 15%～17%，其中赖氨酸含量比较高，明显高于其他谷类蛋白质的赖氨酸含量，这是燕麦营养价值方面一个十分显著的特点。

燕麦的脂肪含量在 5%～9%，其中富含不饱和脂肪酸，油酸的含量高于其他谷物的脂肪，有益于心血管健康。燕麦中的 B 族维生素和维生素 E 含量都略高于其他谷类，特别是钙、铁、锌等。此外，燕麦还含有葡聚糖、皂甙类有益于健康的成分，对降低血液中胆固醇和甘油三酯具有一定作用。综上，燕麦脂肪含量低，蛋白质含量高，可溶性纤维素含量也很高，由此成为心血管疾病、糖尿病患者的理想保健食品。

值得说明的是，我国西北地区传统栽培的莜麦也被称为裸燕麦，营养价值与燕麦接近。

（2）荞麦。荞麦，又名三角麦、乌麦、花荞等，我国栽培的荞麦有普通荞麦和苦荞麦，苦荞麦的种实里含芦丁，所以也被称为芦丁苦荞。荞麦在我国的栽培历史十分悠久，迄今为止已经有 2000 多年的历史。成书于唐代的《食疗本草》中记载荞麦有"实肠胃，益气力，续精神"的功效。

荞麦的蛋白质含量为 7.8%～10.8%,其中赖氨酸和精氨酸比大米、白面还要高;脂肪含量在 1.5%～3.1%,并且含有对人体有益的油酸和亚麻酸;荞麦的蛋白质中氨基酸构成比例平衡,营养价值高;矿物质方面,荞麦中的磷、钾含量比较丰富,锌含量高于其他谷类食物;荞麦中含有比较丰富的维生素 B_1、维生素 B_2 和胡萝卜素。除了以上营养物质之外,荞麦还含有多种独特成分,如叶绿素、苦味素、荞麦碱、芦丁、槲皮素等类黄酮物质,不但可以预防心血管疾病,还对糖尿病、青光眼、贫血等有较好疗效。

4. 某些谷类加工食品的营养价值

以米面为基础原料可以制成多种工业化食品,比较有代表性的如面包、饼干、方便面和麦片等(具体参见图 4-5)。

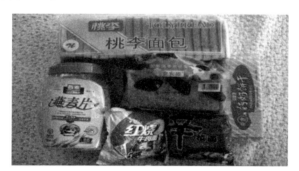

图 4-5   日常生活中经常食用的谷类加工食品

(1)面包。面包是以面粉、食盐、酵母、糖等为基础原料,经过和面、发酵、醒发和烘焙等工艺制成的面类食品。食品加工市场上的面包品种多种多样,由于添加的辅料不同而导致不同种类面包的营养价值各异。

点心面包和主食面包的营养成分如表 4-7 所示。从两种面包的营养成分对比来看,每 100 克的产品中,点心面包的能量、蛋白质、脂肪的含量都远高于主食面包的含量,尤其是脂肪方面,点心面包 16.7 克,主食面包只有 5.6 克;可是,主食面包的碳水化合物、钠的含量远大于点心面包,尤其是钠含量,主食面包为 276 毫克,而点心面包只有 113 毫克。消费者应根据自己的实际情况选择面包,如果你是体重超重或肥胖者,就要少吃点心面包;同样,如果体重正常但是血压较高的人,那么主食面包就要少吃为妙。

表 4-7   不同种类面包的营养成分比较

项 目	点心面包的营养成分表		主食面包的营养成分表	
	含量(每 100 克)	营养素参考值/%	含量(每 100 克)	营养素参考值/%
能量	1763 千焦	21	1364 千焦	16
蛋白质	11.2 克	19	9.5 克	16
脂肪	16.7 克	27	5.6 克	9
反式脂肪酸	0		0	
碳水化合物	38.9 克	13	58.4 克	19
钠	113 毫克	6	276 毫克	14

(2)饼干。饼干是以面粉为原料,适当添加食品添加剂(如泡打粉、奶油等)之后,再

切割成适当大小形状,经过焙烤而制成的面类食品。与面包类似,添加不同辅料的饼干其营养价值也各有特点。

钙奶饼干是一种营养丰富的食品,其配方组成成分有面粉、白砂糖、花生油、鲜鸡蛋、奶粉等。从钙奶饼干的营养成分表来看,每100克饼干含能量1611千焦、蛋白质8.0克、脂肪10.0克、碳水化合物65.0克、钠150毫克和钙300毫克,分别占营养素参考值的19%、13%、17%、22%、8%和38%。从以上数据分析可知,100克饼干可提供超过人体日常钙需要量的38%,超过需要量的三分之一。由此可见,钙奶饼干含钙丰富,是一种十分适合老年人、儿童青少年食用的食品。

(3)方便面。方便面是将面粉与各种辅料混合之后压延成面片,经过切丝成型和蒸煮成熟之后,再经过高温油炸和风冷工艺制成的面类食品。方便面的面饼组成物质差别不大,调料包里的营养物质是方便面产生不同风味的核心因素。

如表4-8所示,100克辛拉面提供给人体每天钠需要量的75%,能量的21%,营养质量指数大约为3.6,如果每餐只吃方便面并且把汤也都喝下去的话,就会导致摄入过多的钠,将会提高人体患高血压的风险。值得说明的是,红烧牛肉面的数据只是面饼的数据,另据调料包的数据可知,每100克调料包提供的钠1315毫克,占营养素参考值的66%,说明红烧牛肉面中的钠含量也是非常高的。综上,经常食用方便面的人,要注意少喝方便面的汤,避免摄入过多的钠给身体健康带来隐患。

表4-8　不同方便面的营养成分比较

项　目	红烧牛肉面的营养成分表		辛拉面的营养成分表	
	含量(每100克)	营养素参考值/%	含量(每100克)	营养素参考值/%
能量	1798千焦	20	1780千焦	21
蛋白质	7.5克	13	8.5克	14
脂肪	16.2克	27	14.7克	25
碳水化合物	57.1克	19	64.2克	21
钠	748毫克	37	1492毫克	75

(4)麦片。麦片(熟)是将燕麦(或者大麦、荞麦等)经过脱皮、汽蒸熟化之后再脱水干燥而制成的一类方便食品。燕麦片的营养成分是:每100克燕麦片的能量为1685千焦,占营养素参考值的20%,蛋白质、脂肪、碳水化合物分别是12.0克、8.0克、65.0克,分别占营养素参考值的20%、13%、22%,钠含量十分少,仅为7毫克。不过,膳食纤维含量十分高,每100克燕麦片含膳食纤维11.6克,占营养素参考值的46%。膳食纤维能够促进胃肠蠕动,对预防便秘发挥重要作用。

二、豆类及其制品的营养价值

豆类是大多数中国人喜爱的食物种类。日常生活中的豆类主要有大豆、豌豆、蚕豆、绿豆、红豆、小豆、芸豆等品种,大致可分成大豆类和淀粉豆类。其中,大豆类主要包括黄豆、青豆、黑豆,蛋白质含量在30%以上,尤其黄豆是植物性食品中蛋白质含量最高的食物,并且还富含丰富的脂肪;淀粉豆类主要有红豆、绿豆、蚕豆、豌豆、芸豆等,这些豆类蛋白质含量为 20% 左右,淀粉含量较高,脂肪含量甚少。值得说明的是,中国是黄豆的故乡,自 2000 多年前的西汉时期开始,黄豆及其制品就开始在中国人餐桌上稳占一席之地。本书主要以黄豆为代表说明大豆的营养价值特点。

(一) 大豆的营养价值

(1) 蛋白质。大豆含有 35%~40% 的蛋白质。大豆蛋白质是来自植物的优质蛋白质,以球蛋白为主,是比较理想的唯一能代替动物蛋白质的植物蛋白质。大豆蛋白的氨基酸配比比较平衡,蛋白质的消化率和氮的代谢平衡几乎与牛肉相同。大豆蛋白中含有 9 种必需氨基酸,赖氨酸含量高,是其他谷类食物赖氨酸含量的 2 倍以上,是谷类蛋白质理想的氨基酸互补食品。不过,大豆蛋白质中蛋氨酸含量较低,由此成为大豆蛋白质的限制性氨基酸。

(2) 脂肪。豆类脂肪含量最高的是大豆,而其他淀粉豆类的脂肪含量则甚少。因而大豆油作为中国人的主要食用油在日常饮食中占据重要地位。大豆中含脂肪 15%~20%,其中不饱和脂肪酸高达 85%,而亚油酸占 50% 以上,大豆油脂中还含有约 1.64% 的以核黄素为主要成分的磷脂。大豆磷脂具有较强的天然抗氧化能力,是营养价值很高的脂类。大豆脂肪中含有豆固醇,具有降低血清中的胆固醇的作用。

(3) 碳水化合物。大豆中含有 25%~30% 的碳水化合物。大豆中的碳水化合物主要是纤维素、半纤维素、果胶、甘露聚糖等,以及蔗糖、水苏糖、棉籽糖等,淀粉含量非常低。碳水化合物中约有一半是不能被人体消化吸收的棉籽糖和水苏糖等低聚糖,能够使人产生腹胀作用。不过,在豆制品加工过程中,这些胀气因子会被去除掉,食用豆制品不会引起腹胀。

(4) 维生素。豆类中普遍含有比较多的 B 族维生素,如 100 克大豆中含维生素 B_1 为 0.79 毫克,维生素 B_2 为 0.25 毫克,是面粉含量的 2 倍以上。另外,大豆中还含有比较多的维生素 E、维生素 K 和胡萝卜素等。

(5) 矿物质。大豆中含有丰富的矿物质,含量在 4.5%~5.0%。豆类富含钙、铁、镁、磷、钾等,是一类比较典型的高钾、高镁、低钠食品。值得说明的是,虽然大豆中矿物质含量比较高,但是由于植酸的存在,矿物质的生物利用率低,人体吸收数量也就少。

此外,大豆还含有对人体健康有益的特殊成分,如大豆异黄酮、大豆皂甙以及大豆甾醇和大豆磷脂等物质,可对预防多种慢性病的发生发挥重要作用。

(二) 淀粉豆类的营养价值

淀粉豆类的淀粉含量在 55%~60%,脂肪含量低,一般都在 2% 以下,因此,这部分豆类经常被并入粮食中,以"粮豆"并称。淀粉豆类的蛋白质含量在 20%,营养价值较高,B 族维生素和矿物质含量与大豆相似。值得说明的是,鲜豆、嫩豆荚和豆芽中含水量高,一般把它们归入蔬菜类中,如豆角、豆芽、豆苗、嫩豌豆和毛豆等。

这里仅以绿豆和黑豆为例说明淀粉豆类和大豆类的营养价值特点。绿豆和黑豆的营养价值如表 4-9 所示。

表 4-9　绿豆和黑豆的营养素含量及其与 NRV 的比值

营养素	能量/千卡	蛋白质/克	脂肪/克	碳水化合物/克	膳食纤维/克	视黄醇当量/微克	VB_1/毫克	VB_2/毫克	钙/毫克	铁/毫克	锌/毫克
绿豆（A）	329	21.6	0.8	62.0	6.4	11	0.25	0.11	81	6.5	2.18
黑豆（B）	401	36.0	15.9	33.6	10.2	3	0.20	0.33	224	7.0	4.18
NRV（C）	2000	60	6 0	300	25	800	1.4	1.4	800	15	15
A/C	0.16	0.36	0.01	0.21	0.26	0.01	0.18	0.08	0.10	0.43	0.15
B/C	0.20	0.60	0.27	0.11	0.41	0.004	0.14	0.24	0.28	0.47	0.28

首先看绿豆（03-2-101）。绿豆又名青小豆，为豆科植物绿豆的种子，是我国人民喜爱的药食兼用物，含有丰富的营养成分。100 克绿豆的蛋白质含量为 21.6 克，可满足正常成年人每天需要量的 36%，比一般的谷类食物含量高 1～3 倍，而且氨基酸种类齐全，赖氨酸含量比一般动物性食物还高；脂肪含量低，仅为 0.8%；碳水化合物含量高，可达 62.0%。此外，100 克绿豆中含钙、铁分别为 81 毫克、6.5 毫克，可满足成年人每天需要量的 10%、43.3%。

其次看黑豆（03-1-102）。黑豆蛋白质含量很高，可达 36%，是优质蛋白质，并且易于消化，对满足人体对蛋白质的需要具有重要意义；脂肪含量接近 16%，主要含多种不饱和脂肪酸，吸收率可高达 95%。黑豆的蛋白质和脂肪含量都远远高于绿豆。不过，黑豆的碳水化合物含量要比绿豆低。黑豆还含有丰富的维生素、蛋黄素、黑色素及卵磷脂等物质，其中 B 族维生素含量较高，如 100 克黑豆中维生素 B_1 含量为 0.20 毫克，维生素 B_2 的含量为 0.33 毫克，具有独特的营养保健作用。黑豆中还含有丰富的矿物质元素，100 克黑豆中钙、铁、锌的含量分别为 224 毫克、7.0 毫克、4.18 毫克，都比绿豆高出一截。

最后值得说明的是，豆类食物中的矿物质元素吸收率较低，实际上人体对绿豆中钙和铁的生物利用率仅为 3% 左右。因此，尽管绿豆和黑豆中的矿物质元素含量都较高，但是如果日常饮食生活中仅以豆类为主要的矿物质食物来源的话，可能就会出现矿物质元素缺乏症。

（三）豆类中的抗营养因素

组成豆类的化学成分当中，有一些独特的化学物质，它们不利于人体吸收利用豆类营养素，甚至对人体健康产生危害，这些物质被统称为抗营养因子。

（1）蛋白酶抑制剂。豆类中含有许多种蛋白酶抑制剂，主要有胃蛋白酶抑制剂、糜蛋白酶抑制剂、胰蛋白酶抑制剂等。其中胰蛋白酶抑制剂在体内抑制了蛋白酶的活性，使蛋白质的生物利用率降低，也造成人体胰腺增重。彻底加热烹调能够破坏蛋白酶抑制剂的活性。

（2）植酸。与谷类相类似，豆类中也含有相当数量的植酸。植酸可与锌、钙、铁、镁等元素结合而影响它们被机体所吸收利用。为去除植酸，可将大豆浸泡在 pH4.5～5.5 的溶液中，此时，可使植酸溶解 35%～75%。也可以通过大豆发芽而成豆芽，使植酸酶活性增强，植酸被分解，从而提高大豆中铁、锌、钙、镁的生物利用率。

（3）豆腥味。豆类中的豆腥味是一种可以引起人不愉快的味道，已知由 40 多种物质构成。引起豆腥味的主要原因是豆类中含有的脂氧合酶。脂氧合酶还能引起不饱和脂肪酸的氧化和胡萝卜素的损失,加热可以去除制氧合酶的活性。

（4）胀气因子。豆类中含有的低聚糖如水苏糖与棉籽糖等,不能被人体消化吸收,但却能够被肠道中的细菌发酵产生二氧化碳、甲烷等气体,摄入量过多时容易引起人的腹胀,故称胀气因子。大豆低聚糖在大豆加工成豆腐时,已经被除去大多数,豆芽中也减少许多,腐乳中的大豆低聚糖可被霉菌分解掉。分离蛋白、浓缩蛋白中含量也不多。值得说明的是,尽管大豆低聚糖可以对人体生理产生不利影响,但是近年来发现这些低聚糖可被肠道益生菌利用,并且对人体健康还能发挥特殊的功效。

（5）植物红细胞凝血素。豆类中的植物红细胞凝血素是一种能够凝集人和动物红细胞的蛋白质,能影响动物生长发育,但不耐热,加热可使之破坏掉。

（四）几种传统豆制品的营养价值

我国传统的豆制品种类很多,如豆腐、豆腐干、豆浆、豆乳、发酵豆制品等。总体来看,豆制品保留了豆类的大部分优点,去除了其中的多种抗营养因子,是一类营养特色鲜明、深受广大消费者喜爱的食物种类。不过,各种大豆制品因加工方法的差异和含水量的高低,其营养价值差别很大。

（1）豆浆。大豆经过清洗、浸泡、磨碎、过滤,煮沸后即成为豆浆。豆浆中蛋白质含量一般在3%左右,吸收利用率可达90%以上。由此可见,豆浆含有丰富的营养成分,在蛋白质的供给上不亚于牛乳。

（2）豆腐、豆腐干。向煮沸的豆浆中加入适量的硫酸钙,或者卤水(硫酸钙与硫酸镁的混合物),或者葡萄糖酸内酯,使豆浆中的大豆蛋白凝固,压榨去除其中的大部分水分就成为风味绝佳的豆腐。豆腐中蛋白质含量在5%～8%,消化吸收可达到95%左右。如果再将豆腐中的水分降低,就会得到豆腐干类食物,豆腐皮、百叶等豆制品中的蛋白质可达到20%～45%。

（3）豆芽。豆芽是由大豆或绿豆经水泡后发芽而成。在豆类中几乎不含有维生素C,但经过发芽后每100克黄豆芽中维生素C的含量可达15～20毫克,绿豆芽约20毫克。

（4）腐乳。将大豆蛋白切成块状,经初步发酵,用盐或盐水腌渍,再进行后期发酵,即制成腐乳。大豆蛋白经霉菌发酵后,产生多种氨基酸、多肽等营养物质,变得更有利于人体吸收和利用。值得说明的是,豆类几乎没有维生素 B_{12},但是经过霉菌发酵之后,维生素 B_{12} 的含量得到显著提高,例如,红腐乳的维生素 B_{12} 含量为每100克0.7微克,臭豆腐的含量甚至高达每100克1.9～9.8微克。

（5）粉条、凉粉。它们是以富含淀粉类豆类为原料,通过去除蛋白质等工序制作而成,营养成分以碳水化合物为主。例如,粉条淀粉含量在90%以上,凉粉淀粉含量在4.5%左右,其他95%左右都是水。

除了以上一些传统豆制品之外,当前还有一些新兴起的大豆工业制品,如大豆蛋白和大豆磷脂等都已经开始工业化生产。大豆蛋白制品是应用现代科学技术对大豆进行深加工的产品,有大豆粉、浓缩大豆蛋白、分离大豆蛋白和组织蛋白等品种。其中,大豆组织化蛋白又称"人造肉",在食品加工业得到广泛应用。大豆磷脂也常作为营养食品和保健食品的配料广泛应用于食品加工业。

三、坚果和含油种子类及其制品的营养价值

坚果又称壳果,这类食物的食用部分多为坚硬果核内的种子,富含淀粉和油脂,如榛子、核桃、松子、杏仁、腰果、香榧等木本植物的带有硬壳的种子或果核;含油种子主要是指花生、葵花子、南瓜子、西瓜子、芝麻等草本植物的种子。

(一)坚果和含油种子的营养价值

1. 蛋白质

坚果类的蛋白质含量多在 $12\%\sim25\%$。草本种仁类的蛋白质含量高于坚果类,例如,西瓜子和南瓜子中的蛋白质含量在 30% 以上。总体来说,坚果类蛋白质的生物价值比较低,需要与其他食品互补后才能发挥最佳营养作用。

2. 脂类

脂肪是坚果和含油种子中的重要成分,绝大多数坚果类食物脂肪含量为 $47\%\sim70\%$,以不饱和脂肪酸为主。例如,核桃脂肪含量在 60% 以上,其中亚油酸含量高达 70%,并且富含亚麻酸和油酸;榛子脂肪含量在 $50\%\sim66\%$。花生脂肪含量为 40%,葵花子脂肪含量在 50% 以上。

3. 碳水化合物

坚果和含油种子中的碳水化合物含量普遍较低,一般在 15% 以下,如花生的含量为 5.2%、榛子的含量为 4.9%。一些含油较低的干果如栗子、银杏等淀粉含量比较丰富,如干栗子的淀粉含量为 77.2%。

4. 维生素

坚果类食物富含维生素 E 和 B 族维生素。大量的脂肪存在为脂溶性维生素提供了良好的栖息场所,维生素 E 含量尤为丰富,如 100 克的葵花子仁中维生素 E 含量为 50.3毫克。不过,淀粉含量高的含油种子中维生素 E 的含量较低,如栗子中含量仅为每 100克 1.2 毫克。此外,部分坚果还含有少量的胡萝卜素和维生素 C。

5. 矿物质

坚果和含油种子中矿物质含量丰富,钾、镁、磷、铁、锌、硒、铜、锰的含量在各类食品中表现突出,远高于大豆、谷类的含量,是矿物质的良好来源。例如,芝麻是补充微量元素的传统食品,黑芝麻的矿物质含量高于白芝麻,南瓜子也是矿物质的植物性食物的最佳来源之一。值得说明的是,富含淀粉类的坚果如栗子的矿物质含量要低于富含油脂的坚果。

(二)坚果类制品的营养价值

在我国民间传统饮食习俗中,坚果类食物被认为具有健脑作用,花生、核桃、榛子等坚果类经常被炒熟食用。即使在现代超市当中,"炒货"柜台里的产品也可谓琳琅满目。不仅如此,食品工业中还经常选择富含特色营养的坚果果实、种子或种仁作为原材料,经过萃取、提纯等技术加工制作各种植物蛋白饮料或复合蛋白饮料等,常见的产品主要有杏仁露、核桃乳、花生露等(如图 4-6 所示)。

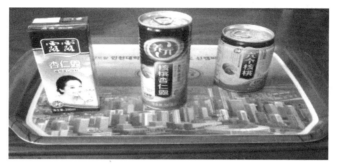

图 4-6　常见的坚果类饮料制品

核桃乳和杏仁露的营养成分如表 4-10 所示。

表 4-10　核桃乳和杏仁露的营养成分比较

项　目	核桃乳的营养成分表		杏仁露的营养成分表	
	含量(每 100 克)	营养素参考值/%	含量(每 100 克)	营养素参考值/%
能量	158 千焦	2	198 千焦	2
蛋白质	0.6 克	1	1.6 克	1
脂肪	2.2 克	4	1.6 克	3
碳水化合物	3.9 克	1	6.8 克	2
钠	37 毫克	2	56 毫克	3

由表 4-10 可知,核桃乳的能量、蛋白质、钠和碳水化合物的含量都低于杏仁露的含量,只有脂肪的含量高于杏仁露。

四、薯类及其制品的营养价值

薯类包括各种含淀粉的根茎类植物,如马铃薯、甘薯、芋头、山药、木薯等。在我国总产量较高的薯类主要有马铃薯和白薯,其次还有木薯,是我国仅次于谷类的碳水化合物的主要来源。由于薯类具有含高碳水化合物和高水分的特点,通常既把它们当作主食,又作为蔬菜来食用。薯类除富含淀粉外,还含有大量的纤维素、半纤维素,但蛋白质、脂肪、矿物质和维生素的含量相对较低。

随着生活水平的不断提高,我国居民的薯类消费量呈现逐渐下降的趋势。自 2015 年开始,我国政府已经计划把薯类作为国家粮食储备项目进行收储。

(一)薯类的营养价值

1. 蛋白质

薯类蛋白质含量通常在 1%～2%。与其他作为主食的食物相比较,新鲜薯类的蛋白质含量较低;不过,如果按照干重来比较的话,薯类蛋白质含量还算是比较高的。例如,马铃薯(干重)的蛋白质含量在 10% 左右,十分接近大米的蛋白质含量。再如,甘薯蛋白质的含量为 1.4%,换算成干重的话为 5.2% 左右,比一般的粮食略低一些。

即使从另外一个视角来看,薯类的营养价值也算是挺好的。例如,马铃薯的赖氨酸和色氨酸的含量高于一般的谷类食物,甘薯的蛋白质含量与大米十分接近,其中的赖氨酸含量高于大米。由此可见,薯类食物可与谷类食物蛋白质发生一定程度的互补作用,提高混合膳食的营养价值。

2.脂类

薯类的脂肪含量通常低于 0.2%,换算成干重的话也只有 1% 左右,由此可见薯类的脂肪含量明显低于其他谷类食物。

3.碳水化合物

薯类食物淀粉含量丰富,鲜重一般在 8%～30%,换算成干重的话淀粉含量高达 85%,而且非常容易被人体消化吸收。由此可见,薯类的淀粉含量接近于谷类食物。所以,我国居民传统的膳食结构中,薯类在作为蔬菜被食用的同时,也经常被作为主食出现在日常饮食生活中。

薯类中的膳食纤维含量高,质地细腻,对消化道刺激小。例如,新鲜马铃薯含量在 0.6%,甘薯含量则高于马铃薯,可达 1.6%。

4.矿物质

薯类富含矿物质,如钾、钙、磷、硫等含量丰富,其中,钾含量最高,每 100 克马铃薯干粉中钾含量高达 1000 毫克。铁含量比较低,换算成干重的与谷类食物相近,钙含量则比谷类食品要高一些。

5.维生素

薯类含有比较丰富的维生素 C。例如,马铃薯中的维生素 C 含量为 25 毫克,可与小白菜相媲美。马铃薯是北方冬季当家蔬菜之一的原因就在于此。马铃薯中维生素 B_{12} 的含量很低,其他的 B 族维生素含量比较丰富。

(二)薯类制品的营养价值

薯片是日常生活中经常食用的薯类制品。根据市售的某薯片的营养成分表可知,每 100 克的薯片中含有能量 2112 千焦,可满足正常人每天 25% 的能量需要;蛋白质、脂肪、碳水化合物的含量分别为 4.8 克、25.8 克、63.3 克,分别能够满足正常人每天需要量的 8%、43%、21%。通过与天然薯类的营养成分比较可见,工业化食品薯片在油炸过程中,吸附了大量的烹调油,导致最终产品脂肪含量大幅增高,这是值得广大消费者在闲暇时间里吃零食薯片时关注的事情。

五、蔬菜和水果的营养价值

蔬菜和水果的共同特点是含水量高,蛋白质和脂肪含量低,含有维生素 C 和胡萝卜素,含有多种有机酸、芳香物质、色素和膳食纤维。它们不仅为人体提供重要的营养物质,也可增进食欲和促进消化。

狭义的蔬菜仅仅包括植物新鲜的根茎叶花果等,但是从广义上来说,蔬菜这个食物类别还包括了海带、紫菜、裙带菜等藻类和平菇、香菇、木耳等菌类蔬菜。

水果是甜味多汁的植物性食物的总称,以植物性的带果肉的果实或种子为主,其中以木本植物的果实居多。广义的水果也包括少数的茎、根等植物的部位,如甘蔗等。水果的特点是富含水分、有甜味,可以不经烹调直接食用。

(一) 蔬菜的营养价值

1. 碳水化合物

蔬菜中所含碳水化合物包括淀粉、寡糖、糖类和膳食纤维等,含量仅为 $2\%\sim6\%$,几乎不含有淀粉。不过,根或地下茎类的蔬菜碳水化合物含量高,如马铃薯、藕类含量在 15% 以上,含糖较多的胡萝卜和某些品种的萝卜也含有较多的碳水化合物,含量在 $7\%\sim8\%$ 。

蔬菜中纤维素、半纤维素等膳食纤维含量较高,如鲜豆类含量在 $1.5\%\sim4.0\%$,叶菜类含量通常在 $1.0\%\sim2.2\%$,瓜类较低,一般含量都在 1% 以下。有些蔬菜富含果胶物质,如花椰菜等。果胶物质是人们膳食纤维的主要来源,具有其他营养素所不可替代的作用。

菌类蔬菜中的碳水化合物主要是菌类多糖,如香菇多糖、银耳多糖等,它们对人体健康具有多种保健作用。

2. 维生素

蔬菜中含有丰富的维生素类,是维生素 C、胡萝卜素、叶酸和维生素 B_2 的重要来源。人体中所需的维生素 C 主要是由水果和蔬菜来提供的。100 克蔬菜中维生素 C 含量在 $10\sim90$ 毫克,含量丰富的主要有大青椒、花椰菜、雪里蕻等。胡萝卜素在各种绿色、黄色及红色蔬菜中含量较多,如黄胡萝卜、菠菜、油菜、韭菜等,浅色蔬菜中胡萝卜素的含量低。深绿色叶菜类和花类蔬菜含有较高的维生素 B_2 ,但不能满足人体对核黄素的全部要求,含核黄素较多的蔬菜有空心菜、苋菜、油菜、菠菜、雪里蕻等。此外,绿叶蔬菜中也含有较多的维生素 K 和叶酸。

正常情况下,菌类和海藻类蔬菜的维生素 C 含量不高,但是含有较多的 B 族维生素。许多菌类和海藻类以干制品形式出售,按重量计算的营养素含量高。值得说明的是,这些干制品在烹调前需要水发,因此导致水溶性营养素损失较多。

3. 矿物质

蔬菜中含有十分丰富的矿物质,如钙、磷、铁、钾、钠、镁、锰等,是人体矿物质的很重要的来源。雪里蕻、芹菜中含有较多的铁,含量为每 100 克蔬菜中含有 $2\sim3$ 毫克的铁,部分蔬菜中还含有较多的钙,如菠菜、洋葱等。不过,由于这些蔬菜中含有多种有机酸如草酸、植酸和无机酸如磷酸等,能够与钙或铁形成络合物沉淀,影响人体对蔬菜中钙与铁的吸收。

4. 蛋白质与脂肪

大部分蔬菜的蛋白质含量很低,一般在 $1\%\sim2\%$,只有鲜豆类比较高,平均也只有 4% 左右。菌类和海藻类中的发菜、香菇和蘑菇的蛋白质含量较高。如果每天摄入 400 克绿叶蔬菜的话,就可获得 6 克左右的蛋白质。值得说明的是,尽管蔬菜蛋白质含量低,但是质量较高,尤其是菌类蔬菜中的赖氨酸含量丰富,适合作为谷类食物的互补食品入馔。

蔬菜中的脂肪含量普遍低于 1% ,属于低能量的食物。

5. 水和其他对健康有益的膳食成分

蔬菜中的水大部分以游离水的形式存在,含水量普遍在 90% 以上。蔬菜中的含水量多少决定了蔬菜的新鲜程度。当蔬菜中含水量降低时,就会失去鲜嫩的外观,营养价值也会随之降低。

有机酸是蔬菜中存在的有益于人体健康的化学物质,蔬菜中含有苹果酸、柠檬酸、草酸等。一方面有机酸可能会降低人体对矿物质元素的吸收;另一方面有机酸如柠檬酸、苹果酸也对人体健康发挥特殊作用。

色素也是蔬菜中所富含的一大类化学物质。类胡萝卜素、叶绿素、叶黄素、花青素、番茄红素、辣椒红素等色素物质也对人体健康发挥重要作用。

此外,一些蔬菜中还含有对人体健康有益的植物性化学物质,如皂甙类化合物、含硫化合物以及酚类化合物等。如十字花科中的含硫化合物以及大蒜、洋葱中的有机硫化物等具有预防某些癌症的发生、降低血脂和杀菌的功效。

(二) 水果的营养价值

1. 碳水化合物

水果中的碳水化合物包括淀粉、蔗糖、果糖和葡萄糖。鲜果中蔗糖、果糖等含量一般在 5%～20%,多数在 10% 左右,但是柠檬含糖量低至 0.5%。果实中的甜味主要来自葡萄糖、果糖和蔗糖,水果中的其他单糖和低聚糖的含量很少。除此以外,苹果中的甜味物质还有山梨糖醇,柿子等水果中还含有甘露糖醇等。

一般情况下,未成熟果实中淀粉含量较高,随着水果的不断成熟,淀粉含量逐渐降低而单糖或双糖的含量不断提高,成熟之后的水果几乎不含淀粉。不过,香蕉是个特殊的水果另类,即使是成熟的香蕉中也含有 3% 以上的淀粉。

水果中还含有丰富的膳食纤维,包括纤维素、半纤维素和果胶,其中果胶含量丰富。例如,山楂的果胶含量为 3.0%～6.4%,草莓的果胶含量为 0.7%。

2. 维生素

与蔬菜相类似,水果中的维生素 D 和 B 族维生素的含量普遍较低,100 克水果中的硫胺素和核黄素的含量通常都在 0.05 毫克以下。水果是膳食维生素 C 和胡萝卜素的比较重要的来源,有些水果还含有较为丰富的叶酸和维生素 K。鲜枣、草莓、猕猴桃中维生素 C 含量很高,如 100 克鲜枣中维生素 C 含量为 243 毫克。芒果、柑橘、杏等胡萝卜素含量较高。

一般情况下,野生水果的维生素 C 含量普遍高于栽培的水果。值得说明的是,水果中的维生素含量不仅受到品种的影响,还受到成熟度、栽培环境、储存时间的影响。水果加工过程中,维生素 C 含量会有显著下降。

3. 矿物质

水果中含有十分丰富的矿物质,一般含量为 0.4%,如钙、钾、镁等,钠含量较低。在膳食中,水果是钾的重要来源。一些水果还含有比较丰富的铁和镁,如草莓、大枣和山楂的铁含量就比较高,并且由于其中还富含维生素 C,因此铁的生物利用率较高。

4. 蛋白质与脂肪

大部分水果的蛋白质含量很低,一般在 0.5%～1.0%,比蔬菜含量低。水果中的蛋白质主要是酶蛋白,菠萝、木瓜、无花果、猕猴桃中含有较多的蛋白酶。

大部分水果的脂肪含量也比较低,其含量在 0.3% 以下,属于低能量的食物。

5. 水和其他对健康有益的成分

多数水果的水分含量为 85%~90%,可食部分的主要成分是水。

水果中有机酸量为 0.2%~3%,主要有苹果酸、柠檬酸、酒石酸和抗坏血酸等。仁果、浆果、核果等含有较多的柠檬酸,蔷薇科水果含有较多的苹果酸,葡萄中富含酒石酸。此外,水果中还有一些植物性化学物质,如酚酸、类黄酮、花青素以及单宁类物质,对人体健康具有特殊保健作用。

在北方的早春时节,韭菜(04-4-401)、菠菜(04-5-301)都是常见的应季蔬菜,早春时节,韭菜的芬芳气味和菠菜的润滑感觉会让人从冬天的禁锢中挣脱出来,真正体会到严冬已经在消去,明媚的春光指日可待。苹果(06-1-101)和草莓(06-3-910)也是北方常见的水果。苹果耐储存,可以从秋天一直储存到来年春天,并且还是美味且营养价值高的水果。最重要的是,苹果在生长过程中,一般都需要在果实外面套上一个保护袋,能够确保免受各种化学物质的污染,具有食用安全的优点。草莓喜温凉气候,适合在北方生长,差不多是一年当中北方最早上市的水果。草莓口味酸甜,多汁爽口,并且营养丰富。韭菜、菠菜和苹果、草莓的营养素含量特点参见表 4-11。

表 4-11　几种水果蔬菜的营养素含量及其与 NRV 的比值

营养素	能量/千卡	蛋白质/克	脂肪/克	碳水化合物/克	膳食纤维/克	视黄醇当量/微克	VB_1/毫克	VB_2/毫克	VC/毫克	钙/毫克	铁/毫克	锌/毫克
韭菜(A)	29	2.4	0.4	4.6	1.4	235	0.02	0.09	24	42	1.6	0.43
菠菜(B)	28	2.6	0.3	4.5	1.7	487	0.04	0.11	32	66	2.9	0.85
草莓(C)	32	1.0	0.2	7.1	1.1	5	0.02	0.03	47	18	1.8	0.14
苹果(D)	54	0.2	0.2	13.5	1.2	3	0.06	0.02	4	4	0.6	0.19
NRV(E)	2000	60	6 0	300	25	800	1.4	1.4	100	800	15	15
A/E	0.02	0.04	0.01	0.02	0.06	0.30	0.14	0.06	0.24	0.05	0.11	0.03
B/E	0.02	0.04	0.01	0.02	0.05	0.60	0.03	0.08	0.32	0.08	0.20	0.03
C/E	0.02	0.02	0.01	0.03	0.04	0	0.01	0.02	0.47	0.02	0.12	0.01
D/E	0.03	0.01	0.01	0.05	0.05	0	0.04	0.01	0.04	0.01	0.04	0.01

由表 4-11 可知,水果的能量一般要高于蔬菜的能量。韭菜和菠菜的能量分别是 29 千卡和 28 千卡,草莓和苹果的能量分别是 32 千卡和 54 千卡。由于苹果具有能量含量高的特点,因此经常作为减肥食谱的优选水果。从蛋白质这个视角来看,蔬菜的含量要高于水果含量,如韭菜和菠菜分别含有蛋白质 2.4 克和 2.6 克,草莓和苹果却只有 1.0 克和 0.2 克。从脂肪的含量视角来看,蔬菜的脂肪含量要高于水果,例如,韭菜的脂肪含量比草莓和苹果高 1 倍! 再从矿物质元素来看,韭菜和菠菜的含量都要高于草莓和苹果。最后从维生素来看,苹果的维生素 C 含量最低,草莓最高。总之,水果、蔬菜是低能量富含碳水化合物以及维生素 C 和矿物质的食物种类。

(三) 蔬菜和水果的抗营养因素

水果和蔬菜在未成熟的情况下,含有较多的鞣质,鞣质在酶作用下易被氧化而发生褐变,对其风味和色泽有很大的影响。蔬菜中还含有少量对人体无益或有害的有机酸,影响钙、铁的吸收。因此,食用前应先采用开水烫漂,以除去部分草酸。

此外,蔬菜中还含有影响人体吸收营养素的植物血细胞凝集素、蛋白酶抑制剂等。这些有害物质有些可以通过适当的烹调方法加以去除,有些则很难或无法彻底去除,应该尽量避免食用该种类蔬菜食物。

(四)蔬菜和水果不能完全相互替代

在《黄帝内经》中,中华民族的祖先很早就已经给蔬菜和水果对人体健康发挥的作用进行过精确定位:"五谷为养、五果为助、五畜为益、五菜为充。"水果多富含糖类物质,能够提供较多的能量,在食物匮乏的古代对普通民众具有十分重要的意义;蔬菜的作用主要是充盈脏腑,在谷类、畜类和果类之外,发挥其辅助作用。

蔬菜和水果在营养成分和健康效应方面有很多相似的地方,如能够为人体健康提供充足的膳食纤维、水溶性维生素和矿物质等,但它们毕竟是两种不同的食物,在为人体健康提供各种营养素方面各自发挥特殊功能。在食物极其丰富的现代社会,水果和蔬菜对人体健康各自具有独特的作用。一般来说,蔬菜品种远远多于水果,而且多数蔬菜特别是深色蔬菜的某些维生素、矿物质,以及膳食纤维和植物化学物质等含量要远高于水果。可是,按照中国的传统膳食习惯,中华料理中绝大多数蔬菜是经过加热烹调之后才被食用的,其中的矿物质、水溶性维生素尤其是维生素 C 等营养素会有部分损失,可能对人体健康产生某些不利影响。因此,水果可以弥补蔬菜的不足。水果中的水溶性维生素和矿物质含量丰富,而且没有经过加工烹调,能够最大限度地保留其中固有的营养成分,能够发挥给人体补充矿物质和维生素 C 的重要功能。不过,从提供膳食纤维这个视角来看,绝大多数水果的膳食纤维含量没有蔬菜高,多种多样的蔬菜能够为人体提供数量充足而廉价的膳食纤维,这也是水果不如蔬菜的一个方面。

(五)果蔬汁饮料

果汁类和蔬菜汁类是用新鲜水果或蔬菜等为原料,经过加工或发酵制成的饮料,包括100％果汁(蔬菜汁)、果汁或蔬菜汁饮料、复合果蔬汁(浆)及其饮料、果肉饮料、发酵型果蔬汁饮料等。广义地说,凡是富含水分的水果都可榨汁成为饮料,蔬菜汁饮料有时为增加产品风味,还时常加入甜味剂和酸味剂来提高产品质量。由于水果和蔬菜中含有丰富的维生素、矿物质和碳水化合物,所以果蔬汁饮料营养价值较高,是一种老幼皆宜的饮料。在餐饮业所提供的饮料当中,现场榨制的新鲜果蔬汁深受就餐宾客的欢迎。

第四节 茶、酒和调味料的营养价值

一、酒类的营养价值

(一)各种酒的营养价值

我国根据制造方法的差异将酒划分为三类,即蒸馏酒、发酵酒和配制酒。

（1）蒸馏酒。蒸馏酒是以粮谷、薯类、水果等为主要原料,经发酵、蒸馏、陈酿、勾兑制成,主要包括白酒、白兰地、威士忌、朗姆酒等,我国以白酒居多。白酒种类很多,风味各异,但均以乙醇为主要成分,含量在 20%～60%。白酒的香味成分非常复杂,一般以醇、酯、醛类等芳香物质组成。据气相色谱分析,白酒的呈香味物质有几百种之多,起主要作用的是甲酸乙酯、乙酸乙酯、丁酸乙酯等。白酒具有高能量的营养特点,少量饮用具有刺激食欲、补充能量、舒筋活血的功效,过量饮用则会对身体健康造成危害。

（2）啤酒。啤酒属发酵酒,是世界上饮用最广、消费量最多的酒,我国啤酒的乙醇含量一般在 3.5%左右,德国等欧洲国家的啤酒的乙醇含量有的可达 5%。啤酒营养丰富,除含有乙醇和二氧化碳外,还含有果糖、麦芽糖和糊精等碳水化合物,以及矿物质如钙、磷、钾、镁和锌等。啤酒有"液体面包"的美誉是当之无愧的。发酵产生的多种氨基酸、脂肪酸以及醇、醛、酮类物质,构成独特的风味。优质啤酒在一定程度上会刺激胃液分泌、促进消化和利尿。适量饮用啤酒对预防肾脏病、高血压、心脏病有一定的作用。此外,对神经紧张和由此导致的失眠也具有一定的调节作用。

（3）葡萄酒。葡萄酒是果酒中最有代表性的一种,是以新鲜葡萄或葡萄汁为原料经发酵而成。葡萄酒酒精含量一般大于 7%。其香味成分主要来自丙醇、异戊醇和乳酸乙酯。其营养成分有酒精、有机酸、挥发酯、多酚及丹宁物质,丰富的氨基酸、糖、多种维生素,还有钾、钙、镁、铜、锌、铁等矿物质。经常饮用葡萄酒,不仅能为人体提供多种营养素和能量,还对预防肝病和心脏病有一定的作用。

（4）黄酒。黄酒是中国最古老的饮料酒,它具有独特的风味和很高的营养价值,黄酒含有糖类、糊精、有机酸、维生素等营养物质,其氨基酸含量居各种酿造酒之首。黄酒在我国传统中医学中经常被用作药引,具有很好的补益增效作用。黄酒中的营养成分极易被人体消化吸收。我国绍兴产的黄酒天下驰名。

酒类中的乙醇可以提供较多能量,特别是高度白酒。每克乙醇含有大约 27 千焦(7 千卡)的能量。不同酒所含能量如表 4-12 所示。

表 4-12 不同酒类中的乙醇含量及能量

酒 的 名 称	酒精量/(克/100 克)	100 克的能量/千焦	100 克中的能量/千卡
啤酒	3.4	159	38
葡萄酒	8.9	282	67
黄酒(均值)	10.2	266	66
38°白酒(剑南春)	31.6	929	222
52°白酒(五粮液)	44.4	1301	311
56°白酒(二锅头)	48.2	1413	338

（二）饮酒的误区与过量饮酒的表现

1. 饮酒的误区

酒对人体产生作用的主要成分是乙醇。少量乙醇可兴奋神经中枢,促进血液循环和增强物质代谢;但是,过量饮酒对人体有害,严重的可造成酒精中毒致死。

有人认为葡萄酒和啤酒中酒精含量低,它们不会使人上瘾。实际情况是,世界上喝葡萄酒和啤酒的人死于酒精相关疾病的比例非常高。如果过量饮用这些酒的话,同样会摄入大量酒精而发生酒精中毒。还有人认为酒精能兴奋大脑神经。实际情况正相反,酒精是抑制大脑活动的一种"毒物"。

2. 过量饮酒的表现

正常情况下,当人体 100 毫升血液中乙醇含量为 20 毫克(饮酒驾驶的标准)左右的时候,就会感觉到头脑发胀、心情愉快而健谈;乙醇含量在 40 毫克的时候,虽然会感觉精神振作、说话流利,但是行为已显稍微笨拙,并且会出现手颤抖的现象;乙醇含量 60 毫克的时候,就会出现头脑反应迟钝,说话絮絮叨叨和行动迟缓的现象;乙醇含量在 80 毫克(醉驾的标准)的时候,就会表现为情感冲动、自言自语、反应迟钝和步履蹒跚的现象。极端情况下,当人体 100 毫升血液中乙醇含量达到 200 毫克的时候,属于酒精中毒状态,乙醇含量达到 400 毫克的时候则可能致人死亡。

二、茶叶的营养价值

我国是茶叶的故乡。在东汉时期的《神农本草》中记载了"神农尝百草,日遇七十二毒,得茶而解之"的传说。唐代陆羽在《茶经》中称:"茶者,南方之嘉木也,一尺,二尺乃至数十尺,其巴山峡川有两人合抱者……"大约在公元 9 世纪,我国茶叶生产栽培技术首先传到日本,而后流行于世界。

(一)我国茶叶的种类

(1)绿茶。绿茶属于不发酵类茶,是我国产区最广、产量最高、品种最佳的一类茶叶,其产量占我国茶叶总产量的 70% 左右。绿茶又可分为蒸青绿茶(如玉露茶、阳羡休、煎茶等)、炒青绿茶(如西湖龙井、千岛玉叶等)、烘青绿茶和晒青绿茶四种。

(2)红茶。红茶属于全发酵茶类。在国际茶叶市场上红茶贸易量占世界茶叶总贸易量的 90% 以上。鲜茶叶通过发酵促使自身含有的多酚类物质发生生物氧化,产生茶红素、茶黄素等,形成红茶特有的色、香、味。红叶、红汤是红茶共同的品质。我国红茶主要有小种红茶、工夫红茶和红碎茶等品种。

(3)乌龙茶。乌龙茶又名青茶,属于半发酵茶类。乌龙茶具有绿叶红镶边的特点。代表性的有铁观音、冻顶乌龙等。

(4)黄茶。黄茶属于微发酵茶类。其品质特点是黄叶、黄汤,香气清悦,滋味醇厚,如湖南的君山银针,四川的蒙顶黄芽,浙江的平阳黄汤,安徽的霍山黄芽和黄大茶等。

(5)白茶。白茶属于轻微发酵茶类。主产区为福建、广东等地,主销东南亚和欧洲。白茶分为芽茶和叶茶两类。

(6)黑茶。黑茶属于后发酵茶。主产区为四川、云南、湖北、湖南等地。黑茶压制成的砖茶、饼茶、沱茶、六堡茶等紧压茶,是少数民族不可缺少的饮品。

(7)再加工茶类。再加工茶类是以绿茶、红茶、乌龙茶等六大茶类为原料进行再加工而成的固态和液态茶,包括花茶、紧压茶、速溶茶、浓缩花茶、风味茶、保健茶及液态茶饮料等。

（二）茶叶的营养价值和保健成分

1. 茶叶的营养价值

（1）碳水化合物。茶叶中的碳水化合物包括单糖、双糖和多糖三类。糖类含量占干物质总量的 20%～25%。单糖和双糖又称可溶性糖，易溶于水，是组成茶叶滋味的物质之一；多糖不溶于水，是衡量茶叶老嫩度的重要成分。茶叶中水溶性果胶是形成茶汤厚度和外形光泽度的重要成分之一。

（2）蛋白质与氨基酸。茶叶中的蛋白质含量占干物质总量的 20%～30%，能溶于水直接被利用的蛋白质含量仅占 1%～2%。这部分水溶性蛋白质是形成茶汤滋味的成分之一，大部分蛋白质不溶于水，最终存在于茶渣而被废弃。茶叶中的氨基酸种类丰富，且含有婴儿生长发育所必需的组氨酸。氨基酸占茶叶干物质的 1%～4%。氨基酸对形成绿茶香气具有重要作用。

（3）脂类。茶叶中的脂类物质包括脂肪、磷脂等，含量占干物质总量的 8% 左右，对茶叶的香气有着积极作用。

（4）维生素。茶叶中含有丰富的维生素类。其含量占干物质总量的 0.6%～1%。在各种维生素当中，维生素 C 含量最高，100 克质量优异的绿茶中含量可达 250 毫克左右。

（5）矿物质。茶叶中含有人体所需的多种矿物质。茶叶中含锌量高，尤其是绿茶，每克绿茶中平均含锌量达 73 微克，有的茶叶品种甚至高达 252 微克；每克红茶中平均含锌量较低，但也有 32 毫克。茶叶中铁的平均含量为每克干茶 123 毫克，每克红茶中大致为 196 微克。

2. 茶叶的保健成分

（1）有机酸。茶叶中的有机酸种类很多，含量为干物质总量的 3% 左右。茶叶中的有机酸多为游离的有机酸，有棕榈酸、亚油酸、乙烯酸等。茶叶中的有机酸是香气的主要成分之一，现已发现茶叶香气中有机酸的种类达到 15 种。有些有机酸如亚油酸本身并无香气，但是经过氧化后可以转化为香气成分。

（2）生物碱。茶叶中的生物碱包括咖啡碱、可可碱和茶碱。其中以咖啡碱的含量最多，占 2%～5%；其他含量甚微，所以茶叶中的生物碱含量常以测定咖啡碱的含量为代表。在较高温度下，生物碱与茶多酚各自以独立的状态存在于茶汤中，一旦茶汤温度降至 40℃ 以下，二者就会形成络合物沉淀下来，茶汤就会由澄清变得浑浊起来，红茶的茶汤中经常出现"冷后浑"现象，实质上就是咖啡碱与茶叶中多酚类化合物生成的络合物沉淀。咖啡碱对人体有多种药理功效，如提神、利尿、促进血液循环、助消化等。

（3）色素。茶叶中的色素包括脂溶性色素和水溶性色素两部分，含量仅占茶叶干物质总量的 1% 左右。脂溶性色素不溶于水，有叶绿素、胡萝卜素等。水溶性色素有黄酮类物质、花青素及茶多酚氧化产物。

（4）芳香物质。茶叶中的芳香物质是指茶叶中挥发性物质的总称。在茶叶化学物质成分的总含量中，芳香物质含量并不多，一般鲜叶中含有 0.02%。茶叶中芳香物质含量虽然不多，但是其种类却很复杂。据分析，通常茶叶含有的香气成分化合物达 300 多种，鲜叶中的香气成分化合物达 50 多种。鲜叶中芳香物质以醇类化合物为主，成品绿茶的芳香物质以醇类和吡嗪类的香气成分含量为多。

（5）茶多酚。茶多酚是茶叶中 30 多种酚类物质的总称，包括儿茶素、黄酮类、花青素和酚酸四大物质。茶多酚的含量占干物质总量的 20%～35%。而在茶多酚的总量中，儿茶素约占 70%，它是决定茶叶色、香、味的重要成分，其氧化聚合产物茶黄素、茶红素等，对红茶汤色的红艳度和滋味有决定性作用。黄酮类物质是形成红茶汤色的主要物质之一。花青素呈苦味，如果含量过多，茶叶品质不好，会造成绿茶滋味苦涩等缺陷。

（三）科学饮茶

不同体质的人应该饮用不同种类的茶。因茶叶含有咖啡因，故容易失眠的人睡前不宜饮浓茶。咖啡因能促进胃酸分泌，增加胃酸浓度，故患胃溃疡病的人饮茶会使病情加重。营养不良的人也不宜多饮茶，因茶叶中含茶碱和鞣酸，可影响人体对铁和蛋白质等的吸收，对缺铁性贫血患者尤其不宜。茶叶苦寒，宜喝热茶，喝冷茶会伤脾胃。体形肥胖者宜多饮绿茶，体质瘦弱者宜多饮红茶和花茶。夏季饮绿茶，可清热去火降暑；秋冬季节最好饮红茶，以免引起胃寒腹胀。青壮年时期，应该饮绿茶为佳；进入老年，因脾肾功能趋于衰退，故以饮红茶和花茶为宜。

三、调味品的营养价值

调味品是指能调节食品色香味等感官性状的食品，包括鲜味剂、咸味剂、酸味剂等。从调味品的来源看，有的来源于天然的植物花蕾、种子、皮、茎、叶等，有的来自天然的矿物性物质，还有的是人工酿造和提炼的产品。这里主要介绍食盐、酱油、食醋、味素和香辛料的营养价值特点。

（一）食盐的营养价值

食盐按照国家标准分为精制盐、粉碎洗涤盐和日晒盐。其中，精制盐占我国食盐总产量的 60%，氯化钠含量高达 99% 以上，是家庭烹调用盐的主角；粉碎洗涤盐的氯化钠含量在 95% 以上，适合于食品加工业；日晒盐产量低于前两个品种，占 15% 左右，氯化钠含量在 93% 以上，非常适合于传统的腌酱菜制作领域。食盐的主要成分是氯化钠，粗盐中除氯化钠外还有少量的碘、钙、镁和钾等。在酸、甜、苦、辣、咸五味当中，咸为"百味之主"，是绝大多数菜肴复合味形成的基础味。食盐是咸味的主要来源。食盐中氯离子和钠离子能够调节机体溶液的渗透压，氯离子还是唾液淀粉酶的激活物质。如果长期摄入过量的食盐，会造成高血压等心血管疾病。日常生活中各种食物中的含盐量如表 4-13 所示。

表 4-13 日常生活中各种食物中的含盐量　　　　单位：克/100 克

产品	含盐量	产品	含盐量	产品	含盐量
饮料	0.5～0.7	炖煮品	1.5～2.0	黄酱	12～15
面包	0.7	香肠类	2.4～4.9	酱油	12～18
汤菜	0.8～1.2	挂面	4.9～5.8	咸鱼	15～30
蛋黄酱	1.2～2.0	甜黄酱	6～7	腌菜	3.8～4.0

由表 4-13 可知，日常生活中绝大多数的食物中都含有食盐。为了避免摄取更多的食盐，要求我们在安排饮食生活时要综合考虑食物的组成。例如，咸鱼、腌菜都要尽量少吃。并且在烹调菜肴的时候，如果已经添加了黄酱或者是酱油的话，那么食盐就要酌情少加。值得说明的是，有时食盐会隐蔽起来欺骗人的味觉。例如，烹制菜肴时如果加糖调味的话，食盐与糖会因为"相杀"的效果而降低了咸味的效果，尽管没有感觉食物很咸，但是事实上已经摄入了很多的食盐。

（二）酱油和酱的营养价值

在我国酱油和酱生产加工食用已经有几千年的历史，是中华民族传统的调味制品，包括以豆类、面类、大米等为原料经发酵而制成的液体半固体状态的调味品。其中，酱的种类繁多，如以黄豆为原料制成的大豆酱、以蚕豆为原料制成的蚕豆酱、豆类和面粉混合制成的黄酱、以面粉为原料制成的面酱等。原料在酿造发酵过程中，其中所含有的蛋白质分解成蛋白胨、肽和氨基酸等产物；淀粉分解成麦芽糖、单糖和有机酸等产物，有机酸进而发生反应生成酯类，赋予酱油独有的味道；氨基酸还可以和糖类物质发生褐变生成黑褐色的物质，使酱油和酱类具有较深的颜色，能够引发人体强烈的食欲。

酱油和酱的鲜味主要来自发酵产物中的含氮化合物。优质酱油中含氮物的浓度高，可达 1.8％左右，富含具有鲜味的谷氨酸和天冬氨酸，现代工艺生产的酱油中还人为添加了增鲜剂提鲜，对食品菜肴可起到提味增鲜的作用，酱油在烹调中华料理时应用广泛。初制的酱油和酱中含有丰富的蛋白质、氨基酸、碳水化合物，以及钙、磷和维生素 B_1 等营养成分。此外，酱油中还含 2％左右的有机酸，从而给酱油带来特殊的风味；酱类中的有机酸种类和数量更加丰富，富含柠檬酸、琥珀酸、乳酸等，从而使产品具有浓郁的酱香味。

值得说明的是，在我国，酱油和酱类为了利于存储而加入食盐（一般在 12％～18％），为提高感官性状还加入焦糖色素，所以市售酱油是偏咸黑褐色的。由于酱油和酱中含有较多的食盐，因此高血压、心脏病患者应尽量少食酱油和酱类。

（三）食醋的营养价值

食醋是以粮食、糖、酒等为原料经发酵配制而成。食醋按生产原料不同可分为粮食醋和水果醋等，还可以按照加工工艺分为酿造醋、配制醋和调味醋。其中，绝大多数的醋都是以酿造醋为基础调配出来的。

与酱油相比较，食醋中的蛋白质、脂肪、碳水化合物的含量比较低，但是矿物质含量较高，含有较多的钾、钙、铁，酿造醋中还含有丰富的 B 族维生素。食醋中的酸味主要来自醋酸，其含量一般在 3％～5％，老陈醋中含量可达 10％。此外，食醋还含有少量的苹果酸、柠檬酸、琥珀酸等有机酸，以及糖类、氨基酸、矿物质和微量的维生素。其中，氨基酸和糖类也会对食醋的味道产生一定的影响。水果醋因为原料不同，酸的种类和数量也会产生些许差异，如以葡萄为原料的果醋酒石酸含量高，以苹果为原料酿制的果醋柠檬酸、苹果酸含量高。

食醋尤其是粮食醋也是中华民族传统调味品的重要组成之一。醋负责提供食物五味当中的酸味,且有芳香味(主要呈味物质是某些芳香酯类),原料蛋白质发酵分解产生的氨基酸又使食醋带有鲜味,是中华料理重要的组成风味。从营养学的视角来看,食醋能去腥解腻,增进鲜味和香味,不仅能在食物加热过程中保护维生素 C 不被破坏,还可以使烹饪原料中的钙质溶解而有利于人体消化吸收。另外,食醋对细菌也有一定的杀灭和消毒作用,所以经常使用在凉拌菜以及生食海鲜当中。

(四)味素和增鲜剂的营养价值

味素的学名叫谷氨酸钠,是谷氨酸的钠盐,多为白色晶体,稍有吸湿性,容易溶于水,味道鲜美。味素是咸味的助味剂,同时具有调和其他味道的功用。在烹调菜肴的时候,如果烹调温度过高,味素将变性失去鲜味甚至产生有毒物质,所以不易过早地加入处于高温状态下的菜肴中;在制作凉菜时,味素因温度低不易溶解,鲜味无法充分发挥,因此应将味素先用少许温开水溶化后再浇入凉菜。烹调菜肴时使用味素应适量,用量过多会使菜肴产生异味。

除了味素之外,目前市场上还有一些复合增鲜剂,如"鸡精""牛肉精""蔬之鲜"等。其中的主要成分是谷氨酸钠、肌苷酸钠、鸟苷酸钠等鲜味物质的混合物,调味后能够赋予菜肴食品以浓郁的鲜味而深受消费者喜爱。此外,一些天然浸出物也可为菜肴增鲜,蚝油就是其中的代表。蚝油又称牡蛎油,不仅味道鲜美,而且含有比较丰富的氨基酸和铁、锌等微量元素。

值得说明的,味素和许多增鲜剂都含有钠元素,在烹调菜肴的时候要适量添加为好。否则,不利于高血压患者控制血压和肥胖者控制食欲。

(五)香辛料类的营养价值

含有天然香辛料的植物分为烹调香草和香辛料。其中,烹调香草能够提供特殊的芳香物质,常见的有薄荷、百里香等,主要用于甜食和饮料的工业化生产;香辛料则主要用于烹调菜肴,常见的有茴香、豆蔻、砂仁、丁香、白芷、桂皮、花椒、大料、紫苏、大蒜、洋葱、姜等。香辛料在菜肴当中可以发挥去腥解腻、增香添味的作用,对人体健康能够发挥抗凝血、抗血栓、调节血糖、抗氧化、促消化吸收等功效。

由于香辛料通常并不直接食用,且使用量较少,因此其营养价值对食品整体营养价值影响不大。不过,绝大多数的香辛料被国家卫生计生委确定为既是食品又是中药材的物品,从我国传统中医学的视角来看,香辛料对人体健康具有一定的疗效,具有特殊的保健作用。

以上介绍了日常生活中常见的各类食物的营养价值特点。此外,我们在闲暇生活中,还会吃一些工业化生产的休闲零食,糖果和巧克力是其中的代表性食品。按照传统配方制作的巧克力中含有天然的可可碱、咖啡因,具有能够帮助人体消除疲劳和提高工作效率的作用。值得说明的是,糖果和巧克力能量含量高,多种营养质量指数都小于 1,食用时要留意其对身体健康可能带来的不利影响。

课 后 习 题

一、核心概念

营养价值　营养素密度　营养质量指数　营养素的生物利用率　乳糖不耐症

二、填空题

1. 牛肉、羊肉、鱼肉富含不饱和脂肪酸多的是(　　　　　)。

2. 大豆蛋白质含有的必需氨基酸种类是(　　　　　)。

3. 从钙含量来说,酸奶比正常牛奶(　　　　　)。

4. 1克酒精能产生的能量是(　　　　　)。

5. 炒葵花子的维生素 B_2 含量为0.26毫克/100克,所含能量为616千卡,则营养素密度(　　　　　)。

6. 茶叶中含有的保健成分主要有有机酸和(　　　　　)。

7. 酒驾和醉驾的标准是血液酒精量分别为(　　　　　)和(　　　　　)。

8. 豆类中的抗营养因素主要有植酸、豆腥味、植物红细胞凝血素和(　　　　　)。

9. 马铃薯(干重)的蛋白质含量在(　　　　　)左右,十分接近大米的蛋白质含量。

10. 等量猪、牛、羊的"五花肉"脂肪含量最高的是(　　　　　)。

11. 日常生活中我们常吃的挂面中食盐含量范围大约为(　　　　　)。

12. 大豆组织化蛋白又称(　　　　　),在食品加工业得到广泛应用。

13. 坚果类食物脂肪含量为(　　　　　),并且以不饱和脂肪酸为主。

三、思考题

1. 如何理解食品营养价值的相对性?

2. 酸乳的营养价值特点有哪些?

3. 应用营养素密度和营养质量指数评价食物的营养价值有何优点?

4. 食物营养成分表必须标示的"4+1"的内容有哪些?

5. 解释食物成分表中编码"046002"的含义。

6. 影响食物生物利用率的因素有哪些?

7. 牛奶母乳化的主要目标是什么?

8. 鸡蛋的营养价值特点是什么?

9. 鱼类脂肪的营养价值特点是什么?

10. 有机酸在水果中的作用是什么? 水果中重要的有机酸有哪几种?

11. 吐司面包的营养价值特点是什么? 从 NRV 的视角来说明。

12. 坚果类食物的营养价值有哪些特点?

13. 绿豆的营养价值特点是什么?

14. 大豆蛋白质的营养价值特点是什么?

15. 说说食醋在中式烹调时的重要作用。

16. 喝茶有益身体健康,说说茶叶的保健作用。

17. 说说烹调时使用味素等增鲜剂的注意事项。

四、实训题

1. 去超市逛逛,选择德芙巧克力作为研究对象,找到包装表面所标示的营养成分表之后,仔细阅读上面提供的脂肪含量信息,并说明日常生活中如果常吃巧克力可能会给身体健康带来什么样的不利影响。

2. 根据以下豆奶粉的数据,计算其所含有的各种营养素的营养质量指数。

豆奶粉的营养成分表

- 能量的营养素参考值为 25％
- 蛋白质的营养素参考值为 25％
- 脂肪的营养素参考值为 15％
- 碳水化合物的营养养素参考值为 23％
- 钠的营养养素参考值为 10％
- 钙的营养养素参考值为 30％

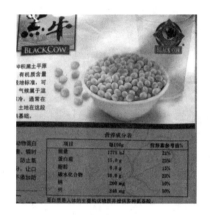

3. 俗话说"开门七件事,柴米油盐酱醋茶"。选择自己比较喜欢的茶来饮用,然后体会一下饮茶之后的身心状态,并尝试说明产生这样的感受与茶叶中各种成分之间的关系。

第 五 章

酒店营养配餐

引言

吃什么？吃多少？

学习目标：

1. 掌握膳食结构与世界不同膳食结构的特点；
2. 掌握营养素的保护措施；
3. 掌握中国居民膳食指南的具体内容；
4. 画出平衡膳食宝塔的图形，掌握宝塔不同层次的食物内容；
5. 掌握老年人与儿童青少年的膳食指南的具体内容；
6. 掌握平衡膳食的科学内涵；
7. 掌握利用食物交换份法设计营养菜单的方法；
8. 掌握个体营养菜单的设计步骤及注意事项；
9. 掌握宴会营养菜单的设计方法及注意事项；
10. 掌握与营养相关疾病的营养菜单的设计方法。

第一节　膳　食　结　构

一、膳食结构是营养配餐的出发点

膳食结构也就是膳食模式，是指膳食中各类食物的数量及其在膳食中所占的比重。一般可以根据各类食物所能提供的能量及各种营养素的数量和比例来衡量膳食结构的组成是否合理。一个国家及地区或者民族的膳食结构形成的原因极其复杂，即使是同一个国家及地区，在不同历史时期，或者不同的社会阶层，其膳食情况也会有很大的差别。世界上国家和民族众多，但是大致可归纳成四种膳食结构：以植物性食物为主的膳食结构、以动物性食物为主的膳食结构、动植物食物平衡的膳食结构和地中海式膳食结构。膳食结构一经形成,一般情况下在相当长的时期内将会保持稳定。例如,我国居民传统上将膳食分为主食和副食,以谷类食物为主,看菜下饭,主要吃猪肉,偏爱豆制品等,这样的膳食结构在我国延续了 2000 多年。膳食结构也不是一成不变的,它随着时代发展而变迁。例如,国民经济迅速发展致使短期内食物种类及数量极大丰富,或者是政府干预营养政策等,都会使膳食结构发生改变。中国改革开放 30 多年来,经济发展、社会进步,城乡居民餐桌上的食物十分丰富,已经实现从温饱向小康的跨越,膳食结构发生了很大的变化。

　　酒店是游客的主要就餐场所,来自世界各地和我国不同地域的游客在此住宿就餐,迫切需要酒店方面能够提供符合自己饮食习惯的美味佳肴。因此,酒店餐饮管理人员要掌握世界主要国家民族的膳食结构模式和饮食习俗方面的知识,在此基础上,应用营养学基本理论,制定出符合游客心里需要且具有平衡膳食特点的营养菜单,使广大游客在畅游中华大地的旅途中,在欣赏我国壮美河山和体验悠久历史文化的同时,不仅能够享受到不同地域风味的美味佳肴,而且还能从中获得合理营养和食品安全。

二、世界主要膳食结构

(一)东方膳食结构

　　大多数发展中国家如印度、巴基斯坦、孟加拉和非洲一些国家都属于此类膳食模式。其膳食构成以植物性食物为主,动物性食物为辅。总体而言,东方膳食结构模式所提供的能量基本可满足人体需要,但提供的蛋白质和脂肪的数量比较低,来自动物性食物的营养素如铁、钙、维生素 A 的数量不足。营养缺乏病是这些国家人群的主要营养问题,人的体质较弱、健康状况不良、劳动生产率较低。但从另一方面来看,以植物性食物为主的膳食结构,膳食纤维充足,动物性脂肪较低,有利于冠心病和高脂血症的预防。

(二)西方膳食结构

　　世界上绝大多数欧美发达国家如英国、法国、德国、美国以及西北欧诸国都属于此类膳食结构。其膳食构成以动物性食物为主,植物性食物为辅。总体而言,与植物性为主的东方膳食结构模式相比,西方经济发达国家膳食结构模式具有高能量、高脂肪、高蛋白质、低膳食纤维的特点,营养过剩是此类膳食结构模式国家人群所面临的主要健康问题。当前,肥胖、高血脂、高血压、冠心病、糖尿病等已成为欧美经济发达国家常见的慢性疾病,西方人的三大死亡原因,尤其是心脏病死亡率明显高于发展中国家。

(三)日本膳食结构

　　日本膳食结构中动物性食物与植物性食物比例比较平衡。总体而言,日本膳食结构模式提供的能量不仅能够满足人体需要,而且结构合理;丰富的植物性食物能够提供充足的膳食纤维,数量合理的动物性食物不仅能够提供丰富的蛋白质,而且提供了利于人体吸收的铁、钙等矿物质元素;动物性食物中海产品比重高,由此能够避免摄入过多的畜禽脂肪,有利于预防营养过剩性疾病。鉴于日本膳食结构模式的特点,许多发展中国家都参考日本膳食模式改进本国居民的膳食结构。

众所周知,在日本历史发展过程中,日本传统饮食文化也曾经深受中国文化的影响。日本饮食文化发展史上的"公家料理""本膳料理"和"怀石料理"等都受到相同历史时期的中国大陆饮食文化的深刻影响。直到江户时期之后,日本饮食文化才逐步脱离了中国大陆文化的影响,最终走向本土化的成熟。日本传统饮食文化的特点是:食物原料新鲜多样,装盘贴合自然风物,体现了日本的四季分明、地理多样性以及日本人尊重自然的精神;以米饭为主食,副食则以海产鱼贝类为主;食物的加工程度比较低,味道清淡,脂肪含量低,能够较大限度保持食物的原汁原味,有着令人齿颊留香的回味;与正月、插秧等传统节庆密切相关;等等。日本传统的饮食文化不仅反映了日本人独有的价值观、生活样式和社会传统,而且还符合现代营养学提倡的合理营养平衡膳食的科学理念。从现代营养学的视角分析,鱼贝类含有优质的蛋白质和不饱和脂肪酸,饱和脂肪酸和胆固醇含量极其稀少,能够有效避免现代营养疾病如高血脂、糖尿病的发生。正是因为日本传统膳食的独特理念,日本传统饮食文化被列为世界非物质文化遗产。

毋庸置疑,时代发展至今,日本居民的膳食结构已经发生了很大的变迁。自明治维新之后,日本学习欧美饮食方式,在膳食中逐渐引入牛肉等畜禽肉,并且推广普及国民饮用牛奶活动,牛肉和牛奶在日本居民的餐桌上稳占一席之地。近年来,由于日本居民畜禽肉摄入数量的增加和日常运动的减少,营养相关疾病的发病率也有不断升高的趋势。

(四)地中海膳食结构

该膳食结构以地中海命名是因为该膳食结构的特点是居住在地中海地区的居民所特有,意大利、希腊可作为该种膳食结构的代表。其膳食结构的主要特点是:膳食富含植物性食物,包括水果、蔬菜、土豆、谷类、豆类、果仁等;食物的加工程度低,新鲜度较高,该地区居民以食用当季、当地产的食物为主;橄榄油是主要的食用油;脂肪提供能量占膳食总能量比值在 25%~35%,饱和脂肪所占比例较低,在 7%~8%;每天食用少量适量奶酪和酸奶;每周食用少量(或适量)鱼、禽,少量蛋;以新鲜水果作为典型的每日餐后食品,甜食每周只食用几次;每月食用几次红肉(猪、牛和羊肉及其产品);大部分成年人有饮用葡萄酒的习惯。从以上内容和数据分析可知,地中海膳食结构模式的突出特点是膳食提供的饱和脂肪酸含量低,碳水化合物的含量高,并且蔬菜水果比重较高,乳类及其制品的数量也很充足。调查数据显示,地中海地区居民心脑血管疾病发生率低,营养学家认为这与该地区居民的膳食模式关联密切,葡萄酒中的酚类物质能够起到保护血管避免氧化的作用。鉴于地中海膳食结构模式的特点,许多西方发达国家开始参照这种膳食模式来改进自己国家的膳食结构。

三、中国居民膳食结构的特点

(一)中国居民膳食结构

中国居民的传统膳食以植物性食物为主,谷类、薯类和蔬菜的摄入量较高,肉类的摄入量比较低,豆制品总量不高且随地区而不同,奶类消费在大多数地区不多,接近以植物性为主的膳食结构。此种膳食的特点如下：

首先是高碳水化合物。我国南方居民多以大米为主食,北方以小麦粉为主,还有杂粮辅助,如高粱、小米、玉米、莜麦等,谷类食物的供能比例可达 70% 以上;其次是高膳食纤维。谷类食物和蔬菜中所含的膳食纤维丰富,因此我国居民膳食纤维的摄入量也很高。这是我国传统膳食的特色之一。此外,动物脂肪摄入量少。我国居民传统膳食中动物性食物的摄入量很少,动物脂肪的供能比例一般都在 10% 以下。

改革开放 40 多年来,中国居民的膳食结构已经发生巨大变化。2002 年第四次全国性营养调查结果显示,城乡居民动物性食物每天消费量分别为 248 克和 126 克,并且还呈现为不断增加的发展态势。城市居民膳食中,每人每天油脂的消费量达到 44 克,脂肪供能比为 35%,谷类食物供能比仅为 47%。分析以上数据可知,城市居民膳食结构不很合理,脂肪供能过高,碳水化合物供能则偏低。这样的膳食结构导致城市居民营养相关疾病比较普遍,肥胖、糖尿病、高血压等发病率居高不下。另外,农村居民膳食结构趋向合理,优质蛋白质占食物蛋白质比例的 31%,脂肪、碳水化合物和蛋白质占膳食能量的比例分别为 28%、61% 和 11%,接近理想比例模式。此外,城乡居民膳食中,奶类、豆类制品数量也都偏低,部分地区仍然存在营养缺乏病。

（二）中国居民的膳食发展目标

中国营养学会 2014 年发布的研究报告指出,目前我国居民在膳食营养领域所面临的主要挑战体现在以下几方面：①膳食结构仍然不尽合理；②营养不良和营养缺乏在贫困地区依旧较高；③孕妇、学龄前儿童贫血率依旧较高；④不健康生活方式较为普遍；⑤肥胖等营养相关慢性病对城市居民健康造成的威胁越发严重。

基于中国居民以上存在的膳食营养问题,2014 年 2 月 10 日,国务院办公厅印发了《中国食物与营养发展纲要(2014—2020 年)》。《中国食物与营养发展纲要(2014—2020年)》要求,我国将推广膳食结构多样化的健康消费模式,控制食用油和盐的消费量。到 2020 年,全国人均全年口粮消费 135 公斤、食用植物油 12 公斤、豆类 13 公斤、肉类 29 公斤、蛋类 16 公斤、奶类 36 公斤、水产品 18 公斤、蔬菜 140 公斤、水果 60 公斤。该纲要还对人体健康提出了规划建议,即保障充足的能量和蛋白质摄入量,控制脂肪摄入量,保持适量的维生素和矿物质摄入量。到 2020 年,全国人均每日摄入能量 2200～2300 千卡,其中,谷类食物供能比不低于 50%,脂肪供能比不高于 30%;人均每日蛋白质摄入量 78 克,其中,优质蛋白质比例占 45% 以上;维生素和矿物质等微量营养素摄入量基本达到居民健康需求。另据国家食物与营养咨询委员会网站消息,《中国食物与营养发展纲要(2021—2035)》正在有序推进中。

四、中国地方风味膳食构成分析

中国国土广袤,各地物产十分丰富,仅汉民族的饮食风格因地域不同就可分成四川风味、山东风味、淮扬风味和广东风味四大菜系。如果从膳食结构的视角来看这些地方风味特点,就会发现中国不同地方风味的膳食构成实际上也存在比较鲜明的差别。

首先看四川风味。四川风味的影响遍及我国西南诸省。这些地方居民的膳食特点有：主食以米为主,动物性食物主要是畜禽肉,调味主要以麻辣(其实,传统的四川菜当中有许多代表性的菜肴并不麻辣,如开水白菜、蚂蚁上树等)为主,菜肴中味型独特而多样,如鱼香味(代表菜肴如大家喜欢吃的鱼香肉丝)、麻辣味等为川菜独创。

其次看山东风味。山东风味在我国的华北、京津、东北地区影响广泛。这些地方居民的膳食特点有：主食大致以米面为主(点心也是以面粉为原料制成);动物性食物主要是畜禽肉,沿海地区海产品的比重较高;调味则是善用葱姜,菜肴多用生葱热油爆锅,具有葱香的特点。由于气候比较寒凉,菜肴中烹调油用量较多,该地区营养相关疾病的发病率较高。

再次看淮扬风味。淮扬风味主要在江苏、浙江、安徽等华东地区影响广泛。这些地方居民的膳食特点有：主食以米为主(点心是以米粉为原料制成);动物性食物以畜禽肉和淡水产品为主;水产品调味力求清淡,畜禽肉产品精工细作(如,狮子头、炒鳝糊就是典型代表);水果蔬菜种类繁多,当地居民可从中获取丰富的膳食纤维。

最后看广东风味。广东风味主要在两广地区影响广泛。这些地方居民的膳食特点有：主食以稻米(或米制品如米粉)为主,茶点心种类繁多味型丰富;副食则喜好生鲜,种类繁杂,水果蔬菜、畜禽蛋乳、水产以及昆虫野味等广泛食用;调味善用蚝油,偏爱甜味。

第二节　中国居民膳食指南与平衡膳食宝塔

一、膳食指南

(一)膳食指南的含义

为了提高本国居民的身体健康素质,世界各国政府普遍采取营养干预政策来指导居民的饮食生活。其中,通过颁布膳食指南来干预国民的膳食结构是世界各国通用的营养干预政策。膳食指南(dietary guidelines,DG)是根据营养科学原则和当地百姓健康的需要,结合当地食物生产供应情况及人群生活实践,由政府或权威机构研究并提出的食物选择和身体活动的指导意见。膳食指南是健康教育和公共卫生政策的基础性文件,是国家实施和推动食物合理消费及改善人群健康目标的一个重要组成部分。膳食指南倡导平衡膳食和合理营养,遵循膳食指南来安排饮食生活,人们就会从食物中获得充足的营养素,避免发生各种营养疾病(如肥胖、糖尿病、心血管疾病等),由此促进就餐宾客身体健康。平衡膳食宝塔是膳食指南的形象化表现,它以通俗易懂的图案把平衡膳食的原则转化成各类食物的重量,由此便于人们在日常生活中能够方便地实施科学饮食生活。

(二)中国居民膳食指南是酒店营养配餐的重要依据

尽管膳食指南是帮助居民合理选择食物的宣传材料,但是对酒店餐饮管理工作也具有深刻的指导意义。这是因为,膳食指南推荐的日常饮食生活食物选择的基本准则,同样可以成为酒店营养配餐人员的配餐依据。平衡膳食宝塔列举了正常成年人每天应该摄取的食物种类和数量,能够直观地评价酒店菜单尤其是宴会菜单的综合营养价值是否科学合理。利用平衡膳食宝塔进行酒店营养配餐,还能够简化酒店餐饮管理的复杂性。例如,根据平衡膳食宝塔可以制定出七种能量活动水平对应的谷类、薯类、肉类、豆类、乳类、坚果、水果、蔬菜(深色蔬菜)、烹调油、食盐等食物套餐,便于酒店营养配餐人员按图索骥,按照不同群体的生理特点科学选择食物进行营养配餐。

(三)中国居民膳食指南(2016版)的主要内容

2016年5月13日,中国营养学会发布了《中国居民膳食指南(2016版)》,提出了六条核心指南,分别是:食物多样,谷类为主;吃动平衡,健康体重;多吃蔬果、奶类、大豆;适量吃鱼、禽、蛋、瘦肉;少油少盐,控糖限酒;杜绝浪费、兴新食尚。这六条膳食核心指南适用于我国2岁以上的健康人群。

1. 食物多样,谷类为主

科学证明,食物多样有益于身体健康。不同食物的营养价值特点迥异,正常成年人只有进食多种食物,通过平衡膳食才能获得合理营养,由此增进身体健康。中国人的传统食物模式是以谷类食物为核心、植物性食物为主的膳食类型,《黄帝内经》中就有"五谷为养"的精辟论述。谷类食物制成的"饭"在中国被称为主食,在日常饮食生活中的地位可谓坚如磐石不可动摇。谷类食物能够提供给人体丰富的淀粉,淀粉最终分解成为葡萄糖,是人体内最直接、最经济的能源物质。对于中国人来说,能够成为食物的动植物范围极其广泛,完全能够满足食物多样化的饮食需求。多种食物应该包括以下五大类。第一类为谷类及薯类:谷类包括米、面、杂粮,薯类包括马铃薯、甘薯、木薯等,主要提供碳水化合物、蛋白质、膳食纤维及B族维生素。第二类为动物性食物:包括肉、禽、鱼、奶、蛋等,主要提供蛋白质、脂肪、矿物质、维生素A和B族维生素。第三类为豆类及其制品:包括大豆及其他干豆类,主要提供蛋白质、脂肪、膳食纤维、矿物质和B族维生素。第四类为蔬菜水果类:包括鲜豆、根茎、叶菜、茄果等,主要提供膳食纤维、矿物质、维生素C和胡萝卜素。第五类为纯能量食物:包括动植物油、淀粉、食用糖和酒类,主要提供能量。总之,作为食物多样的具体措施可以总结为"有粗有细、有荤有素、五颜六色、避免单一",建议每天至少摄入12种以上的食物,每周至少摄入25种以上的食物。

食物多样化能够避免食物单一带来的营养素摄取不足的缺陷。从理论上考虑,除母乳外,任何一种天然食物都不能提供人体所需的全部营养素,平衡膳食必须由多种食物组成,只有如此才能满足人体对各种营养的需要,达到合理营养、促进健康的目的。此外,在食物多样的基础上,还要保持我国膳食的良好传统,以谷类食物为主食,以此防止出现发达国家膳食的弊端。在选择谷类食物之际还要关注以下两方面的问题:一是要适当多吃一些传统上的粗粮,主要是一些全谷类食物,包括小米、高粱、玉米、荞麦、燕麦、薏米和杂豆(如红小豆、绿豆、芸豆)等;二是针对目前谷类消费的主体是加工精度较高的精米白面,要适当添加一些加工精度低的米面。相对于大米白面,其他粗粮中的膳食纤维、B族维生素和矿物质含量要高得多。粗细搭配、适当多吃粗粮有利于避免肥胖和糖尿病等慢性疾病。与细粮相比较,粗粮更有利于防止高血糖。在主食摄入量一定的前提下,如果每天食用85克全谷类食品能够减少若干慢性疾病的发病风险,还可以帮助控制体重。

值得说明的是,薯类也可以作为主食。薯类是货真价实的低脂、高膳食纤维、高钾低钠的食物,并且富含果胶而且低能量,基于此,自2015年开始,中国政府大力开展"薯类主食化"活动。值得说明的是,在吃马铃薯、芋头、莲藕、山药等含淀粉比较多的蔬菜时,要适当减少主食以避免能量摄入过多。

2. 吃动平衡,健康体重

进食量与体力活动是控制体重的两个主要因素。食物提供人体能量,体力活动消耗能量。如果进食量过大而活动量不足,多余的能量就会在体内以脂肪的形式积存即增加体重,久之发胖。因此,"管住嘴,迈开腿"二者平衡是十分重要的,缺一不可;相反,有些人认为如果自己少吃点就可以减少运动量甚至不运动,这样也可算作"吃动平衡",实际上这是一种错误的认识。人体若食量不足,就可能由于能量不足引起消瘦,造成劳动能力下降。"不动"带来的后果则是影响人体的生长发育,减弱人体抗病能力,并降低人体对外界环境的适应力。所以,人们需要保持食量与能量消耗之间的平衡。据 2014 年全国营养调查结果显示,由于生活方式的改变,身体活动减少,进食量相对增加,我国超重和肥胖的发生率正在逐年增加,这是心血管疾病、糖尿病和某些肿瘤发病率增加的主要原因之一。运动不仅有助于保持健康体重,还能够降低患高血压、中风、冠心病、2 型糖尿病、结肠癌、乳腺癌和骨质疏松等慢性疾病的风险;同时还有助于调节心理平衡,有效缓解压力,缓解抑郁和焦虑症状,改善睡眠。目前我国大多数成年人体力活动不足或者缺乏体育锻炼,应改变久坐少动的不良生活方式,养成每天运动的好习惯,坚持每天多做一些消耗能量的活动。

建议成年人每天进行累计相当于步行 6000 步以上的身体活动,如果身体条件允许,最好进行 30 分钟中等强度的活动。身体活动 6000 步可以由以下套餐组成:每日基本活动量大约相当于 2000 步的身体活动量,自行车 7 分钟相当于 1000 步的身体活动量,拖地8 分钟相当于 1000 步的身体活动量,中速步行 10 分钟相当于 1000 步的身体活动量,太极拳 8 分钟相当于 1000 步的身体活动量,总计为 6000 步活动量。现代人职场竞争激烈,工作繁忙,很难抽出专用时间进行体育锻炼,因此,可尽量利用上下班时间和工作间隙进行身体活动,如增加走路、上下楼梯的机会,每天多走一站地或者少开车、上班改乘自行车上班等。总之,要努力创造出"动"的机会,健康就在前方等着你呢。

值得说明的是,要尽量做到"快乐运动,避免损伤"。运动前要适当进行准备活动,根据天气和身体状况适当调整运动量和运动方式,运动出现不适感觉应停止运动并及时就医;老年人运动则需要听取医生建议,不得参加剧烈运动。

健康体重可以用体质指数(BMI)来判定。BMI 超过 28 的被认定为肥胖,介于 24 至28 之间则属于超重,介于 18.5 至 24 之间的属于正常健康体重,如果低于 18.5 的话,则说明体重偏瘦。体重超重不好,体重过轻对身体健康也会产生诸多不利影响。

3. 多吃蔬果、奶类、大豆

我国居民蔬菜摄入量低,水果长期摄入不足,成为制约我国居民平衡膳食和微量营养素不足的重要原因。蔬菜和水果能够提供给人体丰富的膳食纤维、水溶性维生素和矿物质,同时也含有较多的植物性化学物质,多吃水果蔬菜对人体健康十分有益。蔬菜的种类繁多,包括植物的叶、茎、花苔、茄果、鲜豆、食用蕈藻等,不同品种所含营养成分不尽相同,甚至悬殊。鉴于深色蔬菜的营养优势,应特别注意摄入深色蔬菜,使其占到蔬菜总摄入量的一半。有些水果维生素及一些微量元素的含量不如新鲜蔬菜,但水果含有的葡萄糖、果糖、柠檬酸、果胶等物质又比蔬菜丰富。红黄色水果是抗坏血酸和 B 族维生素的极好来源。我国近年来开发的野果如猕猴桃、刺梨、沙棘、黑加仑、蓝莓等也是维生素 C、胡萝卜素的丰富来源，经常食用对身体健康大有裨益。值得说明的是，工业化果汁并不能完全代替水果，推荐尽量食用天然新鲜的水果。

奶类除含丰富的优质蛋白质和维生素外，含钙量较高，且利用率也很高，是天然钙质的极好来源。我国居民膳食提供的钙普遍低，平均只达到推荐供给量的一半左右。因此，应大力发展奶类的生产和消费。乳糖不耐症患者可以选用低乳糖奶及制品，如酸奶、奶酪等。每人每天应饮奶 300 克或相当量的奶制品（奶粉、酸奶等）。日常生活中要注意养成将牛奶当作膳食组成原料的必需品摆上餐桌。例如，可将牛奶加入面粉制作面点，或者经常自制奶茶等奶制品饮料等增加牛奶的摄入量。

豆类是我国的传统食品，含丰富的优质蛋白质、不饱和脂肪酸、钙及维生素 B_1、维生素 B_2、烟酸等。日常食用的豆类及其制品主要有发酵豆制品，如豆豉、豆瓣酱、腐乳，以及非发酵豆制品，如豆浆、豆腐、豆腐丝、豆腐脑、豆腐皮、香干、千张等。为提高农村人口的蛋白质摄入量及防止城市中过多消费肉类带来的不利影响，应大力提倡豆类，特别是大豆及其制品的生产和消费。

坚果有益，但不宜过量多食。日常生活中，坚果常用于休闲、接待宾客和馈赠亲友等。坚果含有多种脂肪酸，属于高能量食物，适量摄入有益健康。科学研究显示，一定时间内，如每人每周吃 50～70 克（果仁部分）有助于心脏健康。

总之，我国自古就有"五果为助，五菜为充"的饮食观念。从现代营养学视角来看，这种饮食观念是科学合理的，日常饮食生活中坚持餐餐有蔬菜，天天吃水果，吃各种奶制品和豆制品，适当吃点儿坚果，就能给人体健康带来正能量。

4. 适量吃鱼、禽、蛋、瘦肉

鱼、禽、蛋和瘦肉均属于动物性食物，富含优质蛋白质、脂溶性维生素、B 族维生素和矿物质等，是平衡膳食的重要组成成分。此类食物的蛋白质含量普遍较高，氨基酸组成更适合人体需要，且赖氨酸含量较高，有利于补充植物性蛋白质中赖氨酸的不足。

水产品类脂肪含量相对较低，且含有较多的不饱和脂肪酸，对预防血脂异常和心血管疾病等有一定作用，是首选的动物性食物种类。禽类脂肪含量也相对较低，其脂肪酸组成优于畜类脂肪，选择上应先于畜肉。蛋类的营养成分比较齐全，营养价值高，缺点是胆固醇含量高，摄入量不宜过多。畜肉脂肪含量较多，尤其是猪肉的平均脂肪含量要高于牛肉和羊肉，但瘦肉中脂肪含量普遍较低，因此吃畜肉应首选瘦肉。肥肉和荤油为高能量和高脂肪食物，摄入过多往往会引起肥胖，并是某些慢性病的危险因素，应当少吃。烟熏和腌制肉类在加工过程中容易遭受一些致癌物质污染，过多食用可增加肿瘤发生的风险，也应该少吃或者不吃。

值得说明的是，正常情况下，人体对肉类中铁具有较高的利用率。鱼类特别是海产鱼肝脏含维生素 A 极为丰富，还富含维生素 B_{12}、叶酸等。动物的脏器器官如脑、肾等所含胆固醇相当高，对预防心脑血管系统疾病不利，建议正常人群应尽量少吃。我国相当一部分城市和绝大多数农村居民平均吃动物性食物的量还不够，应适当增加摄入量。此外，城市居民食用动物性食物过多，而摄取谷类和蔬菜的量却相对不足，这样的膳食模式对健康十分不利。

5. 少油少盐,控糖限酒

脂肪是人体能量的重要来源之一,可为人体提供必需脂肪酸,有利于脂溶性维生素的消化吸收。但是,脂肪摄入过多会引起各种心血管疾病。膳食盐的摄入量过高与高血压有密切的关系。

日常生活中用以下方法就可以用有限的食用油烹调出美味佳肴:首先,合理选择有利于健康的烹调方法,烹调时尽可能不用烹调油或少用烹调油,如蒸、煮、炖、焖和旺火快炒等方法。用煎的方法代替油炸也能够减少烹调油的摄入。其次,坚持家庭定量用油,控制总量,要逐步养成习惯,培养自觉行为,对防止慢性疾病大有好处。除了食用油之外,日常生活中还要尽量减少食盐摄入量。具体要做到以下几点:首先要纠正口味过咸而过量添加食盐和酱油的不良饮食习惯。习惯过咸食物者,为满足口感需要,可在烹制菜肴时添加少量的食醋提高菜肴的鲜香度,以此帮助自己适应少盐食物;烹制菜肴时如果加糖的话会掩盖菜肴中的咸味,所以不能仅凭品尝来判断食盐是否过量,味觉器官的感觉不科学也不准确,用量具更准确;此外,还要注意减少酱菜、腌制食品以及其他过咸食品的摄入量。

人们对甜味的喜好是与生俱来的,很少有人会拒绝甜味带来的美食享受。除了食物中本身存在的碳水化合物之外,在食品加工或烹调过程中,人们还额外添加糖增加食物的美味感觉。在生产和烹调中被添加到食品中的糖及糖浆被称为添加糖,包括白砂糖、绵白糖、红糖、玉米糖浆等。它们的主要成分是蔗糖、葡萄糖和果糖等。日常生活中,我们食用的面点和含糖饮料的种类很多,某些菜肴也需在添加糖的辅助下才能味美,如糖醋鲤鱼、鱼香肉丝、红烧肉等。在正常食量的条件下,这些食物中的添加糖最终很可能转化成人体的脂肪储存起来。因此,要培养清淡饮食习惯,改变"重口味"的不健康饮食嗜好,不仅要控制烹调油、食盐的摄入量,还要节制摄取添加糖的数量,添加糖提供的能量比例应控制在每日总能量的 10% 之内。

我国是世界上最早酿酒的国家之一,饮酒早已成为日常生活中的一种习俗。尤其是在我国经济高速发展的今天,社会交往日趋增多,迎来送往成为一种沟通情感的方式。而且,面对快节奏的生活和紧张繁重的工作,饮酒也不失为一种消遣。但是,无节制的饮酒会使食欲下降,食物摄入量减少,以致发生多种营养素缺乏、急慢性酒精中毒、酒精性脂肪肝,严重时还会造成酒精性肝硬化。过量饮酒还会增加患高血压、中风等疾病的危险,并可导致事故及暴力事件的增加,对个人健康和社会安定都是有害的,因此应该严禁酗酒。另外饮酒还会增加患某些癌症的危险。建议成年男性一天饮用酒的酒精量不超过 25 克,相当于啤酒 750 毫升,或者葡萄酒 250 毫升,或者 38 度白酒 75 克,高度白酒 50 克;成年女性一天饮用酒的酒精量不超过 15 克,相当于啤酒 450 毫升,或者葡萄酒 150 毫升。孕妇和儿童青少年应忌酒,特定职业(如司机、机械操作工等)或特殊状况人群(如服用药物的人群)应控制饮酒。

在少油少盐、控糖限酒的基础上,每天还要足量饮水。作为饮水措施,提倡饮用白开水和茶水,建议不喝或少喝含糖饮料。正常情况下,人体对水的需要量主要受年龄、身体活动、环境温度等因素影响,因此每天饮水量的变化很大。建议在温和气候条件下生活的轻体力劳动者每天饮用 1500 毫升的水。在高温环境下劳动或者运动,大量出汗是人体丢失水分和电解质的主要原因,需要大量补水才能满足身体生理需要。对身体活动水平比较高的人来说,每天的饮水量在 2000～16000 毫升。在一般环境温度下,运动员、农民、军人、建筑工人、矿工、消防队员等身体活动水平较高的人群,日常工作中有大量的体力活动,都会因出汗造成水的大量缺失,要注意额外补充充足的水分,必要时还需考虑是否补充生理盐水来满足身体需要。

6. 杜绝浪费,兴新时尚

食物是人类获取营养、赖以生存和发展的物质基础。勤俭节约是中华民族的传统美德。食物资源宝贵,来之不易,正所谓"要知盘中餐,粒粒皆辛苦"。我们应尊重劳动,珍惜食物,杜绝浪费。日常生活中要从我做起,对舌尖上的浪费说"不"。采购食物前要做好计划,充分考虑几个人吃,每个人的饭量、喜好以及多长时间吃完等事情。容易变质的食物应少量购买,并且依据食物特性选择适宜的储存方式。

提倡回家就餐。回家吃饭是一种幸福。家庭是传承尊老爱幼、良好饮食文化传统的最佳场所,家庭"饭桌"是传承饮食文化和食育的最佳场所。具体而言,在家就餐有以下益处:可按照自身情况科学安排健康饮食,促进餐桌上家庭成员之间的情感沟通,营造尊老爱幼的温馨氛围。一方面,陪伴儿童进餐,家长可以了解自己孩子对食物、味道的喜好,进而调整烹饪方法或者及时纠正和引导儿童健康的饮食习惯;另一方面,陪伴老人进餐,还可以了解老人胃口的好坏,从而了解老人的身体健康状况,照顾老年人、陪伴老年人进餐,是晚辈的责任和义务。

提倡分餐。事实上分餐是我国传统的饮食方式,早在周秦汉晋时期就已经实施分餐制了。从出土的汉墓壁画、画像石和画像砖中,均可看到席地而坐的、一人一案的宴饮场景。分餐能够预防经口传播的疾病,并且定量取食、按需进食还能保证营养平衡,同时也具有减少浪费食物的效果,一举多得。

食品标签是选购食物的指导工具。我国食品工业整体发展良好,预包装食品已经成为百姓食物选择的主流。日常生活中我们在市场上买到的饼干、乳制品、肉制品、调味品以及瓶装水等均是常见的预包装食品。预包装食品标签上有食品的保质期、食品的生产原料以及营养标签等载体内容。这些信息内容可以指导人们采购最能满足自己健康需要的食物,如即将到期的食物就要少买,免得过期还有剩余,配料成分表中有氢化油的话则食物中可能含有较多的反式脂肪酸,营养成分表显示能量较高则需要尽量少吃等。

吃新鲜卫生的食物。新鲜食物是指存放时间短的食物,如收获不久的粮食、蔬菜和水果,新近宰杀的畜、禽肉或刚烹调出的饭菜等。储存时间过长就会引起食物的内在质量及感官品质的变化,即食物变质。一般说来,食物放置时间过长就会引起变质,可能产生对人体有毒有害的物质。另外,食物中还可能含有或混入各种有害因素,如致病微生物、寄生虫和有毒化学物质等。吃新鲜卫生的食物是防止食源性疾病、实现食品安全的根本措施。正确采购食物是保证食物新鲜卫生的第一关。有一些动物或植物性食物含有天然毒素,为了避免误食中毒,一方面需要学会鉴别这些食物;另一方面应了解对不同食物去除毒素的具体方法。

二、特定人群膳食指南

特定人群包括孕妇、乳母、婴幼儿、儿童青少年、老年人以及素食人群，根据这些人群的生理特点和营养需要，制定了相应的膳食指南，以期更好地指导孕妇及乳母的营养，婴幼儿科学喂食和辅食添加，儿童青少年生长发育快速增长时期的合理饮食，以及适应老年人生理和身体变化的膳食安排。0～2岁的婴幼儿喂养指南，全面地给出了核心推荐和喂养指导，其他特定人群均是在一般人群膳食指南的基础上给予的补充说明。因此，对2岁以上的其他特定人群进行膳食指导时，只有结合一般人群的膳食指南才更加合理。

（一）中国孕妇、乳母的膳食指南

无论是孕妇还是乳母的膳食都应该是由多种多样食物组成的平衡膳食，只有多样化的平衡膳食才能获得足够而适量的营养。此外，育龄妇女在计划怀孕前就应该做好身体（健康状况）、营养（碘、铁、叶酸等）和心理准备，以获得孕育新生命的成功。

1. 备孕妇女的膳食指南

备孕妇女的膳食指南为：调整孕前体重至适宜水平；经常吃含铁丰富的食物，选用碘盐，孕前3个月开始补充叶酸；禁烟酒，保持健康生活方式。

备孕妇女应通过平衡膳食和适量运动来调整体重，使体质指数（BMI）达到18.5～23.9。鉴于育龄妇女是铁缺乏和缺铁性贫血患病率较高人群，备孕妇女应经常摄入含铁丰富、利用率高的动物性食物。碘是合成甲状腺激素不可缺少的微量元素，为避免缺乏对胎儿智力和体格发育产生不良影响，备孕妇女应在使用碘盐的基础上，每周摄入1次富含碘的海产品。叶酸缺乏还会影响胚胎细胞的增殖、分化，增加神经管畸形及流产的风险，因此备孕妇女应该从准备怀孕前3个月开始每天补充400微克的叶酸，并持续整个孕期。

2. 孕期妇女的膳食指南

孕期妇女的膳食指南为：补充叶酸，常吃含铁丰富的食物，选用碘盐；孕吐严重者，可少量多餐，保证摄入含必要量碳水化合物的食物；孕中晚期适量增加奶、鱼、禽、蛋、瘦肉的摄入；适量身体活动，维持孕期适宜增重；禁烟酒，愉快孕育新生命，积极准备母乳喂养。

叶酸、碘、铁对孕妇健康和胎儿发育具有重要作用。孕早期应维持孕前平衡膳食，如果孕早期反应严重，则可选择清淡或适口的膳食，保证碳水化合物的摄入量，避免酮血症对胎儿神经系统的损害。自孕中期开始，应在孕前膳食基础上每天增加奶类200克，动物性食物每天增加50克、孕晚期增加125克，满足孕妇对优质蛋白质、维生素A、钙、铁等营养素和能量的需要。建议每周至少食用2次鱼类，确保胎儿脑发育所需要的长链多不饱和脂肪酸。

此外，体重增长是反映孕妇营养状况最实用的直观指标，与胎儿出生体重、妊娠并发症等妊娠结果密切相关。为确保胎儿正常生长发育，应使孕期体重增长保持在适宜范围。身体活动有利于保持愉快心情和自然分娩。健康的孕妇每天应进行不少于30分钟的中等强度身体活动。

必须明确，烟酒对胚胎发育的各个阶段都具有明显的毒性作用，容易引起流产、早产和胎儿畸形。有吸烟饮酒习惯的妇女必须戒烟戒酒,远离吸烟环境,避免二手烟的侵害。

3.哺乳期妇女的膳食指南

哺乳期妇女的膳食指南为:增加富含优质蛋白质及维生素 A 的动物性食物和海产品,选用碘盐;产褥期食物多样不过量,重视整个哺乳期营养;愉悦心情,充足睡眠,促进乳汁分泌;坚持哺乳,适度运动,逐步恢复适宜体重;忌烟酒,避免浓茶和咖啡。

乳母的营养是泌乳的基础,尤其是蛋白质的营养状况对泌乳有明显影响。乳母每天应比孕前增加 80 克的鱼、禽、蛋、瘦肉。乳母还应选用碘盐,适当摄入海带、紫菜、鱼贝类等富含碘或 DHA 的海产品,适量增加富含维生素 A 的动物性食物,如动物肝脏、蛋黄等的摄入。奶类是钙的最好食物来源,乳母每天应增饮 200 毫升的牛奶,使奶摄入量达到 400～500 毫升。

乳母的心理及精神状态也可能影响乳汁分泌,应保持愉悦心情,以确保母乳喂养的成功。孕期体重过度增加及产后体重滞留,是女性肥胖发生的重要原因之一。坚持哺乳、科学活动和锻炼,有利于乳母复原和体重恢复。吸烟饮酒会影响泌乳,尼古丁和酒精还会通过乳汁进入婴儿体内,影响婴儿睡眠及大脑神经发育。此外,茶和咖啡中的咖啡因有可能造成婴儿兴奋,乳母要避免饮用浓茶和咖啡。

(二)中国婴幼儿喂养指南

1.6 月龄内婴儿母乳喂养指南

6 月龄内婴儿母乳喂养指南为:产后尽早开奶,坚持新生儿第一口食物是母乳;坚持 6 月龄内纯母乳喂养;顺应喂养,建立良好的生活规律;生后数日开始补充维生素 D,不需补钙;婴儿配方奶是不能纯母乳喂养时的无奈选择;监测体格指标,保持健康生长。

2.7～24 月龄婴幼儿喂养指南

7～24 月龄婴幼儿喂养指南为:继续母乳喂养,满 6 月龄起添加辅食;从富含铁的泥糊状食物开始,逐步添加达到食物多样;提倡顺应喂养,鼓励但不强迫进食;辅食不加调味品,尽量减少糖和盐的摄入;注重饮食卫生和进食安全;定期检测体格指标,追求健康生长。

(三)中国儿童少年膳食指南

1.学龄前儿童的膳食指南

学龄前儿童的膳食指南适用于满 2 周岁至满 6 周岁前的儿童,具体内容为:规律就餐,自主进食不挑食,培养良好饮食习惯;每天饮奶,足量饮水,正确选择零食;食物应合理烹调,易于消化,少调料、少油炸;参与食物选择与制作,增进对食物的认知与喜爱;经常户外活动,保障健康生长。

2.学龄儿童的膳食指南

学龄儿童是指从 6 岁到不满 18 岁的未成年人。他们处于学习阶段,生长发育迅速,对能量和营养素的需要相对高于成年人。均衡的营养是儿童智力和体格正常发育,乃至一生健康的基础。这一时期也是饮食行为和生活方式形成的关键时期,家庭、学校和社会要积极开展饮食教育。学龄儿童膳食指南在一般人群膳食指南的基础上,推荐以下 5 条核心内容。

（1）认识食物,学习烹饪,提高营养科学素养。儿童期是学习营养健康知识、养成健康生活方式、提高营养健康素养的关键时期。他们不仅要认识食物、参与食物的选择和烹调,养成健康的饮食行为,更要积极学习营养健康知识,传承我国优秀饮食文化和礼仪,提高营养健康素养。家庭、学校和社会要共同努力,开展儿童少年的饮食教育。家长要将营养健康知识融入儿童少年的日常生活;学校可以开设符合儿童少年特点的营养与健康教育相关课程,营造校园营养环境。

（2）三餐合理,规律进餐,培养健康饮食行为。儿童应做到一日三餐,包括适量的谷薯类、蔬菜、水果、禽畜鱼蛋、豆类坚果,以及充足的奶制品。两餐间隔 4～6 小时,三餐定时定量。早餐提供的能量应占全天总能量的 25%～30%,午餐占 30%～40%,晚餐占 30%～35%。要每天吃早餐,保证早餐的营养充足,早餐应包括谷薯类、禽畜肉蛋类、奶类或豆类及其制品和新鲜蔬菜水果等食物。三餐不能用糕点、甜食或零食代替。做到清淡饮食,少吃含高盐、高糖和高脂肪的快餐。

（3）合理选择零食,足量饮水,不喝含糖饮料。零食是指一日三餐以外吃的所有食物和饮料,不包括水,儿童可选择卫生、营养丰富的食物作为零食,如水果和能生吃的新鲜蔬菜、奶制品、大豆及其制品或坚果。油炸、高盐或高糖的食品不宜做零食。要保障充足饮水,每天 800～1400 毫升,首选白开水,不喝或少喝含糖饮料,更不能饮酒。

（4）不偏食节食,不暴饮暴食,保持适宜体重增长。儿童应做到不偏食挑食、不暴饮暴食,正确认识自己的体型,保证适宜的体重增长。营养不良的儿童,要在吃饱的基础上,增加鱼禽蛋肉或豆制品等富含优质蛋白质食物的摄入。超重肥胖会损害儿童的体格和心理健康,要通过合理膳食和积极的身体活动预防超重肥胖。对于已经超重肥胖的儿童,应在保证体重合理增长的基础上,控制总能量摄入,逐步增加运动频率和运动强度。

（5）保证每天至少活动 60 分钟,增加户外活动时间。有规律的运动、充足的睡眠与减少静坐时间可促进儿童生长发育、预防超重肥胖的发生,并能提高他们的学习效率。儿童少年要增加户外活动时间,做到每天累计至少 60 分钟中等强度以上的身体活动,其中每周至少 3 次高强度的身体活动(包括抗阻力运动和骨质增强型运动);视屏时间每天不超过 2 小时,越少越好。

（四）老年人的膳食指南

1. 老年人的生理特点

老年人和高龄老年人分别指 65 岁和 80 岁以上的成年人。随着年龄增加,老年人器官功能可出现不同程度的衰退,主要表现在以下几方面:①牙齿缺损、咀嚼和消化吸收能力下降。②视觉和听觉及味觉等感官反应迟钝,常常无法反映身体对食物、水的真实需求。③肌肉萎缩、瘦体组织量减少、体脂肪量增加;加上骨量丢失、关节及神经系统退行性病变等问题,使老年人身体活动能力减弱,对能量、营养素的需求发生改变。④老年人既容易发生营养不良、贫血、肌肉衰减、骨质疏松等与营养缺乏和代谢相关的疾病,又是心血管疾病、糖尿病、高血压等慢性病的高发人群。很多人多病共存,长期服用多种药物,很容易造成食欲不振,影响营养素吸收,加重营养失衡状况。

针对以上问题,对老年人膳食提出指导很有必要。一般人群膳食指南的内容也适合于老年人,此外,应用近年来老年营养领域的新理念和新技术,补充了适应老年人特点的膳食指导内容,目的是帮助老年人更好地适应身体机能的改变,努力做到合理膳食、均衡营养,减少和延缓疾病的发生和发展,延长健康的生命时间,促进在中国实现成功老龄化。

2．老年人的膳食指南

在正常成年人膳食指南的基础上,对老年人推荐以下膳食指南。

(1)少量多餐细软;预防营养缺乏。食物多样,制作细软,少量多餐,预防营养缺乏。不少老年人牙齿缺损,消化液分泌和胃肠蠕动减弱,容易出现食欲下降和早饱现象,造成食物摄入量不足和营养素缺乏,因此老年人膳食更应注意合理设计、精准营养。对于高龄老人和身体虚弱以及体重出现明显下降的老人,应特别要注意增加餐次,除三餐外可增加两次到三次加餐,保证充足的食物摄入。食量小的老年人,应注意在餐前和餐时少喝汤水,少吃汤泡饭。对于有吞咽障碍和80岁以上老人,可选择软食,进食中要细嚼慢咽、预防呛咳和误吸;对于贫血,钙和维生素D、维生素A等营养缺乏的老年人,建议在营养师和医生的指导下,选择适合自己的营养强化食品。

(2)主动足量饮水;积极户外活动。老年人身体对缺水的耐受性下降,要主动饮水,每天的饮水量达到1500～1700毫升,首选温热的白开水。户外活动能够更好地接受紫外光照射,有利于体内维生素D合成和延缓骨质疏松的发展。一般认为老年人每天户外锻炼1～2次,每次1小时左右,以轻微出汗为宜;或每天至少6000步。注意每次运动要量力而行,强度不要过大,运动持续时间不要过长,可以分多次运动。

(3)延缓肌肉衰减;维持适宜体重。骨骼、肌肉是身体的重要组成部分,延缓肌肉衰减对维持老年人活动能力和健康状况极为重要。延缓肌肉衰减的有效方法是吃动结合,一方面要增加摄入富含优质蛋白质的瘦肉、海鱼、豆类等食物;另一方面要进行有氧运动和适当的抗阻运动。老年人体重应维持在正常稳定水平,不应过度苛求减重,体重过高或过低都会影响健康。从降低营养不良风险和死亡风险的角度考虑,70岁以上的老年人的BMI应不低于20为好。

(4)摄入充足食物;鼓励陪伴进餐。老年人每天应至少摄入12种及其以上的食物。采用多种方法增加食欲和进食量,吃好三餐。早餐宜有1～2种以上主食、1个鸡蛋、1杯奶,另有蔬菜或水果。中餐、晚餐宜有2种以上主食、1～2个荤菜、1～2种蔬菜、1个豆制品。饭菜应色香味美、温度适宜。老年人应积极主动参与家庭和社会活动,主动与家人或朋友一起进餐或活动,积极快乐享受生活。适当参与食物的准备与烹饪,通过变换烹饪方法和食物的花色品种,烹制自己喜爱的食物,提升进食的乐趣,享受家庭喜悦和亲情快乐。对于孤寡、独居老年人,建议多结交朋友,或者去集体用餐地点(社区老年食堂或助餐点、托老所用餐),增进交流,促进食欲,摄入更多丰富食物。对于生活自理有困难的老年人,家人应多陪伴,采用辅助用餐、送餐上门等方法,保障食物摄入和营养状况。家人应对老年人更加关心照顾,陪伴交流,注意饮食和体重变化,及时发现和预防疾病的发生和发展。

(五)素食人群膳食指南

素食人群是比较特殊的一个社会群体。这部分社会群体或出于怜惜生命悲天悯人的思想,或者是天生的"胎里素",将动物性食物排除在日常饮食生活之外。中国营养学会在

《中国居民膳食指南(2016 版)》中,特别对素食人群推荐如下膳食指导:谷类为主,食物多样,适量增加全谷物;增加大豆及其制品的摄入,每天 50~80 克,选用发酵豆制品;常吃坚果、海藻和菌菇;蔬菜、水果应充足;合理选择烹调油。

三、平衡膳食宝塔

(一)平衡膳食宝塔的结构与内容

所谓平衡膳食,是指按照不同年龄、身体活动和能量的需要设置的膳食模式。这个模式推荐的食物种类、数量和比例,能最大限度地满足不同年龄阶段、不同能量水平的健康人群的营养与健康需要。平衡膳食是各国膳食指南的核心观点,"平衡"是指人体对食物和营养素需要的平衡,指能量摄入和运动消耗的平衡。平衡膳食强调了日常饮食中食物种类和品种丰富多样,能量和营养素达到适宜水平,注意避免油盐糖的过量等多项内涵。

为把平衡膳食通俗形象地表现出来,营养学家专门设计了平衡膳食宝塔图案。平衡膳食宝塔共分五层,包含我们每天应吃的主要食物种类(参见图 5-1)。宝塔各层的位置和面积不同,这在一定程度上反映出各类食物在膳食中的地位和应占的比例;宝塔旁边的文字注释,提示了在能量需要量为 1600~2400 千卡时,一段时间内健康成年人平均每天的各类食物摄入量范围。如果能量需要量水平增加或减少,食物的摄入量也会有相应变化。膳食宝塔还包括身体活动量、饮水量图示,强调增加身体活动和足量饮水的重要性。

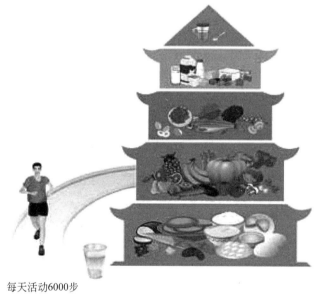

盐	<6克
油	25~30克
奶及奶制品	300克
大豆及坚果类	25~35克
畜禽肉	40~75克
水产品	40~75克
蛋类	40~50克
蔬菜类	300~500克
水果类	200~350克
谷薯类	250~400克
全谷物和杂豆	50~150克
薯类	50~100克
水	1500~1700毫升

每天活动6000步

图 5-1 平衡膳食宝塔(2016)

平衡膳食宝塔各层级的食物种类及数量具体如下:

最底层是谷薯类食物,每人每天应吃 250~400 克。其中,全谷类或杂豆类共50~150 克;新鲜薯类 50~100 克。值得说明的是,米饭提供的能量是新鲜薯类能量的

1.5～2.0 倍。

第二层是水果蔬菜,每天分别应吃蔬菜 300～500 克(深色蔬菜每天应达到总量的50％以上)和水果 200～350 克。

第三层是鱼、禽、肉、蛋等动物性食物,每天应吃 120～200 克(水产类 40～75 克,畜、禽肉 40～75 克,蛋类 40～50 克)。

奶类和豆类食物合占第四层,每天应当吃相当于鲜奶 300 克的奶类及奶制品和相当于干豆 25～35 克的大豆和坚果制品。

第五层即塔顶是烹调油和食盐,每天烹调油不超过 25～30 克,食盐不超过 6 克。

身体活动和水的图示包含在膳食宝塔的可视化图形中,强调增加身体活动和足量饮水对身体健康的重要性。身体活动能有效地消耗能量,促进能量平衡和保持身体健康。鼓励养成每天运动的习惯,坚持一周 5 天中等体力活动强度,每次 30 分钟,如骑车、游泳等。成年人应每天主动进行相当于 6000 步以上的身体活动,骑车、跑步、打球等也是体育锻炼的很好项目选择。此外,水是食物消化吸收和营养素输送的载体,饮水不足会对人体健康带来危害。轻体力活动的成年人每天至少需要饮水 1500～1700 毫升(7～8 杯)。在高温或强体力劳动的条件下,还需要适当增加饮水量。正常情况下,健康成年人每天从膳食中和食物中(包括饮水、饮料、汤、粥、奶等)共计摄入水在 2700～3000 毫升。

(二)平衡膳食宝塔的应用

1. 确定适合自己的能量水平

由于人们膳食中脂肪摄入的增加和日常身体活动的减少,许多人目前的能量摄入超过了自身的实际需要。对于正常的成年人,体重是判定能量平衡的最好指标,每个人应根据自身的体重变化适当调整食物的摄入量,其中主要调整的应该是含能量高的食物,如脂肪摄入等。

2. 确定食物需要量

能量水平确定之后,就可以根据膳食宝塔选择适量的食物。膳食宝塔建议的每人每日各类食物适宜摄入量适用于一般健康成年人,按照 7 个能量水平分别建议了 10 类食物的摄入量,应用时要根据自身的能量需要进行选择(参见表 5-1)。建议量均为食物可食部分的生重量。

表 5-1　不同能量水平(1600～2800 千卡)建议的食物摄入量　单位:克/天

食 物 种 类	能量水平(1600～2800 千卡)						
	6700 千焦	7530 千焦	8350 千焦	9200 千焦	10050 千焦	10900 千焦	11700 千焦
	1600 千卡	1800 千卡	2000 千卡	2200 千卡	2400 千卡	2600 千卡	2800 千卡
谷类	200	225	250	275	300	350	375
—全谷及杂豆	50～150	50～150	50～150	50～150	50～150		
—薯类	50～100	50～100	50～100	50～100	50～100	125	125
大豆类	15	15	15	25	25	25	25
坚果	10	10	10	10	10	10	10

食 物 种 类	能量水平(1600~2800 千卡)						
	6700 千焦	7530 千焦	8350 千焦	9200 千焦	10050 千焦	10900 千焦	11700 千焦
	1600 千卡	1800 千卡	2000 千卡	2200 千卡	2400 千卡	2600 千卡	2800 千卡
蔬菜	300	400	450	450	500	500	500
——深色蔬菜	150	200	225	225	250	250	250
水果	200	200	300	300	350	350	400
畜禽肉类	40	50	50	75	75	75	100
乳类	300	300	300	300	300	300	300
蛋类	40	40	50	50	50	50	50
水产品	40	50	50	75	75	75	100
烹调油	20~25	25	25	25	30	30	30
食盐	<6	<6	<6	<6	<6	<6	<6

注：薯类的重量为鲜重。

3. 合理烹调,养成习惯,长期坚持

人们吃多种多样的食物不仅是为了获得均衡营养,也是为了使饮食更加丰富多彩,以满足人们的口味享受。宝塔包括的每一类食物中都有多种品种,虽然每种品种都与另一种品种不完全相同,但同一类中各种食物所含的营养成分大体近似,在膳食中可以互换。此外,还要运用多种烹调方法制作同样的食物原料,如白菜可以炒着吃也可以凉拌吃,以此调配出丰富的饮食生活。

总之,应用平衡膳食宝塔时,应当把营养与美味结合起来,按照同类互换、多种多样的原则调配一日三餐。少油和少盐是合理烹调的要素之一,日常生活应掌握烹调油和食盐用量。膳食对健康的影响是长期的结果,应该认真做好每一餐、每一天的平衡膳食,并逐渐养成清淡饮食习惯且长期坚持。多种多样要求选用品种、形态、颜色、口感多样的食物,变换烹调方法。可替换的食物种类及数量如表5-2所示。

表5-2 不同种类食物的互换表

食 物 种 类	可供替换的食物
谷类(100 克)	大米、糯米、小米 100 克,富强粉、标准粉 100 克,玉米面、玉米 100 克,挂面 100 克,面条(切面)100 克,面包 120~140 克,烧饼 140 克,烙饼 150 克,馒头、花卷 160 克,窝头 140 克,鲜玉米(市品)750~800 克,饼干 100 克
乳类(100 克)	鲜牛奶 100 克,速溶全脂奶粉 13~15 克,速溶脱脂奶粉 13~15 克,蒸发淡奶 50 克,炼乳(罐头、甜)40 克,酸奶 100 克,奶酪 12 克,奶片 25 克,乳饮料 300 克
豆类(40 克)	大豆(黄豆)40 克,腐竹 35 克,豆粉 40 克,青豆、黑豆 40 克,膨胀豆粕(大豆蛋白)40 克,蚕豆(炸、烤)50 克,五香豆豉、千张、豆腐丝 60 克,豌豆、绿豆、芸豆 65 克,红小豆 70 克,豆腐干、熏豆、豆腐泡 80 克,素肝尖、素鸡、素火腿 80 克,素什锦 100 克,北豆腐 120~160 克,南豆腐 200~240 克,内酯豆腐 280 克,豆奶、酸豆奶 600~640 克,豆浆 640~800 克

续表

食 物 种 类	可供替换的食物
肉类(100 克)	瘦猪肉、瘦牛肉、瘦羊肉、兔肉、鸡肉、鸭肉 100 克,猪肉松 50 克,叉烧肉 80 克,香肠 85 克,大腊肠 160 克,蛋青肠 160 克,大肉肠、小红肠 170 克,小泥肠 180 克,猪排骨 160～170 克,酱牛肉 65 克,牛肉干 45 克,酱羊肉 80 克,鸡翅 160 克,白条鸡 150 克,盐水鸭 110 克
水果(100 克)	苹果、柑橘、橙子 130 克,梨、桃、猕猴桃 120 克,鲜枣、葡萄、柿子 115 克,草莓 105 克,西瓜 180 克,香蕉 170 克,芒果、菠萝 150 克,火龙果 145 克
蔬菜(100 克)	樱桃西红柿、西红柿 100 克,萝卜 105 克,黄瓜、茄子、韭菜 110 克,圆白菜、大白菜、藕 115 克,柿子椒、菠菜、油菜、小白菜、蒜苗、菜花 120 克,冬瓜 125 克,芹菜 150 克,莴笋 160 克
鱼虾(50 克)	蛤蜊 130 克,蟹 105 克,鲫鱼 95 克,鲤鱼 90 克,草鱼、鲈鱼、鳊鱼(武昌鱼)85 克,鲢鱼、鳙鱼(胖头鱼、花鲢鱼)、虾 80 克,大黄鱼 75 克,墨鱼、鲳鱼(平鱼)70 克

第三节　食物烹调与营养素变化

食品在烹调过程中会发生一系列的物理、化学变化。食品通过这些变化,以及加入调味品的配合,不但增加了令人愉快的感官效果,同时也使食物更容易消化吸收,但有时也可能会产生危害健康的物质及营养素的大量损失。作为餐饮经营管理者,掌握一些烹调与营养素变化的知识对酒店营养配餐工作具有重要的作用。例如,在营养配餐之际,要考虑食物营养素在烹调过程中的损失,对于蛋白质、碳水化合物等可进行标配,而对于维生素和矿物质则需考虑烹调损失而适当进行超配。

一、烹调对营养素的影响

食物原料在烹调过程中受到各种切割、清洗,以及受水、油、空气、不同温度和各种调味品等诸多因素的影响,会发生许多复杂的物理、化学变化,认真把握这些变化,才能更好地进行合理烹调。

(一)营养素在烹调中的化学变化

1. 蛋白质在烹调中的变化

(1)凝固作用。蛋白质受热(一般在 60℃ 开始)会逐渐发生变性凝固,这种变性是不可逆的。未变性的蛋白质具有较强的持水性,受热变性后持水性减弱,组织内部的结合水逐渐成为游离水。这样,蛋白质凝固后一般要脱水。如烤肉、白水煮肉等,会出现原料体积缩小,质地变硬,同时随着血红蛋白的凝固变性,肉质变为灰白色。

(2)水解作用。蛋白质在变性凝固后继续在水中受热,一部分蛋白质就会被逐步水解,生成多种水溶性氨基酸及含氮浸出物,这是肉汤滋味鲜美的主要原因之一。如温度超过 130℃ 后,部分蛋白质失去营养作用,甚至产生毒性。例如,煎焦或烤焦的瘦肉产生苦臭味就属这种情况。

（3）胶凝作用。动物性原料中的胶原蛋白质在水中加热后，(一般 70℃开始)能水解产生胶原质，如白明胶。胶原质可溶于热水中，使汤汁变稠，黏度增加。当胶原质达到一定浓度后，再冷却到室温就会使汤汁变成有弹性的半透明凝胶状(常称为"胶胨")，加热后又会恢复原来的溶胶状。汤汁中这些胶原质越多，在常温下则越易凝结成"胶胨"，如鱼汤胨、制作灌汤包子的猪皮胨，有些煨菜或扒菜的"自来芡"等，都是这种胶凝作用的缘故。

（4）水化作用。蛋白质分子结构中的多肽链上含有多种亲水基，与水充分接触后，能聚集大量水分子，形成水化层，使蛋白质成为亲水胶体。烹调中打肉胶、鱼胶，牛肉上浆时拌入水分等就是利用了蛋白的这种水化作用，使原料"吃"进大量水分，快速熟制后显得嫩、有弹性(肉、鱼等原料剁成茸状后再用力搅打都是为了尽量扩大和增强蛋白质与水分子的接触，使水化作用充分进行)。

2. 脂肪在烹调中的变化

（1）水解作用。脂肪在水中加热后可有少量被水解为脂肪酸和甘油，脂肪酸可与加入的醋、酒等调味品生成具有芳香气味的酯类物质。

（2）乳化作用。一般情况下，脂肪加入水中就浮在水面形成油水分离层，油与水并不相溶；但若将水加热，由于沸水的不断翻腾，被分离成非常微小的脂肪滴均匀分布于水中，形成乳白色的水包油型的乳浊液，这种变化属于乳化作用。

（3）高温氧化作用。反复高温(超过油的发烟点)加热脂肪，会使脂肪中的不饱和键与氧作用生成过氧化物，再继续分解产生具有特殊辛辣刺激气味的酮类或醛类，被氧化后的脂肪不仅食用价值降低，甚至对人体有害。

3. 碳水化合物在烹调中的变化

（1）水解。蔗糖在中性和酸性溶液中发生水解反应，生成等量的葡萄糖和果糖，在制糖工业上用来生产转化糖。当淀粉与无机酸共热或在淀粉酶的作用下，可以彻底水解为葡萄糖，在工业上可用来生产淀粉糖浆，如再用异构化酶将部分葡萄糖转化为果糖，则可制得高甜度的果葡糖浆。

（2）淀粉的糊化与老化。淀粉糊化又称淀粉 α-化。淀粉糊化是淀粉在加水、加热情况下，吸水膨胀最后破碎，产生半透明、胶状物质的现象。糊化后的淀粉，因多糖分子吸水膨胀和氢键断裂，使之容易被淀粉酶水解，易于消化。糊化温度因淀粉的种类而异。未糊化的淀粉称为 β-淀粉，它较难消化。α-淀粉缓慢冷却后可再次回变为 β-淀粉，即称为淀粉老化。在食品工业中要防止淀粉老化。

（3）褐变反应。褐变反应包括焦糖化反应和美拉德反应。碳水化合物加热到 150℃～200℃，在无氨基化合物存在的时候，会生成焦糖状的黑褐色物质，此过程被称为焦糖化反应。焦糖化反应在酸性或碱性条件下都能进行，因此在食品行业中应用十分广泛。例如，在烹调中利用焦糖化反应给食品上色，在食品工业中利用焦糖化反应生产焦糖色素。

美拉德反应即羰氨反应，也是碳水化合物在烹调过程中发生的化学反应。美拉德反应是碳水化合物在加热或长期储存时，还原糖与氨基化合物发生的褐变反应。它经过一系列变化生成的褐色聚合物称为类黑色素，因其在消化道不能水解，故无营养价值。在焙烤食品时，如烤蛋糕和烤面包时，产品表皮产生诱人的颜色就是典型的褐变反应。

4. 矿物质在烹调中的变化

食物原料所含的矿物质在烹调过程中一般化学变化不多,主要变化是易溶解于水中而流失。一般在酸性溶液里溶解量较大,溶解还与原料切割大小、水中浸泡或加热时间长短有关。如普通大米淘洗 2～3 次后表层矿物质流失 15% 左右。肉类在加热过程中矿物质溶于汤水中较多。

5. 维生素在烹调中的变化

在烹调过程中,食物原料所含维生素最易受到损失破坏,特别是各种水溶性维生素损失最严重。

加热一般对脂溶性维生素 A、维生素 D、维生素 E 等影响不大,但高温油炸则会破坏较多,水溶性维生素在加热过程中易被分解破坏,温度越高,加热时间越长,损失越多,特别是碱性条件下损失更多。原料中的水溶性维生素易溶解于水中而流失。原料的刀工断面越多,漂洗次数越多,浸泡时间越长,则维生素流失越多。

烹调加工过程中,维生素 C 是损失最多的维生素。其原因主要有:第一,高温使维生素 C 的化学结构部分受到破坏,转变成其他物质;第二,当蔬菜投入沸水中时,使其表层的细胞结构受到破坏,加大细胞膜的通透性,维生素 C 溶于水中;第三,加热时由于植物细胞受破坏,使抗坏血酸氧化酶与维生素 C 接触,从而加快维生素 C 氧化分解。

在碱性条件下,多数维生素也容易被破坏,如熬粥时加碱,维生素 B_1 损失 82%,维生素 B_2 损失 70%。多数维生素在酸性溶液中较稳定,损失较少。

(二)烹调加工对各类食物营养素的影响

1. 谷类、豆类

(1)大米。大米在淘洗过程中有部分营养素流失水中。搓洗用力越大,浸泡时间越长,用水温度越高,则损失越大。尤其是米粒的糊粉层和胚芽所含的 B 族维生素和无机盐损失更大。有实验表明,大米被淘洗后营养素损失率为:维生素 B_1 为 29%～60%,维生素 B_2 和烟酸为 23%～25%,无机盐 70%,蛋白质 15.7%,脂肪 42.6%,碳水化合物 2%。正确的淘米方法应是轻轻淘洗 1～2 次,去掉浮糠、灰尘,拣净砂粒杂质即可。不要用力搓洗多次,不要用急水流长时间冲洗。对米质较陈,可能被污染的大米可适当用力搓搅,淘洗数次适当增加。

把大米制成米饭的过程中,所含蛋白质、脂肪、碳水化合物一般只发生于凝固变性和膨胀糊化等变化,营养价值不变,但维生素损失较多。例如,蒸饭使大米的维生素 B_1 损失达 38.1%,煮饭则损失达 85.8%,煮米粥时加碱也会破坏其中的 B 族维生素。

(2)面粉。面粉加冷水揉搓后,所含蛋白质能吸水形成面筋网络,同时淀粉酶会将部分淀粉水解为麦芽糖,进而生成葡萄糖,以上变化是酵母发酵制作膨松面团的基础。面食制作过程中蛋白质、脂肪、碳水化合物、无机盐等损失很少,但维生素可随熟制方法不同程度地被破坏。例如,标准粉制成馒头、烙饼,其中维生素 B_1 的保存率各为 70.3% 和 45.2%,煮面条时保存率为 50.89%。制面食加碱和高温油炸都会使维生素损失更大。

(3)大豆。生大豆彻底加热熟透后,对人体健康有害物质被破坏,浸泡、磨碎、熟制等方法还能破坏大豆的细胞结构组织,提高消化率。

2.蔬菜类

（1）水分的变化。新鲜绿叶蔬菜和瓜茄类等蔬菜含大量水分,加热可使蔬菜细胞组织破裂,水分流出和蒸发,加盐等调味品可使细胞中水分渗出。这些变化都使蔬菜体积缩小,质地软塌。烹调中掌握蔬菜水分的变化,对保持其嫩脆或除去过多水分有重要意义,同时还能有效避免维生素、无机盐的流失损耗。

（2）无机盐、维生素的变化。蔬菜由于切碎水洗,少部分无机盐和维生素会从断口流失于水中。在加热过程中,无机盐除部分随水分渗出留在汤汁内以外,其他无变化损失。但维生素却因随水渗出、受热、氧化等多种原因而容易受较大损失。

蔬菜中所含维生素 C 是最容易受损失的,其损失程度与蔬菜改刀后形状大小,切后放置时间,切前或切后浸泡水洗,加热温度高低、时间长短,是否加醋或加碱,熟制后是否及时食用等多方面因素有关。例如,蔬菜细胞中含氧化酶,当蔬菜被切开或压碎时,这种酶就被释放出来,它催化维生素 C 被氧化破坏。

3.畜禽肉类、鱼类、蛋类

肉类经烹调后,除维生素有部分损失外,其余的营养素无多少损失,虽然结构、质地等有所改变,但营养价值依然很高。肉类维生素的损失随烹调方法的不同而不同,一般来讲,加热时间越长,温度越高,水分流失越多,则损失越大。

鱼肉含水分较多,含结缔组织少,加热过程中水分流失较畜、禽肉少,因此,鱼肉烹调后一般显得较细嫩柔软。

蛋类加热熟制后能破坏其所含的抗生素和抗胰蛋白酶因素,使蛋白质凝固变性。除仅有少量维生素被破坏外,蛋的营养价值基本不变。不过,如果把蛋长时间蒸煮,其质地口感会发硬,茶叶蛋口感发硬就是因为煮的时间过久所致。

值得说明的是,肉类组织的传热性能较差,如鱼片上浆后投入 150℃～170℃ 的热油中快速划过,鱼片内部只有 60℃ 左右;1.5 千克的牛肉块在沸水中煮 1.5 小时,经过测试肉块内部温度只有 62℃。而要想烹制出食用安全的食物,肉块的中心温度必须达到 70℃ 以上、外观无血色后才能确保成熟,所以,煮制的肉块体积应当适当。

二、营养素保护措施

（一）切洗措施

先洗后切,切后不泡。烹调原料都应先洗净然后再改刀,改刀后不再洗,更不能用水泡,以减少水溶性营养素的损失。如用白菜做凉拌白菜,切丝后用凉水浸泡,维生素 C 的损失量则高达 50%。

改刀不宜过碎。维生素氧化的损失与原料切后的表面积有直接关系,表面积越大,就越易使维生素与空气中的氧接触,被氧化的概率大大增加,维生素的损失也就越严重。因此,不宜切得过碎,应在烹调允许的范围尽量使其形状大一些。

（二）水焯措施

为了除去某些原料的异味,增进色、香、味、形,或调整原料的烹调时间等,要用沸水锅水焯处理。水焯时要火旺水沸,短时速成。这样水焯菜不但能使蔬菜色泽鲜艳,同时可减少营养素的损失。立即冷却,不挤汁水。水焯过后的蔬菜温度仍很高,对其中叶绿素、维生素的保护很不利,所以应立即用冷水冲凉。水焯的蔬菜最好不要挤汁,否则会使水溶性营养素大量损失。此外,蔬菜应水焯后再改刀,这样可避免蔬菜中的水溶性营养素在水焯过程中溶解流失。正确水焯不仅可直接减少营养素的损失,而且还可去除菠菜、苋菜、冬笋等蔬菜中的部分草酸,进而提高某些矿物质的利用率。

(三) 配餐措施

所谓的"荤"就是指动物性食物,如肉禽蛋等;"素"则主要是指植物性食物。荤素同烹实际上就是指将动物性食物与植物性食物混合烹调,可以使菜肴营养搭配平衡。如蔬菜虽然维生素、无机盐、纤维素含量丰富,但蛋白质、脂肪较少,同动物性原料一同烹制可使营养成分更加全面,提高菜肴的营养价值。荤素同烹的优点主要有:可以提高蔬菜中胡萝卜素的吸收率和转化率;可提高蔬菜中某些矿物质的利用率。日常生活中常见的荤素同烹的例子有很多,如木耳炒肉、尖椒牛柳、葱爆羊肉、腊肉荷兰豆等。

(四) 炒制措施

烹调蔬菜要旺火热油、快速翻炒。这样能缩短菜肴的成熟时间,使蔬菜中的营养素损失率大大降低。实验证明,旺火急炒,蔬菜中的营养素的平均保存率为84.6%,而用小火炒煮,其保存率仅为41.3%。另外,急火快炒还可使蔬菜色泽鲜艳,质地脆嫩,改善感官质量。

(五) 调味措施

烹炒蔬菜类食品可适时加盐,不要加盐过早。这是因为,在原料表面形成较高的渗透压,会使蔬菜内部的水分迅速向外渗透。蔬菜大量失水,不仅形态干瘪、质地变软,而且水溶性营养素随水分溢出,会增加氧化作用和流失的损失量。

很多维生素如维生素 C、维生素 B_1、维生素 B_2、尼克酸等,对酸稳定对碱不稳定。在酸性环境中,这些维生素可以得到很好的保存。如烹炒白菜、豆芽、甘蓝、土豆和制作一些凉拌菜等适当加点醋,维生素的保存率可有较大的提高。醋还可以促进矿物质从食物中分离出来,提高人体对矿物质的吸收率。醋还可杀菌。夏天制作凉菜时加醋可确保食品安全。最后,醋还能去除异味,增加美味,还可使某些菜肴口感脆嫩。

(六) 谨慎用碱措施

由于大多数维生素在碱性环境中损失较大,所以在一般的烹调方法中要禁止用碱。如为使蔬菜更加翠绿,在焯菜中加碱;亦有在制作绿色鱼丸或绿色鸡片时,为使色泽鲜艳,在青菜汁中加碱,这些做法都会增加维生素的损失。

(七) 挂糊勾芡措施

中国式烹调中的挂糊和勾芡,是一套将食物包在淀粉中加热的方法。烹调原料先用淀粉（或鸡蛋液）上浆挂糊，烹调时浆和糊就会在原料表面迅速形成保护层，继续加热时可减少原料中水分和营养素逸出，且避免与空气过多接触而产生氧化作用，原料不直接与导热物料接触，又不会使蛋白质过分变性，维生素也可少受高温破坏，因此，这是一套有利于营养素保护、符合营养学要求的烹调方法。

淀粉中所含的谷胱甘肽具有保护维生素C等作用，可减少维生素C的氧化作用。勾芡可减少水溶性营养素流失。烹调中，原料中的可溶性营养素如水溶性维生素、无机盐等可溶于汤汁中。勾芡后，菜肴汤汁包裹在主料表面上，食用时，随主料一起吃入口中，从而大大减少了因遗弃在汤汁中而损失营养素的可能。此外，勾芡还可增加菜肴汁液的黏性，可使菜肴色泽鲜艳、光亮，并能保持菜肴的温度，对提高感官质量、促进食欲具有重要的意义。

（八）现吃现烹措施

蔬菜原料的切配应在临近烹调之前进行，不可过早。切配的数量要估计准确，不可一次切配过多，菜肴烹制的数量要适当。如果食料不能及时烹调或烹制完成的菜肴不能及时销售的话，不仅菜肴的色、香、味等将会受到影响，而且还会增大营养素在储存时的氧化损失。例如，蔬菜炒熟后放置1小时，维生素C损失10%；放置2小时维生素C损失高达14%。刚出锅的菜肴具有适宜的温度，色、香、味、形、质感均优于放置一段时间后的菜肴，因此能够增加人体进餐的食欲，提高食物的消化吸收率，对提高酒店餐饮的信誉大有裨益。

第四节　营养配餐与营养菜单设计

一、营养配餐是通往平衡膳食的桥梁

作为与我们日常生活关联紧密的学科，营养学实际上就是帮助我们解决"吃什么""怎么吃"和"吃多少"的问题。此前，我们已经学习了各类食物的营养价值特点、人体对各类营养素的需要量等知识。如何从众多的食物种类当中选择适合我们健康需要的食物原料，把它们按照营养学原理以数量化标准组合起来，并采取适当的烹调方法制成美味可口的菜肴和主食，是餐饮工作者必须研究的重要课题。首先，酒店餐饮管理者要以平衡膳食宝塔要求的食物种类和数量为原则制定各种营养菜单。如在零点菜单中，应该选择谷类（包括杂粮、薯类）在内的多种主食品种，菜肴当中要具备与豆类（包括坚果类）相关的菜肴，配菜时尽量搭配鱼禽蛋瘦肉等以减少饱和脂肪的摄入量，等等；其次，菜肴营养应该尽量标准化，有条件的酒店可制定各种菜肴和主食的营养标准，将每份菜或主食面点能够提供的营养素和能量数字化，便于就餐宾客参照身体状态选择菜肴和主食。制定宴会菜单时也应该从就餐宾客的人数出发，以营养学原理为原则，统筹规划，制定出美味的营养宴会菜单；最后，酒店里还应就特殊宾客制定各种营养菜单。对某些患有营养疾病的就餐宾客要提供特殊营养菜单，避免加重患病宾客的病情，确保这些特殊宾客的身体健康。此外，在制定营养菜单的时候，还应兼顾烹调方法（蒸、煮、烧、烤、炸等）对营养素的影响，对那些烹调损失较多的营养素，要给予适当补充。

（一）营养配餐

平衡膳食、合理营养是健康饮食的核心。完善而合理的营养可以保证人体正常的生理功能,促进健康和生长发育,提高人体的抵抗力和免疫力,有利于某些疾病的预防和治疗。合理营养要求膳食能供给机体所需的全部营养素,并不发生缺乏或过量的情况。平衡膳食则主要从膳食的方面保证营养素的需要,以达到合理营养,它不仅需要考虑食物中含有营养素的种类和数量,而且还必须考虑食物合理的加工方法、烹饪过程中如何提高消化率和减少营养素的损失等问题。

营养配餐,就是按人们身体的需要,根据食物中各种营养物质的含量,设计一天、一周或一个月的食谱,使人体摄入的蛋白质、脂肪、碳水化合物、维生素和矿物质等几大营养素比例合理,即达到平衡膳食要求的一种实践活动。营养配餐是实现平衡膳食的一种方法手段,是平衡膳食的具体实践,平衡膳食的基本原则是通过营养配餐工作而表现出来的。

为了适应酒店餐饮管理工作,在本书中,作者将经过营养配餐之后的食物经过适当组合而成的各种菜品、主食面点等食品名称,排列在特制的纸上,供消费者从中选择点餐的销售工具称为营养菜单。由于教学侧重于菜肴主食面点等食品的营养内涵,所以书中并没有涉及营养菜单的造型和装帧设计内容,也没有食品菜肴的成本和售价等信息,而只是重点突出了营养菜单中食物营养素和能量的信息,这一点需要事先向读者解释说明。

（二）营养配餐的目的和意义

营养配餐的目的就是通过科学方法,将各类人群理论上的膳食营养素参考摄入量分配到每日膳食中去,满足他们每天所需要的能量和营养素,防止能量和营养素的过量或不足。在营养配餐之际,可根据不同群体对营养素和能量的需要,结合当地食物的品种、生产季节、经济条件和厨房烹调水平,合理选择各类食物,达到平衡膳食。此外,通过编制营养配餐,还可指导大型配餐企业有计划地管理餐厅膳食(也有助于家庭有计划地管理家庭膳食),还有助于餐饮企业进行成本控制。酒店餐饮部门的营养配餐工作,具体体现在营养菜单的设计与规划方面。

二、营养配餐的方法

营养配餐的计算方法基本上有计算法和食品交换份法两种。

（一）计算法

计算法的实施步骤是：根据用餐对象的劳动强度、年龄、性别确定其平均每日能量供给量;然后确定宏量营养每日提供的能量;确定三种宏量营养素每日需要量;确定三种宏量营养素每餐的需要量;确定主食和副食的品种和数量;食谱评价与调整;营养餐的制作;营养餐菜单的总结与存档。本章主要介绍计算法设计营养菜单的过程及技术要求。

（二）食物交换份法

食品交换份法是根据不同能量需要,按蛋白质、脂肪和碳水化合物的比例,计算出各类食物的交换份数,并按每份食物等值交换选择,再将这些食物分配到一日三餐中,这样制定营养食谱的方法就是食物交换份法。

（三）利用食物交换份法进行营养配餐

利用食物交换份法进行营养配餐的主要依据是中国居民膳食指南与平衡膳食宝塔。

例如,某男性每天工作属于中体力活动水平,大约需要 2400 千卡的能量,则根据膳食指南提供的数据大约需要食物种类及数量为:谷类食物 350 克、大豆类 40 克、蔬菜 450克、水果 400 克、肉类 75 克、乳类 300 克、蛋类 50 克、鱼虾类 75 克、烹调油 25 克。

依据食物交换份(参见图 5-2)可知,大约需要 7 份(350/50)谷类薯类食物交换份、1～2 份果蔬交换份、4 份动物性食物交换份、2 份豆类食物交换份、5 份油脂食物交换份。值得说明的是,食物交换代量表中的食物交换单位不同,折合食物交换份数也不同。

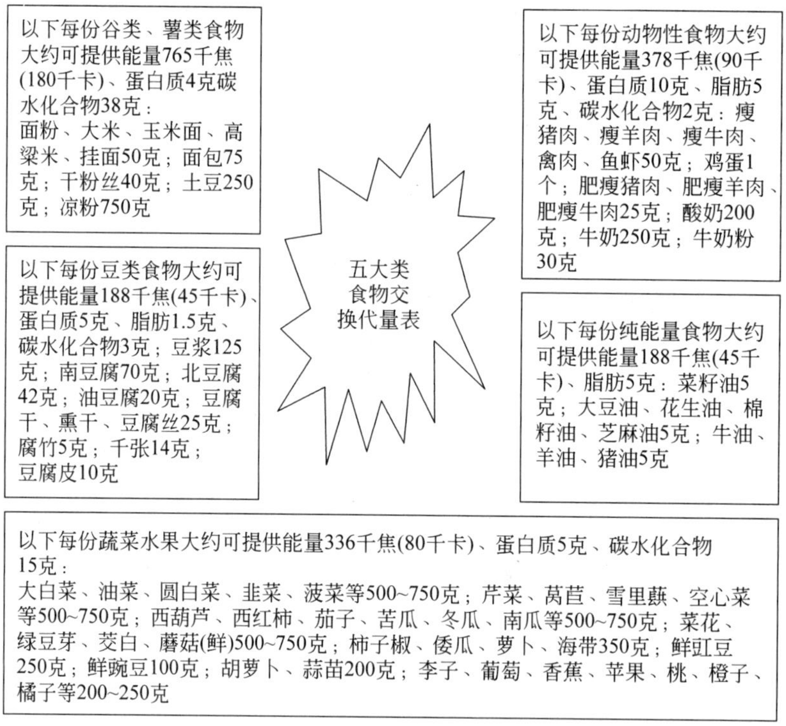

以下每份谷类、薯类食物大约可提供能量765千焦(180千卡)、蛋白质4克碳水化合物38克:
面粉、大米、玉米面、高粱米、挂面50克;面包75克;干粉丝40克;土豆250克;凉粉750克。

以下每份动物性食物大约可提供能量378千焦(90千卡)、蛋白质10克、脂肪5克、碳水化合物2克:瘦猪肉、瘦羊肉、瘦牛肉、禽肉、鱼虾50克;鸡蛋1个;肥瘦猪肉、肥瘦羊肉、肥瘦牛肉25克;酸奶200克;牛奶250克;牛奶粉30克。

以下每份豆类食物大约可提供能量188千焦(45千卡)、蛋白质5克、脂肪1.5克、碳水化合物3克;豆浆125克;南豆腐70克;北豆腐42克;油豆腐20克;豆腐干、熏干、豆腐丝25克;腐竹5克;千张14克;豆腐皮10克

五大类食物交换代量表

以下每份纯能量食物大约可提供能量188千焦(45千卡)、脂肪5克:菜籽油5克;大豆油、花生油、棉籽油、芝麻油5克;牛油、羊油、猪油5克

以下每份蔬菜水果大约可提供能量336千焦(80千卡)、蛋白质5克、碳水化合物15克:
大白菜、油菜、圆白菜、韭菜、菠菜等500~750克;芹菜、莴苣、雪里蕻、空心菜等500~750克;西葫芦、西红柿、茄子、苦瓜、冬瓜、南瓜等500~750克;菜花、绿豆芽、茭白、蘑菇(鲜)500~750克;柿子椒、倭瓜、萝卜、海带350克;鲜豇豆250克;鲜豌豆100克;胡萝卜、蒜苗200克;李子、葡萄、香蕉、苹果、桃、橙子、橘子等200~250克

图 5-2　五大类食物的交换份

再将食物分配到一日三餐中去。计划早餐分配 2 份谷类食物,午餐分配 3 份谷类食物,晚餐分配 2 份谷类食物。由此制定三餐的食物种类及数量如下:

早餐:牛奶 250 克、面包 150 克、猕猴桃 150 克。

加餐:苹果 100 克。

午餐：包子（面粉 125 克、瘦猪肉 50 克、白菜 150 克）、小米粥（小米 25 克）、炝芹菜 150 克。

晚餐：米饭（大米 100 克）、鸡蛋 2 个、凉拌菠菜 100 克。

加餐：香蕉 150 克、牛奶 100 克。

全天烹调油用量为 25 克。

利用食物交换份法可以设计出多种营养菜单，这是食物交换份法最显著的特点。例如，150 克的面包可以换成 500 克的土豆泥，100 克的菠菜可以换成 100 克的油菜或者韭菜，100 克的米可以换成 100 克的面粉，等等。如此这般可以调配出丰富多彩的膳食。

值得说明的是，尽管食物交换份法简单易行，但是其设计结果比较粗略，实际应用中还需与计算法结合使用才能制定出科学合理的营养食谱。这也是本章之所以重点介绍计算法的主要原因。

三、个体营养菜单设计

（一）早餐营养菜单设计

现代酒店提供的早餐菜单，服务方式绝大多数属于自助菜单模式，主要类别有糕饼类、焙烤类、热炒类、凉拌类、肉类、粥类、饮料类等。至于说早餐内容更是极大丰富，不同地域的早餐内容都有其鲜明的地方特色，很难归纳设计出一个全国通行的早餐菜单。

1. 设计步骤

就餐宾客的个人资料：办公室男文员，身体健康，每天忙忙碌碌，25 岁，身高 165 厘米，体重 55.5 公斤，请为他设计一个早餐营养菜单。

【步骤 1】　判断配餐对象的生理状况

判断男文员的身体状况，英俊健康，再看他的体质指数 BMI 判断是否超重，经过计算得知其 BMI 为 20.4，属于正常体型，配餐时不必考虑超重因素。

【步骤 2】　确定能量和三大产能营养素的需要量

按照《中国居民膳食营养素参看摄入量（DRIs）》要求，将该男文员确定为轻体力活动水平，推荐一日能量 9200 千焦（2200 千卡）。

蛋白质按照能量的 15% 确定，则需要 82.5 克；脂肪按照能量的 25% 确定，则需要 61 克；碳水化合物按照能量的 60% 确定，则需要 330 克。

早餐能量和三大产能营养素可按照全天需要量的 30% 来安排，因此，该男文员的早餐蛋白质、脂肪和碳水化合物的需要量分别为 27.5 克（A）、20.3 克（B）和 110 克（C）。

【步骤 3】　确定主副食的种类和数量

（1）首先，确定主食的食物种类和数量。

根据中国居民膳食指南"食物多样，谷类为主"的要求，选择小麦粉和玉米粉作为早餐的主食原料，初步确定小麦粉与玉米面之比为 8∶2。查阅《中国食物成分表》，编码 01-1-206 的小麦面粉碳水化合物含量为 70.9%，80 克的面粉可提供的碳水化合物为 56.7 克；同样查阅编码为 01-3-109 的玉米面碳水化合物含量为 78.4%，则 20 克的玉米面可提供碳水化合物为 15.6 克。

因此,早餐小麦粉与玉米面提供的碳水化合物的数量为 $56.7+15.6=72.3$ 克(C1),与【步骤 2】计划数量 110 克(C)相差 37.7 克,需要通过早餐中其他食物补充。

同样可以计算出主食提供的蛋白质为 14.3 克(A1),脂肪为 2.3 克(B1)。

(2) 其次,确定动物性食物和豆类食物的种类和数量。

鉴于蛋白质对人体健康的重要性,以蛋白质为核心来确定动物性食物的种类和数量。理论上,营养菜单中动物性食物提供的蛋白质数量应为 $A-A1=13.2$ 克。再设定早餐动物性食物和大豆类食物所提供蛋白质比例为 2:1。早餐喝牛奶是不错的选择,牛奶不仅能提供蛋白质,而且还能提供丰富的钙,能够坚固美白牙齿。查阅食物成分表编码 10-1-109 的牛奶蛋白质含量为 2.9%,则牛奶的数量应为:$13.2 \times 2/3 \div 2.9\% = 303$ 克。

大豆类的食物确定为豆腐干,查阅食物成分表中编码为 03-1-529 的豆腐干蛋白质含量为 19.6%,则豆腐干的需要量为:$13.2 \times 1/3 \div 19.6\% = 22.4$ 克。

同样,可计算出这两种食物提供的脂肪为 17.5 克(B2),碳水化合物为 17.2 克(C2)。

(3) 再次,确定蔬菜和水果的种类和数量。

按照中国居民平衡膳食宝塔对水果蔬菜的推荐要求,每天要吃 300～500 克的蔬菜和 200～350 克的水果。因此,确定早餐水果和蔬菜的数量为推荐量的三分之一,初步设定早餐摄取蔬菜和水果分别为 120 克、90 克。

结合已经选定的豆腐干并考虑食物搭配的需要,蔬菜选定为 40 克青椒和 80 克芹菜。水果蔬菜主要提供碳水化合物、水溶性维生素 C 和矿物质元素,蛋白质和脂肪的含量很低,完全可以忽略不计。

查食物成分表,柿子椒的编码为 04-3-124,芹菜的编码为 04-5-332,分别计算二者的维生素 C 和碳水化合物含量。

40 克柿子椒提供的维生素 C 量为:$40 \times 130/100 = 52$ 毫克

提供的碳水化合物量为:$40 \times 3.8\% = 1.5$ 克

80 克芹菜提供的维生素 C 量为:$80 \times 4/100 = 3.2$ 毫克

提供的碳水化合物量为:$80 \times 4.8\% = 3.8$ 克

选定蔬菜之后再来确定水果,桃子颜色粉红,汁浓味美,诱人食欲,作为早餐水果是个不错的选择。查阅食物成分表编码为 06-2-115,计算出桃子提供的碳水化合物和维生素 C 的数量。

90 克桃子提供的维生素 C 量为:$90 \times 7/100 = 6.3$ 毫克

提供的碳水化合物量为:$90 \times 11.0\% = 9.9$ 克

(4) 最后,确定烹调油和调味品的种类和数量。

烹调油的使用量为:$B-B1-B2 = 20.3 - 2.3 - 17.5 = 0.5$ 克

其他调味料适量,重点控制食盐的数量,早餐控制在 2 克以下为宜。

【步骤 4】 营养素核算及其调整

根据上述选择的食物种类及数量,核算重点营养素的供给量。一般情况下,重点核算的营养素包括蛋白质、脂肪、碳水化合物、钙、维生素 A、维生素 C 以及能量等。具体营养素核算情况如表 5-3 所示。

表 5-3　个体早餐营养素核算表

食　物	质量/克	能量/千卡	蛋白质/克	脂肪/克	碳水化合物/克	钙/毫克	维生素 A/国际单位	维生素 C/毫克
面粉	80	283.2	12.6	2.0	56.7	24.8	0	0
玉米粉	20	57.8	1.7	0.3	15.6	4.4	0	0
牛奶	303	181.4	8.8	9.8	14.8	275.7	51.2	0
豆腐干	22.4	86.1	4.1	7.7	2.4	73.1	0	0
芹菜	80	9.6	0.48	不计	3.8	28.8	4	3.2
柿子椒	40	6.4	0.4	不计	1.5	0	5.2	52
香油	0.5	4.5	0	0.5	0	0	0	0
桃子	90	40.5	0.54	不计	9.9	2.7	0	0
合计(D)	545.9	669.5	28.6	20.38	104.7	409.5	60.4	55.2
推荐量(H)		663	24.5	18.2	99	251	251	35
D/H		1.02	1.17	1.12	1.05	1.63	0.24	1.58

注：在能量核算过程中，没有包括膳食纤维产生的能量，由此导致实际总能量数值略微偏低。

　　设计的营养菜单中主要营养素供给量情况显示，蛋白质、碳水化合物、脂肪、维生素 C、钙都达到或超过了设计要求，只有维生素 A 缺乏。作为改善措施，该男文员可在其他餐次中或未来几天，在膳食中配置富含维生素 A 的食物如猪肝等就可以满足人体需要（脂溶性维生素可以在体内储存一段时间）。

　　【步骤 5】　营养菜单的确定

　　食物原料的种类和数量确定下来之后，再根据生活习惯并结合适当的烹调方法，把食物原料烹调成美味佳肴。综合以上内容，该男文员的早餐营养菜单内容如表 5-4 所示。

表 5-4　个体早餐营养菜单

早餐菜单内容	原料组成	备　　注
金银奶香馒头	面粉 80 克、玉米面 20 克、牛奶 50 克	牛奶和面之后蒸
牛奶	牛奶 250 克	加热饮用
炝芹菜	芹菜 80 克、大豆色拉油 0.3 克	芹菜焯水之后加调料凉拌制成
青椒豆腐丝	豆腐干 22 克、香油 0.2 克、柿子椒 40 克	豆腐干、柿子椒切丝之后水焯，凉拌，加醋少许提高风味
新鲜水果	桃子 100 克	也可在上午加餐食用

2. 早餐营养菜单设计的注意事项

　　首先，早餐时间比较紧张，人的食欲不佳，因此食物的数量不宜过多，从这个视角来看，早餐菜单设计是比较简单的。一般情况下，主副食干稀搭配比较适合（不过，有粥就要避免汤，反之亦然），因为早晨起床之后人体处于缺水状态，需要及时补充水分。就本例而言，推荐的牛奶就具有补水的作用。

　　其次，按照我国传统的饮食习惯，早餐主要是谷类食物如馒头米饭和粥类搭配凉拌菜，从这个视角来看，优质蛋白质是有所缺乏的。因此，早餐要配备优质蛋白质。本例就推荐了牛奶和豆腐干，二者都能给人体提供优质蛋白质。

最后,早餐摄取食盐的数量不宜过高,尽量减少咸菜的摄取量。考虑到我国居民的饮食习惯,本例推荐了凉拌的芹菜、青椒、豆腐干,不仅增加新鲜蔬菜的供给,而且味道清新略带酸香,有助于提高就餐者的食欲。

(二)正餐营养菜单设计

酒店的午餐和晚餐菜单,绝大多数提供的是零点菜单。零点菜单的特点是食物种类丰富,肉禽蛋类、水产类、谷类、豆类、水果蔬菜和薯类、奶类等食物种类齐备;成品菜肴味型丰富,酸甜苦辣咸以及各种复合味型(如酸辣、鱼香等)多种多样,能够满足就餐宾客的生理需求和社交需要。

1. 设计步骤

就餐宾客的个人资料:大学图书馆资料管理员,女性,41 岁,身高 160 厘米,体重 59 公斤,请为她设计一个晚餐营养菜单。

【步骤 1】 判断配餐对象的生理状况

判断女管理员的身体状况,她已经迈入人生的中年,生理机能已经过了生命周期的黄金时期;再从她的体质指数 BMI 判断是否超重,经过计算得知其 BMI 为 23,已经初步呈现出超重的发展态势,这是在配餐时必须考虑的因素。

【步骤 2】 确定能量和三大产能营养素的需要量

按照《中国居民膳食营养素参考摄入量(DRIs)》要求,结合该女管理员的 BMI,以体重作为参考标准,为她推荐一日能量 7530 千焦(1800 千卡)。

因为体重有超重肥胖的趋势,因此在计算能量的时候,应该注意脂肪的供能比控制在 25% 以下为佳。

【步骤 3】 确定主副食的种类和数量

主食和辅食的选择步骤与早餐营养餐单设计相同。具体选用的食物种类及数量如表 5-5 所示。

表 5-5 个体正餐食物营养素核算表

食物	质量/克	能量/千卡	蛋白质/克	脂肪/克	碳水化合物/克	钙/毫克	维生素 A/国际单位	维生素 C/毫克
高粱米面条	100	304	7.0	0.2	68.7	0	0	0
大米	12.8	42	0.96	0.14	9.98	1.54	0	0
鲫鱼	50	39.3	9.0	0.8	0.35	39.5	0	0
南豆腐	100	84	5.7	5.8	1.9	113	0	0
白蘑菇	50	13.5	1.75	0.2	1.9	3	0	0
黑木耳	50	12.5	1.0	0.1	2.8	19	8.5	0
韭菜	50	11.5	1.2	1.5	2.8	22.0	133.3	1.0
烹调油	6.3	56.7	0	6.3	0	0	0	0
合计(D)	419.1	563.5	26.6	15.1	89.5	198	141.8	1.0
推荐量(H)		540	17.6	13.2	88.7	232	232	33
D/H		1.04	1.51	1.14	1.01	0.85	0.61	0.03

【步骤 4】　营养素核算及其调整

根据上述选择的食物种类及数量,核算重点营养素的供给量。一般情况下,重点核算的营养素包括蛋白质、脂肪、碳水化合物、钙、维生素 A、维生素 C 以及能量等。具体营养素核算情况如表 5-5 所示。

设计的营养菜单中主要营养素供给量情况显示,蛋白质、碳水化合物、脂肪基本能够满足设计要求,维生素 A、维生素 C、钙都没有达到设计要求,应该在其他餐次当中给予补充。补充的措施可考虑以下方法:可在其他餐次补充富含维生素 A 的食物如猪肝,富含钙的食物如牛奶和虾皮等,以及富含维生素 C 的新鲜水果。

【步骤 5】　营养菜单的确定

食物原料的种类和数量确定下来之后,再根据生活习惯并结合适当的烹调方法,把食物原料烹调成美味佳肴。就晚餐而言,该女管理员的晚餐营养菜单内容如表 5-6 所示。

表 5-6　个体正餐营养菜单

晚餐菜单内容	原 料 组 成	备　　注
炒面	高粱米面条 100 克,大豆色拉油 2 克	面条煮熟之后炒制而成
米饼	大米 10 克	大米蒸熟再煎制成饼
清蒸鲫鱼	鲫鱼 50 克	加醋少许
菌菇烩豆腐	南豆腐 50 克、白蘑菇 50 克、黑木耳 50 克、大豆色拉油 2 克	烧焖
炒韭菜	韭菜 50 克、大豆色拉油 2 克	清炒

2.正餐营养菜单设计的注意事项

首先,午餐和晚餐在中国传统饮食观念中属于正餐,就餐宾客对正餐的质量要求较高,无论是菜肴和主食品种都要求具有较高质量。从这个视角来看,午餐和晚餐菜单的内容要丰富,食物要能提供足量的优质蛋白质、碳水化合物和适量脂肪,以及丰富的维生素和矿物质。本例就推荐了鲫鱼、蘑菇、木耳、豆腐等,能够基本满足就餐宾客的正餐需要。

其次,午餐作为连接上下午工作的中间餐次,能量可以适当提高一些,制定营养菜单时可以安排成一日总能量的 40%;晚餐则因为夜晚活动较少,相应的能量分配也要减少,晚餐能量占一日总能量的 30% 为宜。

最后,对具有慢性营养疾病的群体,在设计营养菜单之际,无论是早餐还是正餐,都应遵循"清淡少盐远离糖,尽量避免肥肉荤油"的原则,配餐时主食要粗细搭配,副食尽量选择新鲜的蔬菜、水果和鱼类、豆类等。

(三)一日餐营养菜单设计

一日餐营养菜单包括早午晚三餐。要求酒店提供的膳食能够满足就餐宾客一天的营养需要。具体而言,营养师应根据就餐宾客的实际需要,按照平衡膳食宝塔的基本原则,结合市场的食物供给情况,制订出经济营养美味的一日餐营养菜单。

1. 设计步骤

就餐宾客的个人资料：男性，酒店会展布景台设计师，50 岁，BMI 为 22，体力活动较重，请为他设计一日餐营养菜单。

【步骤 1】 判断配餐对象的生理状况

从 BMI 指数来看，设计师属于正常体型，结合他的年龄特点，为他设计较重体力活动营养菜单。

【步骤 2】 确定能量和三大产能营养素的需要量

按照《中国居民膳食营养素参考摄入量（DRIs）》要求，为他推荐一日能量 10050 千焦（2400 千卡）的营养菜单。把这些能量分配到三大营养素中，蛋白质供能比为 14%，脂肪供能比为 25%，碳水化合物供能比为 61%。

通过计算，蛋白质的需要量为 84 克，脂肪的需要量为 67 克，碳水化合物的需要量为 366 克。

【步骤 3】 确定主副食的种类和数量

（1）首先，确定主食的食物种类和数量。

从设计简单出发，确定主食只选用米饭。查阅《中国食物成分表》(2004)，编码 01-2-214 的籼米碳水化合物含量为 78.0%，经过计算得一日餐需要大米 485 克。鉴于水果蔬菜中也含有较为丰富的碳水化合物，所以暂定籼米的数量为 400 克。

通过计算可知，400 克籼米可以提供能量 1312 千卡，蛋白质、脂肪、碳水化合物依次分别为 30 克、4.4 克、312 克，钙 48 毫克。

（2）其次，确定动物性食物的种类和数量。

为满足 2400 千卡能量的需要，可将动物性食物暂定为牛奶 300 毫升、鸡蛋 50 克、瘦猪肉 50 克、鸡胸脯肉 30 克、带鱼 75 克（如果蛋白质不足再用豆制品来补充）。查阅食物成分表，分别计算出这些食物的营养素含量。具体如表 5-7 所示。

表 5-7　一日餐动物性食物营养素核算

食物	质量/克	能量/千卡	蛋白质/克	脂肪/克	碳水化合物/克	钙/毫克	维生素 A/国际单位	维生素 C/毫克
带鱼	75	81	13.2	3.1	0	12.7	0	0
鸡胸脯肉	30	35.8	7.4	0.6	0.2	0.3	0.9	0
瘦猪肉	50	76	10.0	4.0	0	3.0	0	0
鸡蛋	50	72.1	6.1	5.3	0	22.0	0	0
牛奶	300	183.8	9.4	9.6	15.0	254.0	84	0
合计(A)	505	448.7	46.1	22.6	15.2	292	0.9	0

结合主食籼米的营养素含量，并结合表 5-7 中的数据可以知道，初步选定的主食和动物性食物所提供的营养素还无法满足该设计师的身体健康需要。作为补充措施，可以选用烹调油（或者 10 克左右的坚果类）增加脂肪的数量，选用水果蔬菜补足碳水化合物、维生素的数量。

表 5-8　一日餐蔬菜水果的营养素核算

食　物	质量/克	能量/千卡	蛋白质/克	脂肪/克	碳水化合物/克	钙/毫克	维生素 A/国际单位	维生素 C/毫克
绿豆芽	50	9.0	0.9	0.05	1.3	7	1	2.0
芹菜	50	7.7	0.2	0.1	1.5	0.8	1.5	1.0
鲜蘑菇	50	16.4	1.8	0.2	1.9	3	0	0.1
柿子椒	100	13.2	0.5	0.1	1.9	0	8	65
番茄	100	21	1.0	0.2	3.8	0	13	130
青菜	100	17.9	1.4	0.3	2.4	117	309	64
橘子	200	112	2.4	0.4	25	42	1714	50
香蕉	200	170	2.2	0.4	39.4	18	12	11.4
合计(B)	850	367.2	10.4	1.75	77.2	187.8	2058.5	323.5

（3）再次，确定蔬菜水果的种类和数量。

按照中国居民平衡膳食宝塔对水果蔬菜的推荐（见表 5-8），每天要吃 300～500 克的蔬菜和 200～350 克的水果，并且要尽量选用不同种类（如叶类蔬菜、瓜茄类蔬菜、根茎类蔬菜等）且半数是深颜色的蔬菜，水果也要尽量多样。鉴于此，一日营养菜单选择蔬菜 450 克、超配水果 400 克。

（4）最后，确定烹调油和调味品的种类和数量。

烹调油的使用量为：$67-4.4-22.6-1.75=38.25$ 克

此外，在中式烹调过程中，还经常利用蔗糖和淀粉调味，因此可酌情考虑纯能调味品的搭配量。这里选择 38 克的脂肪、5 克的蔗糖和 10 克的淀粉。其中，蔗糖可调味，淀粉则主要用于勾芡，这三者都属于纯能调味食物种类。

【步骤 4】　营养素核算及其调整

根据上述选择的食物种类及数量，核算重点营养素的供给量。一般情况下，重点核算的营养素包括蛋白质、脂肪、碳水化合物、钙、维生素 A、维生素 C 以及能量等。具体营养素核算情况如表 5-9 所示。

表 5-9　一日餐食物营养素核算

食　物	质量/克	能量/千卡	蛋白质/克	脂肪/克	碳水化合物/克	钙/毫克	维生素 A/国际单位	维生素 C/毫克
大米	400	1312	30.0	4.4	312	48.0	0	0
动物性食物	505	448.7	46.1	22.6	15.2	292	0.9	0
植物性食物	850	367.2	10.4	1.75	77.2	187.8	2058.5	323.5
烹调油	38	342	0	38	0	0	0	0
砂糖	10	40	0	0	10	0	0	0
淀粉	10	40	0		10	0	0	0
合计(D)	1813	2549.9	86.5	66.75	424.4	527.8	2059.4	323.5
推荐量(H)		2400	84	67	366	800	800	100
D/H		1.06	1.03	1	1.16	0.66	2.57	3.24

由表 5-9 可知，推荐的食物种类和数量能够满足该设计师对能量和蛋白质、脂肪、碳

水化合物的需要,维生素 A 和维生素 C 的数量超过标准,但是钙的数量只占标准量的 66%,需要调整食物的种类和数量予以满足。具体而言,可采取增加虾皮(碎)或者牛奶的摄入量来获得丰富的钙。此外,膳食中没有推荐富含铁的食物,由此导致铁的数量也比较缺乏,作为补救措施可以增加猪肝的供给量补充铁。

值得说明的是,部分脂溶性维生素和矿物质元素的供应不一定每天都需要十分精确地保持供给,只要在一段时间内保持平衡即可。蛋白质在维持人体正常生命活动中不可缺少,需要每天供给充足才能充分满足人体健康需要。尽管膳食指南要求每天最好食用 10 克左右的坚果,但是本营养菜单并没有选用,如果选择坚果配餐的话就要适当减少烹调油的数量。

【步骤5】 营养菜单的设计

食物原料的种类和数量确定下来之后,再根据生活习惯并结合适当的烹调方法,把食物原料烹调成美味佳肴。该男性布景设计师一日营养菜单设计内容如表 5-10 所示。

表 5-10 一日餐营养菜单

餐次	营养菜单内容	食物原料种类及数量	备 注
早餐	米饭	大米 120 克	
	青椒鸡丁	鸡肉 40 克、青椒 50 克、大豆色拉油 4 克、淀粉 3 克	适当添加佐料
	五香芹菜	芹菜 50 克、香油 4 克	凉拌
	牛奶	鲜牛奶 250 克	加热饮用
午餐	米饭	大米 130 克	
	烧带鱼	带鱼 60 克、大豆色拉油 6 克、糖 5 克	加醋促进钙吸收
	番茄炒鸡蛋	番茄 100 克、鸡蛋 50 克、大豆色拉油 6 克	
	菜汤	青菜 100 克、大豆色拉油 6 克、淀粉 4 克	
	水果	香蕉 200 克	水果也可在上午吃
晚餐	米饭	大米 150 克	
	青椒白蘑炒肉片	瘦猪肉 50 克、白蘑 50 克、青椒 50 克、大豆色拉油 5 克、淀粉 3 克	
	虾皮绿豆芽	虾皮 10 克、绿豆芽 50 克、大豆色拉油 5 克	虾皮切碎米状食用
	水果	橘子 200 克	水果也可在下午吃
	牛奶	150 克	睡前加热饮用

最后核算一下三餐营养素能量分配。经过调整后的营养菜单能够提供 2509 千卡的能量。其中,早餐提供的热量为 741.1 千卡、午餐提供的能量为 933.8 千卡、晚餐提供的能量为 834.1 千卡,则三餐提供的能量上分别占总提供能量的比率分别为:

早餐:731.1÷2479×100%=29.5%

午餐:913.8÷2479×100%=37.2%

晚餐:834.1÷2479×100%=33.3%

正常情况下,一日三餐的能量分配以 30％、40％和 30％为宜,由此看来,设计的营养菜单三餐能量分配基本达到设计要求。

2. 一日餐营养菜单设计的注意事项

在制定一日餐营养菜单时,要遵循平衡膳食的基本原则,贯彻食物多样、味型丰富的配餐理念,最大限度地满足就餐宾客的饮食需要。

早餐力求清淡,注意优质蛋白质的供给;午餐承上启下,能量要充足,食物要多样;晚餐能量尽量要比午餐少,因为晚上就餐之后的体力活动较低,不需要更多的能量补充,所含能量比较低的食品菜肴,可以安排在晚餐食用。

从中国居民膳食结构来看,优质蛋白质、维生素 A、维生素 C、钙、铁缺乏的概率较高,设计一日餐营养菜单时要注意搭配富含这些营养素的食物。富含优质蛋白质的食物主要有海产品、豆类制品、瘦肉等,动物内脏如猪肝富含铁,牛奶、虾皮富含钙。

在能量与营养素基本满足的情况下,还要兼顾食物的美味可口性。可根据就餐宾客的客源地饮食特点,并结合当地的饮食文化,设计出具有合理营养、味道独具特色的营养菜单。

值得说明的是,如果要编制循环型营养菜单如周菜单,菜单设计首先要确保所提供的膳食每天满足能量、蛋白质和水溶性维生素的需要量,脂溶性维生素、脂肪等在一周内保持平衡即可。

四、宴会营养菜单设计

(一) 宴会的分类

宴会古称宴席。在古代,由祭祖、礼仪、习俗等活动而兴起的宴饮聚会,大多以酒为中心安排菜肴、点心、饭粥、果品、饮料等,并且对酒水食品菜肴的质量和数量都有严格的要求。

纵观历史,中国传统宴席种类十分繁多。著名的宴席有用一种或一类原料为主制成各种菜肴的全席,如全猪席、全羊席、全鱼席、全鸭席、素席等;有用某种珍贵原料烹制的头道菜命名的宴席,如燕窝席、熊掌席、鱼翅席、鲍鱼席、海参席等;也有展示某一时代民族风味水平的宴席,如满席、汉席、满汉席等;还有以地方饮食习俗为名的宴席,如洛阳水席、四川田席等。在中国历史上,还出现过只供观赏、不供食用的"看席"。这种"看席",是由宴饮聚会上出现的盘钉、高钉、看碟、看盘演进而来的,因其华而不实,至清末民初时大部分已被淘汰。高级宴席通常选用山珍海味,配以时令鲜蔬,菜肴款式丰富,讲究色、形、香、味、滋、器。普通宴席一般选用常见家畜、家禽和蔬菜为原料,菜肴经济实惠,适应一般消费水平。

从营养学的视角来看,传统的中式宴席属于高脂肪、高蛋白、高热能的典型"三高"膳食结构,食物和营养素大多严重过剩;从经济的视角来看,大多以价格高低定格局选原料,浪费严重。时至今日,现代宴会种类也很多,婚宴、寿宴、升学宴等主题宴会和各种商务宴请名目繁多,政治庆典或迎接大国元首时,还会举行盛大的欢迎国宴展示博大精深的中华美食文化。现代宴会一般都比较讲究合理营养与平衡膳食,尽量避免"三高"现象的出现。

(二) 中餐宴会的特点

尽管宴会的种类繁多、内容丰富,但是作为有别于人们日常生活的饮食方式,宴会具有聚餐式、规格化、礼仪性和社交性等特点。

"举酬逸逸,酒食合欢",说的正是宴席的特点之一——聚餐式,它是指宴席的形式,是多人围坐,抒怀畅谈、愉情悦志的进餐方式,围坐者由主人、主宾和陪客组成,其中心人物是主宾,多为隆重聚会,有一定的目的,菜品比较丰盛,接待礼貌热情。

规格化指的是宴会的内容,任何宴会都要求菜品配套成龙,制作精细美观,餐具美观,仪程井然有序,整个席面要考究,冷菜、热炒、大菜、甜菜、点心、水果等均按一定的程序和比例分类组合,形成某种规格。

礼仪性在宴会上最直接的表现就是食而有让,大家聚在一起,团团围坐,共享一席,融融之中,透出一团和气。相互之间,你恭我敬,礼仪嘉美。

社交性是指宴会的作用。"酒食所以合欢也",无论从历史的发展或现代实际情况来看,宴会都是开展社交活动的一个重要工具,小至亲朋聚会,大至盛大庆典,它都在增强气氛或增进友谊等方面发挥着特殊的作用。在觥筹交错之间,参会人员的情感得到进一步的维系,有利于社会和谐稳定。

(三) 中餐宴会形式设计的原则

中餐宴会配餐是比较复杂且细致的工作。宴会配餐人员要对菜肴食品精挑细选并按照一定的规律适当组合起来,使之具有综合的整体性。各种菜点的配置要协调,色泽、味道、数量、质量、营养要均衡合理、丰富多彩,体现出各地的独特风格、色彩和习惯。中餐宴会配餐在遵循营养配餐基本原则的基础上,还要做好宴会核心菜肴的确立、辅佐菜肴的配备以及酒水选择等方面的工作。

1. 核心菜肴的确立

核心菜肴也叫"大菜",是宴会的主角,具有统率全席的作用。确立核心菜肴时应注意:核心菜肴应与宴席性质、规格、风味协调,照顾主宾的口味嗜好;核心菜肴出场应当醒目,结合本店的技术长处,器皿要大,装盘丰满,注重造型。如有必要,服务员要对核心菜肴进行重点解说。

2. 辅佐菜肴的配备

核心菜肴一旦确立,就要再确定一些辅佐菜肴,才能使宴席形成一个完美的美食体系。辅佐菜肴在数量上要注意"度",在质量上注意"相称",档次可稍低于核心菜肴,但不能相差悬殊;此外,辅佐菜肴还须注意弥补核心菜肴的不足。

3. 菜肴的数量要求

中式宴会的菜肴数量必须是双数。普通规格档次的宴会菜单,冷菜的数量在 4～8 个,热菜的数量一般不少于冷菜的数量,在 4～10 个。此外,宴会菜单至少还需配备汤 1 个和面点(或主食)1 种。餐后水果根据实际情况可准备若干种。

4. 酒水的选择

选择酒水要注意能充分体现菜肴的色香味等风格。例如,西餐讲究"白酒配白肉,红酒配红肉",比较清淡的鸡肉、海鲜,适宜搭配淡雅的白葡萄酒,二者互相辉映衬托;而比较厚重的牛肉、猪肉,则适宜搭配浓郁的红葡萄酒,更显肉香浓郁香馥诱人的风格。对中餐宴会来说,如是晚宴的话,白酒是必备的,高档酒如茅台、五粮液,中等的如泸州老窖、洋河蓝色经典等。值得说明的是,宴会上的菜肴与酒水搭配最终应以客人满意为核心。

5. 宴席菜单的编排顺序

宴会菜单的菜肴编排顺序应遵循先冷后热、先炒后烧、先咸后甜、先清淡后味浓的规则。现代中餐宴会的上菜的顺序一般是冷盘、热炒、大菜、汤菜、主食(面点)、水果,上汤就表示酒菜齐备,也预示宴会接近尾声。与此相应,宴会菜单的菜肴编排顺序也大致如此。总之,只有精心研究、统筹兼顾才能设计出成功的宴会菜单。

(四) 中式宴会营养菜单的设计

设计宴会营养菜单的步骤与个人营养菜单基本相同。本书以 10 人参加的普通宴会为例(酒水除外),从营养学的视角考虑,首先按照中国居民平衡膳食宝塔的建议安排个体的食物需要量之后,再乘以聚餐人数 10 人就可以大致确定宴会所需的食物种类和数量。然后,再把同种类的食物按照菜肴的个数分摊(或者按照主食和点心的种类分摊),就可制定出符合要求的宴会菜单。在宴会菜单的设计过程中,丰富的从业经验是非常重要的,酒店宴会部门最好组成一个宴会菜单设计小组,集思广益共同完成营养菜单的设计任务。

1. 常见宴会营养菜单设计

(1) 常见宴会食材的选定。按照平衡膳食宝塔的要求,兼顾食物多样,宴会菜单的食物原材料选择如表 5-11 所示。

表 5-11　宴会菜单的食物原料

食 物 种 类	具体食物明细/克
谷类食物	大米 750、标准粉 250、黑米面 250、小米面 250、绿豆 100
水果蔬菜	蔬菜：海带 400、大蒜 30、绿豆芽 500、青椒 150、芹菜茎 250、水发木耳 10、鲜藕 100、平蘑 150、香菇 50、冬笋 50、胡萝卜 30、荷兰豆 400、油菜心 500、干银耳 25 水果：苹果 200、小叶橘 200、鲜枣 200
鱼禽蛋瘦肉	鲳鱼 500、蛤喇肉 300、鸡胸肉 450、鹌鹑蛋 100、鸡蛋 50、鲜猪皮 50、猪肝 50、火腿 35
豆类和奶类	水发腐竹 100、豆腐丝 100、牛奶 300
纯能量和调味品	大豆色拉油 110、香油 20、松子仁 50

(2) 常见宴会营养菜单内容的确定。食物原料确定之后,就开始进入菜单的制定程序。按照中国宴会传统,菜肴的个数一般为偶数。于是,确定为 10 菜 1 汤的格局显得十分圆满。具体菜单内容如表 5-12 所示。

表 5-12　宴会营养菜单的具体内容

宴会菜单结构	宴会营养菜单内容	食物组成/克
冷菜	松子肉粒冻	瘦猪肉 150、松子仁 50、鲜肉皮 50
	美酒醉银牙	绿豆芽 500、青椒 50、大蒜 30,用少许白酒增味
	腐竹拌芹菜	腐竹 100、芹菜茎 250、水发木耳 10
	蒜泥海带丝	海带 400、大蒜 30、海米 20 克
热菜	鲜蘑豆腐丝	鲜平蘑 150、豆腐丝 100、牛奶 250
	香辣蛤喇肉	蛤喇肉 300、青椒 100、胡萝卜丝 30,加少许辣椒增味
	油爆荷兰豆	荷兰豆 400
	奶味油菜心	油菜心 500、牛奶 50、火腿 50
	大骨鸡肉丸	大骨鸡胸肉 300、猪肝 50、鲜藕 100、鸡蛋 50,制成 10 个肉丸
大菜(核心菜)	清蒸大鳇鱼	野生鳇鱼(净肉)500、火腿 30、香菇 50、冬笋 50
汤	银耳鲜蛋汤	干银耳 25、鹌鹑蛋 100
主食	绿豆米饭	大米 750、绿豆 100
	紫金发糕	黑米面 250、小米面 250、标准粉 250
水果点心	餐后水果	苹果 200、橘子 200、樱桃 200

（3）常见宴会营养菜单的营养学分析。这份宴会菜单中食物的种类齐全,平衡膳食宝塔建议的食物种类均包括在内;从人均主要的营养素的供给量来看,与设计目标相比较也是完全达标的。而且,三大营养素蛋白质、脂肪和碳水化合物的供能比为 18∶25∶57,基本符合合理营养的要求。宴会菜单提供的各种营养素如表 5-13 所示。

表 5-13　宴会菜单提供的人均营养素

项　　目	能量/千卡	蛋白质/克	脂肪/克	碳水化合物/克	维生素 A/国际单位	维生素 C/毫克	钙/毫克	铁/毫克
人均供给量(D)	1018	46	28.8	141.4	853	96	397	16.5
推荐量(H)	1000	42.5	27.8	145	333	42	333	6.25
D/H	1.02	1.08	1.03	0.98	2.56	2.28	1.19	2.64

（4）宴会营养菜单设计的注意事项。首先,正常情况下,宴会乃是多人的聚餐,这就给选择食物原料提供了自由广阔的创意空间,也就有能力按照膳食指南的建议,为宴会配置种类齐全的谷类粗粮、鱼禽蛋瘦肉、豆类乳类,以及各种蔬菜及水果等;其次,宴会饮食还要讲究五味调和,各种味型齐备,味型单一或者重复出现会影响就餐宾客的食欲;再次,现代宴会的社会性要求,宴会食物种类和数量要尽量丰盛,每餐宴会人均摄取食物在数量上要有一定的富余,设想一下,如果宴会餐桌上酒菜被宾客一扫而光,就显得主人太过小气了。因此,一般情况下,宴会食物要多准备 10%～20% 的富余才比较保险。本宴会菜单就是按照人均 1000 千卡的能量高配,与通常情况下每餐人均摄取 800 千卡能量来比

较,超标 25%(还没有计算从酒中所含乙醇额外摄取的能量)。

2.素斋宴会的营养菜单设计

(1)素斋宴会营养菜单内容。近年来,物质生活极大富足起来之后,有相当一部分人开始关注自己的精神世界,怜惜生命的思想令他们的饮食生活也由此转向清淡精致的素食,2016 年中国营养学会还为此群体专门推荐了膳食指南。由此,从餐饮市场的构成来看,素食群体开始在餐饮市场崭露头角,并呈现出市场规模逐渐扩大的趋势。这里以某著名素食餐馆为 10 名素食爱好者新年聚会设计的菜单为例说明如何制定素斋营养菜单。菜单内容参见表 5-14。

表 5-14　素斋宴会营养菜单的具体内容

宴会菜单结构	素斋宴会营养菜单内容	食物组成/克
冷菜	黄瓜腐竹	水发腐竹 120、黄瓜 150、烤杏仁 50、胡萝卜 50、香菜 50
	芝麻芹菜	芹菜茎 400、芝麻 40
	生鲜荟萃	生菜 400、芝麻酱 50、甜面酱 20
	糖醋脆皮	豆腐皮 50、藕 100、番茄 100、香菇 100
热菜	百叶炒蚕豆	百叶 150、蚕豆 250、榨菜 50
	韭菜豆腐丝	韭菜 300、豆腐丝 50
	油豆腐青菜	油豆腐 100、油菜 300、金针菇 100
	麻香胡萝卜	胡萝卜 250、白芝麻 25、面粉 75
	红烧四喜菜	水发口蘑 300、冬笋 30、油菜心 150、水发木耳 50
	甜椒炒银牙	柿子椒 200、绿豆芽 100
汤	豆腐汤	豆腐 120、平菇 100、小白菜 100
主食	倭瓜饼	倭瓜 600、糯米 200、橘饼 100、红枣 100、葡萄干 10、核桃仁 10
	紫金糕	全麦粉 300、黑米粉 300、小麦粉 300
水果点心	餐后水果	香蕉 250

注:本菜单当中的食品菜肴共计使用了 90 克大豆色拉油。

(2)素斋宴会菜单的营养学分析。从素斋宴会营养菜单的食物种类构成来看,植物性食物十分丰富,但动物性食物严重缺乏,此菜单提供的营养素当中缺乏优质动物蛋白质。不过,由于菜单中推荐了比较丰富的豆类食物,如水发腐竹、豆腐皮、豆腐丝、油豆腐、大豆腐等,因此弥补了优质动物蛋白质不足的缺憾。尽管钙和铁的供给量远远超过了推荐量,但是钙铁的来源都是植物性食物,消化吸收率低,所以实际上人体摄入的钙和铁数量远远小于理论计算的供给量。维生素 A 也存在来源食物吸收率低的问题,维生素 C 的供给量则足够满足人体需要。此外,能量以及蛋白质、碳水化合物、脂肪等推荐量也基本满足设计要求。并且经过计算,三大营养素蛋白质、脂肪、碳水化合物的供能比为 18:24:58,基本满足合理营养的要求。素餐宴会菜单提供的人均营养素如表 5-15 所示。

表 5-15 素餐宴会菜单提供的人均营养素

项　目	能量/千卡	蛋白质/克	脂肪/克	碳水化合物/克	维生素 A/国际单位	维生素 C/毫克	钙/毫克	铁/毫克
人均供给量(D)	995	38.5	27.3	147.5	621	105	524	18.4
推荐量(H)	1000	40	27.8	145	333	42	333	6.25
D/H	1.00	0.96	0.98	1.02	1.86	2.50	1.57	2.94

（3）素斋宴会营养菜单设计的注意事项。首先,素斋营养菜单的食物原则不能完全依靠平衡膳食宝塔的建议,要增加豆制品的供给以替代鱼禽蛋瘦肉的供给,没有动物性食物的素斋只能依靠豆类食物提供优质蛋白质,这是素斋宴会营养菜单特殊之所在。其次,素斋营养菜单还要加大谷类食物的配餐,确保能量的供给量。再次,素斋宴会菜单要多选配菌藻类,因为蘑菇、木耳、海带等食物中具有鲜味物质,是素斋宴会调味惯常选用的食物品种。当然,普通素食者日常饮食生活中也经常食用这些食物。最后,素斋宴会菜肴的味型以清淡突出食物本味为主,过酸、过辣、过甜的烹调方法尽量给予避免,否则破坏素食者的修行大业就是罪过了。

（五）西餐宴会的营养菜单设计

（1）西餐宴会食材的选择。西餐宴会食物配餐时要选用充足的畜禽蛋和海产类等,奶类及其制品如奶酪、奶油等也经常入馔,马铃薯、西红柿、生菜、胡萝卜、洋葱等是西餐的主打蔬菜,柠檬、苹果、猕猴桃、香蕉等在西餐宴会中也经常崭露头角。

（2）西餐宴会营养菜单的内容。一个 10 人参加的西餐宴会的菜单如表 5-16 所示。

表 5-16 西餐宴会营养菜单的具体内容

西餐宴会营养菜单	食物原料及数量/克	备　注
填馅鱿鱼	鲜鱿鱼 200、瘦猪肉 100、胡萝卜 50、葱头 50、草莓酱 50	冷盘
番茄酸奶汤	水发海带 150、虾皮 20、鸭肝 70、番茄酱 50、酸奶 400	
皮衣罗非鱼	罗非鱼 350、番茄 100、苹果 100、白萝卜 50	鱼香苹果香融合,甜美
炸大虾	对虾 330、富强粉 50、鸡蛋 30	
什锦豆腐	南豆腐 300、香菇（干）30、冬笋 50、胡萝卜 100、鲜蘑 50、水发木耳 30、黄瓜 50	色彩缤纷,咸鲜多味
奶汁烤猪排	猪排骨 200、富强粉 50、煮土豆 100、鲜豌豆 100	乳白肉香,鲜香味美
火腿番茄沙拉	火腿 50、番茄 50、鲜豌豆 150、菠萝 100、生菜 50	
果蔬沙拉	油麦菜 150、葱头 50、苹果 150	
西式泡菜	圆白菜 50、胡萝卜 50、菜花 50、柿子椒 50、葱头 50	质地爽脆,开胃解腻
可可派	全麦粉 400、玉米面粉 500、鸡蛋 50、牛奶 250	色泽金黄,皮酥馅软,香甜可口
奶油蛋糕	奶油蛋糕 500	
水果	猕猴桃 500、橙子 500、梨 500	

注：本菜单当中的食品菜肴共计使用了 100 克食用油。

（3）西餐宴会菜单的营养学分析。从表 5-16 可知，西餐宴会菜单提供的营养素基本能够满足设计要求。与推荐量相比较，设计菜单所提供的能量、蛋白质、脂肪、碳水化合物的数量略有不足，但是也在允许的误差范围之内。并且经过计算，西餐宴会菜单提供的三大营养素即蛋白质、脂肪、碳水化合物的供能比为 16∶25∶59，满足合理营养的要求。西餐宴会菜单的营养学分析如表 5-17 所示。

表 5-17　西餐宴会菜单提供的人均营养素

项　　目	能量/千卡	蛋白质/克	脂肪/克	碳水化合物/克	维生素 A/国际单位	维生素 C/毫克	钙/毫克	铁/毫克
人均供给量（D）	978	39.1	27.3	141.8	460	84	309	12.7
推荐量（H）	1000	42.5	27.8	145	333	42	333	6.25
D/H	0.98	0.92	0.98	0.98	1.38	2	0.93	2.03

（4）西餐宴会营养菜单设计的注意事项。首先，西方饮食文化的特点是，动物性食物在膳食中的比例高于植物性食物，脂肪、蛋白质供能比例高于碳水化合物的供能比例，在进行西餐配餐时要注意克服这些缺点，尽量符合平衡膳食宝塔的要求。其次，西餐中蔬菜和水果的制作方法主要是凉拌沙拉，其优点是能够最大限度地保存蔬菜中的营养物质，因此，在设计西餐宴会营养菜单时要设计两三款的蔬菜水果沙拉。除此以外，也可以将多种蔬菜搭配制成风味独特的菜汤。再次，西餐宴会的核心菜肴一般是烧烤的畜禽肉类，辅助菜肴一般搭配海产品，从营养学视角来看，配餐时要注意选用适当的畜禽品种或部位，尽量减少脂肪的摄取量。最后，西餐中的谷类食物主要是焙烤类点心，与我国主食类是米面蒸煮制品不同，这也是设计西餐宴会营养菜单需要注意的事情。此外，西餐宴会中也经常准备一些布丁、小甜点等。

第五节　特殊就餐宾客的营养菜单设计

一、肥胖者的营养菜单设计

（一）肥胖的含义

肥胖是指人体由于各种原因引起的脂肪细胞组织过多和过大，由此造成体重的增加。大多数的肥胖症患者，均是由于营养过剩而引起的肥胖。尤其是人到中年之后，代谢功能减退，如果摄取的能量超过生理需要量，就容易造成脂肪在体内进行堆积，肥胖部位主要以腰、腹、臀部为主。

（二）肥胖的高发阶段

本书所涉及的肥胖症主要是因为膳食和运动不足造成的肥胖。正常情况下，肥胖的发生主要集中在 3 个阶段：4～5 岁学龄前期，12～14 岁青春期和 40 岁以后的时期。其中，学龄前期和青春发育期的患者，很容易转变发展成为成年肥胖症。

（三）肥胖的危害

1. 对成年人身体健康的危害

肥胖是 2 型糖尿病、心血管疾病、高血压、中风等多种疾病的危险因素。成年人肥胖症患者可能形成睡眠呼吸暂停症、内分泌代谢紊乱等症状。肥胖还会增加许多疾病发生的危险性，例如，肥胖症患者的乳腺癌和肠癌的发病率高于正常体重的人，女性肥胖症患者发生子宫内膜癌的可能性大大增加。此外，肥胖患者还常发生胆结石、骨关节炎、痛风症等疾病。

2. 对儿童身体健康的危害

儿童肥胖除了会引起和成年人相同的疾病之外，还会引起肥胖脑、钙缺乏、性早熟等症。

肥胖脑是指脂肪在脑组织中堆积过多，影响脑神经网络的发育，从而降低智力水平，出现反应迟钝、行为不协调等现象。有时儿童缺钙是因为肥胖的体内对钙的需要量增加，而日常饮食中摄入的钙不能满足生长发育的需要从而造成佝偻病的发生。因为肥胖儿童体内积存过多的脂肪，脂肪组织内含有雌激素，由此促进儿童性早熟。

3. 对其他方面的影响

肥胖症患者经常碰到社会经济问题。肥胖者在就业方面时常会遇到麻烦在穿衣打扮上需要花费更多的金钱，尤其是女性肥胖者很少有男性去追求。此外，在心理上，肥胖者经常受人冷落和茫然失措，自信心也会下降。

（四）肥胖的判定

1. 体质指数判定法

体质指数（body mass index，BMI）是衡量是否肥胖的一个通用指数，能够比较科学地判定是否肥胖。其计算公式为：BMI＝体重（公斤）/身高^2（米^2）。中国肥胖问题工作小组根据 20 世纪 90 年代中国人群的有关数据的汇总分析报告，首次提出了适合中国成年人群的体质指数肥胖标准：BMI 在 18.5～23.9 为体重正常，BMI 24.0～27.9 为超重，BMI≥28 为肥胖。

尽管 BMI 值对判定是否肥胖很有价值，但是，它也是有缺点的。一般来说，BMI 值不能够判定到底有多少脂肪和脂肪的所在位置，因此，BMI 值不能够应用于以下人群：运动员（运动员的肌肉发达使其 BMI 值偏高）、65 岁以上的老年人（因为 BMI 值的标准数据来源于相对比较年轻的人群，而人随着年龄的增长高度会变矮）以及孕妇和乳母（因为生育期间体重增加属于正常现象）。

例如，职业健美运动员属于 BMI 值比较高的人群。一个 BMI 值为 30 的健美运动员，如果仅依靠 BMI 值来判断，应该属于肥胖；但是进一步调查会发现，该健美运动员体内的脂肪比例远远低于平均水平，其腰围也在正常范围内。因此断定一个人是否肥胖或者过于消瘦仅仅依靠 BMI 值是不够的，还需要知道其机体组成及脂肪的分布情况。

2. 其他判定方法

如腰围法（waist circumference，WC）。腰围是指腰部周径长度，目前公认为腰围是衡量脂肪在腹部蓄积(即中心型肥胖)程度最简单、最实用的指标。男性腰围≥85厘米、女性腰围≥80厘米就可认为是腹部肥胖。腰围法与体质指数并用能够准确地衡量一个人的肥胖情况。此外,还有利用测量皮下脂肪厚度和测算腰围与臀围的比值等方法来判定是否肥胖。

(五) 肥胖的原因

肥胖的原因有很多,如遗传因素、神经因素、内分泌因素等,都可以造成身体内脂肪蓄积。这里主要从饮食因素来探讨肥胖的原因。

1. 饮食结构不合理导致肥胖

饮食结构不合理是肥胖的主要原因。过多地摄取能量物质如蛋白质、脂肪、碳水化合物等是造成肥胖的重要原因。食用过量的添加糖(如蔗糖、果糖等)也非常容易发生肥胖。另有研究发现,人体内水分不足就无法对脂肪进行分解代谢,从而造成脂肪在体内堆积导致肥胖。

2. 不良的饮食习惯导致肥胖

偏食对肥胖症的产生具有明显作用。儿童长期偏食会引起体内营养素失调而代谢不平衡,不仅影响身体生长发育,还会造成肥胖症。老年人由于牙齿脱落和消化功能减退,从而造成饮食单调而引起营养素不平衡,也会影响健康并容易造成肥胖症。

暴饮暴食导致肥胖。一次性大量进食即暴饮暴食,会使胰岛素分泌过多,由此导致大量糖类物质被吸收,进而脂肪合成量急剧增加,最终会导致体脂增加而肥胖。餐次减少,如从正常的一日三餐突然改变为一日两餐,即使食物总量并没有改变,但该种情形下体内脂肪合成速度会加快,最终也将导致肥胖。

喜欢吃夜餐者也容易肥胖。这是因为夜餐的消化吸收率非常高,再加上夜晚缺少运动,因此体内脂肪合成量会显著增加。此外,进食速度过快也是造成肥胖的一个不容忽视的原因。

(六) 肥胖者的营养菜单设计

1. 体育锻炼是减肥的撒手锏

肥胖一旦发生,减肥是很困难的。因此,日常饮食生活中首先要采取有效措施预防肥胖的发生,肥胖的预防应该从小做起。适当的体力活动是能量消耗的最好方法,同时也是减肥的最有效的办法。运动不仅能改善心、肺功能,改善耐糖量,降低胰岛素的抵抗,使胰岛素更好地发挥功能,促进人体脂肪的分解,减少许多疾病的发生率,而且体力上受到一定的刺激后,还会使人感到精神振奋,可有效地改善心理状态,增强减肥信心。不过,运动或锻炼时要注意强度适当。尤其是对于老年人来说,更要根据身体健康的实际情况控制运动强度。对于那些患有心脑血管疾病的老年人,实施各种减肥措施都要慎重,如果减肥不当,会对老年人的身体健康造成严重危害。

为了更好地降低体重,肥胖者有时还需要适当地减少食物的摄取。不过,节食减肥的策略要科学制定。儿童减肥切忌限制饮食影响生长发育。要帮助儿童安排合理的膳食制度,并关注在限制饮食中出现的儿童心理障碍。成年人要避免急速减肥。肥胖者在减肥过程中应该避免急速减少食物的摄取。人体在短时间内限制饮食减肥"成功"所带来的后果是：饥饿降低基础代谢率,体重减轻的主要原因是人体失去水分和肌肉组织的消耗。

2. 肥胖者的运动瘦身模块

要想降低体重,就必须使能量的摄取小于能量的消耗,通过减少饮食中的能量摄取、增加活动的能量消耗,达到降低体重的目的。一般情况下,降低体重的速度应控制在每月减少 2 千克,即平均每周 0.5 千克。根据每减掉 1 克脂肪需要消耗能量 7.7 千卡的计算方法,每天应该比减肥前多消耗或者少摄取大约 550 千卡的能量。对于肥胖程度比较高的人,如体质指数超过 25 以上的人,可以把减肥目标定得高一些。

科学减肥需要把运动与节食结合起来。运动减肥与节食减肥在能量上的配比以 3∶2 或者 4∶1 为佳。对于每月减肥 2 千克的人来说,按照上述比例来分配的话,消耗 550 千卡的能量应该这样分配∶330 千卡应通过运动消耗掉,其余的 220 千卡需要通过节食达到少摄取能量的要求。表 5-18 中给出了 4 个层次的减肥计划目标,目标 1 适合体重超重不明显的人,目标 2 适合体重超重比较严重的人,目标 3 和目标 4 适合肥胖者。

表 5-18   肥胖者的运动减肥计划

减肥目标	每周减轻体重/千克	每月减轻体重/千克	每天需要亏空的能量/千卡	运动消耗的能量/千卡	节食减少的能量/千卡
目标 1	0.25	1	275	165	110
目标 2(推荐)	0.5	2	550	330	220
目标 3	0.75	3	825	495	330
目标 4	1	4	1100	660	440

尽管性别不同健身能量消耗有较大差异,但是总归还是可以根据一定的样板适当调整来估计自己的运动健身方法。这里以男性、170 厘米、70 千克体重,女性、160 厘米、60 千克体重为例设计健身运动,不同性别、不同身高和体重的人都可以参照这两个人物模型设计自身的运动健身模块。男性 150 千卡的运动健身模块和女性 150 千卡的运动健身模块内容如表 5-19 所示。

表 5-19   肥胖者的运动瘦身模块

男性 150 千卡运动健身模块/分钟		女性 150 千卡运动健身模块/分钟	
慢走	37	慢走	43
中速走	30	中速走	35
健步走	21	健步走	23
慢跑	15	慢跑	17
中速跑	14	中速跑	16
快跑	14	快跑	15
骑自行车(慢)	41	骑自行车(慢)	48
骑自行车(中)	27	骑自行车(中)	30
骑自行车(快)	21	骑自行车(快)	23
快速跳绳	12	快速跳绳	12
中速跳绳	14	中速跳绳	14

续表

男性 150 千卡运动健身模块/分钟		女性 150 千卡运动健身模块/分钟	
慢速跳绳	18	慢速跳绳	18
足球练习	18	下楼梯	42
篮球练习	24	上楼梯	17
羽毛球练习	32	足球练习	18
乒乓球练习	36	篮球练习	24
网球练习	20	羽毛球练习	32
自由泳	14	乒乓球练习	36
上楼梯	18	网球练习	20
下楼梯	35	自由泳	14

注：男性假设为 170 厘米、70 千克体重，女性假设为 160 厘米、60 千克体重。

3. 与运动瘦身相结合的营养菜单设计

根据表 5-18 中推荐的目标 2，假设该肥胖者为男性，在减肥前每天从膳食中摄取能量 2000 千卡，如今计划每月减轻体重 2 千克，该人就需要每天运动消耗掉 330 千卡、饮食上减少摄取 220 千卡的能量。由此，该人每天从膳食中摄取的能量就应为 1780 千卡，参考平衡膳食宝塔提供 1800 千卡的食物种类数模式，设计出肥胖者的瘦身营养菜单如表 5-20 所示。

表 5-20　肥胖者的瘦身营养菜单

餐次	营养菜单内容	食物原料种类及数量/克
早餐	小笼包	富强粉 60、瘦猪肉 24、韭菜 80、香油 2
	凉拌木耳菜	木耳菜 60、香油 3
	黑米粥	黑米 20、红小豆 10
午餐	豆饭	大米 40、小米 20、红小豆 15
	三色鳝鱼	黄鳝 100、青椒 24、胡萝卜 16、花生油 4
	糯米藕片	糯米 20、鲜藕 64
	清炒油麦菜	油麦菜 80、花生油 4
	紫菜虾皮汤	紫菜 3、虾皮 5、鸡蛋 20、香菜 2、花生油 3
晚餐	馒头	富强粉 60
	猪肉豌豆玉米粒	瘦猪肉 30、鲜豌豆 50、鲜玉米粒 15、青椒 12
	炝炒圆白菜	圆白菜 80、花生油 4
	凉拌海带丝	海带 40、胡萝卜 12、大杏仁 16、香油 2
	酸奶(无糖)	200 克

4. 菜单的营养学分析

根据表 5-20 的营养菜单内容，对菜单进行营养学分析。该营养菜单提供的各种营养素如表 5-21 所示。

表 5-21   瘦身营养菜单提供的营养素

餐次	能量/千卡	蛋白质/克	脂肪/克	碳水化合物/克	蛋白质供能比率/%	脂肪供能比率/%	碳水化合物供能比率/%
早餐	474	19.2	12.6	76	15	24	61
午餐	715	28	18.8	105	16	24	60
晚餐	604	26.5	18.4	88	17	26	57

（1）食物种类。食物种类包括了谷类食物（大米、黑米、糯米、富强粉）、蔬菜类、薯类（如藕片）、鱼类（鳝鱼）、蛋类（鸡蛋）、奶类、豆类等，比较齐全。

（2）总能量。按照本营养菜摄取食物，查阅食物成分表，三餐共计摄入能量 474＋715＋604＝1793 千卡，与设想的 1780 千卡十分接近，基本满足设计要求。

（3）三餐能量分别占三餐总摄入能量的比率。首先看早餐的能量所占比率：474÷1793×100％＝26.4％；其次计算出午餐和晚餐的能量所占比率分别为 39.6％和 34％。

（4）三大产能营养素供能比。经过计算可知，蛋白质、脂肪、碳水化合物的供能比为 16∶25∶57，基本符合营养学要求。

此外，由于是减肥膳食，因此在食物的烹调方法上，尽量选用了凉拌、蒸煮和炒的方法，避免油炸、烧、煎等烹调方法带来的负面作用，烹调油的配制也相应减少；粥和汤的配餐可以增加就餐者的饱腹感，有助于配合减少食物的摄取量。按照这个菜单进餐，再配合健身模块（如中速走 60 分钟，或者中速走 30 分钟＋上楼梯 18 分钟）运动健身，就能够达到一个月内减肥 2 千克的计划。

5. 对肥胖者的减肥建议

（1）要制订科学的饮食计划，自我管理控制能量的摄取。要想减去多余的脂肪需要长期努力才能达到目标，因此不能局限于短期行为。肥胖者应该根据自己的体力活动强度，制订适合自己实际情况的饮食计划，详细记录每天摄取的食物，包括进食总量、食物种类、食物数量、进食时间等情况。与此同时还要监控体重变化的情况，正常情况下要避免体重快速下降，每月体重减少量最好不要超过 5 千克。

（2）培养良好饮食习惯。肥胖者还要注意养成良好饮食习惯。要控制进食速度，对食物要细嚼慢咽；餐前喝一些汤汁可以增加饱腹感而减少食物的摄取量，由此可以防止肥胖；睡觉前 2 小时内不要进食；尽量少吃刺激性强的食物（如过辣、过咸）；烹制菜肴的时候，尽量采取炖、煮、蒸的烹调方法，由此可减少脂肪的摄入量；味道清淡，少用增鲜调味品；餐饮因人而异，以三餐为基础，在总能量不变的情况下可以适当加餐。值得注意的是晚餐不能过于饱足；减肥期间要注意培养定时定量的饮食习惯，避免暴饮暴食。

（3）减少能量的摄入。肥胖者的膳食要防止摄入过多能量。减肥食谱应该坚持平衡膳食的原则，食物组成必须多样化，能够维持营养平衡。在此基础上，还要做到以下事项：要坚决控制烹调油的摄入量，每日摄取的烹调油量控制在 10～20 克；降低脂肪在膳食能量中的比例，最好控制在 25％以下，注意避免油腻食品，选择低脂肪原料；要坚持饮食多样化，多吃新鲜的水果和蔬菜等富含膳食纤维的食物，尽量不选择含糖丰富的食物，避免各种甜食和饮料;蛋白质的摄入量应该比正常体重的人适当增加,蛋白质供能比最好保持在 15% 左右。此外,膳食还要尽量选择低脂品种,鱼虾瘦肉等是首选。

二、糖尿病患者的营养菜单设计

(一)严峻的糖尿病现状

新中国成立初期,我国居民糖尿病的患病率很低,糖尿病在我国是十分罕见的营养疾病,无论是门诊还是医院病房糖尿病病人都难得一见。当时,甚至有些营养专家认为东方人不容易得糖尿病。在 1980 年对全国 13 省市的 30 万人口进行了调查,结果显示,当时我国居民糖尿病的患病率只有 0.67%;可是,到了 2007 年的全国性流行病学调查时其结果则显示,我国 20 岁以上的成年人糖尿病患病率已经上升为 9.7%,而且还有 15.5% 的人处于糖尿病前期。换言之,截至 2007 年,我国 20 岁以上的成年人平均每 4 个人中就有 1 人遭到糖尿病的威胁!

(二)糖尿病患者的营养菜单设计

1.营养菜单设计

以每天需要能量 2000 千卡的男性(45 岁)糖尿病患者为例设计的营养菜单如表 5-22 所示。

表 5-22　糖尿病患者的营养菜单

餐次	营养菜单内容	食物原料种类及数量/克
早餐	主食面包	面包 135
	青豆拌芥蓝	青豆 10、芥蓝 40
	牛奶	鲜牛奶 225
午餐	紫米发糕	紫米面 75、标准粉 70
	熘肉片	猪里脊肉 27、藕 45、花生油 3
	火腿烩鲜蘑	火腿 9、鲜蘑 110、花生油 3
	炝拌西兰花	西兰花 70、豆腐干 10
	菠菜鸡蛋汤	菠菜 45、鸡蛋 13、花生油 3
晚餐	葱花饼	标准粉 113、芝麻 4、大葱 18、花生油 1
	酸辣瓦块鱼	鲤鱼 65
	毛豆烧海带	毛豆 27、胡萝卜 13、海带 72
	红椒拌芹菜	红椒 9、芹菜茎 72
	水果	桃 180

2.菜单营养学分析

根据表 5-22 的糖尿病患者营养菜单的内容,对菜单进行营养学分析。糖尿病患者营养菜单提供的营养素如表 5-23 所示。

表 5-23　糖尿病患者营养菜单提供的营养素

餐次	能量/千卡	蛋白质/克	脂肪/克	碳水化合物/克	蛋白质供能比率/%	脂肪供能比率/%	碳水化合物供能比率/%
早餐	534	23.6	14	78.2	18	24	58
午餐	770	33	20.6	113.7	17	24	59
晚餐	728	27	19.4	111	15	24	61

　　(1) 食物种类。食物种类包括了谷类食物(大米、紫米、标准粉)、蔬菜类(青豆、芥蓝、鲜蘑、胡萝卜、芹菜、海带等)、水果(桃子)、薯类(如藕片)、鱼类(鲤鱼)、蛋类(鸡蛋)、奶类、豆类(豆腐干、毛豆)等,比较齐全。

　　(2) 总能量。按照本营养菜单摄取食物,查阅食物成分表,三餐共计摄入能量 534＋770＋728＝2032 千卡,略微超出计划的 1.6%,可认为满足设计要求。

　　(3) 三餐能量分别占三餐总摄入量的比率。首先看早餐的能量所占比率:534÷2032×100%＝26%;其次计算出午餐和晚餐的能量所占比率分别为 38% 和 36%。

　　(4) 三大产能营养素供能比。经过计算可知,蛋白质、脂肪、碳水化合物的供能比为16:24:60,基本符合营养学要求。

3. 对糖尿病患者的膳食建议

　　首先,糖尿病患者要尽量避免发生肥胖。因此,糖尿病患者的膳食原则要控制总能量,确保体力活动与能量摄入之间的平衡,摄入的能量能够保持正常体重或略低于理想体重为宜。这是制定糖尿病患者膳食首先要考虑的事项;控制膳食中脂肪的摄取,不仅能够避免肥胖的发生,而且能够延缓和防止糖尿病并发症的发生与发展,目前主张膳食脂肪应减少至占总能量的 25%,甚至更低,并且还要适当控制胆固醇的摄入量。

　　其次,糖尿病患者还要确保从食物中摄取足够的碳水化合物。从能量摄取的角度来看,碳水化合物供能占总能量的 60% 左右才算合理。在此基础上,还要重视选用血糖生成指数 GI 值低的碳水化合物以及膳食纤维丰富的食物。以本菜单为例,早餐面包选用的是全麦面包,其 GI 值为 50,属于 GI 值偏低的食物,紫米也是 GI 值低的谷类食物,被选为午餐的主食。在蔬菜的选择方面,芥蓝、鲜蘑、西兰花、毛豆、胡萝卜、海带等蔬菜不仅富含膳食纤维,而且 GI 值也都比较低;水果选定桃子,也是因为桃子的 GI 值只有 28,属于低 GI 值的食物的缘故。

　　最后,充足的蛋白质也是糖尿病患者所必需的(注意:当患者有各种并发症的时候,应在医生的指导下合理安排每日膳食的蛋白质摄入量)。本菜单中的乳、蛋、瘦肉、鱼和豆制品能够满足糖尿病患者对优质蛋白质的需要。

　　与肥胖者相同,对于糖尿病患者而言,运动也是必不可少的。45 岁以上的中年人更要经常关注自己的体重变化。一方面运动能够降低肥胖发生的风险;另一方面运动还能够提高人体细胞利用胰岛素的能力。因此,糖尿病患者要适当进行有氧运动。不过,为了防止低血糖的发生,运动应该在餐后 1 小时后为宜,如果是早餐前运动,最好要先测试一下血糖,低于 6.0mmol/L 时则不适合运动。此外,糖尿病患者不宜饮酒,因为饮酒会扰乱糖代谢。糖尿病患者还应合理安排每日三餐,避免食用或饮用含糖量高的零食和饮料。

三、高血压患者的营养菜单设计

（一）高血压是最常见的慢性病

高血压是一种以动脉血压升高为主要表现的心血管疾病。正常人的理想血压最佳标准是收缩压低于 120mmHg、舒张压低于 80mmHg，如果收缩压超过 130mmHg、舒张压超过 90mmHg 的话，就可算是高血压。高血压是一种由遗传和环境多因素交互作用而形成的慢性疾病。其中，遗传因素大约占 40%，环境因素大约占 60%，环境因素主要与膳食有关。高血压是导致心脏病、脑血管病、肾脏疾病发生和死亡的主要危险因素，是全球人类最常见的慢性病。我国居民高血压的患病率持续增加，高血压病人每年以 700 万人的速度在增加，估计现阶段我国患高血压的病人已达到 2 亿人。每 10 个人中就有 2 人患高血压。值得注意的是，高血压患病率很高，但是知晓率却很低，大约有 30% 的高血压患者并不知道自己的身体健康状况，因此，高血压病的有效控制率仅有 8%！时至今日，心脑血管疾病导致的死亡居我国居民死亡原因首位，已经成为威胁我国居民健康的重大疾病；而心脑血管病的发生和死亡一半与高血压有关，控制高血压是防治心脑血管疾病的关键。

（二）高血压患者的营养菜单设计

1. 营养菜单设计

以每天需要能量 2000 千卡的男性（35 岁）高血压患者为例设计的营养菜单内容如表 5-24 所示。

表 5-24　高血压患者的营养菜单

餐次	营养菜单内容	食物原料种类及数量/克
早餐	馒头	富强粉 67
	牛奶麦片	鲜牛奶 225、燕麦片 18
	凉拌菜	青椒 35、豆腐 18、芝麻酱 6
午餐	发糕	玉米面 54、小米面 54
	清蒸黄花鱼	黄花鱼 40
	鸡蛋炒薯叶	鸡蛋 27、甘薯叶 108、花生油 3
	杏仁拌菠菜	大杏仁 14、菠菜 68
	罗宋汤	牛肉 5、番茄 22、葱头 10、土豆 10、圆白菜 12、花生油 3
	水果	香蕉 120
晚餐	米饭	大米 72
	蒸红薯	红薯 135
	慈姑烧肉	猪肉 50、慈姑 90
	西芹百合	芹菜茎 35、百合 55

2.菜单营养学分析

根据表 5-24 的营养菜单内容,对菜单进行营养学分析。高血压患者营养菜单提供的营养素如表 5-25 所示。

表 5-25　高血压患者营养菜单提供的营养素

餐次	能量/千卡	蛋白质/克	脂肪/克	碳水化合物/克	蛋白质供能比率/%	脂肪供能比率/%	碳水化合物供能比率/%
早餐	491	21.5	14.4	69	18	26	56
午餐	732	32	19.1	108.3	18	23	59
晚餐	793	26	20.3	126.7	13	23	64

(1)食物种类。食物种类包括了谷类食物(大米、玉米、小米、富强粉)、蔬菜类(青椒、甘薯叶、菠菜、慈姑、芹菜、百合等)、水果(香蕉)、薯类(如红薯)、鱼类(黄花鱼)、蛋类(鸡蛋)、奶类、豆类(豆腐)以及坚果类大杏仁等,比较齐全。

(2)总能量。按照本营养菜单摄取食物,查阅食物成分表,三餐共计摄入能量 491＋732＋793＝2016 千卡,略微超出计划的 0.8％,可认为满足设计要求。

(3)三餐能量分别占三餐总摄入量的比率。首先看早餐的能量所占比率:491÷2016×100％＝24％;其次计算出午餐和晚餐的能量所占比率分别为 36％和 40％。晚餐的能量略高,作为改进措施可适当把其中的食物向午餐转移 10％。

(4)三大产能营养素供能比。经过计算可知,蛋白质、脂肪、碳水化合物的供能比为 16∶24∶60,基本符合营养学要求。

3.对高血压患者的膳食建议

高血压患者在饮食中的首要任务就是控制钠的摄入量。中国居民膳食中的钠来源途径主要有食盐、酱油、味素以及各种酱制品,这些调味品在膳食中都要严格控制数量,尤其是食盐的摄入量。研究表明,人群中的食盐摄入量与高血压发病率显著相关。阿拉斯加爱斯基摩人的平均食盐摄入量低于 4 克,生活在那里的居民几乎没有高血压患者;日本南、北部居民饮食中食盐的摄入量每人每日平均分别为 14 克、28 克,两地高血压的发病率分别为 21％、38％。在我国几个地区人群饮食与血压关系进行比较调查也表明,人群高血压发病率与食盐摄入量呈正相关。我国建议健康成年人每日食盐摄入量以不超过 6 克为宜,对于高血压患者,每日食盐的摄入量则应严格控制在 5 克以下,还要尽量避免使用含钠量高的食品,如酱菜、红腐乳、味素等。

高血压患者还要多吃富含钾、钙的水果和蔬菜。钠是造成血压升高的主要诱因,而钾能够置换出血液中的钠,有具体降低血压的效果。以本营养菜单为例,牛奶、芝麻酱以及绿色蔬菜等都是富含钙的蔬菜品种,豆类、红薯、土豆、葱头、芹菜等是高钾低钠的食物,水果香蕉也是典型的高钾低钠的食物。此外,粗粮对高血压患者的健康也有益处,因此,在营养菜单中搭配了玉米和小米制成的发糕。

高血压患者需要摄取充足的蛋白质。科学研究证明,优质蛋白质能够降低高血压的发病率,鱼类蛋白质可使高血压和脑卒中的发病率降低。因此,本营养菜单提供了鸡蛋、牛肉和黄花鱼,早午餐能够提供给高血压患者的蛋白质占总能量的 18％;同时为了避免摄取过多的脂肪增加肥胖发生风险,还特别采取清蒸的烹调方法烹制。血压与体重之间存在明显的正相关关系,肥胖者患高血压的危险是正常体重者的 8 倍,肥胖能够加重高血压病情,高血压患者日常饮食生活中要避免肥胖。

高血压患者要少饮酒或戒酒。血压和饮酒之间存在正相关性的关系。科学研究显示,过量饮酒(如每日饮用烈性白酒 100 毫升或者酒精 50 毫克以上)和长期饮酒者的平均血压及高血压患病率,均显著高于不饮酒的人群。高血压患者戒酒之后,血压就可以缓慢下降,轻度高血压患者还可以降到正常范围。因此,节制饮酒对高血压患者的身体健康具有重要意义,严重的高血压患者最好戒酒。

值得说明的是,除了饮食因素外,精神因素也是有关高血压发病的环境因素之一。现代科学已经证明,短期反复的过度紧张和精神刺激可诱发高血压。因此,高血压患者日常生活中要保持乐观情绪,宽以待人,并且善于释放工作中的紧张压力。

四、血脂异常(高血脂)患者的营养菜单设计

(一)中国血脂异常的患者情况

血脂异常即俗称的"高血脂",主要是指血液中总胆固醇和甘油三酯水平过高,和(或)高密度脂蛋白胆固醇水平过低。从世界范围来看,血脂异常患病率高,分布广泛,且随着生活水平的提高而逐渐升高,并呈现年轻化趋势。在发达国家,65 岁以上的老年人中,有三分之一的男性和二分之一的女性患有血脂异常。中国居民血脂的平均水平低于发达国家,但是增长率却很惊人。根据卫生部 2002 年"中国居民营养与健康状况调查"的结果,当时中国居民血脂异常的人群高达 1.6 亿人,成年人血脂异常患病率为 18.6%,其中,成年男性血脂异常患病率为 22.2%,成年女性为 15.9%;城市居民的血脂异常患病率为 21.0%,农村居民为 17.7%。

心血管疾病是世界上死亡率最高的疾病,被称为"第一杀手"。在我国,每 5 个死亡的人当中就有 2 人死于心血管病。血脂异常是心血管疾病发生的主要原因。在血脂异常与心血管疾病的关系中,其与冠心病的关系最为密切。动脉粥样硬化是冠心病发病的主要病理基础,而血脂异常则是引起动脉粥样硬化和冠心病最重要的原因。除了动脉粥样硬化和冠心病之外,血脂异常可引起以下疾病:脑梗死、脂肪肝、闭塞性周围动脉硬化、胰腺炎、胆结石、动脉瘤等。

(二)高血脂患者的营养菜单设计

总体来说,高血脂患者的首要目标是降低血脂,预防发生心血管疾病和脑血管疾病。高血脂患者的营养配餐原则与高血压、肥胖症和糖尿病相类似。同时,也需要适当增加体力活动。每天开展 1 小时的有氧运动,运动要循序渐进,不宜做剧烈运动。

(三)对高血脂患者的膳食建议

控制膳食总能量。对于超重或肥胖者来说,膳食能量摄入应当使体重逐步回归到正常的体脂状态,这样有利于改善血脂质量。科学研究证明,减肥 4.5 千克体重平均可使低

密度脂蛋白降低5%以上。结合运动的减肥膳食效果会更好。作为控制膳食总能量的有效措施,减少脂肪摄入量是最佳选项。对于烹调油的选择标准可参考高血压患者的要求,每日摄入量应控制在25克以下,并且还要减少胆固醇的摄入量。

摄取充足的碳水化合物和可溶性膳食纤维。碳水化合物的供能比应该在60%左右,优先选择粗粮豆类等食物原料,尽量避免摄取甜食或含糖量高的食物。可溶性膳食纤维可以帮助控制血脂,并预防血糖快速上升。蔬菜和水果富含丰富的碳水化合物和膳食纤维,充足的摄取量能有效防止血脂波动,燕麦、大麦以及果胶丰富的山楂、苹果、蓝莓、茄子、南瓜等蔬菜水果,以及菌类、藻类和魔芋等都是高血脂患者应该选择食用的食物。

每天膳食要保证适量的蛋白质。注意优质蛋白质的摄取,多摄取大豆蛋白质等优质植物蛋白质,适当减少畜禽类动物蛋白质的摄取量。大豆中有许多营养物质如豆固醇、大豆异黄酮、大豆皂甙等,对心血管疾病都有较好的治疗效果。

此外,高血脂患者还要吃清淡少盐的膳食,尽量避免使用刺激性调味品烹制菜肴,酒、咖啡和浓茶等酒水饮料也应节制。

五、痛风患者的营养菜单设计

(一)被"痛"折磨的痛风病患者

痛风也是当前常见的与营养相关的慢性疾病。造成痛风发病的主要原因有遗传因素和环境因素,遗传因素主要是患者家族具有痛风病史所导致,不是本书讨论的范畴。环境因素主要与饮食密切相关,不科学的饮食方式很有可能造成痛风的发生,平衡膳食和有规律的健康生活则完全能够避免痛风的发生。

(二)痛风患者的营养菜单设计

1. 痛风患者的菜单设计

痛风多发生于超重和肥胖者当中,科学证明血尿酸含量与 BMI 有正相关性。此外,痛风患者除了肥胖之外,常常伴有高血脂症、糖尿病和冠心病等慢性疾病,在营养配餐设计时要统筹规划才能兼顾各种营养疾病的需要。

为某女性痛风患者设计的 1600 千卡的营养菜单如表 5-26 所示。

表 5-26 痛风患者的营养菜单

餐　次	营养菜单内容	食物原料种类及数量/克
早餐	牛奶	低脂牛奶 200
	三明治	面包 60、黄瓜 15、生菜 15、火腿 20
上午点	水果	草莓 200
午餐	黄金窝头	玉米面 60、黄豆粉 20、奶粉 5
	番茄炒蛋	西红柿 150、鸡蛋 50、花生油 10
	虾皮冬瓜汤	冬瓜 150、虾皮 2、花生油 2

续表

餐　次	营养菜单内容	食物原料种类及数量/克
下午点	水果	梨 200
晚餐	紫薯米饭	紫薯 50、大米 70
	白菜炖豆腐	南豆腐 80、大白菜 150、花生油 5
	香拌空心菜	空心菜 150、花生油 5
	鸡丝莴笋	煮鸡胸脯肉 30、生莴笋丝 50、香油 2
零食饮料	水果汁	猕猴桃汁 400

2. 菜单营养学分析

根据表 5-26 的营养菜单内容,对菜单进行营养学分析。

(1) 食物种类。食物种类包括了谷类食物(大米、玉米、面包)、蔬菜类(生菜、黄瓜、西红柿、冬瓜、大白菜、空心菜、莴笋等)、水果(草莓、梨、猕猴桃)、薯类(紫薯)、蛋类(鸡蛋)、奶类、豆类(南豆腐、黄豆粉)等,有鸡肉但没有鱼类和家畜肉。

(2) 总能量。按照本营养菜单摄取食物,查阅食物成分表,三餐加上零食饮料等共计摄入能量大约为 1581 千卡,略有不足,与计划能量相比短缺了 1.2%,可认为满足设计要求。

(3) 三餐能量比率。通过计算可知三餐的能量比率分别为 24%、30% 和 28%。餐间水果和零食饮料提供的能量比达到 18%,对正餐能量提供了有益的补充。

(4) 三大产能营养素供能比。经过计算可知,蛋白质、脂肪、碳水化合物的供能比为15:28:57,基本符合营养学要求。

3. 对痛风患者的膳食建议

首先,禁食富含嘌呤的食物,这是痛风患者在饮食上应遵循的首要原则。嘌呤会加重痛风病情,严重影响患者的身体健康。100 克食物中的嘌呤含量如表 5-27 所示。

表 5-27　食物中嘌呤含量的基本情况

嘌呤含量	食物名称
高嘌呤食物(150 毫克以上)	鱼子、动物肝脏、胰脏、肾脏、脑等,沙丁鱼、凤尾鱼、浓肉汤、久煮的火锅汤、鸡精、肉精,等等
中嘌呤食物(75~150 毫克)	大部分淡水鱼肉、鳗鱼、鳝鱼、贝类、猪肉、羊肉、牛肉、鸭肉、鹅肉、鹌鹑肉、火鸡、牛舌、扁豆以及其他干豆类,等等
低嘌呤食物(30~75 毫克)	芦笋、青豆、鲜豌豆、各种嫩豆荚、黄豆芽、菜花、菠菜等绿叶蔬菜,蘑菇等菌类、鲑鱼、金枪鱼、龙虾、鸡肉、花生、发酵面食制品,等等
极低嘌呤食物(30 毫克以下)	奶类、蛋类、豆腐、豆腐干、豆浆、精白大米、精白面粉、玉米、除豆类外的各种浅色蔬菜、薯类、各种水果,等等

从表 5-27 中可以得知,大部分的淡水鱼类和家畜禽肉都属于中高嘌呤类食物,奶类、豆类、鸡蛋、鸡肉等属于低嘌呤类食物。以本营养菜单为例,富含嘌呤的食物如畜禽内脏、

鱼贝类、肉汁、肉汤、鸡精等都没有选用,低嘌呤类的食物如鸡蛋、牛奶以及谷类和豆类制品等都被选择入馔。

值得说明的是,食物是否可以用于配餐,不仅要参考嘌呤含量,还要关注烹调方法和用量。嘌呤容易溶解在水中,所以在食用各种炖煮类菜肴时,如果能弃汤取实,即使是嘌呤含量较高的食物,也能够有效地减少嘌呤的摄入量。

其次,多吃水果,选择适当的蔬菜,摄取充足的碳水化合物。痛风患者可以食用各种水果。蔬菜可食用菠菜、白菜、韭菜、小黄瓜、茄子、萝卜、青椒、洋葱、番茄、木耳等品种。充足的碳水化合物可防止脂肪分解产生酮体,而且还能够促进尿酸的排泄,有助于缓解和稳定病情。谷类食物中的米面食品如米饭、馒头、面条等可以放心食用。此外,米面中也含有谷类蛋白质,可补充人体对蛋白质的需求。

最后,多喝水,节制饮酒,尽量少吃刺激性食物。日常生活中多饮水有助于缓解或稳定痛风病情。这是因为多饮水能促进尿酸的排出,有效防止尿酸结石的生成。晚上睡觉之前或半夜起夜时要适量饮水,由此稀释尿液防止浓缩。建议痛风患者每天的饮水量应在 2000 毫升以上;酒精可以使体内的乳酸增加,而乳酸不仅能抑制尿酸排泄,而且还能促使嘌呤分解进一步提高血尿酸的浓度,最终诱发痛风发作加重病情。因此,痛风患者不宜饮酒,尤其是不宜饮用啤酒。香料和刺激性调料也是痛风患者不宜食用的食物,如鸡精和肉精等调料都要少吃。

此外,如果痛风患者还超重或者肥胖,则需要制订科学的减肥计划实施瘦身。痛风患者一般都身体超重或肥胖,减肥对控制或减轻病情具有很大的帮助。减肥过程中要制订合理的减肥计划,循序渐进,综合考虑肥胖和痛风的膳食营养特点,避免体重减轻过快加重痛风病情。

课 后 习 题

一、核心概念

膳食结构   地中海膳食结构   膳食指南   营养配餐   营养菜单

二、填空题

1. 意大利希腊居民的膳食结构属于(   )。

2. 我国平衡膳食宝塔最底层对(   )提出建议。

3. 我国膳食指南建议男性和女性每天饮酒不超过(   )和(   )。

4. 烹调加醋的益处有杀菌、提高矿物质的吸收率和保护(   )。

5. 2016 版膳食指南共有核心推荐(   )条。

6. 每份谷薯类食物可提供的能量为(   )。

7. 每份果蔬类食物可提供的能量为(   )。

8. 每份谷薯类食物可提供的蛋白质为(   )。

9. 每份黄豆类食物可提供的脂肪为(   )。

10. 平衡膳食宝塔建议每天运动量应为(   )。

11. 平衡膳食宝塔建议 2000 千卡能量层级的谷类食物数量为(　　　　　)。

12. 平衡膳食宝塔建议每天饮水量为(　　　　　)。

13. 鱼子、浓肉汤、奶类中属于低嘌呤类食物的有(　　　　　)。

14. 制作灌汤包的猪皮胨,有些煨菜或扒菜的"自来芡"等,是利用蛋白质的(　　　　　)来实现的。

三、思考题

1. 简单说明膳食结构的含义。

2. 简单说明地中海式膳食结构的特点。

3. 简单说明东方膳食结构的特点。

4. 简单说明营养配餐的含义。

5. 归纳应用食物交换份法设计营养菜单的步骤。

6. 简单归纳个人营养菜单的设计步骤。

7. 简单说明设计一日餐营养菜单的注意事项。

8. 中餐宴会对菜肴和酒水配备有何要求?

9. 烹调过程中营养素的保护措施有哪些?

10. 中国居民膳食指南(2016 版)的核心推荐是什么?

11. 如何科学理解平衡膳食?

12. 画出平衡膳食宝塔,并简单说明宝塔各层的食物特点。

13. BMI 判定肥胖有哪些局限性?

14. 说明肥胖的危害。

15. 设计基于运动基础上的肥胖患者的营养菜单要注意哪些问题?

16. 设计高血压患者的营养菜单时要注意哪些问题?

17. 设计高血脂患者的营养菜单时要注意哪些问题?

18. 设计糖尿病患者的营养菜单时要注意哪些问题?

19. 设计痛风患者的营养菜单时要注意哪些问题?

20. 设计西餐宴会营养菜单时的注意事项有哪些?

四、实训题

1. 美食体验。了解不同国家和地区的膳食结构对酒店营养配餐工作能够发挥特有的创意作用。请你通过多方渠道了解本书介绍的世界四大膳食结构模式,如网络上就有许多美食频道,其中的内容完全可供参考借鉴。日常饮食生活中有意识地选用中国四大地方风味,仔细分辨其中细微的差异。如果经济条件允许的话,你还可以品尝一下正宗的日餐、韩餐或西餐,并运用自己掌握的营养学知识,尝试评判不同国家居民膳食结构的优劣。

2. 个体营养菜单设计及营养学评价。吴发是个英俊健美的男大学生,每天的学习生活属于轻体力活动水平,能量的需要量大约为 8350 千焦(2000 千卡)。表 5-28 是他某一天的膳食组成,试根据表中提供的食物种类和数量,对该菜单进行营养学评价。

表5-28　个体营养菜单设计内容

餐次	营养菜单内容	食物原料种类及数量/克
早餐	面包	面粉80,砂糖5,色拉油5
	火腿	猪肉30,淀粉20
	酸奶	150
	苹果	100
午餐	馒头	面粉120
	肉片炒青椒	青椒100,瘦猪肉100,色拉油6
	熏干拌芹菜	熏干30,芹菜100,色拉油5
	水果	猕猴桃100
晚餐	米饭	大米100
	西红柿炒鸡蛋	西红柿125,鸡蛋90,色拉油7
	韭菜豆腐汤	韭菜25,南豆腐30,色拉油3
	水果	香蕉100

3. 宴会菜单设计及其评价。酒店宴会部给某企业午餐宴请设计的10人宴会菜单内容如表5-29所示,试根据表中提供的食物种类和数量,对该宴会菜单进行营养学评价。

表5-29　普通中餐宴会的营养菜单内容(10人)

宴会菜单结构	宴会菜单内容	食物组成/克
冷菜	掌上明珠	鸭掌150、樱桃50、青菜叶50
	水晶蜜橘	蜜橘350
	五香熏鱼	草鱼300
	三星荟萃	腰果40、杏仁40、松子40、土豆100、番茄100、海带100
热菜	香菇烧菜花	香菇50、西兰花400
	蒜蓉菜心	白菜心500、蒜蓉30
	芹菜炒猪肝	芹菜茎400、猪肝100
	珍珠丸子	糯米100、牛肉馅150、鸡蛋50
大菜	手把羊排肉	羊排肉220
	鲜奶炖乌鸡	野生乌鸡500、鲜牛奶450
汤	海米紫菜汤	鲜蘑50、海米20、干紫菜10
主食(点心)	什锦炒饭	大米750、豆腐干50、鲜豌豆100、柿子椒50、胡萝卜50
	奶香豆沙包	标准粉550、鲜牛奶50、豆沙馅160
果盘	餐后水果	西瓜200、草莓220

续表

宴会菜单结构	宴会菜单内容	食物组成/克
纯能调味		植物油 85
		香油 15
		白糖 50

扩展阅读

扫描此码　深度阅读

美国居民膳食指南(2020—2025)

第 六 章

食品污染与食源性疾病

引言

 你应知道：哪些因素影响食品安全？

学习目标：

1. 掌握食品污染的种类及其特点；

2. 掌握预防食品污染的措施；

3. 掌握防止食品腐败变质的方法；

4. 深刻理解食物链中污染物在生物体内的积累过程；

5. 深刻理解残留农药进入人体的过程；

6. 理解科学使用食品添加剂的重要意义；

7. 掌握食品生产新技术可能带来的食品污染；

8. 掌握食物中毒的特点；

9. 掌握有毒动植物的种类及其食物中毒表现；

10. 掌握引起各种细菌性食物中毒的食物种类及其中毒表现；

11. 掌握引起化学性食物中毒的化学物质及其中毒表现；

12. 掌握引起真菌毒素食物中毒的食物种类及其中毒表现；

13. 掌握各种食物中毒的预防措施。

第一节　食品污染及其预防

一、有毒有害食品的产生：食品污染

"民以食为天、食以安为先。"按照《中华人民共和国食品安全法》的要求，安全的食品必须是无毒无害、符合应有的营养要求的食品，而且不能对人体健康造成任何急性、亚急

性或者慢性的危害。反之,那些所有的可对人体健康造成急性、亚急性或者慢性危害的食品就属于有毒有害的食品。正常情况下,每个人一生中要吃掉大约 50 吨的食品,不经意间吃进含有有毒有害物质的食品的概率也是比较高的。当然,即使吃进含有有毒有害物质的食品,也不见得就一定会使身体健康发生问题。是否会引起健康问题,不仅取决于食品中含有的有毒有害物质的含量,也取决于人们摄入的有毒有害食品数量的多少。一部分有毒有害食品是不法分子人为向食品中添加有害物质形成的,近几年来发生的毒奶粉、用地沟油制作的各种食品就属于这类情况;还有一部分是因环境污染,环境中的有毒有害物质迁移到食品中导致的,如农药残留量过高的水果、蔬菜,重金属污染的大米、小麦等都属于环境污染造成的有毒有害物质污染了食品。为增添食品的色香味形,在食品加工过程中还会使用各种食品添加剂,有时由于过量添加或者超范围添加,也会造成食物的化学性污染。食品生产加工新技术的普及应用,如转基因食品技术、微波食品加工技术等,也逐渐成为有毒有害物质污染食品的一条新途径。

此外,农产品原料或食品在储运过程中,或者家庭中食品存放不当也会因微生物及其毒素污染食品而引起食品的腐败变质,如面包的霉变、肉制品的变质、水果的腐烂等。食用这些腐烂变质的食品就有可能导致我们身体出现一系列不良反应,会发生各种食源性疾病,这些疾病主要以消化道胃肠炎症状为主。

二、食品污染的分类、特点与预防

(一) 食品污染的分类

所谓食品污染就是指危害人体健康的有害物质进入正常食物的过程。正常情况下,人类经常食用的食物种类当中,基本不含有害物质(或者有害物质的含量极少,我们的身体器官完全能够把它们分解代谢排出体外),因此也就不会对人体产生危害。但是,农作物从生长到收获,从农田、海洋(或河川)到餐桌,要经历生产、加工、储存、运输、销售、烹调等各个环节,稍有意外就会使某些有害物质污染食品。按照污染食品的有害物质划分,可将食品污染分为生物性污染、化学性污染和物理性污染三大类。

1. 生物性污染

(1) 微生物性污染。主要包括细菌及细菌毒素、真菌及真菌毒素等,这些微生物可通过各种途径污染食品。

(2) 寄生虫及虫卵的污染。通过污染食品而危害于人的寄生虫有蛔虫、绦虫、囊虫、中华枝睾吸虫等。各种食品都有可能受到寄生虫及其虫卵的污染,从而使人致病,特别是肉类及水产食品更容易污染寄生虫。

(3) 昆虫污染。当食品和粮食储存的卫生条件不良,缺少防蝇、防虫设备时,食品很容易招致昆虫产卵,滋生各种害虫。

2. 化学性污染

污染食品的有害化学物质,主要包括一些金属毒物以及其他无机和有机化合物,如汞、镉、铅、砷和亚硝胺类、多环芳烃类、酚、硒、氟及一些目前尚不清楚的各种有毒物质等。

化学性污染一般有以下几种来源:途径一,工业"三废"(废水、废气、废渣)污染农作物和周围水系,通过食物链污染食物;途径二,化学农药的广泛应用,使食品受到污染或残留;途径三,食品的容器和包装材料,由于其中含有不稳定的有害物质,在接触食物时,可被溶解而污染食品。

3.物理性污染

某些杂物如砂石、木块等由于各种原因可能污染食品。此外,由于核能工业的发展,人工放射性同位素的应用,以及大量核试验等经常污染环境,致使放射性物质直接或间接地污染食品。

此外,不当使用食品添加剂或者采用新食品加工技术,也可能会直接或间接地污染食品。

食物中的主要污染来源参见图6-1。

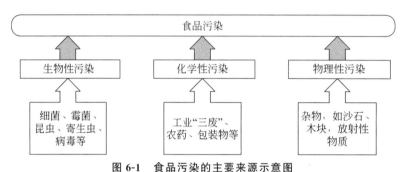

图 6-1 食品污染的主要来源示意图

(二)食品污染的特点

首先,污染食品的因素中,化学性物质的污染占主要地位。其次,污染具有生物富集达到高浓度的能力。即污染物从一种生物转移到另一种生物时,浓度可以不断积聚增高,轻微的污染过程经生物富集(参见图6-2)作用后,最终对人体造成的危害可能非常严重。最后,食品污染对人体健康的危害,急性毒性作用比较少见,一般情况下慢性毒性较为普遍。

(三)食品污染对人体健康的危害

食品污染及其对人体健康的危害,涉及面相当广泛。如食品受病原微生物污染,在食品上大量繁殖或产生毒素时,就可引起人体发生食物中毒反应。如果食品被某有害化学物质所污染的话,尽管有毒物质含量较少,但是当它们长期连续地通过食物危害人体时,就会造成人体的急性中毒或者慢性中毒,严重者甚至会对人体造成致畸、致突变或者致癌等各种严重后果。

(四)食品污染的预防措施

(1)宣传普及食品污染知识。积极进行食品污染途径以及健康危害的宣传教育,经常组织食品企业从业人员,通过各种渠道进行食品安全知识讲座,使广大消费者掌握防止食品污染的技能,提高自我保护能力。

(2)依法监督管理。根据《中华人民共和国食品安全法》,有关部门应对食品企业(食

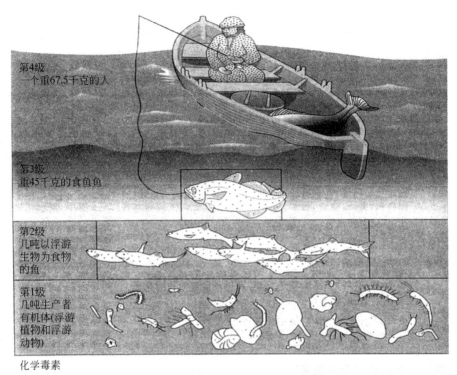

第4级
一个重67.5千克的人

第3级
重45千克的食鱼鱼

第2级
几吨以浮游
生物为食物
的鱼

第1级
几吨生产者
有机体(浮游
植物和浮游
动物)

化学毒素

图 6-2　食物链中污染物在生物体内的积累

品加工厂、商超以及流通企业)、餐饮行业、公共食堂进行日常食品安全监督,一旦发现不符合食品安全标准的食品,应及时找出污染原因并按照规定进行处理。

（3）监控食品运输领域的管理。执行运输和储存的食品安全国家标准,确保食品在运输和储存过程中不受污染和受潮霉变或变质。

（4）做好日常卫生检疫工作。卫生检疫部门做好肉品检验工作,防止不合格肉品进入市场流通,发现病畜禽及肉品应立即进行相关处理。

（5）加强环境保护。依据《中华人民共和国环境保护法》,加强对工业"三废"的管理,凡不符合排放标准的"三废"不得任意排放,以杜绝"三废"对食品的污染。

（6）积极应用新科技。应采用高效、低毒、低残留的化学农药或其他防治方法,以取代高残留的农药,减少对环境的污染和在生物体内的储留,减少食品污染的隐患。

三、食品的生物性污染

（一）细菌产生的食品污染

有人认为细菌是人体健康的杀手,这种想法是偏颇的。实际上细菌和我们的生活密不可分,在农业、工业等领域都有广泛应用,如用乳酸菌生产酸奶,用光合细菌处理工业废水,借助细菌提高生物燃料的合成效率等。此外,在人体当中也生存着大量的细菌,只不过这些细菌基本都是和人类共生的正常菌群。根据科学研究发现,人体内有益菌是有害菌的 10 倍,有益菌占据绝对优势,对维持人体健康发挥着不可替代的重要作用,如果我们人体缺少了有益菌也会出现各种不适和疾病。因此,细菌有对人类有益的一面,但也有有害的一面。引起食品污染并可引起食源性疾病的常见有害细菌主要有以下几类。

1. 致病菌

致病菌对食品的污染有两种情况,第一种是生前感染,如奶、肉在禽畜生前即潜存着致病菌。第二种是外界污染,致病菌来自外环境,与畜体的生前感染无关。主要有痢疾杆菌、副溶血性弧菌、致病性大肠杆菌、伤寒杆菌、肉毒梭菌等。

2. 条件致病菌

在正常情况下对人体没有致病作用,但当细菌的生存环境满足一定的特殊条件时就产生了致病力的细菌被称为条件致病菌。常见的有葡萄球菌、链球菌、变形杆菌、韦氏梭菌、蜡样芽孢杆菌等,其正常情况下对人体没有毒害作用,但是在一定条件下就可能引起人体发生食物中毒症状。

3. 非致病菌

非致病菌在自然界中分布极为广泛,在土壤、水体、食物中更为多见。一般情况下,食物中的细菌绝大多数都是非致病菌。非致病菌中,有许多都是与食品腐败变质有关的细菌。其中,能引起食品腐败变质的细菌称为腐败菌。

(二) 食品的腐败变质与预防措施

1. 腐败变质的原因及其危害

食品的腐败变质是指食品在一定环境因素影响下,主要由微生物作用而引起食品成分和感官性状发生改变,降低或失去营养价值或商用价值的过程。

食品腐败变质时,首先使感官性状发生改变,如刺激气味、异常颜色、酸臭味以及组织溃烂、黏液污染等。其次食品成分分解,营养价值严重降低,不仅蛋白质、脂肪、碳水化合物,而且维生素、无机盐等也有大量破坏和流失。

再者,腐败变质的食品一般都有微生物的严重污染,因而增加了致病菌和产毒真菌存在的机会,极易造成食源性疾病和食物中毒。

最后,腐败变质的食品只能废弃不用,因此会给餐饮企业造成经济损失。

2. 食品腐败变质的预防措施

(1) 低温防腐。低温可以抑制微生物的繁殖,降低酶的活性和食品内化学反应的速度。低温防腐一般只能抑制微生物生长繁殖和酶的活动,使组织自溶和营养素的分解变慢,并不能杀灭微生物,也无法破坏酶活性,食品质量变化并未完全停止,因此保藏时间应有一定的期限。一般情况下,肉类在4℃可存放数日,0℃可存放7～10天,−10℃以下可存放数月,−20℃可保存更长时间。但鱼类如需长时间保存,则需在−25℃～−30℃为宜。

(2) 高温灭菌防腐。食品经高温处理,可杀灭其中绝大部分微生物,并可破坏食品中的酶类。巴氏消毒法是将食品在60℃～65℃左右加热30分钟,可杀灭一般致病性微生物,亦有用80℃～90℃加热30秒或1分钟的高温短时巴氏消毒法和130℃～135℃加热3～4秒的超高温瞬时灭菌法。巴氏消毒法多用于牛奶和酱油、果汁、啤酒及其他饮料,其优点是能最大限度地保持食品原有的品质。

(3) 脱水与干燥防腐。将食品水分含量降至一定限度以下(如细菌为10%以下,霉菌为 13％～16％,酵母为 20％以下),微生物则不易生长繁殖,酶的活性也受抑制,从而可以防止食品腐败变质。

(4)提高渗透压防腐。常用的有盐腌法和糖渍法。盐腌法可提高渗透压,微生物处于高渗状态的介质中,可使菌体原生质脱水收缩并与细胞膜脱离而死亡。食盐浓度为 8％～10％时,可停止大部分微生物的繁殖,但不能杀灭微生物。杀灭微生物需要食盐的浓度达到 15％～20％。糖渍食品是利用高浓度(60％～65％)糖液,作为高渗溶液来抑制微生物繁殖。

(5)提高氢离子浓度防腐。大多数细菌一般不能在 pH4.5 以下正常发育,故可利用提高氢离子浓度的办法进行防腐。提高氢离子浓度的方法有醋渍和酸发酵等,多用于各种蔬菜和黄瓜。醋渍法是向食品内加食醋,酸发酵法是利用乳酸菌和醋酸菌等发酵产酸来防止食品腐败。

(6)添加化学防腐剂。化学防腐剂属于食品添加剂,其作用是抑制或杀灭食品中引起腐败变质的微生物。由于化学防腐剂中某些成分对人体有害,因此在使用时只能限于我国规定允许使用的几种防腐剂,如苯甲酸及其钠盐、山梨酸及其钠盐、亚硫酸及其钠盐类以及对羟基苯甲酸酯类等。

(7)辐照防腐。食品辐照保藏是 20 世纪 40 年代开始发展起来的一种新的保藏技术,主要利用^{60}Co(即钴 60)、^{137}Cs(即铯 137)产生的 γ 射线及电子加速器产生的电子束作用于食品进行灭菌、杀虫、抑制发霉,从而达到食品保鲜并延长食品保存期限的目的。食品辐照的优点是穿透力强,射线可以穿透食物内部,轻而易举地杀灭隐藏在其中的有害细菌微生物,并能够最大限度保存食物的固有风味。

(8)微波防腐。除了 γ 射线以外,微波也是常用的保鲜防腐技术,它可使食品整体快速升温,在极短时间内杀灭食品中可能存在的微生物,而使食品的色、香、味和营养成分得到很好的保持。

综上所述,防止食品原料腐败变质的措施及方法多样,但必须根据不同原料的性质和引起原料腐败变质的原因,选择适宜的储存方法,才能有效地杀死或抑制微生物的生长及酶的活性,保持原料的营养素和良好的感官性状,最终达到原料储存的目的。

(三)食品细菌污染的指标

反映食品被细菌污染的主要指标有细菌总数、大肠杆菌(或大肠菌群)和致病菌。其中,细菌总数是食品的一般卫生指标;大肠杆菌是食品被粪便污染的指标;致病菌则能标示食品对人体的危害程度,食品安全国家标准规定食物中不得检出致病菌,否则为不合格食品。

1.细菌总数

细菌总数是指单位(克、毫升或平方厘米)检样中细菌的个数,并不考虑其种类。它用来作为食品被污染程度即洁净状态的标志,为食品卫生监督和管理提供了判定依据,但并不能将食品中的全部细菌数都反映出来。

2.大肠菌群

大肠菌群来自人或温血动物的粪便,若食品中检出大肠菌群,则表示食品曾受到人或动物粪便的污染。我国采用每 100 克、100 毫升或 100 平方厘米的检样中所含大肠菌群的数量来表示。大肠菌群数的高低,能够客观地表明食物受到粪便污染的程度,同时也能够展示出污染食物对人体健康危害风险的大小。

3. 致病菌

致病菌是严重危害人体健康的一种指标菌。从食品安全角度来讲,食品中不允许有任何致病菌,一旦检出,则该食品不合格。目前食品中经常检验的致病菌有沙门氏菌、副溶血性弧菌、致病性大肠杆菌、金黄色葡萄球菌、志贺氏菌等。

(四)真菌与病毒产生的食品污染

1. 真菌及其毒素产生的食品污染

(1)概况。真菌是一类广泛分布于自然界,同时种类繁多、数量庞大,与人类关系十分密切的真核微生物。真菌包括酵母、霉菌和蕈类。其中以霉菌对食品的危害最大。霉菌是对一类不产生子实体的丝状真菌的统称,而霉菌危害主要包括霉菌及其毒素对食品的危害。

霉菌及其产生的毒素对食品的污染多见于南方多雨地区。霉菌污染食品之后,在一定的条件下会产生有毒的代谢产物——霉菌毒素,当人体进食被霉菌毒素污染的食品后,身体健康便会受到损害。目前已知的霉菌毒素有 100 种以上。

值得说明的是,霉菌毒素对食品的污染并无传染性,目前已被确认致使试验动物致癌或病变的霉菌毒素主要有黄曲霉毒素、杂色曲霉素、岛青霉素、展青霉素、桔青霉素等,以黄曲霉素危害最大。

(2)黄曲霉毒素污染食品的情况。黄曲霉毒素主要污染粮油及其制品,各种植物性、动物性食品也被广泛污染。如花生、花生油、玉米、大米、棉籽被污染严重,胡桃、杏仁、榛子、高粱、小麦、黄豆及豆类、马铃薯、蛋、乳及乳制品,干的咸鱼以及辣椒等均有被黄曲霉毒素污染的报道。

(3)黄曲霉毒素的毒性。黄曲霉毒素是一种剧毒物质,其毒性比氰化钾还高。人摄入大量黄曲霉毒素可发生急性中毒使肝脏受损;长期少量持续摄入黄曲霉毒素可导致纤维组织增生。有许多实例证实人类因食用污染严重的黄曲霉毒素食品而引起急性中毒。黄曲霉毒素耐热力很强,280℃高温才能除去毒性,普通的烹调方法是无法清除黄曲霉毒素的毒性的。为了防止黄曲霉毒素对人健康造成危害,世界上很多国家都规定了黄曲霉毒素在食品中的含量标准。

(4)黄曲霉毒素的致癌性。1993 年,世界卫生组织(WHO)把黄曲霉毒素划为 1 类致癌物。人和动物的实验表明黄曲霉素主要造成肝损伤。我国肝脏发病率高的地区居民食物中黄曲霉毒素污染也十分严重,黄曲霉毒素实际摄入量远远高于肝病发病率低的地区。在东南亚、泰国等地调查不同地区的熟食及市售食品,流行病学结果显示,食物中黄曲霉毒素含量高低与肝癌发病率相关性很高。

(5)防霉及去毒措施。首先是防霉。避免食品被霉菌毒素污染最根本的是防止食品霉变,而防霉措施主要应从霉菌生长所需的条件——温度、湿度、空气着手。实际工作中,化学熏蒸剂及 γ 射线照射食品的防霉效果好且安全,但必须按规定剂量及方法使用,否则会产生新的食品污染问题,因此,传统的干燥措施可能是预防食物发霉最经济有效的办法。其次是去毒。黄曲霉毒素耐热,在一般烹调加工温度下不能将其去除,应采用剔除霉粒、碾压加工、适当搓洗及物理吸附等方法去除。最后,低温通风保存。低温情况下也能够抑制黄曲霉产生毒素。

(6) 正确认识真菌在饮食生活中的重要性。如上所述,有些真菌如黄曲霉给我们身体健康会造成严重危害;但是,还有一些真菌给我们的饮食生活增色添彩。大家在超市里购买的香菇、平菇、木耳等都属于大型真菌,名贵保健食品冬虫夏草也是真菌入侵生物空壳之后长成的。日常食用的面包、啤酒和酱油等,就是在酵母菌的帮助下才得以制成。

2. 食品的病毒污染

病毒不仅在自然环境,如土壤、水体、空气中存在,而且在一些物品和金属仪器上也存在,其存在时间的长短与病毒种类和污染程度有关。病毒性疾病既可以通过食物、粪便传染,还可以通过衣物、接触、空气等感染,说明病毒存在的普遍性。为避免疾病的发生,食品生产企业需要妥善管理食品原料产地生产加工的环境条件,消费者在食用过程中也要关注餐厅和厨房的卫生状况,时刻关注食品安全,确保身体健康。比较常见的病毒污染有甲肝病毒污染等。

(1) 容易污染的食品。甲肝病毒是一种极其微小的可通过粪便与口腔途径传播的病毒。甲肝病毒经常因食物直接受到污染或者粪便、污水污染食品而传播,特别是水产品受到甲肝污染的概率更高,如毛蚶、蛤类、蟹、牡蛎等。1998 年上海甲肝大流行,究其原因就是上海市民食用了被甲肝病毒污染的毛蚶所导致。

(2) 预防污染食物的措施。预防甲肝病毒污染食物的措施主要有:首先,尽量杜绝污染源,确保食品加工安全;其次,搞好个人卫生,要勤洗手,并且尽量减少手与食品的直接接触;最后,确保食物要烧熟煮透,尽量不吃半生不熟的食物,避免生吃海鲜,尤其要注意贝壳类的海鲜。

常见的污染食品并对人体健康造成危害的病毒还有诺瓦克病毒和类诺瓦克病毒。主要污染食物有凉拌蔬菜、烤饼和畜禽肉三明治等。中毒症状主要表现为胃肠炎症状,发病人群主要以未成年人为主。预防诺瓦克病毒和类诺瓦克病毒污染食物的具体措施与甲肝病毒的预防措施基本相同。

(五) 食品的寄生虫污染

所谓寄生虫,是指不能或者不能完全独立生存,需要寄生在其他生物体内的虫类。寄生虫污染食品的途径主要有:一方面是寄生虫及其虫卵直接污染食品;另一方面是感染寄生虫的人和动物通过粪便排出成虫或虫卵,先污染了环境,然后再污染食品。人摄入了被寄生虫或虫卵污染的食物之后,就容易感染寄生虫病。寄生虫对人体健康造成的危害主要有以下几方面:争夺营养、机械损伤、分泌毒素给宿主造成伤害。常见的食源性寄生虫主要有蛔虫、弓形虫、旋毛虫、囊虫、广州管圆线虫、华支睾吸虫等。

食品生物性污染来源参见图 6-3。

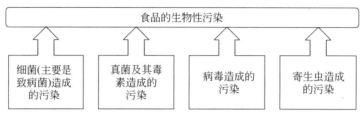

图 6-3　食品生物性污染来源示意图

四、食品的化学性污染

(一) 农药对食品的污染

现代农业中,农药对农作物丰收发挥着无法替代的作用。但是,如果农药使用不当,如超剂量使用农药或违规使用剧毒农药,就会造成环境污染或者食品污染。农药对食品安全的直接影响主要是农药残留问题。施用农药后,在食品表面及食品内残存的农药及其代谢物、降解物或衍生物,统称为农药残留。我国规定,食品当中的农药污染物的含量应符合《食品中农药最大残留限量》(GB 2763—2021)的要求。

1.农药污染途径

(1) 直接污染。因喷洒农药可造成农作物表面黏附污染,被吸收后转运至各个部分而造成农药残留。

(2) 间接污染。由于大量施用农药以及工业“三废”的污染,大量农药进入空气、水体和土壤,成为环境污染物。农作物长期从污染的环境中吸收农药,可引起食品农药污染。

(3) 生物富集作用。食物链是指在生物生态系统中,由低级到高级顺次作为食物而联结起来的一个生态链。某些化学物质在沿着食物链转移的过程中产生生物富集作用,即每经过一种生物体,生物体内化学物浓度就有一次明显的提高。科学研究证明,生物富集作用以水生生物最为严重(参见图 6-2)。

2.食品中农药残留及其毒性

(1) 有机磷农药。有机磷农药曾经是世界上使用量最大的一种杀虫剂,如乐果、马拉硫磷等都属于有机磷农药。大多数有机磷农药的性质不稳定,易迅速分解,残留时间短。例如,被有机磷污染的水果和蔬菜,10 天左右污染农药就能消失 50%,较低毒性残留农药大约 15 天就可全部降解掉。

值得说明的是,有机磷农药主要残留在水果和蔬菜的表皮,食用期间经过洗涤和削皮可极大减低农药残留量,一般情况下不会发生慢性中毒。

(2) 拟除虫菊酯类。本类产品是人工合成的除虫菊酯,可用作杀虫剂和杀螨剂,具有高效、低毒、低残留、用量少的特点。

(3) 氨基甲酸酯类。该类农药的特点是药效快,选择性高,对害虫具有显著的杀死效果,但是对温血动物、鱼类和人的毒性较低。不过,此类农药在弱酸条件下可与亚硝酸盐结合生成亚硝胺,对人体健康具有一定的潜在危害。

在农药历史上有机氯农药曾经风行一时。六六六及 DDT 等就是其中的典型代表,它们在环境中稳定性强,不易降解,在环境和食品中残留期高达几十年!残留的有机氯农药会侵害人体的肝、肾和神经系统,还能诱发细胞染色体畸变并具有一定致癌作用。现在世界各国基本上禁止使用有机氯农药了。

3. 预防措施

首先,大力发展高效、低毒、低残留农药。其次,合理使用农药。按照农药安全使用标准和农药合理使用准则的规定使用农药。最后,还要加强对农药的生产经营和管理,限制农药在食品中的残留量。

此外,作为减轻化学性物质污染食品对人体健康带来危害的有效措施,食用水果蔬菜之前,对其进行彻底清洗与消毒是十分必要的。在日常饮食生活中,要养成对生鲜食物进

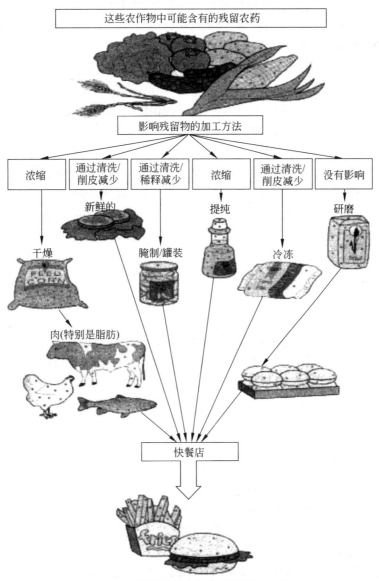

图 6-4　残留农药进入食品的可能途径

行清洗消毒的良好习惯。

(二)兽药对食品的污染

目前,在世界上污染食品的兽药主要有抗生素类(如青霉素、四环素、链霉素等)、磺胺药类、呋喃药类、抗球虫药、激素药类和驱虫药类等类别。我国食品中兽药污染最高限量参见《食品中兽药最大残留限量》(GB 31650—2019)。

1. 兽药污染食物的主要途径

途径一:为预防和治疗禽畜疾病用药,由于药量超标或者用药后距宰杀时间间隔过短导致药物残留于动物体内而污染食品。

途径二:饲料添加剂中为预防牲畜疾病而添加的兽药尽管数量小,但是长期喂养动物,也会造成药物逐渐残留在动物体内,从而引起肉、乳、蛋等动物性食品的污染。

2. 兽药污染食品对人体的危害

主要危害体现在以下几方面:首先,损害人体脏器组织,如磺胺类药物可引起肾脏损害;其次,过敏反应和变态反应,如呋喃类引起人体的不良反应就是胃肠反应和过敏反应;最后,兽药污染还会令正常人体产生耐药性、体内菌群失调等。人体摄入被兽药污染的动物性食品,兽药的积蓄会使人体内菌群平衡失调,从而降低人体免疫力。

3. 预防兽药污染食品的措施

首先,加强药物的合理使用规范,严格规定休药期并制定动物性食品药物的最大残留限量。其次,加强监督检测部门的工作力度,按照《兽药管理条例》严格监控畜禽类饲养过程的用药品种和药量,定期监控动物性食物的兽药残留状况。最后,适当的烹调加工方法能够破坏动物性食品内残留的兽药,如加热烹调或者加醋或料酒等能够减少某些兽药残留量。

(三)主要有毒金属对食品的污染

1. 汞对食品的污染

(1)毒性与危害。微量的汞在正常人体内一般不致引起危害,进入体内的汞可以从尿、粪便、汗液中排出体外,而且基本保持平衡。人体对无机汞的吸收率低,因此其对人体的毒性也较小;有机汞对人体的危害较大,尤其是甲基汞对人体的危害程度更甚。例如,严重的甲基汞中毒患者会发生全身瘫痪、精神紊乱等症状,而且死亡概率高,即使侥幸治愈也会留下各种后遗症。

(2)污染途径。汞及其化合物广泛应用在工农业生产和医药卫生行业,通过"三废"排放污染环境,进而污染食品。在所有的被污染食品当中,鱼贝类食品的甲基汞最具有代表性。水生鱼虾贝类栖息的水源被汞污染之后,水环境中的微生物特别是污泥中的某些微生物群就可以把毒性低的无机汞转变成毒性高的甲基汞,由此鱼贝类体内富集了较高浓度的甲基汞,人再食用被污染的鱼贝类就会发生汞中毒。世界上具有代表性的汞中毒事件就是"水俣病事件"。

"水俣病事件"是 20 世纪中叶发生在日本熊本县水俣湾附近的汞中毒事件。生活在水俣湾里的鱼虾类肉中逐渐富集了污染物甲基汞(其浓度高达 20～40 毫克/千克,是我国国家标准的 40～80 倍)之后,再经过食物链又进入了其他水生动物体内,人再吃了被污染的鱼虾和其他污染食物,最终人体内蓄积了大量的有毒金属汞而发生汞中毒。更为可怕的是,尽管当地有些婴儿没有吃被污染的鱼虾,可是由于婴儿母亲吃了被污染的鱼虾,导致乳汁中也含有高浓度的甲基汞,所以水俣病事件中也有多名婴儿中毒死亡的报道。

(3)预防措施。为使食品中汞含量控制在卫生标准下,必须禁止使用含汞农药;对含汞的工业"三废"进行无害化处理;加强食品中汞的监测,特别是水产品的监测。

在《食品中污染物限量》(GB 2762—2012)中规定,普通鱼类汞限量标准为 0.5 毫克/千克,食鱼鱼类(如鲨鱼、金枪鱼及其他)汞限量为 1.0 毫克/千克。

2. 镉对食品的污染

(1)毒性与危害。人体进食镉污染的食物之后,镉不断在肝肾等器官储存,达到中毒剂量之后,就可造成肾脏、骨骼和消化器官的病变,如肺气肿、肾功能损害、支气管炎、高血压和贫血等病症,严重的可导致"痛痛病"。

"痛痛病"是 20 世纪 30 年代发生在日本富山县神通川流域的一种重金属污染病,其罪魁祸首就是镉。神通川上游的神冈矿山企业长期将没有处理的废水排放注入神通川,致使高浓度的含镉废水污染了水源。用这种严重镉污染的水来浇灌农田,稻秧生长不良,生产出来的稻米成为"镉米",长年食用"镉米"和饮用"镉水"就发生了镉中毒。"痛痛病"初期表现为患者的腰、手、脚等关节疼痛;随着镉中毒加深,患者全身各部位会发生神经痛、骨痛现象,行动困难,甚至呼吸都会带来难以忍受的痛苦;病症继续恶化,患者表现为骨骼软化、萎缩,四肢弯曲、脊柱变形、骨质松脆,严重的甚至咳嗽都能引起骨折!

(2)污染途径。镉广泛应用于电镀、塑料、油漆等工业生产中,因此工业含镉"三废"的排放对环境和食品的污染比较常见。食品中镉主要来源于冶炼、化学工业、冶金工业、电器电镀工业、陶瓷、印刷工业等"三废"排放。镉进入人体途径主要是从污染食品中摄入,进入人体的镉主要富集在内脏器官如肝脏和肾脏等部位。

(3)预防措施。为防止镉污染食品,要严格执行含镉工业"三废"的排放标准。被镉污染的粮食,经碾磨、水洗可除去表皮的镉。

在《食品中污染物限量》(GB 2762—2012)中规定,畜禽肝脏镉限量标准为 0.5 毫克/千克,畜禽肾脏镉限量为 1.0 毫克/千克。

3. 铅对食品的污染

(1)毒性与危害。铅对人体的毒性主要表现为神经系统、造血器官和肾脏等发生病变。症状为食欲不振,口有金属味,失眠、头晕、头痛、腹痛、腹泻或便秘、贫血等。儿童对铅的敏感性要强于成年人,过量的铅可造成儿童智力发育迟缓导致智力低下,严重的甚至会造成癫痫、脑瘫痪和视神经萎缩等永久性后遗症。

(2)污染途径。铅在环境中分布十分广泛,例如,石化工业中石油冶炼需要添加含铅化合物,这些化合物最终会随着汽车尾气的排放扩散到公路周围的农田,造成农作物的铅污染。此外,铅可以通过冶炼、印刷、塑料、橡胶等工业"三废"污染农作物,也可以通过含铅的劣质陶瓷、生产设备、容器管道等来污染食品。此外,加工皮蛋添加黄丹粉也可带来铅污染。

(3)预防措施。为预防和减少食品的铅污染,要严格管理和处理工业"三废";限制用于食品加工的工具、设备、包装容器。不得使用含铅的食具容器存放食品。

在《食品中污染物限量》(GB 2762—2012)中规定,茶叶铅限量标准为 5 毫克/千克,鱼类铅限量标准为 0.5 毫克/千克,畜禽肉类铅限量标准为 0.2 毫克/千克。

4. 砷对食品的污染

砷是一种非金属元素,但是由于其许多理化性质类似于金属,所以经常把其归为"类金属"之列。砷对食品的污染途径主要是含砷工业废水对水环境的污染,由此造成水生动物的污染,或者污染水源灌溉农田污染了农作物。一些水生动物尤其是甲壳类和某些鱼类对砷具有很强的富集能力,在它们的肌肉中砷含量甚至超过其生活水源的千倍以上!人类食用被砷污染的食物之后,砷会在内脏、毛发、指甲和骨骼等部位蓄积,并主要通过粪便和尿液排出。毛发、指甲也是砷的排泄途径之一,发砷和指甲砷可以比较正确地反映人体内砷的蓄积情况。

在《食品中污染物限量》(GB 2762—2012)中规定,贝类和虾蟹类砷限量标准为 0.5 毫克/千克,鱼类砷限量标准为 0.1 毫克/千克,畜禽肉类砷限量标准为 0.05 毫克/千克。

(四)苯并芘与杂环胺对食品的污染

1. 苯并芘对食品的污染

(1)苯丙芘的毒性。苯并芘是一种多环芳烃类化合物,对人体健康具有很大的危害。日常生活中我们会通过各种途径摄入多环芳烃类化合物,如各种有机物如煤炭、石油、汽油、柴油以及香烟等不完全燃烧都会产生多环芳烃类物质,其中相当一部分会通过人体呼吸作用进入人体内,还有部分可通过被污染的食品等途径进入人体。苯并芘在人体肠道内能够被很快吸收,经过人体的血液循环之后很快分布于全身,从而对人体健康造成危害。人体如果长期摄入苯并芘就有可能导致胃癌的发生。

(2)污染途径。苯并芘污染食品的途径主要有:首先,食品加工过程中污染或生成了苯并芘。食品在熏烤时直接受到污染,或者食品中的固有成分在高温烹调如烧烤时发生化学反应而生成,这也是食品中多环芳烃的主要来源途径。其次,植物性食物可以吸收土壤、空气和水中的多环芳烃类污染物,水生动物生存环境即水源污染了苯并芘类物质导致水产品受到污染。最后,不安全的包装材料也可能是食品中苯并芘的污染源。

(3)预防措施。预防苯并芘污染食品的措施有:防止污染,加强环境治理;改进食品加工烹调方法;改良食品烟熏剂,尽量不使用煤炭烘烤,使用熏烟洗净器或冷熏液。此外,烹调食物时,尽量避免将食物烤制或者熏制得过分焦煳而致使产生苯并芘。

在《食品中污染物限量》(GB 2762—2012)中规定,粮食和熏烤肉的苯并芘限量标准为 5 微克/千克,植物油限量标准为 10 微克/千克。

2. 杂环胺对食品的污染

(1)杂环胺的毒性。食物中的蛋白质、氨基酸在加工烹调中,由于加工方法不当就会产生对人体健康有害的杂环胺类化合物。在 20 世纪 70 年代发现不管是明火还是炭火烧烤的肉制品如鱼肉或者畜禽肉,其产生的杂环胺类化合物对人体健康具有很大的危害。40 多年的研究证实,杂环胺对人体是具有致突变、致癌的杂环芳烃类化合物。

(2)污染途径。食物中的杂环胺主要来源于食品的不当烹调。含蛋白质较多的食物,如鱼、肉类在烘烤、煎炸时产生杂环胺,烹调方式、时间、温度及食物蛋白质的组成对杂环胺的生成量有直接影响。首先,加热温度是杂环胺形成的重要影响因素。食物与明火接触或者食物与灼热的金属表面接触,均有助于杂环胺的生成,烧烤煎炸的温度越高,食物产生的杂环胺含量就越高。其次,烹调时间对杂环胺的生成也有一定的影响。总体上来说,在加工温度较高的情况下,加热时间与杂环胺的生成量成正比。最后,食物的含水量也是影响杂环胺数量的重要因素之一。科学实验表明,烹调食物时,食物中的含水量越高,杂环胺生成的数量就越少。因此,同类食物,采取煎、炸、烤等烹调方法会造成食物中水分迅速蒸发,由此导致杂环胺的生成量急剧增加;而炖、焖、煮等烹调方法能够有效避免食物中水分的减少,从而烹调过程中杂环胺生成的数量也就远远少于煎、炸、烤等烹调方法。基于以上分析可知,日常饮食生活中,尽量减少烤肉、熏鱼、炸鸡等食物的摄取,或者尽量采取焖、炖、煮等以水为介质的加热烹调方法,就会减少杂环胺的摄入量,从而有助于身体健康。

（3）预防措施。预防杂环胺化合物污染的措施有:首先,改进烹调加工方法,减少杂环胺的生成量。例如,肉类食品烹制前可以采取挂糊或者上浆等方法避免食物焦煳,也要注意烹调温度不要过高以免烧焦食物。其次,要努力改变不良的饮食生活习惯,尽量少摄取煎烤烹炸类的食物。最后,日常膳食中还要适当增加蔬菜水果的摄入量。新鲜的水果蔬菜如苹果、茄子、白菜、生姜、菠萝等可降低杂环胺化合物对人体健康的危害程度。

（五）亚硝基化合物的污染

1.亚硝基化合物的毒性
亚硝基化合物根据化学结构可分为两大类,即亚硝胺和亚硝酰胺,亚硝胺的化学性质比亚硝酰胺稳定。亚硝基化合物具有强烈的致癌性,至今尚未发现有一种动物对亚硝基化合物的致癌性有抵抗能力。此外,亚硝基化合物还有致畸作用和胚胎毒性。

2.亚硝基化合物的来源
食品中天然存在的亚硝胺含量极微,一般在10微克/升以下,但其前身亚硝酸盐及仲胺等广泛存在于自然界,在一定条件下可转化成亚硝酸盐。人类饮食中的亚硝基化合物主要来源于蔬菜、肉制品和发酵制品,如熏鱼、腌肉、酱油、酸渍菜、腌菜、发酵食品、啤酒以及油煎咸肉。其中,酸菜是一种具有代表性的高含量亚硝基制品。此外,发酵食品中如豆瓣酱、酱油、啤酒中也含有部分亚硝基化合物。海产品如咸鱼、虾皮的亚硝基化合物含量比较高。在加工肉、鱼类食品时常使用硝酸盐做防腐剂、发色剂,硝酸盐在细菌硝基还原酶的作用下可形成亚硝酸盐。

3.亚硝基化合物污染的预防措施
为防止亚硝基化合物对人体的危害,应从食品生产加工、储存和抑制体内合成等方面采取措施,具体有:防止食物霉变以及其他微生物污染;按照国家食品添加剂使用要求添加硝酸盐、亚硝酸盐;确保食品的新鲜程度。

此外,应用亚硝基化抑制剂也是防止亚硝基化合物污染食品的有效措施。亚硝基化作用过程可被许多化合物与环境条件所抑制,维生素如维生素C、维生素E以及鞣酸和酚类化合物等能够有效抑制亚硝基化合物的形成。某些食物如猕猴桃、沙棘汁、大蒜等都对亚硝基化合物的产生具有抑制作用。

(六) 食品容器与包装材料造成的食品污染

食品容器、包装材料是指包装、盛放食品用的纸、竹、木、金属、搪瓷、陶瓷、塑料、橡胶、天然纤维、化学纤维、玻璃等制品和接触食品的涂料,目前比较常见的食品容器和包装材料主要是塑料容器和金属制品。

1. 塑料容器

聚乙烯和聚丙烯是经常使用的食品包装材料。因为在聚乙烯和聚丙烯为原料制成的产品上很不容易印上鲜艳的图案,所以包装食物时化学物质溶出量就较少,是比较安全的食品包装材料。聚丙烯有防潮性及防透性,有耐热性,透明度好,可制成薄膜、编织袋和食品周转箱等。

聚氯乙烯也是比较常用的食品盛装材料。其主要特点是透明度高,易分解及老化,可制成薄膜(大部分供工业用)及盛装液体的瓶子。此外,不饱和聚酯树脂及玻璃钢制品主要用于盛装肉类、水产、蔬菜、饮料以及酒类等食品的储槽,也大量用作饮用水的水箱。

总之,对塑料容器类的卫生要求主要有:塑料本身应纯度高,禁止使用有可能游离出有害物质(如酚、甲醛)的塑料;树脂和成型品应符合国家规定的塑料卫生标准;酒店餐饮部门在选购食具和食品包装材料时应选择符合国家标准的塑料制品。

2. 金属制品

不锈钢具有高强度和刚性,具有抗腐蚀特性,表面容易抛光,易于清洗,因此被广泛地应用于食品加工行业。不过,不锈钢在一定条件下,会迁移出大量的有害金属镉等污染食品,这是值得注意的。此外,镀锡薄铁罐(又称马口铁罐)也是常用的金属制品包装材料,在乳品、饮料等食品的包装容器领域应用较广。铝制食具容器也广泛用作炊具、食具、铝罐。按照国家标准,铝制食具容器必须是纯铝制品,禁止使用回收铝为原料制作炊具、食品容器。

3. 陶瓷和搪瓷

陶瓷釉的化学组成多为金属氧化物。陶瓷制品在盛装食品时,如果食品与陶瓷釉发生反应,就会使釉中的有害金属盐(如氧化铅)溶出,对食品造成重金属污染。例如,陶瓷容器长时间接触醋、果汁等酸性食品和酒时,就很容易造成铅等重金属从陶瓷中分离出来污染食品。与陶瓷相类似,搪瓷食具和容器制品在使用过程中,尤其是盛酸性食品时,也会出现铅、镉、砷等有害物质污染盛装食品的后果。为保证食品安全,不要使用陶瓷或搪瓷容器具盛装果汁、醋等酸性食物。

随着化学工业与食品工业的发展,新的包装材料已越来越多,在食品工业领域应用也十分广泛。为确保食品安全和消费者身体健康,防止产生有害物质向食品迁移,政府监管部门要严格检测食品容器与包装材料的卫生质量。

食物的化学性污染来源参见图6-5。

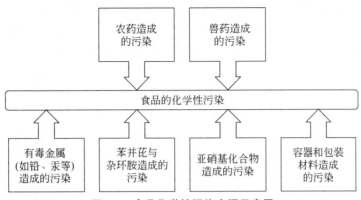

图 6-5 食品化学性污染来源示意图

五、食品的物理性污染

（一）物理性污染物分类

食品的物理性污染物来源复杂,品种繁多。根据污染物的性质将物理性污染物分为两类,即杂物和放射物。其中,一些物理性污染物可能并不威胁消费者健康,但却严重影响了食品应有的感官性状和营养价值,降低了食品应有的质量,如食物中掺杂有木屑、尘土等,会严重影响消费者的购买欲望和食欲。近年来,在我国发生的食品的物理性污染事件日趋严重,食品的物理性污染物已经成为威胁中国人身体健康的重要污染物之一。我国规定,食品当中的物理性污染物的含量应符合《食品中污染物限量》(GB 2762—2017)的要求。

（二）食品的杂物污染

1. 杂物污染食品的途径

按照杂物污染食品的来源,可将污染食品的杂物分为两类:一类是来自食品产、储、运、销的污染物;另一类是人为掺伪加入食品的污染物。

食品在产、储、运、销过程中,都有可能受到杂物的污染,主要污染途径有:生产时污染,如厨房加工场多密闭性不好,粮食收割时混入草籽,动物在宰杀时血污、毛发、粪便等污染;食品储存过程中的污染,如苍蝇、昆虫的尸体和老鼠对食品的污染;食品运输过程中的污染,如车辆、装运工具、不清洁铺垫物和遮盖物对食品的污染;意外污染,如戒指、指甲、头发、烟头、废纸等污染。

2. 食品掺伪

（1）食品掺伪是比较突出的杂物污染食品途径。食品掺伪是指有目的地向食品中加入一些食品非固有的物质,以增加食品重量或体积,或降低成本,或以假乱真、以次充好,或掩盖食品腐败变质,或掩盖食品本身的质量缺陷和色、香、味来蒙骗消费者的行为。近年来,由于这种因素而引发的食品安全问题已经引起全社会的广泛关注。食品掺杂掺假所涉及的食品种类繁杂,掺杂污染物众多,如粮食中掺入砂石、肉中注水、奶粉中掺加大量的糖,牛奶中加入米汤甚至牛尿等。2008 年 9 月发生的"三聚氰胺事件",就是不法分子为提高牛奶蛋白质指标,在牛奶中非法掺加非食用化学物质三聚氰胺,三鹿集团奶粉生产厂家以此为原料生产婴幼儿配方奶粉,由此在全国范围内造成多名婴幼儿死亡、几万名婴幼儿受到不同程度伤害的重大食品安全事件。在其他发展中国家食品安全问题也比较突出。即使在食品安全法规较为完善的发达国家,也经常出现食品掺伪事件。如 2012 年英国发生"马肉冒充牛肉事件"。日本的新潟大米品种"越光"年产 10 万吨,被视为日本国内等级最高的米种,但市场上年销售量却达到了 30 万吨,有 20 万吨假冒"越光"米被消费者购买消费掉了。总之,综观世界各国,食品掺伪问题一直是比较突出的食品安全问题。

(2)食品掺伪的分类。食品掺伪主要有掺假、掺杂和伪造等。

掺假是指向食品中非法掺入物理性状或形态与该食品相似的物质的行为。例如,小麦中掺入滑石粉,味精中掺入食盐,食醋中掺入游离矿酸等。

掺杂是指向食品中非法掺入非同一类或同种类的劣质物质的行为。例如,糯米中掺入大米,菜籽油中掺入棉籽油等。

伪造是指人为地用一种或几种物质进行加工仿造,冒充某种食品的行为。例如,用工业酒精兑制白酒,用工业乙酸兑制食用醋,用工业明胶替代食用明胶,冒用知名品牌或质量安全认证标志销售劣质食品等。

3. 食品掺伪的主要原因

食品掺伪现象之所以能够较为普遍,主要由消费者和生产者两方面共同造成。

(1)消费心理不成熟给食品掺伪带来发展空间。在现实生活中,许多消费者贪图便宜,总试图购买到价格低廉、质量上乘的优质食品。殊不知天下没有免费的午餐,面粉不会比面包便宜,赔本的生意食品生产厂家是不会做的。因此,某些食品生产厂家为了迎合消费者的需要,采取随意改变产品配方、以廉价物取代相对较贵的原料或物品等手段降低成本,以相对较低价格吸引消费者从而达到扩大市场的目的。

(2)消费者无条件追求天然也给食品掺伪提供了市场。时至今日,追求无公害、绿色和有机食品,甚至纯天然的食品已经成为当今食品消费的主流,为了迎合消费者的这种心理诉求,"鸡蛋变红""蔬菜变绿、莲藕变白""木耳变黑"等各种花样翻新的"技术"层出不穷,并应用到食品生产中,满足了消费者心理需求,损害了其身心健康。

(3)食品生产企业扭曲的经营理念促进了食品掺伪的畸形发展。食品种类繁多,琳琅满目,消费者对不同食品的性能缺乏深入了解,也不具备鉴别产品优劣的技能,掺伪食品生产者包藏祸心,常常利用虚假宣传、促销、广告等多种手段来夸大产品的功能和作用,采用"买一送一"等五花八门的手段欺骗消费者,使消费者防不胜防。

4. 预防杂物污染的措施

预防杂物污染可采取以下措施:首先,要加强食品生产、储存、运输、销售过程的监督管理,严把产品的质量关,推广实施良好生产操作规范(GMP)和危害分析与关键控制点(HACCP)等食品安全管理体系。其次,改进生产加工工艺和检验方法,尽量淘汰落后的生产加工工艺,同时对加工食品尽量采用小包装或者预包装;再次,制定完备的食品安全国家标准体系,在食品安全标准中要对杂物的数量限值进行科学的限定;最后,要依据 2015 年 10 月 1 日实施的《中华人民共和国食品安全法》条款,严刑峻法打击食品掺伪行为,依法保护国人的食品安全和身体健康。此外,新闻媒体还要积极参与食品安全知识的推广宣传活动,以此类活动来加强消费者的食品安全教育,普及食品安全知识,转变消费者的食品消费观念。

(三)食品的放射性污染

1. 食品的放射性污染途径

食品中的放射性物质主要来自以下几个途径:①核试验产生的放射性物质;②和平利用原子能过程中产生的核废料,因处理和排放不当造成对环境的污染;③意外核事故造成的严重核燃料泄漏。此外,有时食品本身也含有一些天然放射性物质。这里仅限于讨论环境中人为原因导致的放射性核元素污染食品的问题,食品的放射性污染途径如图 6-6 所示。

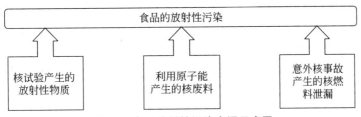

图 6-6　食品放射性污染来源示意图

据研究,环境中放射性核元素可通过食物链各个环节向食品转移污染食品。其转移途径主要有:途径一,向水生生物体的转移。放射性核元素进入水体后,可随着生物体表逐渐向内渗透,或直接进入水生植物体内;鱼及水生动物直接吸收放射性核元素。途径二,向植物体内转移。放射性核元素进入植物的途径主要有通过沉降物、雨水和污水将放射性核元素带到植物表面,并渗入植物组织直接污染植物;植物根系也可以从土壤中吸收放射性核元素。途径三,向动物和人体内转移。环境中放射性核元素通过牧草、饲料、饮水等途径进入禽畜体内,储存于组织器官中。

除了直接受到核辐射的危害之外,放射性污染主要是通过食物链的层层蓄积,积累到相当高的浓度后,进而才对人体健康产生严重危害。放射性核元素进入人体的量取决于在食品中的含量,也和烹调方法有关。另据研究结果显示,乳制品最容易受到放射性核元素污染,此外,蔬菜、水果、谷类和面食制品等也曾经检测出放射性污染物。

2. 食品放射性污染的危害与预防

(1)危害。通过饮食小剂量放射性核元素引起的放射病,潜伏期较长且多引起癌变。科学研究显示,放射性物质可对人体生殖系统造成严重危害,对人体还能产生致畸、致突变性的严重后果。目前食品放射性污染源主要是以半衰期较长的^{131}I、^{137}Cs 和 ^{90}Sr 等为常见。特别是半衰期较长的 ^{90}Sr 大多蓄积于骨骼内,影响造血器官发挥生理功能,并且不容易排出,对人体健康造成严重危害。据科学研究表明,某些海底动物如软体动物能蓄积 ^{90}Sr、牡蛎能蓄积大量的 ^{65}Zn、某些鱼类能蓄积 ^{55}Fe。

(2)预防。食品生产加工企业要注意加强对污染源的日常规范化监督,定期检查,做好预防工作。防止食品放射性污染主要在于控制放射性污染源。在使用放射性物质时,应严格遵守操作规程,禁止任何能够引起食品包装产生放射性污染的照射。严格执行国家安全标准,使食品中放射性核元素的污染量控制在限定浓度范围之内。

尽管人们对食品的放射性污染进行十分严格的防控,但是有时还是难以避免放射性物质污染食品。其中,人们利用核能进行发电的过程中,由于发生意外事故,造成核放射物质严重污染环境,进而对食品产生了核辐射污染,是当前放射性物质污染食品的主要途径。日本福岛核辐射事件造成的食品污染就极具代表性。2011 年 3 月 11 日,日本发生 9.0 级地震并引发高达 10 米的强烈海啸。受此影响,日本福岛核电站的高温核燃料发生严重的核泄漏事故。根据当时日本政府发表的公告,有 11 种来自福岛地区的蔬菜检测出辐射水平显著超标,此外,牛奶、自来水和附近的太平洋海水也检测出辐射超标,检出放射性核素^{137}Cs 和^{90}Sr。日本政府不得不下令停止售卖产自福岛的鲜牛奶、菠菜、小松菜、卷心菜等绿叶菜,以及产自茨城、栃木和群马等核泄漏地区的菠菜和花椰菜等,社会各界也呼吁人们不要食用这些食品(但日本有关部门同时发布信息称,这些食物遭受的辐射水平远未达到危及人类健康的程度)。时至今日,尽管日本福岛核辐射的恶劣影响已经基本得到消除,但是,产自核辐射地区的牛奶、乳制品、蔬菜、水果以及新鲜或冷冻的海产品等依旧乏人问津。当前,在人类利用核能创造幸福生活的背景下,如何确保核能安全使用是世界各国政府亟待研究的重要课题。

第二节　食品添加剂及其滥用对健康的危害

一、食品添加剂及其分类

（一）食品添加剂及其重要作用

通俗地说,现代食品加工业中,食品添加剂是一种能够让食品变得更加"好吃"的物质。按照《食品添加剂使用标准》(GB 2760—2014)规定,食品添加剂是指为改善食品品质和色、香、味,以及为防腐和加工工艺的需要而加入食品中的化学合成或天然物质。营养强化剂、食品用香料、胶基糖果中基础剂物质、食品工业用加工助剂也包括在内。

1. 食品添加剂能让食物更美味

纵观人类的发展历史,让食品看起来更诱人食欲,或者让食品更加"好吃"美味,一直是人们内心长期以来不懈的追求。试想一下,如果加工面包饼干、冰激凌、火腿肠不使用添加剂结果会怎样? 面包可能会是一块干硬的面疙瘩,冰激凌也可能只是一块带有奶味的冰坨,火腿肠更可能是白色的面棍夹杂着星星点点的肉粒! 尽管这些食物对人体具有相应的营养功能,但是吃起来的口感味同嚼蜡。由于这个原因,人们在确保食品营养基本保存的前提下,适当使用添加剂让食物营养而且美味可口。

各种添加剂在食品加工中都发挥某些特殊的作用,也就是说为达到某种目的而使用食品添加剂,在食品生产加工过程中具有工艺必要性。一项针对面包使用添加剂的实际调查显示,一种口感松软、香味浓郁的美味面包中所使用的添加剂主要有抗氧化剂、酶制剂、乳化剂、稳定剂、防腐剂等。在这些添加剂当中,抗氧化剂是最普遍使用的,几乎所有的面包产品中都添加了。这是因为面包配料中必须包括油脂,而油脂在高温加热和储存中很容易氧化，所以，在生产面包过程中添加抗氧化剂是必需的。很多时候，为了达到更好的效果，还要将同类功能的添加剂选择几种复配使用，如面包制作过程中把乳化剂、酶制剂及稳定剂复配使用，就能使成品面包具有更好的松软口感，即起到品质改良的效果；防腐剂是为了抑制面包中微生物的生长繁殖，使面包在保质期内微生物的指标合格。

再来看冰激凌。冰激凌的配料中除了白糖之外，还有牛奶(奶粉)、奶油(或植物油脂)，要制作出口感好且质量稳定的冰激凌，至少需要稳定剂、乳化剂、甜味剂、香精香料等几大类食品添加剂。如果再从产品特色和性价比方面考虑，每一类食品添加剂都可能选出几种进行复配，如此一来冰激凌中使用10多种添加剂也就不足为奇了。所以说，任何一种添加剂都有它特定的功能及工艺的必要性，至于一种食品需要添加多少种添加剂，完全取决于食品的类别，以及我们期望的口感、质量和保质期。同一类食品当中，我们对其营养美味期待值越高，就需要更多种类的食品添加剂助阵才能实现相关目标。

2. 发挥强化补充或保护营养素的作用

众所周知，食品加工过程实际上就是通过蒸煮、焙烤、油炸等高温处理使食物熟化并便于保存。可是，食品在加工过程中，其所含的营养成分或多或少总会遭到一些破坏损失，有必要采取技术手段来"补充"被破坏损失的部分，因此，通过营养强化来保持或提高食品的营养价值就成为食品生产烹调加工所必须采取的措施。例如，我们常喝的果汁中经常强化维生素C，谷物食品中则强化维生素B，酱油中强化铁，食盐中则经常强化碘。

不仅如此，食品加工过程中也经常通过使用食品添加剂减少营养物质的破坏损失。例如，添加抗氧化剂可减少油脂中人体必需脂肪酸(或者其他对人体健康发挥重要功效的DHA和EPA)的氧化。这些不饱和脂肪酸都对人体健康具有重要的营养和保健功能，它们的不饱和度很高，极容易受到氧化遭受损失。另外一方面，油脂氧化是自由基链式反应，氧化过程中还能够产生大量的自由基，不仅能导致食品的外观、质地和营养质量的劣变，而且进入人体后还可引起机体损伤、细胞破坏、癌变发生、人体衰老等严重后果。油脂及含油脂的食品中普遍使用抗氧化剂，其目的就是防止油脂中脂肪酸氧化对食品以及对人体产生不利的影响。换言之，抗氧化剂的使用不仅提高了油脂食品的质量和稳定性，而且还能保持油脂固有的营养价值和功能。

综上，正是因为食品添加剂能够帮助人们生产出营养美味食品，所以国家允许在食品加工过程中正确食用食品添加剂。食品企业为了保持或提高食品本身的营养价值、提高食品的质量和稳定性或者为了改进食品的感官特性，以及为了便于食品的生产、加工、包装、运输或者储藏等，都可以科学、合理、适当使用食品添加剂达到生产目的。此外，某些特殊膳食用食品的必要配料或成分(例如，针对不同群体开发设计出来的强化某类营养素的食品)也被允许使用食品添加剂。

(二)食品添加剂的种类

食品添加剂当中，香料占比非常高。据不完全统计，全世界食品添加剂种类多达25000多种，常用的大约有600多种，其中80%是香料。根据《食品添加剂使用标准》规定，我国允许使用的食品添加剂共有22大类2300多种，而且这还是一个动态变化的数据：每年会有一些新的品种经过审批后加进来，也会有一些品种由于各种原因，如在没有工艺使用必要性的条件下或者有了新的替代品种时就会被淘汰取消。在我国允许使用的食品添加剂品种当中，香料在数量上占有绝对优势。香料中又包括食品用天然香料（393种），主要是一些传统上用作调味料的食物原料如姜、蒜、茴香、八角、肉桂等当中提取的物质。此外，还有一大部分食品用合成香料（1477 种）。合成的香料中有些是食品中天然存在的化合物，有些则是利用化学合成技术生产出来的。

除了香料之外，我国还有限制使用的食品添加剂 227 种。值得说明的是，这些限制使用的食品添加剂才是经常让消费者担心的食品安全的添加剂种类，是社会上造成食品添加剂负面形象的主角。主要有：酸味调节剂、稳定和凝固剂、增稠剂、防腐剂、甜味剂、着色剂、抗氧化剂、抗结剂、护色剂、膨松剂、消泡剂、面粉处理剂、被膜剂、漂白剂等。为确保食品安全，国家卫计委对这 227 种食品添加剂的使用范围和最大使用量都有十分严格的规定。

利用天然提取物或者生物法制作生产的添加剂 75 种。这类是值得大家放心的食品添加剂，可以在各类食品中根据需要酌量添加使用。主要有：①天然提取物，如果胶、磷脂、高粱红、柑橘黄等；②天然改性物质，如改性纤维素、改性大豆磷脂等；③生物发酵法生产的视同天然物质，如黄原胶、柠檬黄、谷氨酸（味精）等。

综上所述，食品添加剂种类非常多。但如果按其原料和生产方法来划分的话，就可以把食品添加剂简单划分为化学合成添加剂和天然食品添加剂。其中，天然食品添加剂主要来自动、植物组织和微生物的代谢产物。人工合成食品添加剂是通过化学手段使元素和化合物产生一系列化学反应而制成。现阶段天然食品添加剂的品种较少，价格较高；人工合成食品添加剂的品种比较齐全，价格低，使用量较小，但毒性要大于天然食品添加剂，特别是一些合成食品添加剂一旦质量不纯，或者混有有害杂质以及用量过大时，就会对人体健康造成严重危害。

二、食品添加剂的管理与使用原则

1. 政府对食品添加剂的管理

鉴于食品添加剂种类多、应用面广泛等现实，我国对食品添加剂的推广使用采取极其审慎的科学态度和严格的市场管理措施。主要体现在以下三个方面。

（1）从国家层面上制定和执行食品添加剂使用标准的专门法规。食品添加剂在我国只有国家标准，没有行业标准、地方标准和企业标准。国家标准是强制实施的，当前《食品添加剂使用标准》是指导食品添加剂使用的依据。

（2）颁布和执行新食品添加剂审批程序。对新品种的审核，除工艺、质量标准审查外，重点对产品进行安全毒理学评价；审批程序由国家行政机构专门负责制定和实施。

（3）颁布执行生产食品添加剂审批程序。为加强对食品添加剂的安全保证，我国实行许可证管理制度，生产食品添加剂厂必须按规定办理生产许可证。

2. 食品添加剂的使用原则

正常情况下，按照《食品添加剂使用标准》的规定合理使用各种添加剂一般是无害的。但由于食品添加剂多为化学物质，有些还具有一定毒性，所以在实际食品生产制作中，在基本满足食品工艺必要性的前提下，应该尽量少用或不用食品添加剂。在必须使用时，应严格控制食品添加剂的使用范围和添加量。例如,按照国家食品安全标准,柠檬黄可以作为食用色素来添加使用,但是不允许在馒头里使用,有些商贩为了增加馒头的感官色彩在馒头里添加使用柠檬黄就属于超范围添加;有些添加剂的使用量是有严格限定的,如硝酸钠,规定制作腌腊肉制品时最大使用量为 0.5 克/千克,如果称量不准或者随意添加,实际添加了 0.6 克/千克,就属于超量添加,可能会造成食物中毒事件,严重的甚至危及生命。

总之,使用食品添加剂除应遵守国家食品安全标准,不超量、超范围添加之外,还必须坚持以下原则:使用的食品添加剂不得对食物的营养成分有破坏作用;食品添加剂的种类应易被人体分解代谢,最好能参与人体正常的物质代谢或能通过人体正常代谢系统分解代谢后全部排出体外;食品添加剂在达到使用目的之后,能够在食品加工、烹调或储存的过程中被消耗或自然降解至安全剂量;严禁以掩盖食品腐败变质或以掺杂、伪造为目的使用添加剂,这是《中华人民共和国食品安全法》明文禁止的;未成年人,尤其是婴儿及儿童食品中不得随意使用食品添加剂。

三、违规使用食品添加剂的危害

如上所述,鉴于食品添加剂不仅能够改善食品品质和食品的色、香、味,而且还能够防腐,增加食品的保质期等,因此食品添加剂在食品加工业中得到了十分广泛的应用。随着食品加工业的持续发展,食品添加剂在使用当中存在的诸多问题也日益显现出来,主要表现在以下几方面:为了取得食品感官效果超标准、超剂量地使用添加剂;违法违规使用非食用物质和滥用食品添加剂等。

在食品加工过程中,如果违规使用食品添加剂,就可能造成食品的食品添加剂污染,损害消费者的身体健康。不合理地滥用食品添加剂或使用不符合国家安全标准的食品添加剂将会对人体健康产生以下危害。

(1) 过敏反应。一些食品添加剂可能引起易感人群发生过敏反应,如苯甲酸及苯甲酸钠可引起肠炎,亚硫酸盐可引起支气管哮喘,糖精可引起皮肤瘙痒和日光性过敏皮炎等。

(2) 蓄积作用。例如二丁基羟基甲苯在油脂中添加过量,就会在人体内造成蓄积,蓄积到一定程度会引起中毒症状。维生素 A 在人体内也具有蓄积作用,摄入量过高时也会产生相应的中毒症状。

(3) 急、慢性中毒。食品中滥用有害添加剂可能造成急性或慢性中毒。在我国有腌腊制品添加过量硝酸盐、亚硝酸盐引起食物中毒的报道。

四、食品添加剂在餐饮业的使用

(一) 餐饮业常用的食品添加剂

红曲米和番茄红素是经常使用的色素。红曲米属于微生物色素,在餐饮业中主要用于熟肉制品和果冻等食品。亚硝酸盐也曾经作为发色剂用于生产腌腊肉制品,不过由于亚硝酸盐一旦误食会危及生命,2012 年国家食品药品监督管理局已经下发文件,禁止餐饮企业购买、储存和使用亚硝酸盐。增味剂可分为氨基酸系列和核苷酸系列。其中,谷氨酸钠是典型的氨基酸系列增味剂。核苷酸增味剂广泛应用于各种食物中，如鱼、畜肉、禽肉等食品中含有大量的肌苷酸，香菇类含有大量的鸟苷酸，所以这些食品才具有独特的鲜味。核苷酸类增味剂主要添加于肉酱、鱼酱、肉饼等制品中。

此外，蔗糖是世界上使用最多的甜味剂，也广泛地应用于烹调当中。安塞蜜是目前世界上广泛使用的甜味剂，稳定性好且在人体内代谢不产生热量，可代替蔗糖在食品和饮料中使用，我国规定安塞蜜可以广泛使用于饮料、糖果、果酱、布丁、烘烤食品以及餐桌甜品。餐饮业中还经常使用膨松剂和抗氧化剂。例如，制作发面食品时膨松剂是不可缺少的，酵母和泡打粉是经常食用的膨松剂；一些天然抗氧化物，如天然香料和低聚原花青素，也经常应用在食品烹调过程中。天然香料中丁香和桂皮的抗氧化活性最强，迷迭香、花椒等也具有较强的抗氧化性，这些调味料也经常使用于动物性食物（如烤鸡、炖鱼肉等）的加工过程。

（二）酒店食品添加剂安全使用措施

《中华人民共和国食品安全法》第六十条规定，食品添加剂经营者采购食品添加剂，应当依法查验供货者的许可证和产品合格证明文件，如实记录食品添加剂的名称、规格、数量、生产日期或者生产批号、保质期、进货日期以及供货者名称、地址、联系方式等内容，并保存相关凭证。

为贯彻实施法律要求，餐饮业在使用食品添加剂的时候，应该做到"五专"，即专人采购、专人保管、专人领用、专人登记、专柜保存。此外，还应采取以下措施确保食品添加剂的安全使用。

（1）应严格执行《食品添加剂使用标准》，每次使用时应准确称量，并且和食物充分混匀。每次使用记录食品添加剂使用的食物种类及其数量。

（2）建立食品添加剂使用清单，其中详细记录酒店餐饮使用的食品添加剂的种类、数量、使用方法。

（3）酒店如有自制火锅底料、饮料、调味料的经营行为，就应向监管机构备案使用的食品添加剂的名称，并在店堂的显著位置公示或在菜单上明示。

（4）保存食品添加剂的专柜要经常整理和清查，并且在专柜外面显著位置标示"食品添加剂专柜"字样。

第三节　新技术可能产生的食品污染

一、当前在食品生产领域运用的新技术简介

近年来，食品领域内的新技术运用主要有超高压技术、膜分离技术、微胶囊技术和纳米技术、微波技术、转基因和酶工程技术等。这些新技术有的能够克服传统食品生产加工技术的缺点，有的则能够提高人体对食品营养素的消化率。但是新技术的应用不可避免地也产生了一些食品安全的问题。例如，超高压食品技术是在超过 100 个大气压的压力下对食品原料杀菌的一种食品保鲜方法，能够最大限度地保持食物的固有风味，但是超高

压技术对清除食物中的毒素却束手无策,同时还增加了食品包装材料对食品产生化学性污染的风险。再如,膜分离技术能够除去食品中的杂质,提高果汁、酒类、乳类等食品的质量,但是却有可能带来氯污染、微生物污染、农药污染等安全隐患。本节主要介绍微波技术、微胶囊技术以及转基因技术可能产生的食品污染。

二、微波技术

(一)微波技术简介

微波是波长从 1 米到 1 毫米、频率在 300 兆赫到 30000 兆赫的电磁波。在食品工业中常用的频率是 915 兆赫和 2450 兆赫,对应的波长分别是 328 毫米和 122.5 毫米。微波技术是应用微波对食品进行加热、干燥、灭菌、膨化、解冻等处理的一种特殊加工工艺。目前,微波技术在食品加工领域应用的比较广泛,家庭厨电中功能各异的微波炉就是明证。

微波加热原理:加热介质物料中的水分子是极性分子,其在快速变化的高频电磁场作用下,其极性取向将随着外电场的变化而变化,由此造成极性分子的运动而生热,此时微波场的场能转化为热能,使物料的温度升高,产生热化和膨化等一系列物理化学过程而达到加热目的。

微波食品是指利用微波技术加工的食品。微波食品方便快捷卫生,保鲜程度高,营养损失少。微波加热具有显著的优点。被加热食物在电磁场的作用下,无论是食物的中心还是表面,极性分子(如食物中的水)同时运动因而同时产热,因此,食物加热可在较短的时间内完成。一般来说,微波加热效果比较好的食物种类是那些质地均匀的含水量高的食物,含水量少质地粗糙的食物加热效果差一些。

(二)可能产生的安全问题

应用微波技术烹调、加热食品可能存在以下问题:农药、兽药的残留;容器、包装材料对食品的污染;微生物残留;原料选购、食品生产、储存、运输和销售过程中的一些卫生问题;物理性污染等问题。

1.农药、兽药的残留

传统的烹调加工制作对一般的农药残留等有害物质具有一定的破坏、去除和稀释作用。微波炉烹调食品对大部分农药、兽药残留的去除作用小,远远不及传统的烹调加工方法的有效性。

2.容器、包装材料对微波食品的污染

微波烹调食品包装材料及加热容器造成的食品污染问题日益得到关注。微波加热对食品包装材料有特殊要求,使用劣质微波包装材料或微波加热时选择不当的食品包装容器,可能引起化学污染物向食品中迁移。其中微波食品外包装物所含有的助剂迁移是主要污染因素。

3.微波食品微生物残留

微波电磁场不仅对微生物具有热力作用同时还具有电磁辐射的作用。在相同温度下,微波杀菌可以加速微生物的死亡。但是在加热不彻底的情况下,食品中的微生物仍有

残留。研究发现,使用微波炉烹制荷包蛋,如果加热不完全导致蛋黄部分未完全凝固,人工接种六种沙门氏菌均可成活。这是因为微波在没有深入到食物中心部位之前就被消耗完毕而食物中心的细菌仍然存活。

4. 其他

微波加工的食品同其他普通食品一样,存在原料选购、食品生产、储存、运输和销售过程中的一些问题;当微波烹调食品操作出现失误的时候,会导致加工的食品温度过高或加热时间过长,从而产生一些有毒物质;微波加热时,食品的包装容器使用不当,可造成包装容器如玻璃器皿、微波用纸等碎裂、烧焦,造成食品的物理性污染。

三、食品的微胶囊化技术

(一)微胶囊化技术简介

微胶囊化技术是将一种物料包裹在另一种物料之中的技术。食品微胶囊化技术是指为了保护食品的营养物质、控制风味物质释放、改善加工性能和延长货架寿命,将一种食物原料包裹在另一种物料之中的食品加工技术。其中,被包裹的物料称为芯材,而包裹芯材的物料称为壁材。微胶囊化技术的优点是:可以改变物质的物理状态,如液态物质经过微胶囊化之后可以得到细粉状态的物质;可以缓慢释放或定点释放;免受紫外线、氧气和温度等环境因素的影响;能够保存容易挥发的芯材气味;分隔在一起的不同风味的物质。食品工业上的芯材可以是食品添加剂、营养素、水等各种对人体健康有益的物质,常用的壁材有天然高分子化合物、半合成的纤维素衍生物以及合成的高分子化合物三大类。由于食品微胶囊壁材要求安全无毒、可降解,因此天然高分子化合物是首选。

微胶囊一般为直径 1~1000 微米,直径小于 1 微米的颗粒就被称为纳米颗粒或纳米胶囊,直径大于 1000 微米的颗粒被称为微粒胶囊。

(二)微胶囊化食品可能存在的安全问题

1. 芯材和壁材的污染

微胶囊化食品芯材主要是脂类和调味品,都是容易被污染的食物种类,如脂类容易氧化变质,调味品容易腐败变质等,由此直接导致微胶囊食品的芯材变质。

2. 加工过程的污染

食品微胶囊化在生产过程中受到加工工具和人为因素的影响。尤其是加工工艺中有喷雾程序,在喷雾工艺结束之后,需要对产品进行冷却降温,如果冷却降温速度缓慢,就可导致食材变性,或者引起脂肪的酸败产生特有的"哈喇味"。

3. 包装运输过程中的污染

微胶囊化食品大多数为粉末状态,因此包装一定要密封、无污染,包装材料应该无毒无害,不与壁材物质发生化学反应,以此保证香气物质的纯正和产品食用的安全性。换言之,微胶囊化食品对包装材料的要求极其严格,适合普通食品的包装材料很难满足其包装要求。普通包装材料(如纸质包装材料和塑料包装材料)容易发生真菌污染,尤其是在包装材料制造、储运和包装食品过程中,均有可能被环境微生物污染,或因黏附有机物和灰尘等污染,这些被污染过的包装材料就会造成微胶囊化食品的污染。

与微胶囊化食品比较接近的还有纳米食品。纳米食品就是运用纳米技术对可食的天然物、合成物、生物生成物等原料进行加工制成的粒径小于 100 纳米的食品。纳米食品具有与常规物质完全不同的性质,如有的纳米食品可以直接进入细胞核,食品的生理功效会发生改变甚至可出现新功效。不过,纳米食品容易与环境中的其他成分发生反应,容易产生新的有害物质,由此造成食品污染。

四、转基因技术

(一)转基因技术简介

转基因技术实质上是基因工程技术,又称为 DNA 重组技术。转基因技术在 1973 年由美国斯坦福大学的研究人员创立。早期的基因工程应用于微生物诱变育种。20 世纪80 年代,基因技术开始向改良高等动植物的遗传特征方向发展。1983 年诞生了第一株转基因植物,1986 年转基因植物进入田间试验。转基因食品是近二三十年才发展起来的,1994 年,世界上第一例转基因食品——延迟成熟的转基因番茄在美国出现。自此,转基因作物和转基因食品开始大量出现。目前,市场上的转基因食品以植物性食品为主,如转基因大豆、玉米、油菜、马铃薯、番茄、甜椒、西葫芦等。随着转基因食品的不断普及,由新技术开发所带来的转基因食品是否对人体的健康有害成为公众关注的热点。

(二)可能存在的安全问题

根据现有的科学知识推测,转基因食品可能对环境及人体健康造成危害。

1. 转基因食品可能引起人体过敏反应

食物过敏是世界性的公共卫生问题,全世界大约有 2% 的成年人和 4%～6% 的儿童患有食物过敏症。转基因植物引入了外源性目的基因后,会产生新的蛋白质,使部分人可能很难适应或无法适应而诱发过敏症,如已知的转基因玉米和转基因大豆导致过敏症发生的频率非常高。

2. 使细菌产生抗药性

人类食用了转基因食品后,食品在人体内将抗药基因传递给致病细菌,从而使细菌产生抗药性,使抗生素失败。转基因食品中的抗生素抗性标记基因可能引发人类的医疗风险,是人体健康的潜在危害。

3. 转基因食品营养成分改变

转基因食品中的外源性基因可能会改变食物的成分,包括营养成分构成和抗营养因子的变化。如某转基因大豆中异黄酮成分较传统的大豆减少了 14%;转基因油菜中类胡萝卜素、维生素 E、叶绿素等都发生显著变化。这些变化会导致食品营养价值降低,人类营养结构失衡,影响人体健康。

4. 转基因食品的毒性作用

由于目前的转基因技术不能完全有效地控制转基因的后果,如果转入的基因发生突变则可能产生有毒物质,或者使食品中原有的毒素含量增加,产生毒性作用,甚至产生致畸、致癌、致突变的严重后果。

除了转基因技术之外,酶工程技术也是近年来使用比较广泛的生物工程技术。酶工程技术开发的各种酶主要应用于食品保鲜、面粉烘焙加工以及肉的嫩化等食品生产领域。酶工程技术如果应用不当也会给人体健康带来危害。例如,酶制剂的毒性及其在食品中残留可能是人体的毒性成分或者过敏成分。酶制剂的来源菌种也可能产生对人体有害的毒素,从而引起细菌性食物中毒。

第四节　食源性疾病

一、食源性疾病分类

(一)食源性疾病概述

1. 食源性疾病的含义

《中华人民共和国食品安全法》规定,食源性疾病是指食品中致病因素进入人体引起的感染性、中毒性等疾病。判断一种疾病是否为食源性疾病主要考察以下三个基本要素:首先考察传播疾病的媒介是否为食物;其次看引起食源性疾病的病原物是否是食物中的致病因子;最后食源性疾病的临床症状一般表现为中毒性或感染性相关症状。符合以上症状的疾病就可判断为食源性疾病。

2. 食源性疾病的范畴

(1)食物中毒。食物中毒是最常见的食源性疾病。

(2)食物传播性疾病。指因摄入了被各种致病菌和病毒污染的食物和饮水而引起的细菌性及病毒性肠道传染病(如霍乱、细菌性痢疾、伤寒、甲肝等)、由食物传播的人畜共患传染病以及寄生虫病(如旋毛虫病、猪绦虫病、溶组织阿米巴等)。

(3)其他。有食源性变态反应性疾病、暴饮暴食引起的急性胃肠炎、酒精中毒等。

(二)人畜共患传染病

对人有传染性的牲畜疾病,称为人畜共患传染病。人畜共患的传染病种类繁多,常见的主要有三十多种,如炭疽病、鼻疽病、猪丹毒、布氏杆菌病、结核病、口蹄疫、疯牛病等;寄生虫病主要有囊虫病、旋毛虫病、蛔虫病等。正常人一旦感染人畜共患传染病,轻者损害健康,重者危及生命。因此,必须采取有效措施防止人畜共患传染疾病。

(三)食物过敏

食物过敏是由于进食某种食物后造成的不良反应,有呕吐、腹泻及皮肤起疱疹等症状。轻度食物过敏会慢慢好转,严重的食物过敏能引起喉水肿而造成窒息、急性哮喘发作、过敏性休克,如果不进行及时有效抢救甚至可能死亡。容易引起过敏的食物有鸡蛋、牛奶、鱼、贝壳类海产品、坚果、花生、黄豆、小麦、芒果等。酒店餐饮在接受宾客点餐服务时,要询问宾客是否有食物过敏史,避免宾客就餐发生食物过敏反应。

（四）食物中毒

1. 食物中毒的概念

《中华人民共和国食品安全法》规定,食物中毒是指食用了被生物性、化学性有毒有害物质污染的食品或者食用了含有毒有害物质的食品后出现的急性、亚急性食源性疾患。

2. 食物中毒的分类

食物中毒按致病原因可以分为下列几类:细菌性食物中毒、有毒动植物食物中毒、化学性食物中毒以及真菌毒素和霉变食物中毒等。其中,细菌性食物中毒主要有沙门氏菌食物中毒、副溶血性弧菌食物中毒、致病性大肠杆菌食物中毒、志贺菌食物中毒等;有毒动植物食物中毒主要有毒蕈中毒、组胺中毒、河豚中毒等;化学性食物中毒主要有亚硝酸盐中毒、砷化物中毒等;真菌毒素中毒主要有赤霉病麦中毒和霉变甘蔗中毒等。

常见的食物中毒的分类如图 6-7 所示。

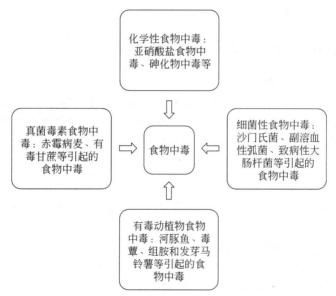

图 6-7　食物中毒的分类组成模式图

3. 食物中有毒物质的主要来源途径

途径 1:食物被某些病原微生物(包括细菌、病毒、真菌)污染,并在适宜条件下急剧繁殖或产生毒素,导致细菌性食物中毒。

途径 2:食物在生产、加工、运输、储存过程中被有毒化学物质污染,并达到了急性中毒剂量,如农药、金属和其他化学物质进入食品导致食物中毒。

途径 3:因食物本身含有毒物质,由于加工、烹调方法不当未除去有毒物质,会导致食物中毒,如木薯、四季豆等中毒;因食物储存条件不当而产生或增加了有毒物质,如发芽马铃薯、高组胺鱼类、酸败油脂、陈腐蔬菜等也会导致食物中毒。

途径 4:有的含毒动植物组织和可食食品容易混淆,误食后可发生中毒,如毒蘑菇、河豚等引起的食物中毒。

4.食物中毒的共同特点

首先,潜伏期较短。集体暴发性食物中毒发生时,很多人在短时间内同时或先后相继发病,在短时间内达到高峰。其次,症状相似。同期中毒病人都有大致相同的临床表现,多见急性胃肠炎症状。再次,有共同的致病食物。所有中毒者都在相同或相近的时间进食过同一种有毒食物,发病范围局限在食用该种有毒食物的人群中,未进食此有毒食物者不发病。最后,无直接传染。停止食用有毒食物后,就不再出现新患者。

值得说明的是,食物中毒与传染病之间具有显著区分。传染病是由病原体引起的,并能在人群中互相传播的疾病。传染病流行必须具备三个基本条件:传染源,指在生物体内有病原体生存繁殖,并能排出病原体的人或动物;传播途径,病原体从传染源排出,通过一定的方式再侵入其他易感患者,所经过的途径被称为传播途径;易感人群,是指人群对传染病缺乏免疫力容易感染而言。人群的易感性取决于人群中每个个体的免疫水平。由此可见,食物中毒与传染病最大的差异在于不具备传染性。

二、细菌性食物中毒

(一)细菌性食物中毒的特点、原因及发生机制

1.细菌性食物中毒的特点

细菌性食物中毒是指通过摄入被致病菌或致病菌所分泌的毒素污染的食品所引起的食物中毒,主要表现为急性胃肠炎的症状。引起细菌性食物中毒事件的罪魁祸首主要有沙门氏菌、副溶血性弧菌、金黄色葡萄球菌及其肠毒素、蜡样芽孢杆菌、大肠埃希氏菌、肉毒毒素、志贺氏菌、变形杆菌等。

细菌性食物中毒的特点主要有:

(1)季节性明显。细菌性食物中毒虽然全年皆可发生,但由于细菌的生长繁殖或产生毒素受环境条件的影响,因此具有明显的季节性。据统计,细菌性食物中毒主要发生于每年的 5—10 月,即夏季和秋季是高发期。

(2)发病急。细菌性食物中毒一般呈急剧暴发型。在食入被致病菌或其毒素污染的食物后潜伏期短、发病急,一般在 24 小时内即可发病。

(3)病死率低。尽管细菌性食物中毒发病急,但是其病死率却较低,如能及时抢救,一般病程短、恢复快(肉毒中毒例外)。

(4)无传染性。细菌性食物中毒与食物中的微生物及其所产毒素有关,只有吃过同种食物的群体才发病,未曾过有毒食物的人不发病,人与人之间无传染性。

2.病原菌污染是发生细菌性食物中毒的主因

食物在生产、加工、运输、储藏、销售等过程中受到致病菌污染的机会很多,常见的有从业人员带菌污染、操作污染、食品腐败变质、食品半生不熟或生熟交叉污染、工具容器使用前不清洗消毒污染、储藏时间过长污染细菌微生物等。食物中的致病菌在合适的生长繁殖或产生毒素的条件下,就会大量繁殖或产生毒素,健康人食用污染食物就会发生细菌性食物中毒。

3.细菌性食物中毒发生的机制

细菌性食物中毒的发生机制主要有感染型、毒素型和混合型三种。

（1）感染型。人体食入含有大量活菌的污染食物而引起中毒后,致病菌在肠道内继续生长繁殖,产生胃肠道症状。还有一些致病菌死亡裂解后释放内毒素,刺激体温调节中枢引起体温升高等症状也属感染型中毒。内毒素只有当细菌死亡溶解或用人工方法破坏菌细胞后才释放出来,所以叫作内毒素。

（2）毒素型。致病菌污染食物后迅速繁殖并产生大量肠毒素,正常人食入含有大量细菌肠毒素的污染食物就会发生中毒。常见的毒素型食物中毒有葡萄球菌肠毒素和肉毒梭菌毒素食物中毒。

（3）混合型。某些污染食物的病原菌进入人体后,既能引起肠黏膜的发炎性反应,又能产生肠毒素引起急性胃肠道症状。常见的混合型食物中毒有副溶血性弧菌食物中毒等。

（二）沙门氏菌食物中毒

1. 沙门氏菌及其容易污染的食物

沙门氏菌种类繁多。其中,有些菌型仅对人致病,有些菌型仅对动物致病,还有一些菌型,如引起食物中毒的沙门氏菌,则对人和动物均能致病。沙门氏菌属食物中毒广泛发生于世界各国,我国城市和农村每年都有发生,而且多见于内陆地区。沙门氏菌食物中毒全年均可发生,以夏、秋两季为多见。这两季的发病率和发病人数为全年的80%左右。

沙门氏菌容易污染动物性食物,因此现实生活中引起沙门氏菌食物中毒的食物多为动物性食物。例如畜肉及其制品,或者家禽、蛋类、乳类、鱼虾及其制品。值得注意的是,沙门氏菌不分解蛋白质,污染食物后食物的外观无明显变化。

2. 发病机制与中毒表现

沙门氏菌活菌在肠道里可释放出毒力较强的内毒素,内毒素可引起肠道炎症,如果内毒素被吸收入血则引起全身性中毒。不过,绝大多数的沙门氏菌食物中毒是由食物中的活菌引起的,产生毒素的沙门氏菌很少见。

食物中毒前期症状有寒战、头晕、头痛、恶心和腹痛,继而出现发热、恶心、呕吐、腹痛、腹泻。发热一般在38℃左右,少数在40℃以上。临床表现中以上述胃肠炎型最为常见,除此以外,还有类霍乱型、类伤寒型、类感冒型、败血症型等。

当进食可疑食品之后出现恶心、呕吐、腹痛、腹泻、发热时,应迅速送往医院治疗。

3. 预防措施

（1）防止污染。加强家禽家畜的饲养管理,预防传染病。做好家畜、家禽宰前兽医卫生检查,发现病畜和病禽,严格按照有关卫生条例和规定处理。加强就餐环境卫生管理,防止畜禽肉类等动物性食品受到污染。

（2）控制繁殖。动物性食品置于10℃以下的低温处储存,以控制细菌的繁殖。食品企业、饮食行业、集体食堂和食品销售网点均应配备冷藏设备,并按照食品低温保藏的卫生要求储存食品。

（3）杀灭病原菌。对可能带菌的食品,在食用前采取加热灭菌是预防食物中毒的关键措施。加热灭菌的效果与加热温度、持续时间、加热方式、食品体积、沙门氏菌的类型以及污染程度等许多因素有关。巴氏消毒法或煮沸法可迅速杀灭乳及乳制品中的沙门氏菌。

(三)副溶血性弧菌食物中毒

1.副溶血性弧菌及其容易污染的食物

副溶血性弧菌抵抗力较弱,56℃5分钟、80℃1分钟、1%食醋5分钟均可将其杀灭。副溶血性弧菌在淡水中生存超不过2天,但是在海水中的生存能力却很强,甚至能生存47天以上。

副溶血性弧菌食物中毒在许多沿海国家都有发生,在我国沿海地区也常见。副溶血性弧菌食物中毒于每年6月开始出现,7月大量增加,8—9月则为高发季节。引起副溶血性弧菌食物中毒的食品主要是海产食品和腌渍食品,如海产鱼、虾、蟹、贝、咸肉、腌渍禽肉、咸蛋、咸菜和凉拌菜等。

2.发病机制与中毒表现

副溶血性弧菌食物中毒的致病作用,主要依靠副溶血性弧菌的侵袭力和耐热性溶血毒素。副溶血性弧菌的活菌跟随被污染食物侵入胃肠道,在其中生长繁殖并产生耐热性溶血毒素,数小时后即可使人发生急性胃肠炎症状。

副溶血性弧菌食物中毒发病急。发病初期表现为腹部不适,上腹部阵发性绞痛或胃部痉挛性疼痛,脐部及回盲肠部亦有疼痛。继而腹泻,一般每天5~6次,多者达20多次。患者易被误诊为急性痢疾,有发热现象,体温一般为37.5℃～39.5℃。

进食可疑食品之后出现腹痛、腹泻、发热时,应迅速送往医院治疗。

3.预防措施

首先,防止污染。海产品冷冻保藏前,应用淡水充分冲洗干净,去除大量细菌和污物;接触过海产品的炊具、容器、水池及食品从业人员的手等应清洗干净,避免污染其他食品。其次,控制繁殖。海产食品及各种熟食品应进行低温储藏。预防细菌性食物中毒最有效的措施就是高温杀灭病原菌。鱼、虾、蟹、贝类等海产食品应烧熟煮透。生吃海蜇等凉拌菜时应充分洗净然后再加料拌食。

(四)变形杆菌属食物中毒

1.变形杆菌属及其容易污染的食物

变形杆菌属广泛分布于自然界及人和动物肠道中。该菌属腐败菌,需氧或兼性厌氧,营养要求不高。变形杆菌属食物中毒大多发生于夏秋季节,以7—9月最为多见。

引起变形杆菌属食物中毒的食物主要是动物性食品,以肉类、水产类较多见,蔬菜、豆制品、剩饭剩菜也可引起。

2.发病机制与中毒表现

变形杆菌属食物中毒的发病机制基本类似于沙门氏菌,即大量活菌随同食物侵入胃肠道引起感染型急性胃肠炎和某些变形杆菌产生的毒素引起毒素型急性胃肠炎。变形杆菌食物中毒的临床表现可分为急性胃肠炎型、过敏型和混合型。

急性胃肠炎型主要表现为恶心、呕吐、腹痛、腹泻。过敏型主要表现为面部潮红、头晕、头痛、荨麻疹,一般不发烧。混合型既有过敏型组胺中毒症状,又有急性胃肠炎症状。

3.预防措施

变形杆菌属食物中毒的预防原则为防止污染、控制细菌繁殖和食前彻底加热杀灭病原菌。特别要高度重视厨房、餐厅卫生工作,避免各种因素对食品的污染,防止带菌者污染和生熟交叉污染,切实做好食品的冷藏保存。对容易引起变形杆菌食物中毒的食物如肉类、豆制品、剩饭等在烹调时应充分加热,烧熟煮透,彻底灭菌。熟食如存放时间稍长,食前应再次彻底加热灭菌。

（五）致病性大肠杆菌食物中毒

1.致病大肠杆菌及其容易污染的食物

大肠杆菌为肠道正常菌丛,一般不致病,但有些菌株毒力较强,能直接引起食物中毒,主要表现为急性胃肠炎,通常将这些菌株称为致病性大肠杆菌。致病性大肠杆菌60℃下持续20分钟或煮沸数分钟即被杀灭,一般消毒剂均易使之死亡。

据统计,正常健康成人和儿童携带致病性大肠杆菌的比例为2%～8%,腹泻病人的带菌率则显著提高,高达19.5%左右。受人、家畜和家禽粪便污染的土壤和水源也常带有该菌。食物受到水和带菌者污染、生熟交叉污染和熟后再污染均可引起食物中毒。

引起致病大肠杆菌食物中毒的食物主要为动物性食物,特别是熟肉制品、凉拌菜。

2.发病机制与中毒表现

致病性大肠杆菌食物中毒的致病物质主要是肠毒素、定居因子、类志贺毒素等。主要有急性胃肠炎型中毒和急性菌痢型中毒。主要表现为食欲不振、呕吐、腹泻。急性菌痢型主要症状为腹痛、腹泻,少数出现呕吐,伴有发热现象,体温38℃～40℃。大便呈伴脓血的黄色水样便。

进食可疑食品之后出现恶心、呕吐、腹痛、腹泻、发热时,应迅速送往医院治疗。

3.预防措施

（1）防止污染。加工用水是致病性大肠杆菌的主要污染源。因此要加强水源卫生保护,防止水源性污染。加强从业人员的个人卫生监控,严格执行食品卫生操作规程,防止生熟交叉污染。

（2）控制繁殖。对于容易污染的食物如熟肉及内脏制品、酸牛乳、点心、凉拌菜等应在低温下存放,防止致病细菌大量繁殖。

（3）杀灭病原体。熟肉制品等在食前须充分加热烹调彻底杀灭病原菌。在夏、秋两季,存放时间超过2小时的熟食品应回锅充分加热再行销售。

（六）葡萄球菌肠毒素食物中毒

1.葡萄球菌肠毒素及其容易污染的食物

葡萄球菌属最适生长温度为37℃,耐盐性强。葡萄球菌肠毒素食物中毒是因摄入被葡萄球菌肠毒素污染的食物所引起。能产生肠毒素的葡萄球菌主要是金黄色葡萄球菌中的某些菌株和少数表皮葡萄球菌菌株。葡萄球菌肠毒素食物中毒全年皆可发生,多见于夏秋季节。

引起葡萄球菌肠毒素食物中毒的食物有乳、肉、蛋、鱼及其制品。我国主要是乳及乳制品、含乳糕点、荷包蛋、糯米凉糕、凉粉、剩饭、米酒等。能够引起中毒的食品必须具备两个条件：一是食品被葡萄球菌污染；二是食品被污染后具有细菌生长繁殖产毒素的条件。

2. 发病机制与中毒表现

葡萄球菌肠毒素食物中毒的致病物质主要为肠毒素。葡萄球菌肠毒素作用于腹部内脏引起剧烈呕吐。葡萄球菌肠毒素还通过破坏黏膜细胞分泌功能引起腹泻，过多的葡萄球菌肠毒素还会引起休克、呼吸困难等症状。

3. 预防措施

（1）防止金黄色葡萄球菌污染食品。首先要防止带菌人员对各种食物的污染。定期对食品从业人员进行健康检查，对手指受伤或者化脓人员等员工要暂时调离与食品接触的岗位。

（2）防止肠毒素的形成。食物应采用低温保藏措施，放置时间不应超过 6 小时，尤其在夏、秋两季，对于熟食制品食用前应再加热。加工场所通风良好和缩短储存时间等措施都能有效防止葡萄球菌产生肠毒素造成食物中毒。

（七）蜡样芽孢杆菌食物中毒

1. 蜡样芽孢杆菌极其容易污染的食物

蜡样芽孢杆菌为革兰氏阳性的需氧芽孢杆菌。有的蜡样芽孢杆菌可在多种被污染食品中产生腹泻毒素。有的蜡样芽孢杆菌常在米饭类食品中产生呕吐毒素。蜡样芽孢杆菌食物中毒有明显的季节性，多发生在夏、秋季。

引起蜡样芽孢杆菌食物中毒的食品种类繁多，如甜点心、肉饼、凉拌菜和乳肉类食品。在我国，也有因米饭、米粉、豆类制品污染该菌发生食物中毒的报告。引起蜡样芽孢杆菌食物中毒的食品，除米饭有时微黏、入口不爽或稍带异味外，其他大多数食品感官正常，无腐败变质现象，这是值得注意的情况。

2. 发病机制与中毒表现

蜡样芽孢杆菌食物中毒的致病物质主要是肠毒素。其发病机制为：大量蜡样芽孢杆菌污染食品后进入人体的肠道，并在其中产生肠毒素，最终引起腹泻，表现主要为腹痛、腹泻。有的蜡样芽孢杆菌食物中毒呈现呕吐型胃肠炎症状，开始为胃部不适，后来表现为恶心、呕吐。

3. 预防措施

预防蜡样芽孢杆菌食物中毒的主要措施有防止污染、控制繁殖和抑制产生肠毒素。鉴于蜡样芽孢杆菌在 16℃～50℃可生长繁殖并产生毒素，因此，各种食品必须注意在冷藏条件下短时间存放，或者在高于 60℃以上存放。米饭是容易被蜡样芽孢杆菌污染的食物种类，因此，制作成熟的米饭要维持在 63℃以上温度存放或者迅速冷却 10℃以下存放；如果是隔餐米饭的话，必须充分加热后才能食用。

（八）肉毒梭菌毒素食物中毒

1. 肉毒梭菌毒素及其容易污染的食物

肉毒梭菌生长繁殖和产生毒素的最适温度为 18℃～30℃。如果生长温度低于 15℃

则肉毒梭菌生长就会受到抑制,从而无法产生毒素。当食物被肉毒梭菌污染后,在厌氧条件下产生肉毒毒素,食用被污染的食物之后就会引起肉毒梭菌食物中毒。肉毒梭菌食物中毒在世界各地均有发生的记载,我国主要以西北地区为高发区,其中新疆地区又是肉毒梭菌食物中毒的多发区域,中毒发生的件数较多。肉毒梭菌毒素食物中毒全年均可发生,3—5月是多发季节。

引起肉毒梭菌毒素食物中毒的食品绝大部分为家庭自制的发酵食品,如臭豆腐、豆豉、豆酱、面酱等;也有少量的案例表明动物性食品也可引起肉毒梭菌食物中毒,如罐头食品、腊肉、熟肉等。

2.发病机制与中毒表现

肉毒梭菌毒素食物中毒属毒素型中毒,致病物质主要为肉毒毒素,随食物进入肠道的肉毒毒素在小肠内被胰蛋白酶活化并释放出神经毒素,影响神经冲动的传递,导致肌肉松弛性麻痹。

肉毒梭菌毒素食物中毒前期症状为无力、头晕、头痛、食欲不振,与其他细菌性食物中毒不同,肉毒中毒仅有少数患者可有恶心、呕吐、便秘、腹泻等症状,多数患者一般体温正常、意识清楚。肉毒梭菌食物中毒的病死率很高,一旦发现中毒者应及时治疗,否则会耽误病情危及患者生命安全。

3.预防措施

(1)防止污染。食品加工前应对食品原料进行清洁处理,除去泥土和污物,用清水充分清洗,防止肉毒梭菌对食品的自然污染。

(2)控制繁殖。加工后的食品应迅速冷却并在低温环境中储存,避免储存在高温或缺氧环境中,以此控制其繁殖及产生毒素。

(3)加热破坏毒素。肉毒梭菌毒素不耐热。对可疑食品食前加热至80℃持续30分钟或100℃持续10分钟就可彻底破坏毒素,加热是防止中毒发生的十分可靠的措施。

(4)注意保持婴儿及其用品的清洁,年龄在12月以内的婴儿辅食中最好不要食用罐装食品,尤其注意食用蜂蜜的安全问题。

(九)志贺菌食物中毒

1.志贺菌及其容易污染的食物

志贺菌属通称为痢疾杆菌。志贺菌属中的痢疾志贺菌是导致典型细菌性痢疾的病原菌,对敏感人群很少数量就可致病。除了痢疾志贺菌之外,其他种类的志贺菌被认为是引起食物中毒的罪魁祸首。志贺菌在人体外的生活能力较弱,在牛乳、水果、蔬菜中大约可生存1周以上。怕光,光照30分钟即死亡;怕热,58℃～60℃的条件下20分钟左右即可杀灭;不过,志贺氏菌却耐寒不怕冷,在冰块中能生存90天左右。志贺菌食物中毒多发生于7—10月。

引起志贺菌食物中毒的食物主要是各种凉拌菜。

2.发病机制与中毒表现

一般认为,志贺菌食物中毒是由于食用了污染大量活菌的食物,由此造成的感染型食物中毒。

志贺菌食物中毒的潜伏期较短,一般在进食后 10 小时左右发病。病人经常出现剧烈的腹痛、呕吐以及频繁的腹泻,同时伴有发热,严重者体温可达 40℃,有的病人甚至可出现痉挛现象。

3. 预防措施

在餐饮业从业人员中,痢疾患者或带菌者的手是造成食品污染的主要因素。熟食被污染之后,存放在较高的温度环境中,志贺菌大量繁殖,食用后造成食物中毒的发生。因此,餐饮业从业人员的手部清洁是至关重要的,上岗之前必须按照标准操作流程进行手部的清洗消毒。

制作凉拌菜的食物原料应该低温储存,防止病原微生物大量繁殖。某些凉拌菜的原料尤其是动物性食物,应该充分烹煮成熟彻底杀灭病原菌,凉透之后再冷藏储存备用。凉拌菜应按照先有订单之后再拼摆制作销售,避免因提前制作完成放置较长时间而增加病原菌污染食品并在其中繁殖的隐患。

三、化学性食物中毒

化学性食物中毒是指有毒金属、类金属、农药和其他化学物质的污染混入食品或者因误食上述化学物质而引起的食物中毒。金属和类金属能够和体内的有机物质结合,阻碍人体正常生理功能,所以一般来说,化学性食物中毒发病快,中毒症状严重,死亡率高,即使症状轻微者病愈所需的时间也比较长。

(一)亚硝酸盐中毒

1. 中毒的原因

(1)一次性食入含有大量亚硝酸盐的蔬菜。蔬菜中含有较多量的硝酸盐,某些具有还原能力的细菌在温度、水分、pH 值和渗透压等都适合的条件下生长繁殖可使硝酸盐还原为亚硝酸盐。若病人胃肠消化功能低下,使胃肠道内硝酸盐还原菌大量繁殖,会很快产生大量的亚硝酸盐而引发中毒。这种情况下引起的中毒,通常称为肠原性青紫症。

(2)饮用不洁的水。某些地区的井水中含有较多的硝酸盐及亚硝酸盐。如用这种水煮粥,并在不洁的容器内存放过久,由于细菌的作用,硝酸盐将转变成亚硝酸盐。用这种水煮饭也可引起中毒。

(3)过量食用肉制品。在食品加工时常用硝酸盐或亚硝酸盐作为腌制鱼和肉的发色剂,如过量食用这些富含硝酸盐和亚硝酸盐的食物也可引起中毒。

(4)进食不洁乳制品。有的乳制品中含有枯草杆菌,可使硝酸盐还原为亚硝酸盐。用这种乳制品喂养婴儿时,亦可出现肠原性青紫症。

此外,家庭或手工作坊在食品加工时,误将亚硝酸盐作为食盐、发酵粉等食用也可引起中毒。值得说明的是,国家已经明令禁止餐饮业使用、储存亚硝酸盐。

2. 亚硝酸盐的毒性

当大量亚硝酸盐被吸收进入血液时,可将血红蛋白中二价铁离子氧化为三价铁离子,形成高铁血红蛋白血症,血液失去携带氧的能力,对缺氧最为敏感的中枢神经系统首先受到损害,可引起呼吸困难、循环衰竭、昏迷等。误食过多的亚硝酸盐可因呼吸衰竭而死亡。

3．中毒表现

亚硝酸盐中毒表现主要为口唇、指甲和全身皮肤出现青紫等组织缺氧表现，并有精神萎靡、头晕、头痛、乏力、心跳加速、嗜睡、烦躁不安、呼吸困难等感觉，亦可有恶心、呕吐、腹胀、腹痛、腹泻等症状。

4．预防措施

（1）加强亚硝酸盐管理，防止误食。控制食品加工中硝酸盐、亚硝酸盐的添加量。在加工工艺可行的条件下，尽量使用亚硝酸盐、硝酸盐代用品。

（2）蔬菜应注意保鲜，防止腐烂。在食品加工时，应保证食品新鲜，防止微生物污染。

（3）制作腌菜时要注意选新鲜蔬菜，并且腌菜要彻底腌透，至少腌制 20 天以上方可食用。此外，胃肠功能不好时，不要在短期内食用大量蔬菜。

（二）砷化物中毒

砷的化合物多数为剧毒。常见的为三氧化二砷（AS_2O_3），俗称砒霜、信石、白砒等。纯品为无臭、无味的白色粉末或块状化合物。

1．中毒的原因

主要是误用误食。因三氧化二砷的外观与食盐、食碱、淀粉、白糖等相似，所以容易被误食而中毒。

砷对接触部位有直接的腐蚀作用，食后可引起口腔、食道和胃肠黏膜水肿、出血、糜烂、溃疡等。砷化物经过吸收入血液，随血液循环分布全身组织，约五分之四储存于肝、肾、脾、胃肠壁和肌肉中，皮肤、毛发、指甲和骨髓为其牢固储存库。人体内的砷排出体外十分困难，常因蓄积作用而造成慢性中毒。

2．中毒表现

砷化物中毒潜伏期为数分钟至数小时。患者口腔和咽喉有烧灼感、口渴、吞咽困难、口中有金属味，继而恶心、呕吐，甚至可吐出血液和胆汁。心窝部有烧灼感、剧烈腹痛、顽固性腹泻。中毒严重者常因呼吸循环衰竭而在 $1\sim2$ 日内死亡。

3．预防措施

应严格做好农药保管和使用，砷剂农药及其包装物外表必须标明有毒标识。砷中毒死亡的动物必须烧毁。食品生产加工中使用的化学物质如食品添加剂、盐酸、碱等砷含量必须符合国家食品安全标准。

四、有毒动植物食物中毒

所谓有毒动植物食物中毒，主要是指有些动植物中含有某种有毒的天然成分，由于外观形态与无毒品种相似，易混淆误食，或者因加工不当，未能有效除去有毒成分的某些动植物引起的中毒。

（一）毒蕈中毒

1．中毒特点

蕈类通称蘑菇，属真菌植物，某些品种自古以来被视作"山珍"，味道鲜美并且具有较高的营养价值和食用价值。我国蕈类植物很多,分布范围广阔,食用蘑菇 300 多种,毒蘑菇约 80 种,其中 9 种毒蘑菇为剧毒,能使人致死。毒蘑菇虽然占的比例小,但因形态特征复杂及与食用蘑菇不易区分而常常误食中毒。

毒蘑菇中毒多发生在高温多雨的夏秋季节。人们往往因采集野生鲜蘑菇又缺乏经验而误食中毒,因此多为散在发生。毒蘑菇的有毒成分比较复杂,因此,中毒表现复杂多变,通常为综合症状。

2. 毒蘑菇的毒性

主要有胃肠毒型毒素、神经精神型毒素、溶血毒型毒素和原浆毒型毒素。其中,误食含有胃肠毒素的毒蘑菇后表现以胃肠道症状为主,发病时表现为恶心、呕吐、腹痛、腹泻等症状,一般不发热;误食含有毒蝇碱的毒蘑菇表现为副交感神经为主的症状,表现为流涎、呕吐、腹泻、大汗、面色苍白、流泪、瞳孔缩小等症状,严重者呼吸困难,有时出现幻觉;误食马鞍蕈(又称鹿花蕈)毒蘑菇产生的中毒属于溶血型毒素中毒,开始表现为呕吐和腹泻,严重的有肝、肾疼痛,最终出现急性溶血,中毒严重可导致死亡;误食原浆毒型的毒蘑菇中毒临床表现复杂,病情凶险,病死率高。

3. 预防措施

广泛宣传毒蘑菇中毒的危险性,提高广大群众对毒蘑菇的识别能力,对不认识和未食用过的蕈类,不要采摘和食用;提高鉴别毒蘑菇的能力,防止误食中毒。但是,目前尚无简单可靠的方法鉴别毒蘑菇。在鉴定时,除了外形特征外,还需通过显微镜进行形态结构观察才能确定。

(二)鱼类引起的组胺中毒

1. 中毒特点

引起此类中毒的鱼大多是含组胺高的鱼类,主要是海产鱼中的青皮红肉鱼类,如金枪鱼、秋刀鱼、竹荚鱼、沙丁鱼、青鳞鱼、金线鱼、鲐鱼等。当鱼不新鲜或腐败时,鱼体中游离组氨酸经脱羧酶作用产生组胺。当组胺积蓄至一定量时,食后便可引起中毒。

2. 中毒表现

鱼类引起的组胺中毒潜伏期很短,食用有毒的鱼之后最短 5 分钟就可发病。组胺对人体的作用以引起局部或全身毛细血管扩张、支气管收缩为主,主要症状表现为脸红、头晕、头痛、心慌、脉速、胸闷和呼吸窘迫等,也有人口和舌及四肢发麻、恶心、呕吐、腹痛、荨麻疹、全身潮红等。

进食不新鲜或者冷藏不当的鲭鱼、金枪鱼、沙丁鱼和秋刀鱼等鱼类之后,出现面色潮红、唇舌肿胀、双眼结膜充血、全身皮肤瘙痒者,可以饮浓茶 300 毫升后催吐,并迅速前往医院治疗。

3. 预防措施

(1)不吃腐败变质的鱼,特别是青皮红肉的鱼类。市售鲜鲐鱼等应冷藏或冷冻,要有较高的鲜度,其组胺含量应符合国家食品安全标准。

(2)选购鲜鲐鱼等要特别注意其鲜度,如发现鱼眼变红、色泽不新鲜、鱼体无弹性时,则不得食用。腌制咸鱼时,应劈开鱼背并加 25% 以上的食盐腌制。

（3）合理烹调也能去除组胺。在食用不新鲜的鲐鱼时，烹调前应去内脏、洗净、切成两寸段，用水浸泡 4～6 小时，可使组胺量下降 44%；或者烹调时加入适量雪里蕻或红果，也可使组胺减少 65%。不过，油煎或油炸对组胺的清除效果不大。

（4）体质过敏者不吃青皮红肉鱼为宜。

（三）河豚中毒

河豚中毒是指食用了含有河豚毒素的鱼类引起的食物中毒。在我国主要发生在沿海地区及长江、珠江等河流入海口处。

1. 河豚毒素的特点

河豚鱼的有毒成分是河豚毒素，是一种神经毒，有河豚素、河豚酸、河豚卵巢毒素及河豚肝脏毒素。河豚毒素的毒性甚至超过剧毒氰化钾。河豚鱼的卵巢和肝脏毒性最强，其次为肾脏、血液、眼睛、鳃和皮肤。鱼死后较久时，内脏毒素可渗入肌肉，使本来无毒的肌肉也含毒。河豚的毒素常随季节变化而有差异，每年 2—5 月为卵巢发育期，毒性最强，故河豚中毒多发生于春季。

2. 中毒表现

发病急，潜伏期一般 10～45 分钟，长者达 3 小时。病人先感觉手指、口唇、舌尖麻木或有刺痛感，然后出现恶心、呕吐、腹痛、腹泻等胃肠道症状，并有四肢无力、口唇、舌尖及肢端麻痹，进而四肢肌肉麻痹，以致身体摇摆、行走困难，甚至全身麻痹成瘫痪状。严重者最后呼吸衰竭而死亡。

3. 预防措施

捕捞时必须将河豚剔除；水产管理部门要加强检查，严禁出售鲜河豚。加工干制品必须严格执行规定的操作程序；加强宣传河豚鱼的毒性及危害，学会识别河豚，不吃沿海地区捕捞或捡拾的不认识的鱼；严禁饭店、餐馆自行私自加工河豚。

（四）麻痹性贝类中毒

麻痹性贝类中毒是由贝类毒素引起的食物中毒。麻痹性贝类毒素是一种毒性很强的海洋毒素，世界各地沿海地区都有过麻痹性贝类中毒致死的报道。因为该食物中毒的特征为神经麻痹，因此就被统称为麻痹性食物中毒。

1. 中毒特点

贝类中的毒素主要与海水中的海藻类有关。当贝类食入有毒的藻类后，藻类中的毒素以结合状态存在贝类体内，此时对贝类并不产生毒害作用。一旦人体摄取贝类肉之后，结合状态的毒素就会从贝肉中释放出来，对人体产生毒害作用。除了有毒海藻之外，与藻类共生的某些微生物也可产生贝类毒素。

在贝类毒素当中，石房蛤毒素毒性最强，毒性与神经毒气沙林相同。石房蛤毒素是非蛋白质毒素，分子量小，进入人体之后很容易被人体吸收，但是却很难被消化酶消化分解。

2. 中毒表现

石房蛤毒素是毒性很强的神经毒素。人体中毒之后潜伏期短，一般在 20 分钟内发病。主要症状为舌、唇和指尖麻木，随着中毒的加深，颈部和腿部也开始麻痹。在此过程中,中毒者还伴有头痛、头晕、恶心和呕吐等症状,最后出现呼吸困难,中毒严重者可因呼吸麻痹而死亡。

3.预防措施

当发现贝类生长的海水中有大量的海藻存在,尤其是发生赤潮(大量海藻类繁殖使水产生微黄色或者微红色)现象时,海产贝类肉中可能蓄积了较多的贝类毒素,此时应避免食用贝类海产品。作为有效的预防措施,在炎热夏季,政府有关部门要定期检测贝类所含的毒素量,及时发布贝类食品安全信息。

五、真菌毒素食物中毒

(一)赤霉病麦食物中毒

1.中毒的原因

麦类赤霉病是粮食作物的一种重要病害。麦类赤霉病可造成大麦和小麦的大量减产,人畜食入病麦之后也可引起赤霉病麦中毒。除麦类外,玉米亦可发生。

2.中毒表现

赤霉病麦食物中毒多在进食后30分钟内发病,慢的2~4小时,快的在十几分钟内即出现恶心、头痛、头晕、眼花、步伐紊乱,形似醉酒。

3.预防措施

做好粮食在田间和储藏期的防霉工作。选择抗赤霉病谷类品种,适当使用杀菌剂。收获后及时脱粒、晾干,储存时粮食水分含量符合国家安全标准。采取有效措施除去粮食中的病麦。

(二)霉变甘蔗中毒

1.中毒的原因

甘蔗在不良条件下经过冬季储存,到次年春季出售时,真菌大量繁殖产生毒素,食入含有大量毒素的霉变甘蔗会导致食物中毒。

霉变甘蔗产生的毒素是一种神经毒物质,其毒性比较强。毒素主要侵犯中枢神经,中毒严重的患者会因呼吸衰竭而死亡。

2.中毒表现

霉变甘蔗中毒潜伏期为15分钟至数小时。中毒症状最初为呕吐、头昏、视力障碍,继而发生阵发性抽搐和昏迷。

进食霉变甘蔗后应立即催吐,出现恶心、呕吐、腹痛、头晕、头痛等症状时,应立即送往医院治疗。

3.预防措施

甘蔗储存过程中应采取措施防止真菌繁殖,储存时间不宜过长。储存过程中应定期检查,一旦发现甘蔗外观缺少光泽,有霉斑,切开后剖面呈浅黄色或浅褐色,闻起来有轻度霉味或酒糟味,就可断定是霉变甘蔗。霉变甘蔗不得出售和食用。

课 后 习 题

一、核心概念

食品污染　食物中毒　食品添加剂

二、填空题

1. 发生在日本的"痛痛病"的原因是（　　　　　）中毒。

2. 生物性污染主要有昆虫污染、细菌污染和（　　　　　）。

3. 白菜、豆腐和鸡肉，可能引起沙门氏菌食物中毒的食物是（　　　　　）。

4. 肉毒梭菌食物中毒的死亡率（　　　　　）。

5. 引起麻痹性贝类中毒的毒素是（　　　　　）。

6. 当前我国食物中毒发生件数最多的领域是（　　　　　）。

7. 预防细菌性食物中毒的措施有防止污染、控制繁殖和（　　　　　）。

8. 河豚毒素毒性最强的部位是河豚鱼的肝脏和（　　　　　）。

9. 吃腐败变质的青皮红肉鱼可能发生（　　　　　）。

10. 物理性污染包括放射性污染和（　　　　　）。

11. "水俣病事件"中有毒金属是（　　　　　）。

12. 引起志贺菌食物中毒的食物主要是各种（　　　　　）。

13. 除了香料之外，我国还有限制使用的食品添加剂（　　　　　）种。

三、思考题

1. 举例说明食品污染的概念、种类以及预防措施。

2. 食品的一般卫生指标有哪些？

3. 防止食品腐败变质的措施是什么？试举例说明之。

4. 思考化学农药进入人体的可能途径。

5. 餐饮业使用食品添加剂的"五专"要求是什么？

6. 以水产品为例说明水生物对有害物质的富集作用。

7. 转基因食品可能存在的食品安全问题有哪些？

8. 微波技术加工的食品安全问题有哪些？

9. 微胶囊化技术的优点有哪些？

10. 简述食源性疾病的含义及基本要素。

11. 食物中毒的特点是什么？

12. 组胺中毒的特点及预防措施有哪些？

13. 预防细菌性食物中毒的有效措施有哪些？

14. 容易引起沙门氏菌中毒的食物有哪些？预防措施是什么？

15. 容易引起副溶血性弧菌中毒的食物有哪些？预防措施是什么？

16. 容易引起肉毒梭菌毒素中毒的食物有哪些？预防措施是什么？

17. 如何预防河豚食物中毒？

18. 引起亚硝酸盐食物中毒的原因有哪些？

19. 如何预防麻痹性贝类食物中毒?

20. 如何预防真菌毒素食物中毒?

四、实训题

1. 炎热夏季,新鲜的鲅鱼(马鲛鱼)非常不易保存。农贸市场上的水产摊贩会大减价出售不很新鲜的鲅鱼。受到价格便宜的诱惑,有些人会买不新鲜的鲅鱼回家烹调食用,结果,吃鱼的人出现了皮肤潮红、胸闷、哮喘、心跳过快等现象。结合你学过的知识分析产生这种现象可能的原因及应对方法。

2. 抽空查找网络上关于食物中毒的各种新闻报道。归纳我国食物中毒的高发季节以及各种食物中毒事件发生的起数。

3. 结合自己日常饮食生活经验,谈谈你曾经有过的食源性疾病经历。并在此基础上,谈谈你对预防各种食物中毒的建议。

第七章

食品安全与食品生产加工过程的安全管理

引言

 我理想中的纯天然,你到底在哪里?

学习目标:

1. 掌握各类植物性食物的食品安全措施;
2. 掌握各类动物性食物的食品安全措施;
3. 掌握新鲜猪肉和新鲜海产鱼类的感官指标;
4. 掌握无公害食品、绿色食品与有机食品的异同;
5. 掌握保健食品与普通食品的异同;
6. 掌握 GMP 的基本内容并了解食品厂 GMP;
7. 掌握 SSOP 的基本内容;
8. 深刻理解实施 HACCP 的重大意义;
9. 掌握制订酒店餐饮 HACCP 计划的步骤;
10. 掌握香辣牛肉酱的 CCP。

第一节 各类食品安全

一、植物性食物的食品安全

(一)粮豆类

1.可能存在的食品安全问题

(1)微生物污染。粮豆中的微生物主要分布在谷物表面、附着于粮粒表皮或壳上,有的侵入粮食原料组织内部。粮食原料的微生物主要包括细菌、酵母菌和霉菌三大类群。就对粮食危害程度而言,真菌及其毒素最为突出,细菌其次,酵母菌则最少。其中,真菌和真菌毒素污染主要是粮豆类在农田生长期、收获及储藏过程中的各个环节中受到真菌污染，或者污染之后在粮豆上生长繁殖并产生毒素。常见污染粮豆的真菌有曲霉、青霉、毛霉、根霉和镰刀菌等。

（2）化学因素导致的污染。主要包括农药残留、重金属污染等。粮豆中农药残留可来自防治病虫害和除草时直接施用的农药和通过水、空气、土壤等途径将环境中污染的农药残留物吸收到粮豆作物中。重金属污染：某些地区自然地质条件特殊，环境中有高浓度重金属含量，如在一些特殊地区、矿区、海底火山活动的地区。人为的环境污染而造成有毒有害金属元素，主要是汞、镉、砷、铅、铬和氰化物等对粮食也可能产生污染。此外，熏蒸剂残留也可能导致污染粮食。过量使用粮食熏蒸剂如磷化铝、溴甲烷、二硫化碳、环氧乙烷、甲醛等，就会造成残留量超标而污染粮食。

（3）仓储害虫的污染。我国常见的仓储害虫有甲虫、螨虫（粉螨）及蛾类（螟蛾）等50余种。仓储害虫在原粮、半成品粮豆上都能生长并使其降低或失去食用价值，有的还能产生一些对人体具有危害性的污染物。

（4）其他污染。包括无机夹杂物和有毒种子的污染，其中泥土、砂石和金属是粮豆中的主要无机夹杂物。麦角、毒麦、麦仙翁籽、槐籽、曼陀罗籽、苍耳子等均是粮豆在农田生长期和收割时可能混杂的有毒植物种。此外，还有一些人为的掺伪行为。

值得说明的是，放置过久的陈化粮（储藏期3年以上，黄曲霉菌超标，已不能直接作为口粮的粮食）只能通过拍卖的方式向特定的饲料加工和酿造企业定向销售，并严格按规定进行使用，倒卖、平价转让、擅自改变使用用途的行为都是违法行为。

2. 食品安全措施

虫害防治与防霉变是粮食食品安全的重点。粮食中的储粮害虫防治，要贯彻"以防为主，综合防治"的方针，做好仓库、加工厂和其他有关场所的一切预防工作，使储粮害虫无藏身之地。入库的稻谷应首先达到干、饱、净和无虫，一旦发现或发生害虫，则应积极采取有效的治杀措施。微生物防治也是确保粮食安全的重点。危害谷物的微生物主要是霉菌，而霉菌的生长是依赖于各种环境条件的。霉菌中的大多数是好氧性微生物，一般在2%左右的低氧环境或40%以上的高CO_2环境中就可以抑制其生长发育。

3. 食品安全国家标准

不同品种的粮豆都具有固有的色泽及气味，有异味时应慎食，霉变的不能食用，尤其是成品粮。为了保证食用安全，我国对粮豆类食品已制定了食品安全国家标准，如《食品中农药最大残留限量》（GB 2763—2021）、《食品中污染物限量》（GB 2762—2017）等对粮豆类提出了具体的食品安全要求。

（二）植物性油料作物及油脂

1. 可能存在的食品安全问题

油料作物是制油植物原料的统称，脂肪含量至少在20%以上，主要包括大豆、花生、芝麻、向日葵、棉籽、蓖麻、苏子、油用亚麻和大麻等。油脂（这里主要是指食用的植物油）是油料经过加工后得到的产品，其化学组成是一分子甘油和三分子脂肪酸化合成的甘油三酯。可能存在的食品安全问题有以下几种。

（1）油料作物储存不当污染霉菌产生毒素,再使用霉变油料作物制造植物油,就会造成霉菌毒素超标的严重后果。尤其是有些机械化生产程度低的手工作坊生产出来的未精炼植物油,霉菌毒素污染的安全隐患非常大。

（2）油脂氧化酸败产生的安全问题。油脂氧化是导致油脂及含油食品品质劣变的主要原因之一。油脂在储藏期间,因空气中的氧气、光照、微生物和酶的作用,而导致油脂产生令人不愉快的气味和苦涩味,同时产生有毒有害化学物质。氧化酸败变质的油脂对人体健康有害,正常成年人食用氧化酸败的油脂可能会发生腹痛、呕吐以及浑身倦怠等症状。

（3）地沟油掺伪也是油脂食品安全不可忽视的问题。2014年台湾发生了"黑心油事件",康师傅一款方便面涉嫌使用地沟油而引起全社会的声讨。广义的地沟油泛指各类废弃的食用油,主要是餐厨废油脂以及一些用劣质动物皮、肉、内脏加工提炼后产出的油脂。餐厨废油脂主要包括三大类即地沟油(狭义)、泔水油和煎炸老油。地沟油掺伪对消费者的身体健康造成严重危害,必须采取措施杜绝地沟油进入消费者的饮食生活。

2. 食品安全措施

首先,做好需要长期储存油脂的储藏工作,使用密封、隔绝光线的容器,并且低温储存,或者在油脂中加入抗氧化剂。其次,取缔小作坊式的油脂加工场所,加强监管,从源头上堵住存在食品安全隐患的油脂进入消费市场。最后,消费者要提高食品安全意识,加强食品安全法规和食品安全知识的学习,必要时可向商家询问进货渠道或者索要进货发票,也可查看当地食品安全机构的抽样检查报告。

3. 食品安全国家标准

植物性油料作物领域主要有《食品中农药最大残留限量》(GB 2763—2021)和《食品中污染物限量》(GB 2762—2017)等食品安全国家标准。

（三）蔬菜和水果

1. 可能存在的食品安全问题

（1）微生物和寄生虫卵污染。蔬菜在栽培中可因利用人畜的粪、尿作肥料,而被肠道致病菌和寄生虫卵所污染。蔬菜、水果在收获、运输和销售过程中如果管理不当,也可被肠道致病菌和寄生虫卵所污染。

（2）工业废水和生活污水污染。使用未经无害化处理的工业废水和生活污水灌溉,可使蔬菜受到其中有害物质的污染。工业废水中的某些有害物质还可影响蔬菜的生长。

（3）农药残留。使用过农药的蔬菜和水果在收获后,常会有一定量农药残留,如果残留量大将对人体产生一定危害。对于生长期短的新鲜蔬菜更应该注意农药残留问题,这是因为生长期短的绿叶蔬菜有时在刚喷洒农药后就已经成熟,上市之后由于农药残留较多而造成农药中毒。

此外,不新鲜的水果蔬菜还可能生成较多的亚硝酸盐,食用之后容易造成食物中毒。

2. 食品安全措施

（1）保持新鲜。为了避免腐败和亚硝酸盐含量过多,新鲜的蔬菜和水果最好不要长期保藏,采收后及时食用不但营养价值高,而且新鲜、适口。如果一定要储藏的话,应剔除有外伤的蔬菜和水果并保持其外形完整,以小包装形式进行低温保藏。

（2）清洗消毒。为了安全食用蔬菜,既要杀灭肠道致病菌和寄生虫卵,又要防治营养素的流失,最好的方法是先在流水中清洗,然后在沸水中进行极短时间的热烫。食用水果前也应彻底洗净,食用之前削皮也能够有效克服农药残留的危害。

值得说明的是,在我国当前常用漂白粉溶液、高锰酸钾溶液或其他低毒高效消毒液浸泡消毒。浸泡消毒的水果蔬菜,食用之前一定要用清水冲洗干净。

3. 食品安全国家标准

蔬菜和水果的食品安全标准主要有《食品中农药最大残留限量》(GB 2763—2021)和《食品中污染物限量》(GB 2762—2017)等。

（四）薯类

过去,白菜、萝卜、马铃薯和红薯等是我国北方居民冬季食用的主要蔬菜。在长期保存过程中,由于保管不当可能会使马铃薯发芽。发芽的马铃薯当中含有有毒物质龙葵素,具有腐蚀性、溶血性,对人体运动中枢及呼吸中枢有麻痹作用。食用过多的发芽马铃薯可能造成食物中毒,具体表现为初期咽喉或口腔内具有刺痒或灼热感,继有恶心、呕吐、腹泻等症状,严重者剧烈呕吐甚至昏迷。由于龙葵素溶于水,遇醋酸容易分解,而且高温蒸煮也能消除毒性,因此,烹制放置时间较长的马铃薯时,适当加醋或者高温烹调是去毒的有效措施。另外,木薯中含有氰甙,食前必须去除干净,否则有食物中毒的可能。

自 2015 年以来,国家农业部开始积极推进我国马铃薯产业化发展,力争未来使马铃薯成为中国第四大主粮作物。在我国推广"马铃薯主食化",一方面要扩大种植面积、推进产业开发、推广种植优质马铃薯品种;另一方面要加强马铃薯储存管理,避免储存期间管理不当发芽腐烂造成浪费和食品安全隐患。

二、动物性食物的食品安全

（一）畜禽肉

1. 可能存在的食品安全问题

（1）腐败变质。肉类在加工和保藏过程中,如果卫生管理不当,往往会发生腐败变质。健康的畜肉的 pH 值较低,具有一定的抑菌能力;而病畜肉 pH 值较高且在宰杀前即有细菌侵入机体,由于细菌的生长繁殖,可使宰杀后的病畜肉迅速分解,引起腐败变质。

（2）人畜共患传染病。对人有传染性的牲畜疾病,称为人畜共患传染病,如炭疽、布氏杆菌病和口蹄疫等。有些牲畜疾病如猪瘟、猪出血性败血症虽然不会感染人,但当牲畜患病以后,可以继发沙门氏菌感染,同样可以引起食物中毒。

（3）人畜共患寄生虫病。主要有囊虫病、旋毛虫病等。蛔虫、姜片虫、猪弓形虫病也是人畜共患寄生虫病。

（4）药物残留。动物用药包括抗生素、抗寄生虫药、激素及生长促进剂等。为保证食品安全,我国农业部对动物性食物中的兽药残留量进行了详细规定,要求动物性食物中的兽药残留量符合《动物性食品中兽药最高残留量》要求。

（5）使用违禁饲料添加剂。如给老牛注射番木瓜酶促进肌纤维软化、给牲畜体内注水等。

（6）死因不明肉。死因不明肉存在极大食品安全隐患，不得流通销售，也不允许作为食品原料加工生产。检验人员通过检查肉尸是否放过血即可判断其是否为死畜肉。死畜肉的特点是肉色暗红，肌肉间毛细血管瘀血，切开肌肉用刀背按压，可见暗紫色瘀血溢出。死因不明的畜肉，一律不准食用。

2. 食品安全国家标准

畜禽肉要符合《食品中兽药最大残留限量》、《食品中致病菌限量》（GB 29921—2013）、《食品中污染物限量》（GB 2762—2017）以及《食品中农药最大残留限量》（GB 2763—2021）等食品安全国家标准的要求。

采购食品原料时，通过哪些具体指标才能正确判断畜禽肉的食品质量高低呢？一方面，可通过理化指标来判定，如肉中的挥发性盐基氮含量就是一个十分有用的指标，对于猪肉来说，挥发性盐基氮的数值超过 25 毫克/100 克就可判断是变质肉，小于 15 毫克/100 克就认为是一级鲜肉。另一方面，感官指标也能很好地鉴别肉的新鲜度。新鲜猪肉的感官指标见表 7-1。

表 7-1　新鲜猪肉感官指标

感官指标	一 级 鲜 肉	二 级 鲜 肉	变 质 肉
色泽	肌肉有光泽，色红均匀，脂肪洁白	颜色稍暗，脂肪缺乏光泽	肌肉无光泽，脂肪呈灰绿色
黏度	外表稍干或微湿润，不黏手	外表干燥或黏手，新切面湿润	外表极干燥或黏手，新切面发黏
弹性	指压后凹陷立即恢复	指压后凹陷恢复缓慢且不能完全恢复	指压后凹陷不能恢复，留有明显痕迹
气味	具有新鲜肉的正常气味	有氨味或酸味	有臭味
煮沸后肉汤	透明澄清，脂肪团聚于表面，具有香味	稍有浑浊，脂肪呈小滴浮于表面，无鲜味	浑浊，有黄色絮状物，脂肪极少浮于表面，有臭味

（二）蛋类

1. 可能存在的食品安全问题

（1）微生物污染。微生物可通过患病母禽或者附着在蛋壳表面而污染禽蛋。微生物的污染还可使禽蛋发生变质、腐败。新鲜蛋清中含有溶菌酶，有抑菌作用，一旦作用丧失，腐败菌在适宜的条件下迅速繁殖。微生物中常见的致病菌是沙门氏菌。

（2）化学性污染。鲜蛋的化学性污染物主要是汞，其来源可由空气、水和饲料等进入禽体内，致使所产的蛋中含汞量超标。此外，农药、激素、抗生素以及其他化学污染物均可通过禽饲料及饮水途径进入母禽体内，在蛋中残留。

（3）其他问题。鲜蛋是一种有生命的个体，可不停地通过蛋壳气孔进行呼吸，因此它具有吸收异味的特性。应该将鲜蛋单独存放以免吸收异味减低营养价值；此外，受精的禽蛋在 25℃～28℃条件下开始发育，在 35℃时胚胎发育较快。胚胎一经发育，蛋的营养价值则显著下降，所以应注意控制鲜蛋的储藏温度。

2. 食品安全国家标准

蛋壳清洁完整,灯光透视时,整个蛋呈橘黄色至橙红色,蛋黄不见或略见阴影。打开后蛋黄凸起、完整、有韧性,蛋白澄清、透明、稀稠分明,无异味。蛋类的食品安全要符合《食品中兽药最大残留限量》《食品中致病菌限量》(GB 29921—2013)等的要求。

(三)水产品

1. 可能存在的食品安全问题

(1)腐败变质。活鱼肉一般无菌,在鱼的体表、鳃及肠道中含有一定量细菌。当鱼肉开始腐败变质时,鱼体表层的黏液蛋白被细菌酶分解,呈现浑浊并有臭味;表皮结缔组织被分解,会致使鱼鳞易于脱落;眼球周围组织被分解,会使眼球下陷、浑浊无光;鳃部在细菌的作用下由鲜红变成暗褐色并带有臭味;肠内细菌大量繁殖产气,使腹部膨胀,肛门膨出;严重腐败变质的鱼表现为肌肉与鱼骨脱离。

(2)寄生虫病。食用被寄生虫感染的水产品可引起寄生虫病。预防寄生虫病的最好方法是加强宣传不吃"鱼生"(即生鱼片),不吃生蟹、生泥螺,水产品要彻底煮熟方可食用。

(3)化学性污染。工业废水中的有害物质或者化学农药污染物污染江河、湖泊中的水体进而污染生活在其中的水产品,食用被污染的水产品之后引起食物中毒。

另外,近年国外有鱼类等水产品被放射性核元素污染的报告,亦应引起重视。

2. 食品安全国家标准

我国对各类水产食品均有安全标准规定。这里以黄花鱼为例说明鱼类的食品安全标准。

感官要求:①体表。新鲜的黄花鱼体表金黄色,有光泽,鳞片完整,不易脱落;次新鲜的黄花鱼体表淡黄,淡苍黄或白色,光泽较差,鳞片不完整,易脱落。②鳃。新鲜的黄花鱼的鳃色鲜红或紫红(小黄鱼多为暗红),无异臭或稍有腥臭,鳃丝清晰;次新鲜的黄花鱼色暗红、暗紫或带棕黄,灰红,有腥臭,但无腐败臭,鳃丝粘连。③眼。新鲜的黄花鱼眼球饱满凸出,角膜透明;次新鲜的黄花鱼眼球平坦或稍凹陷,角膜稍浑浊。④肌肉。新鲜的黄花鱼肌肉坚实有弹性,次新鲜的黄花鱼肌肉松弛,弹性差。④黏膜。新鲜的黄花鱼呈鲜红色,次新鲜的呈淡红色。

鱼类的食品安全要符合《食品中致病菌限量》(GB 29921—2013)、《食品中农药最大残留限量》(GB 2763—2021)、《食品中污染物限量》(GB 2762—2017)等的要求。

(四)乳(乳制品)

1. 可能存在的食品安全问题

(1)奶中存在的微生物。一般情况下,刚挤出的奶中存在的微生物可能有八联球菌、荧光杆菌、酵母菌和真菌;如果卫生条件差,还会有枯草杆菌、链球菌、大肠杆菌、产气杆菌等。新鲜的奶具有自我抑制细菌生长繁殖的能力,不同温度下生奶的抑菌力是不同的:在 0℃可保持 48 小时,5℃时可保持 36 小时,10℃时可保持 24 小时,25℃时可保持 6 小时,而在 30℃时仅能保持 3 小时。因此,奶挤出以后应及时冷却,以免微生物大量繁殖导致鲜乳腐败变质。

（2）致病菌对奶的污染。主要是动物本身的致病菌通过乳腺进入奶中。挤奶时和奶挤出后至食用前的各个环节也可能受到污染。致病菌主要来源于挤奶员的手、挤奶用具、容器、空气和水，以及畜体表面。

（3）奶及奶制品的有毒有害物质残留。包括治疗病牛使用的抗生素，饲料中真菌的有毒代谢产物、农药残留、重金属和放射性核素等对奶的污染。

此外，还有人为掺伪的问题。如人为掺水增重等。

2. 食品安全国家标准

鲜奶及各种奶制品（如奶酪、奶粉、消毒乳等）应该符合相应的食品安全国家标准。

三、调味品与其他食品的食品安全

（一）调味品的食品安全国家标准

食盐按照国家标准分为精制盐、粉碎洗涤盐和日晒盐。其中，精制盐占我国食盐总产量的 60%，氯化钠含量在 99% 以上，适用于家庭烹调等；粉碎洗涤盐约占全国产量的 25%，氯化钠含量在 95% 以上，适合于食品加工；日晒盐产量占 15% 以上，氯化钠含量在 93% 以上，适合于腌制蔬菜等食品加工。关于加碘盐要求参见《食品安全国家标准　食用盐碘含量》（GB 26878—2011）。

生产味素的食用原材料以及一些化学试剂必须符合国家食品安全标准。噬菌体的污染是谷氨酸发酵的一大公害，要加强防治工作。在谷氨酸发酵过程中，要做好监测和检查工作，防止污染杂菌，确保食品安全。

（二）酒类的食品安全国家标准

酿酒所需要的原辅料比较复杂，所有的原辅料均应具有正常的色泽和良好的感官性状，无霉变、无异味、无腐烂。发酵酒要符合我国《食品安全国家标准　发酵酒及其配制酒》（GB 2758—2012）的要求，配制酒所用的酒基要符合《食品安全国家标准　蒸馏酒及其配制酒》（GB 2757—2012）的要求，禁止使用医用酒精或者工业酒精作为配制酒的原料。啤酒的生产过程要充分考虑各阶段生产工艺所需要的卫生要求；果酒生产过程注意不得使用铁制容器，葡萄应该在采摘后 24 小时内加工完毕；在黄酒糖化过程中尽量不使用石灰水中和降低酸度（但是为了调味，在压滤之前允许加入少量澄清石灰水），要求成品中所含氧化钙含量不得超过 0.5%。

（三）茶叶的食品安全国家标准

（1）可能存在的食品安全问题。在鲜茶收购时应严格执行验收标准，不得收购掺假、含有非茶类物质以及异味变质的茶叶，凡是被污染或者不符合卫生标准的茶叶不得收购。在运输过程中必须有防雨、防潮、防暴晒措施。茶叶必须储存在清洁、防潮、无异味的库房中。盛放茶叶的容器要严密，要用工具售茶，不得与有异味的商品放在同一柜台出售。

（2）茶叶的食品安全要求。茶叶的农药残留和重金属污染是不容忽视的问题。茶叶的食品安全要求详见《食品中农药最大残留限量》（GB 2763—2021）、《食品中污染物限量》(GB 2762—2017)的要求。

第二节 认证食品与保健食品

一、无公害食品

(一)无公害食品的概念

无公害食品是指产地环境、生产过程和产品质量符合国家有关标准和规范要求,经认证合格获得认证证书并允许使用无公害农产品标志的食品。

无公害食品生产过程中允许限量、限品种、限时间地使用人工合成的安全的化学农药、兽药、鱼药、肥料、饲料添加剂等。但是,无公害农产品必须达到以下要求:产地环境符合无公害农产品的产地环境标准要求;生产过程符合无公害农产品生产技术的标准要求;产品必须对人体安全,符合相关的食品卫生标准;必须取得无公害管理部门颁发的证书和标志。

(二)无公害食品的认证依据

《中华人民共和国农业法》《中华人民共和国农产品质量安全法》是制定无公害农产品认证工作制度所遵循的法律基础。此外,《无公害农产品管理办法》是全面规范农产品认定认证、监督管理的法规。《无公害农产品标志管理办法》规范了无公害农产品标志印刷、使用、管理等工作。

(三)认证标准体系

1. 无公害农产品产地环境质量标准

发展无公害农业,首先要求产地环境必须符合"无公害"的质量要求。对产地环境的要求是无公害食品认证的基础要求,如果农产品的产地受到污染的话,那么就丧失了无公害农产品生产的基本条件。目前,我国政府已经批准了四个农产品产地环境要求:无公害蔬菜产地要求、无公害水果产地要求、无公害畜禽肉产品产地要求和无公害水产品产地要求。

2. 无公害农产品生产技术规范

无公害农产品生产过程的控制是保证无公害产品质量的关键环节,生产技术标准是无公害农产品标准体系的核心内容,包括无公害食品生产资料使用准则和无公害食品生产技术操作规程两部分。

3. 无公害农产品质量安全标准

主要有以下国家强制性标准:无公害蔬菜安全要求、无公害水果安全要求、无公害畜禽肉产品安全要求和无公害水产品安全要求。

以上标准对无公害农产品中的重金属、硝酸盐、亚硝酸盐和农药残留给出了限量要求和试验方法,是衡量无公害食品最终产品质量的指标尺度。这些标准虽然跟普通食品的国家标准一样,规定了食品的外观品质和卫生品质等内容,但是其中的某些安全卫生指标

(如农药残留和重金属)高于国家标准。

（四）无公害食品的标志

无公害农产品的标志的标准颜色由绿色和橙色组成。基本图案主要由麦穗、对勾和"无公害农产品"字样组成,如图 7-1 所示。麦穗代表农产品,对勾表示合格,金色寓意成熟和丰收,绿色象征环保和安全。

二、绿色食品

（一）绿色食品的概念与分类

1. 绿色食品的概念

绿色食品是遵循可持续发展原则,按照绿色食品标准生产,经过专门机构认定,许可使用绿色食品标识的无污染、安全、优质、营养类食品。

从绿色食品的概念可知,绿色食品具有以下特征。

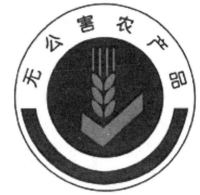

图 7-1　无公害食品的标志

首先,绿色食品强调产品出自最佳生态环境。绿色食品比一般食品更强调"无污染"或"无公害"的安全卫生特征,具备"安全"和"营养"的双重质量保证。

其次,绿色食品的产品实行全过程质量控制。无污染是绿色食品的重要指标特征,是指绿色食品生产、加工工程中,通过严密监测、控制防范农药残留、放射性物质、重金属、有害细菌等对食品生产的各个环节的污染,以确保绿色食品的食品安全;优质、营养特征意味着不仅食品的外表包装质量精良,而且食品内在品质优良、营养价值指标高,能够更好地满足营养人体的需要。

此外,绿色食品还实施标志特许管理。经过政府部门或政府指定的认证机构认定为绿色食品,依法允许使用绿色食品标志商标图案。

2. 绿色食品的分类

绿色食品分成 A 级和 AA 级。A 级绿色食品指生产地的环境质量符合《绿色食品产地环境质量标准》的要求,生产过程中严格按照绿色食品生产资料的使用准则和生产操作规程要求,限量使用限定的化学合成生产资料;AA 级则是在生产过程中不使用化学合成的肥料、农药、兽药、饲料添加剂等其他有害于环境或身体健康的物质。AA 级绿色食品的质量等同于有机食品,所以,目前我国政府已经停止受理 AA 级绿色食品认证。

（二）绿色食品的发展概况

1. 绿色食品发展的历史

绿色食品的发展历史可追溯到 20 世纪中叶。大约在 1945 年前后,随着有机农业思想的逐渐推广,绿色食品的观念开始萌芽;大约在 20 世纪 70 年代,绿色食品研究试验阶段,美国罗代尔有机农场建立并尝试开展绿色食品的生产活动;进入 90 年代之后,绿色食品进入了快速发展期,绿色食品作为可持续农业的一种模式,进入蓬勃发展的新时期。

1990 年 5 月,中国政府正式宣布开始发展绿色食品,绿色食品工程在农垦系统正式实施,农业部成立绿色食品专门机构,颁布《绿色食品标志管理办法》对绿色食品进行监督管理,由此推动了绿色食品产业在中国的快速发展。在进入 21 世纪之前,绿色食品的产品数量不断增加、种植规模逐渐扩大、产品结构日趋合理;随着社会的进步,经济的发展,追求绿色天然理念深入人心,我国的绿色食品产业向社会化、国际化和市场化全面推进。

2. 绿色食品的发展现状

国外绿色食品生产技术体系和标准已经基本形成,绿色食品生产和贸易已经形成一定规模。据估计,自 20 世纪 90 年代以后,绿色食品生产和贸易规模占整个食品系统的 1% 左右。从区域看,欧洲、北美洲、澳大利亚和日本起步较早,生产技术和标准法规相对完善。

从产品类别来看,2020 年中国绿色蔬菜获证产品数量为 11330 个,全国排名第一;绿色鲜果获证产品数量为 9327 个,全国排名第二;绿色大米获证产品数量为 6143 个,全国排名第三。

从有效用标单位来看,2020 年中国绿色食品行业共有有效用标单位 19321 家,较 2019 年增加了 3337 家,同比增长 20.9%。从全国各省区有效用标单位来看,2020 年安徽省有效用标绿色食品单位数量为 1973 家,是我国绿色食品单位数最多的省份;位列第二位的是山东省,有效用标绿色食品单位数量为 1702 家;江苏省有效用标绿色食品单位数量为 1693 家,位列全国第三;黑龙江省 1172 家位居全国第四、湖南省 1134 家位居全国第五。

在我国,发展绿色食品的目的是,一方面通过开发绿色食品保护和优化农业生态环境;另一方面通过消费绿色食品,增进全体国民的身体健康。为实现发展绿色食品的目的,我国发展的绿色食品产品种类主要是农林加工品,其次为畜禽产品、水产品和饮料产品,粮油、蔬菜、水果、茶叶、畜禽和水产等所占比重在 90% 以上。

(三)绿色食品主要标准内容

绿色食品主要标准的内容有:绿色食品产地环境质量标准、绿色食品生产技术标准、绿色食品产品质量标准、绿色食品包装标签标准、绿色食品储藏运输标准及绿色食品其他相关标准等。以上标准对绿色食品的全过程质量标准进行了全面规定,共同构建了绿色食品的标准体系。

(四)绿色食品的标志

绿色食品标志是经由中国绿色食品发展中心在国家工商行政管理局商标总局注册的质量证明商标。绿色食品的注册商标有四种形式:一是绿色食品标志图形;二是中文"绿色食品";三是英文 Green food;四是上述中英文与图形的组合形式。绿色食品的标志图形由三部分构成,即上方的太阳、下方的叶片和中心蓓蕾,分别代表了绿色食品出自优良的生态环境、植物生长和生命的希望。A 级绿色食品标志为绿底白字,AA 级绿色食品标志为白底绿字。

按照《绿色食品标志管理办法》的规定,绿色食品标志的使用有效期为 3 年。到期前 3 个月重新申报并获批准方可继续使用绿色食品标志。未重新申报的则视为放弃使用权,收回绿色食品证书并进行公告。

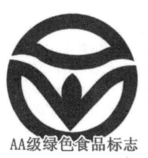

(a)

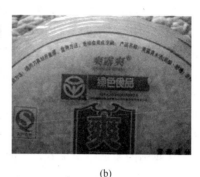

(b)

图 7-2 绿色食品标志(a)及其实际应用(b)图示

三、有机食品

(一)有机农业与有机食品

1. 有机农业

有机农业是遵照一定的有机农业标准,在生产中不采用基因工程获得的生物及其产物,不使用化学合成的农药、化肥、生长调节剂、饲料添加剂等物质,遵循自然规律和生态学原理,协调种植业和养殖业的平衡,采用一系列可持续发展的农业技术以维持持续稳定的农业生产体系的一种农业生产方式。

2. 有机食品

有机食品就是来自于有机生产体系,根据有机认证标准生产、加工,并经具有资质的独立的认证机构认证的一切农副产品,如粮食、蔬菜、水果、奶制品、畜禽产品、水产品、蜂产品及调料等。我国规定,有机食品在生产、加工过程中不使用任何人工合成的化肥、农药和添加剂。并且,有机食品必须经过 2～3 年(24～36 个月)的有机转换期种植才能认证为有机食品,这是有机食品不同于其他认证食品的一个显著特点。此外,有机食品必须通过国家认监委审批的具有有机食品认证资质的认证机构进行认证,并获取相关证书后方可称为有机转换食品或有机食品。

有机食品必须具备以下 5 个要素:

(1)必须来自已经建立或正在建立的有机农业生产体系(又称有机农业生产基地),或采用有机方式采集的野生天然产品;

(2)产品在整个生产过程中必须严格遵循有机食品的加工、包装、储藏、运输等标准;

(3)生产者在有机食品的生产和流通过程中,有完善的跟踪审查体系和完整的生产、销售档案记录;

(4)生产活动不污染环境、不破坏生态;

(5)必须通过独立的有机食品认证机构的认证审查。

（二）有机食品的发展概况

1. 有机食品发展的历史

早在 1905 年，针对形式多样的化学农药对农田和水源泛滥成灾的污染，欧洲的科学家就尝试提出了"天然有机农业"的概念加以应对。到了 1939 年，"有机农业"一词已经成为学术界和农业领域内正式使用的术语，以此区别于化工农业和古代农业。随着时间的推移，大约在 1980 年前后，以美国为首，天然有机农业及有机食品产业成为西方国家政府关注的产业之一，是国家决策、国家立法和国家执法的重要内容之一。自 20 世纪 90 年代开始，发达国家成立有机产品贸易机构，颁布有机农业法律，由此，世界有机农业进入蓬勃发展时期。

从我国的发展情况来看，20 世纪 90 年代开始，有机食品概念进入中国。2000 年以后，有机食品行业趋向规范化发展。至 2007 年年底，中国有机产业就已经形成了一定规模。

2. 有机农业的发展现状

从有机产品的产量来看，2020 年中国肉类有机食品产品产量为 260.53 万吨，是全国有机食品产量的第一品类。乳制品、水果以及粮食作物的有机产品产量也非常可观。其中，乳品加工有机食品产品产量为 53.78 万吨，粮食作物有机食品产品产量为 26.98 万吨，水果和坚果有机食品产品产量为 22.33 万吨。

从有机食品的认证数量来看，2020 年中国有机食品获证产品数量达 4466 个，较 2019 年增加了 85 个，同比增长 1.9%。从全国各省区有机食品数量来看，黑龙江省有机食品产品数量为 829 个，是我国有机食品数量最多的省份；其次是湖南省，有机食品产品数量为 268 个；福建省有机食品产品数量为 257 个，在全国排第三位。

在我国发展有机食品具有十分重要的意义。首先，有利于保护农村生态环境，向社会提供高质量健康食品；其次，发挥地方优势，搞活经济，增加农民收入（通常有机食品价格比普通食品高出 30%～50%）；再次，推进农业产业化；最后，有利于参与国际竞争。我国许多名优特有机农产品有质量和价格优势，中国的有机稻米、蔬菜、茶叶、杂粮等农副产品在国际市场上供不应求。

（三）有机食品的认证

有机食品认证是指由认证机构按照有机产品国家标准和《有机食品认证管理办法》的规定，对有机产品生产和加工过程进行评价活动。认证过程中，认证机构将对产品是否严格按照有机方式进行生产、加工以及按照指定数量进行销售和售后服务等方面进行检查。

（四）有机食品的标志

有机食品认证标志分为中国有机产品认证标志和中国有机转换产品认证标志。其中，中国有机产品认证标志标有中文"中国有机产品"字样和相应英文 ORGANIC；在有机产品转化期内生产的产品或者以转换期内生产的产品为原料的加工产品，应当使用中国有机转换产品认证标志。该标志标有"中国有机转换产品"的中文字样和相应英文

CONVERSION TO ORGANIC。标志外围的圆形似地球，象征和谐、安全；标志中间类似种子的图形代表生命萌发之际的勃勃生机；种子图形周围圆线条象征环形的道路，与种子图形合并构成汉字"中"。有机食品的标志如图7-3所示。

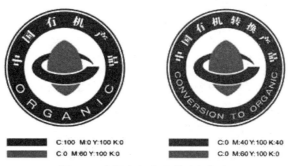

图7-3　中国有机食品的认证标志

第三方有机食品认证公司也经常自行设计本公司的有机食品标志图案。例如，中绿华夏有机食品认证中心就采用人手和叶片为创意元素设计了有机食品的标示。其一是一只手向上持着一片绿叶，寓意人类对自然和生命的渴望；其二是两只手一上一下握在一起，将绿叶拟人化为自然的手，寓意人与自然需要和谐美好的生存关系。

酸菜是北方居民冬天里十分喜欢的食物。其中一种有机酸菜如图7-4所示。有机标志在食品包装的左上角，放大之后如右下图所示。由图可知有机食品标志主要由以下内容构成：认证单位名称、有机食品的身份码，还有一个涂层下面掩盖的该食品的唯一有机码。认证单位还提示了查询网站的网址，便于消费者查询核对。

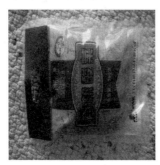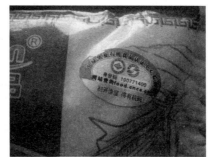

图7-4　某有机食品（酸菜）及其认证标志

通过对有机食品、绿色食品、无公害食品相关知识的学习，可知这些食品都是需要通过政府或政府指定的认证机构的专业认证，并且可以使用相应的标志图形进行销售的食品。与普通食品相比，认证食品之间的主要区别在于：

有机食品：绝不使用转基因、辐照手段，以及任何化学合成的农药和化肥等。

绿色食品：严格限制使用化学合成的肥料、兽药和饲料添加剂等。

无公害食品：限量使用化学合成的肥料、兽药和饲料添加剂等。

普通食品：允许使用化学合成的肥料、兽药和饲料添加剂等。

如果你对有机食品、绿色食品和无公害食品等认证食品非常关心，那么就请你登录中国绿色食品发展中心网站(http://www.greenfood.agri.cn/)。该网站上不仅有认证食品的各种信息,还有认证指南,相信能够满足你的各种需要。

四、保健食品与新食品原料

(一)保健食品

1.保健食品的概念

在《保健食品》(GB 16740—2014)中定义的保健食品,是指声称具有特定保健功能或者以补充维生素、矿物质为目的的食品。即适宜于特定人群食用,具有调节机体功能,不以治疗疾病为目的,并且对人体不产生任何急性、亚急性或者慢性危害的食品。学术界也把保健食品定义为"功能性食品""机能性食品"等。

2.科学理解保健食品

(1)保健食品必须是食品。保健食品是食品的一个种类,理所当然应该具备食品的共性,及无毒无害,有一定的营养价值并且具有相应的色、香、味、形等感官性状。但是保健食品是一种"特殊"的食品,它可以体现为传统食品的属性,也可以体现为胶囊、片剂或者口服液等传统中药药品的形式。此外,保健食品在食用量上有限制,不能够替代日常的正常膳食。换言之,保健食品不能当饭吃。

(2)保健食品适用于特定人群。保健食品是针对特殊人群设计的,不同功能的保健食品对应着不同的特殊人群,如减肥的保健食品对应着肥胖人群,抗衰老的保健食品对应着中老年人群,辅助降血脂保健食品只适于高血脂人群。

(3)保健食品具有特定的保健功能。保健食品具有明确的、具体的、经过科学检验的、能够调节人体机能的某一方面的功能,如调节免疫功能、延缓衰老功能、减肥功能、促进生长发育功能、抗疲劳功能等。这是保健食品区别于普通食品的一个重要特征。保健食品与普通食品的共性与区别如表7-2所示。

表7-2 保健食品与普通食品的共性与差别

类别	保健食品	普通食品
共性	都属于食品,都能提供人体生存必需的基本营养物质,都具有特定的色、香、味、形等感官性状	
区别	1.调节人体机能 2.特定人群食用 3.具有规定的每日服用量	1.不允许强调特殊功能 2.普遍人群食用 3.无规定的食用量

(4)保健食品不是药品。保健食品是以调节机体功能为主要目的的食品,不能够作为以治疗疾病为目的的药品而食用。保健食品对人体不产生任何急性、亚急性或者慢性危害,而药品则允许对人体产生一定的副作用。保健食品可以长期食用而药品一般不能长期食用。保健食品与药品的区别如表7-3所示。

3.保健食品的监督管理

(1)保健食品市场存在的问题。保健食品市场存在较多的问题,主要有夸大效果功能、以偏概全、宣传多吃无害论等。

表 7-3　保健食品与药品的区别

类　别	保健食品	药　品
食用目的	不能以治疗为目的,主要是调节人体的机能	应当有明确的治疗目的、相应的适应症和功能主治
食用效果	不得有任何急性、亚急性或慢性危害	可以有不良反应
期限	可长期食用	有规定的期限

首先,有意夸大保健食品的保健功能。保健食品的感官性状与药品类似,有些保健食品就被包装成为包治百病的灵丹妙药流通在食品市场上,并且还使用明示或暗示治疗的用语,使用如方、药、医、治疗、消炎、抗炎、活血、祛瘀、止咳、解毒、各种疾病名称等词语来诱导消费者上当受骗。

其次,以偏概全也是保健食品市场上常用的一种营销方法。例如,本来保健食品中主要使用化学合成的原料或只使用部分天然食物原料,但在表述时则称使用"全天然食物原料"等字样来欺骗消费者。

最后,宣传多吃无害论。保健食品一般都具有规定的每日服用量,不能饥则食、渴则饮。可是,为了增加销售利润,有些保健品厂商罔顾保健品不能当饭吃的事实,宣传保健品吃得越多越有益身体健康,结果造成消费者膳食结构不合理,给身体健康带来一些不利影响。

(2) 保健食品的监督管理。依据《中华人民共和国食品安全法》《保健食品良好生产规范》《保健食品标注警示用语指南》和《保健食品原材料目录与保健功能目录管理办法》等要求对保健食品进行监督管理。

根据《中华人民共和国食品安全法》第七十五条的规定,保健食品声称保健功能应当具有科学依据。并且规定保健食品原料目录和允许保健食品声称的保健功能目录,由国务院食品药品监督管理部门会同国务院卫生行政部门、国家中医药管理部门制定、调整并公布。值得说明的是,保健食品原料目录包括原料名称、用量及其对应的功效,列入保健食品原料目录的原料只能用于保健食品生产,不得用于其他食品生产。换言之,适用于保健食品的食品原料,可能并不允许在普通食品生产加工过程中使用!

保健食品的监督管理政府机构应该研究制定保健食品的功能名称、释义和适用范围,改进提高保健功能学评价方法。在参考或借鉴国外成功的管理经验的基础上,给我国保健食品一个区别于食品、药品的合理定位,实现保健食品的每个功能都有一个科学、严谨、通俗、易懂的释义。科学合理的功能声称可推动保健食品行业健康平稳地发展,方便消费者理解和选择,同时对改变目前保健食品虚假宣传等不良现状也会产生积极的推动作用。

《中华人民共和国食品安全法》第七十八条还规定,保健食品的标签、说明书不得涉及疾病预防、治疗功能,内容应当真实,与注册或者备案的内容相一致,载明适宜人群、不适宜人群、功效成分或者标志性成分及其含量等,并声明"本品不能代替药物"。

此外,保健食品还必须表明以下内容:保健作用和适宜人群;食用方法和适宜的食用量;储藏方法;功效成分的名称及含量;保健食品批准文号;保健食品标志;其他法律法规要求的内容。

保健食品的标志是一个蓝帽子样式的图案。标识的下方要注明该产品的批准年限和文号,同时要标注批准的部门。一个产品只能对应一个批准文号,批准文号标识方法为"国食健字( )第×××号",如果是进口产品则为"国进食健字( )第×××号",每个批准文号有具体的批准功能、产品名称和申报企业。

(a)　　　　　　　　　　(b)

图 7-5　保健食品的标志(a)及其实际应用(b)图示

4. 目前国家批准的保健食品种类

目前我国批准的保健食品种类主要有两大类。一类是营养素补充剂,指以补充一类或多种维生素、矿物质而不以提供能量为目的的产品,其作用是补充膳食供给的不足,预防营养缺乏和降低发生某些慢性退行性疾病的危险性。此类产品只限于补充维生素和矿物质,可以根据个人的身体状况选择食用。值得说明的是,这类保健品不是吃得越多越好,过量补充营养素可能打破人体内代谢平衡,有些营养素在人体内蓄积还有可能造成中毒现象。

另一类保健品是用中药制成,或是在食品中加入中药制成,是具有调节人体功能的功能性产品。这类保健品的保健功能只有经过科学试验,证明其确实对人体具有某种保健功能才能得到国家的批准认证。消费者要根据自己的需要,慎重选用,切忌盲目购买食用。当前我国批准和受理的保健食品功能共有 27 种(但一个产品最多只能申报 2 种保健功能),具体有:增强免疫、改善睡眠、缓解体力疲劳、提高耐缺氧能力、对辐射危害有辅助保护、增加骨密度、对化学性肝损伤有保护作用、对胃黏膜损伤有辅助保护作用、辅助降血糖、辅助降血脂、辅助降血压、祛痤疮、祛黄褐斑、减肥、改善营养性贫血、促进消化、调节肠道菌群、清咽、通便、促进泌乳、促进排铅、缓解视疲劳、辅助改善记忆、抗氧化、改善生长发育、改善皮肤水分、改善皮肤油分等。

如图 7-6 所示为市场上的一些保健食品。

(二) 新食品原料

1. 新食品原料的概念

按照《新食品原料安全性审查管理办法》中的规定,新食品原料主要是指在我国无传统食用习惯的以下物品:动物、植物和微生物;从动物、植物和微生物中分离的成分;原有结构发生改变的食品成分;其他新研制的食品原料。传统食用习惯,是指某种食品在省辖

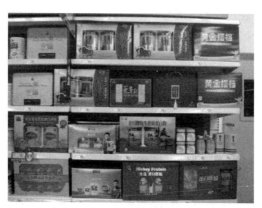

图 7-6　市场上保健食品琳琅满目

区域内有 30 年以上作为定型或者非定型包装食品生产经营的历史,并且该食品未载入《中华人民共和国药典》。

此外,新食品原料不包括转基因食品、保健食品、食品添加剂新品种。新食品原料的认定工作由国家卫生健康委员会负责。

2. 近年来的新食品原料

截至 2020 年 9 月,国家卫生健康委员会公告批准的新食品原料共有 116 种。其中,2020 年批准瑞士乳杆菌、婴儿双歧杆菌、两歧双歧杆菌以及赶黄草为新食品原料;2019 年批准了弯曲乳杆菌、明日叶和枇杷花为新食品原料。此外,也有一些国家卫生健康委员会以批复和复函等形式同意作为新食品原料使用的物品,如玉米须、小麦苗、茧蛹等。

第三节　良好生产规范体系

一、良好生产规范(GMP)简介

(一)GMP 的发展概况

GMP 是美国首创的一种保障产品质量的管理方法。1963 年美国食品与药物管理局(FDA)制定了药品的 GMP,并于 1964 年开始实施。1969 年世界卫生组织(WHO)要求各成员国政府制定实施药品 GMP,以保证药品质量。同年,美国公布了《食品制造、加工、包装储存的现行良好生产规范》,简称 CGMP 或者食品 FGMP 基本法。1972 年,原欧洲共同体 14 个成员国联合公布了 GMP 总则,日本、英国、新加坡和很多工业先进国家也相继引进食品 GMP。目前世界上许多国家相继采用了 GMP 对食品企业进行质量管理,取得了显著的社会和经济效益。

我国政府明确规定所有药品制剂和原料药的生产必须符合 GMP 要求,药品生产企业要取得"药品 GMP 证书"。我国食品企业卫生质量管理规范的制定开始于 20 世纪 80 年代中期。从 1988 年开始,我国先后颁布了 20 多个食品良好生产规范,重点对厂房、设备、设施和企业自身卫生管理等方面提出卫生要求,以促进我国食品卫生状况的改善,预防和控制各种有害因素对食品的污染。

(二) GMP 的内涵

所谓良好生产规范(good manufacture practice,GMP)是指为保证食品安全、质量而制定的贯穿食品生产全过程的一系列措施、方法和技术要求。GMP 要求食品生产企业具备良好的设备、合理的生产工艺流程和完备的质量管理检测系统,以此确保生产的食品能够符合规定的安全标准。

GMP 也是一种具体的食品质量保证体系,其要求食品工厂在制造、包装及储运食品等过程的有关人员以及建筑、设施、设备等的设置,卫生制造过程、产品质量等管理均能符合良好生产规范,防止食品在不卫生条件或可能引起污染及品质变坏的环境下生产,减少生产事故的发生,确保食品安全卫生和品质稳定。

GMP 重点关注的领域是:确认食品生产过程安全性;防止异物、毒物、微生物污染食品;有双重检验制度,防止出现人为的损失;标签的管理、生产记录、报告的存档以及建立完善的管理制度。

(三) 实现 GMP 的目标

首先,确认食品生产过程的安全性,将人为差错控制到最低限度。质量管理部门依据管理手册监测食品生产加工;科学使用硬件设备设施使产品能够做到标准化生产。

其次,清除发生食品污染的各种隐患。加工设施的清洁、操作人员的健康体检、封闭车间的强化管理、标准操作流程等避免食品污染。

最后,确保质量管理体系有效运行。通过实施标签管理、生产记录、报告存档等管理制度确保质量管理体系能够有效运行。

二、GMP 的分类

主要有以下几种类型:①国家权力机构颁布的 GMP。如美国 FDA 制定的低酸性罐头的 GMP,我国政府制定的《保健食品良好生产规范》等。②由行业组织制定的 GMP,可作为同类企业共同参照、自愿遵守的 GMP。③企业内部制定的 GMP,只作为企业内部管理的规范。

三、GMP 的基本内容

首先,人员方面。要想在食品企业内实施 GMP,就要具有一定数量的专业技术人才和管理人才。技术人才提供质量管理的技术参数,管理人才制定各种管理规则,全员培训食品安全知识和 GMP 知识,全员参与确保产品安全。第二,硬件方面。厂房、设施与设备要与 GMP 的要求相匹配。厂房选址应安全,车间布局合理,生产设备要求先进性和实用性结合,容易清洗且安全可靠。第三,软件方面。指组织、制度、工艺、卫生标准、记录文件等管理规章制度。要制定完备的技术标准、管理标准、工作标准和记录凭证类文件,实施标准化管理,减少人为差错发生的概率。具体而言,GMP 主要有以下几方面的内容。

1. 企业工作人员的要求

食品企业生产和质量管理部门的负责人应具备大专以上相关学科学历,应能按照GMP的要求组织生产或进行品质管理,能对原料采购、产品生产和品质管理等环节中出现的实际问题作出正确的判断和处理。从业人员上岗前必须进行食品卫生安全法律法规教育及相应的技术培训,企业应建立各层次的培训考核制度,确保全员具备相应的知识素质要求。

2. 企业的设计与设施的要求

(1) 厂房环境。不得将工厂设在容易遭受污染的地方。工厂周围不得有粉尘、有害气体等污染源。厂房道路应便于清洗,采用混凝土、沥青等硬质材料铺设,防止积水和尘土飞扬。

(2) 厂房及其设施。包括厂房与生产车间的合理布局与配置。厂房要按照工艺流程需要和卫生安全需要有序配置;内部布局要合理,划分明确的生产区和生活辅助区,应杜绝原材料、半成品和成品之间的交叉污染;地面、屋顶、墙壁、门窗等都要符合相应的国家标准要求;给排水设施要确保畅通安全,照明设施保证照度能满足生产需要,所使用的光源不改变食品原有的颜色;洗手设施应包括干手设备、洗涤剂等,水龙头应采用脚踏式或感应式。

(3) 设备与工具。接触食品物料的设备、工具、管道等的制造材料要符合食品安全的要求,应采用无毒、无味、抗腐蚀、抗吸水的材料制作。所有的加工设备的设计和构造应能防止污染,容易清洗和消毒。要配备必需的检验设备和用于测定、控制或记录的测量仪、记录仪等。

3. 质量管理的要求

(1) 机构的设立。食品企业必须建立相应的质量管理部门或者组织。管理部门的工作人员应该经过专业培训具有相应资格的管理人员担任。

(2) 机构的任务。质量管理部门负责生产全过程的质量监督管理。要贯彻以预防为主的管理原则,逐渐把质量管理工作的重点从事后检验转移到事前设计和制造上来,消除生产不合格产品的各种隐患。

(3) 生产过程的管理。在生产过程管理中,要制定和执行"生产管理手册"。按照标准化程序规程进行产品质量控制。应采用科学的管理方法确保食品安全,所有的生产作业都应符合卫生安全原则。工厂的整体卫生应由一名或数名指定人员进行监督。必要时,应采用化学的、微生物的或外来杂质的检测方法去验明可能发生的食品污染。

(4) 食品原料、半成品和成品的管理。食品的原料采购、检验、运输、分选、加工、包装、储存等所有作业都应严格按照标准要求进行。对于半成品的品质管理应按照HACCP的原则和方法,找出预防污染、保证产品安全的关键控制点重点监控。对成品的品质管理应制定其质量标准、检测项目以及检验方法,每批成品均需检验和保留样品,对不合格的产品要有适当的处理方法。

4. 成品储存与运输的要求

储存成品时应防止阳光直射、雨淋、高温、撞击等。仓库应设有各种防鼠、防虫设施,并定期清扫、消毒。仓库出货时应按照先进先出法的原则进行。运输工具也应符合相关要求,根据要求配备防雨、防尘、保温等设施。运输作业应轻拿轻放,防止剧烈震荡和撞击,运送物资不得与有毒有害物质混装、混运等。

5. 标识的要求

食品的各种标识应符合《预包装食品标签通则》(GB 7718—2011)的要求。

6. 卫生管理的要求

建筑物和机械装置、设施、给排水系统应保持良好的卫生状态;制定有效的消毒方法和制度,确保所有场所的清洁卫生,防止食品污染;厂房应定期或必要时开展除虫灭害工作,采取防蝇、防鼠、防昆虫等滋生的有效措施;各类卫生设施也要有专人负责管理,保持良好状态;对食品从业人员定期体检,必须取得健康合格证后持证上岗。

7. 成品售后意见处理的要求

应建立顾客意见处理制度。对顾客提出的书面或口头意见,质量管理负责人应及时调查原因并予以妥善处理。应建立不合格品回收制度和相应的运作体系,包括回收的制度、回收品的鉴定、回收品的处理和防止再发生的措施等。

食品的种类繁多,各种食品的生产过程也都有各自的特点和要求,因此,GMP体系所规定的各种原则只是确保食品安全的基本框架,企业应根据食品生产的具体情况,制定出符合 GMP 基本要求的规章制度,确保本企业的食品安全。

四、实施 GMP 的意义

GMP 的实施,首先为食品生产过程提供了一整套必须遵循的组合标准,使食品生产经营人员认识食品生产的特殊性,由此产生积极的工作态度,激发他们对食品质量高度负责的精神,消除生产上的不良习惯,使食品生产企业对原料、辅料、包装材料的要求更为严格。其次,GMP 的实施,有助于食品生产企业采用新技术、新设备,从而保证食品质量。同时,也为食品安全监督管理机构提供监督检查的依据,并为扩大食品国际贸易提供支持基础。由此可见,实施 GMP,不仅能够确保食品安全,维护广大消费者的身体健康,而且能够提高食品生产企业在消费者心目中的企业形象和地位,由此也就提高了食品企业和产品的竞争力。

五、食品厂的 GMP 案例

(一) 面包厂的 GMP

面包是比较简单的日常生活食品种类,超市里有各种各样的味道鲜美的面包,可以说,面包是我们日常饮食生活中常见的食物品种。无论是餐饮企业和食品加工企业都可以生产。这里以开设一个符合 GMP 体系要求的面包加工厂为例来说明 GMP 体系。

(二) 具体要求举例

(1) 首先,厂址选择的要求。选择一个地理位置优越的生产场所,是每一个企业家前期规划时必须认真思考的问题。必须明确,厂址要位于空气指标合格适于食品生产的区域。要选择没有污染的场所建立厂房,具体而言,化工厂、捕捞厂、水处理厂等周边都不适合作为食品加工厂的厂址：化工厂会排放有毒气体，捕捞厂和水处理厂附近的李斯特菌和沙门氏菌遍布，同时也是昆虫和啮齿动物的聚集地，如果在此建厂的话，将会造成严重的食品安全隐患。食品厂还应当选在具有少许坡度的平缓斜坡，这样就能确保排水通畅，避免存在污水的积聚隐患。

（2）厂房建造要求。要把图纸上的规划变成现实，生产出美味安全的食品，在厂房建设时要按照国家标准实施工程。此外，还必须注重厂房周边的环境设施建设。食品厂外观建设也要力求美观，食品厂员工工作在美观的环境中感觉舒心快乐能够提高工作效率。食品厂的绿化要坚持科学适度的原则，过多的植物可能会给食品生产带来安全隐患。值得说明的是，如果绿化的话，灌木丛与车间的距离不得少于 10 米，草地与墙之间的距离也要在 1 米以上，还要注意防止鸟类和啮齿类动物在其中生存或嬉戏。

（3）厂房内部要求。不仅食品厂外部建设要依规进行，厂房内部的具体建设也要符合科学、合理和安全的规则。厂房内部建设比如墙体、屋顶、门窗是重点关注的领域。首先，建造厂房地基的时候一定要记得选用防水、易清洗的建筑材料，否则像脂肪等一些物质黏附在地面上就会诱发细菌的滋长，那么也就无法保证食品安全。其次，墙体也是重点监控的领域，面包厂的墙体要以光滑、紧密、不渗透水为原则。最后，房顶最好使用光滑薄膜屋顶，这样就不会吸引鸟和昆虫，细菌、霉菌和酵母菌也无法生长。此外，厂房的外窗台和内窗台都要设计成有一定的倾斜度才有利于清洁卫生；厂房内天花板以及门窗，都要以防止昆虫和其他污染物进入为原则。厂门大多采用双层门和风幕，面包厂的天花板最好采用架空式结构，避免架空装置、气体管线、水蒸气、空气通道和电缆暴露或经过食品加工区域的上空，否则可能会使灰尘、冷凝水等物质落在工作人员身上，或者设备以及产成品上面，从而造成食品安全隐患。

（4）生产机械设备要求。首先，要遵循安全、卫生、耐用的原则来挑选生产食品的各种机械设备。其次，在安装机械设备的时候，要特别注重安装细节。例如，为防止金属因热胀冷缩而在金属相互接触的缝隙里藏污纳垢造成食品安全隐患，就必须在这些地方垫加金属片。同时，加强机器设备的日常防护，保证机器设备表面的清洁。最后，传送管道和机器设备表面都力求光滑，便于清洁，避免污垢残留。

（5）工作人员的要求。当厂房和机器设备的相关事宜都完成之后，接下来就是员工招聘并对其进行职业培训。要聘用清洁、健康的雇员，并严格按照卫生操作规程加工生产食品，时刻保证加工的食品处于安全可控状态。按照《中华人民共和国食品安全法》的规定，作为与饮食相关的职业，生产人员不能有呼吸道疾病、肠道疾病或其他传染病，因为食品加工者能直接向食品中传播致病性微生物。此外，员工在生病时也不能从事直接接触食品生产加工或餐饮服务的工作。人体作为一个和外界环境充分接触的群体，时时刻刻都受到各种脏东西的侵袭，比如皮肤、手指、指甲、头发、眼睛、嘴、鼻、呼吸道以及排泄器官等，因此，食品生产加工从业人员必须保持个人卫生。在食品生产加工现场，工作人员工作时不能佩戴珠宝首饰，因为它可能被污染或掉落到食品中。工作时要戴头套（或者发网）和口罩，以此防止头发掉落混在食品中和避免因打喷嚏而污染食品。工作人员的工作服也是重点监控的对象，要确保工作服清洁卫生，一日（一班）一换。

（6）生产用水的要求。面包的原材料主要有面粉、水、蔗糖以及部分食品添加剂等。

水作为食品加工中最为常用的原料,保证它的安全性是极为必要的,由于食品生产企业中不一定全部都是生产用水,还有非生产用水,所以,要采用在管道上涂抹不同颜色的方法来区分不同用途的供水管路,防止混淆误用污染食品。

(7) 食品加工过程的要求。食品加工过程是食品生产的重要环节,规范的食品加工企业一般都颁布实施了食品加工操作规程。在选择和有效安置生产设备、从业人员在操作中注重个人卫生的基础上,严格按照食品生产工艺流程加工制作才能生产出安全可靠的食品。值得说明的是,当食品被生产出来以后,剩余的废弃物需要严格管理,避免污染环境。千万不要以为处理废弃物是垃圾厂的事情,由于食品和食品服务业中产生的废弃物含有大量碳水化合物、蛋白质、脂肪和无机盐,因此如何处理废弃物已经成为现代食品行业十分头疼的难题之一。

(8) 清洗消毒的要求。生产完食品以后,生产设备和厂房如何清洗和消毒也是一个必须关注的事情。首先,选择合格的清洗剂。以一个面包工厂为例,面包的主要原料是小麦面粉,辅料主要是酵母、盐、糖、水、油脂、鸡蛋等,在生产完成之后,绝大部分的原料和辅料已经直接转变成面包了,还有极少量的原辅料黏附在工具用具的表面,对这些工具用具要及时进行清洗,避免滋生各种有害微生物。

(9) 对成品储存的要求。对于生产后的产成品,要安置在特定的成品库储存室中,并且贴好标识,必要时配备冷藏车。成品库房间设计应有避免老鼠和昆虫聚集的功能。储存架和其他工用具以及电梯井等都应该便于日常清洁。电线、缆绳、导管和电机的安装应尽量避免存在卫生死角。同时,作为食品厂的管理者,要建立食品检验室和无菌室,对食品进行必要的理化指标和微生物指标检测。

第四节　危害分析与关键控制点(HACCP)体系

一、HACCP 体系简介

1. HACCP 体系的发展概况

HACCP 体系诞生于美国。1959 年美国航空航天局为确保宇航员的食品安全而开发研制出 HACCP 体系,最早适用于太空食品的生产。1971 年在美国食品生产中开始应用 HACCP 体系管理;1972 年美国食品药物管理局(FDA)开始培训专门人员推广 HACCP 体系;1989 年美国政府提出了《用于食品生产的 HACCP 原理基本准则》,并于1992 年制定出 HACCP 的 7 个基本原理;1993 年起草了《应用 HACCP 原理的指导书》,在全世界大力推行 HACCP 计划,并对 HACCP 名词术语、发展 HACCP 的基本条件、CCP(关键控制点)判断图的使用等细节进行详细的规定,危害分析的范围也从食品微生物危害扩展到食品化学和物理性危害分析,使 HACCP 体系更加完备。

由于美国政府规定,外国生产进口到美国的水果汁、海产品、肉禽产品等食品企业必须获得 HACCP 认证,所以 HACCP 也相继成为世界许多国家食品质量安全保证体系。目前,欧盟、日本、澳大利亚、新西兰、泰国、我国台湾地区等都相继发布了各自的 HACCP 原理法规。

我国从 1990 年开始探讨 HACCP 体系的应用,由原国家卫生部组织对各种食品生产 HACCP 体系管理的课题进行研究,后来国家进出口商品检验局也开始进行食品生产 HACCP 体系的研究。自 2002 年 12 月开始,我国正式启动对 HACCP 体系认证机构的认可工作。2012 年 5 月 1 日,我国正式实施了《危害分析与关键控制点(HACCP)体系认证实施规则》,这是当前指导我国 HACCP 认证工作的重要指导文件。

2. HACCP 的内涵

HACCP(hazard analysis and critical control point)直译为危害分析和关键控制点。指通过系统性地确定具体危害及其关键控制措施,以保证食品安全的管理体系,包括对食品的生产、流通和餐饮服务环节进行危害分析,确定关键控制点,制定控制措施和程序等内容。该体系适用于食品生产、流通,以及餐饮服务中的食品安全、质量控制。

值得说明的是,虽然 HACCP 体系不是一个零风险系统,但它能够最大限度地减小食品安全性的风险,保护食品供应链和食品生产的安全。在酒店和餐饮企业中推广 HACCP,可以最大限度地保证食品卫生安全,预防食物中毒的发生。

3. HACCP 实施前提条件:GMP 和 SSOP

HACCP 是从农田到餐桌或从养殖场到餐桌全过程的食品安全预防体系,是建立在 GMP、SSOP(卫生标准操作规程)基础之上的食品安全预防体系,有很强的专业性与针对性。换言之,GMP 体系和 SSOP 体系是实施 HACCP 体系的基础。GMP 体系的基本知识在上一节中已经介绍完毕,这里简单介绍一下 SSOP 的基本内容。

卫生标准操作程序(sanitation standard operating procedure,SSOP)是指食品企业为保障食品安全质量,在食品加工过程中应遵守的操作规范。SSOP 主要有 8 个卫生方面的内容:水质安全;与食品接触表面的清洁;防止交叉污染;洗手消毒和卫生间设施的维护;防止外来污染物;有毒化学物的标记、储存和使用;雇员的健康情况;昆虫和鼠类的消灭和控制。在食品企业中,这 8 个方面的卫生监控是确保食品安全最基本的条件,由此,SSOP 也就成为食品企业确保食品安全的基础操作规则,能够简化建立 GMP 体系、HACCP 体系的工作量。

(1) 水(或冰)的安全性。食品生产者必须提供在适宜温度下足够的饮用水(合乎国家饮用水标准),合理设计供水、废水和污水管道流程,防止水污染。

(2) 与食品接触表面的清洁。与食品表面接触主要有加工设备、工器具和台案、加工人员的手(手套)、工作服等。此外,卫生间的门把手、垃圾箱等也属于间接与食品接触的表面。以上各部位都要在食品加工前后彻底清洁,并在必要时进行消毒。

(3) 交叉污染的防止。交叉污染是通过生的食品、食品加工者或者食品加工环境把生物性或化学性污染转移到食品的过程。预防污染要从工作人员的个人卫生要求、原材料和熟食产品的隔离以及工作人员操作卫生要求几方面控制。

(4) 手的清洁和消毒以及卫生间设施的维护。制定洗手操作规范,确保手部的清洁卫生。卫生间设施要按照食品厂卫生间设施要求设计,一般情况下不低于三星级酒店的标准。

(5) 防止外来污染物污染食品。对经常使用的化学物质,如润滑剂、杀虫剂、消毒剂等要加强控制,防止污染食品。对冷凝水也要进行重点管控,避免污染食品。

（6）有毒化学物质的处理、储存和使用。有毒化学物质要标记并远离加工区域。建立严格的使用登记审批制度，并且设置独立的储存区域，专人管理。

（7）雇员的健康情况。直接接触食品的工作人员要定期体检，加强培训工作，提高员工的个人卫生素质。

（8）虫鼠类的杀灭控制。老鼠和昆虫往往携带致病菌，能够传播食源性疾病，因此防治虫鼠对确保食品安全极其重要。厕所、下脚料口、垃圾箱周围、储藏室等都是防治重点区域。

建立 SSOP 之后，企业还要设定监控程序，实施检查、记录和纠正措施。其中，卫生监控记录表是十分重要的食品安全管理资料，应使用统一的标准表格，并及时归档保存。

二、HACCP 的术语含义

HACCP 体系所涉及的常用术语及定义见表 7-4。

表 7-4　HACCP 体系所涉及的常用术语及定义

序号	常 用 术 语	定　　　义
1	危害（hazard）	指食品中可能影响人体健康的生物性、化学性和物理性因素
2	危害分析（hazard analysis，HA）	指收集危害及危害产生和存在的条件；评估危害的严重性和危险性以判定危害的性质、程度和对人体健康的潜在影响，以确定哪些危害对于食品安全是重要的
3	显著危害（significant hazard）	有可能发生并且可能对消费者导致不可接受的危害；有发生的可能性和严重性
4	环节，步骤（step）	指食品从初级产品到最终食用的整个食物链中的某个点、步骤、操作或阶段
5	关键控制点（critical control point，CCP）	指一个操作环节，通过在该步骤施予一预防或控制措施，能消除或最大限度地降低一个或几个危害
6	控制措施（control measure）	指判定控制措施是否有效实行的指标。标准可以是感官指标，如色、香、味；物理性指标，如时间、温度；也可以是化学性指标，如含盐量、pH 值；微生物学特性指标为菌落总数、致病菌数量
7	关键限值（critical limits，CL）	区分可接收和不可接受水平的标准值
8	操作限值（operating limits）	比关键限值更严格的，由操作者用来减少偏离风险的标准
9	偏差（deviation）	指达不到关键指标限量，例如，关键指标是 10℃，实际是 5℃，这就是偏差
10	监测（monitor）	指对于控制指标进行有计划的连续检测，从而评估某个 CCP 是否得到控制的工作
11	纠偏措施（corrective action）	当针对关键控制点（CCP）的监测显示该关键控制点失去控制时所采取的措施
12	确认（validation）	证实 HACCP 计划中各要素是有效的
13	验证（verification）	应用不同方法、程序、试验等评估手段，以确定食品生产是否符合 HACCP 计划的要求

三、实施 HACCP 的基础和步骤

（一）实施 HACCP 的基础

良好生产规范（GMP）和卫生标准操作规程（SSOP）是建立 HACCP 的前提性条件或支持程序。HACCP 的支持程序一般都要符合政府的卫生法规、各行业的生产规范、良好生产规范（GMP）和卫生标准操作规程（SSOP）。通常 HACCP 的支持程序主要涉及以下方面。

（1）清洁。清洁程序是食品生产过程中影响食品安全的一个关键因素。

（2）校准。校准程序可以保证使用的检验工具、监测设备或测量仪器等得到精心维护，从而确保这些监测工具的测量精确性。

（3）虫害控制。虫害控制程序对生产安全、优质食品是非常重要的。虫害控制要求建立完备的文件和记录。

（4）人员培训。负责 HACCP 方案制定、验证和审核的人员必须经过培训，培训内容要用文件的形式记录保存下来。

（5）产品的标识和可追溯性。产品的标识内容应包括：产品描述、级别、规格、包装、最佳食用期或者保质期、批号、生产商。可追溯性包括两个基本要素：一是能够确定生产过程的危害输入种类（如杀虫剂、除草剂、化肥等）和输入来源；二是能够确定产品的去向。针对发生安全危害的主要原因来采取相应的纠偏措施。

（6）挑选合格供应商。向所有供应商提供本企业的标准采购说明书，明确对采购原材料的要求标准，并以文件的形式记录保存。

（7）生产操作手册。包括良好的生产规范、卫生标准操作规程和作业指导书。

（二）实施 HACCP 的步骤

食品种类不同，食品加工条件、生产工艺、管理水平和生产人员素质等也存在差异，因此不同食品企业制订的 HACCP 计划也就不同。目前还不存在一个成熟完备的方法适用于所有食品的 HACCP 监控。各企业都是结合本企业的实际情况来制订本企业的食品 HACCP 计划。以下步骤 1~5 可看作是预备工作，步骤 6~12 是正式步骤。

步骤 1，组建 HACCP 小组。为保证 HACCP 方案的顺利实施，应由训练有素、专业面广的成员组成 HACCP 小组。HACCP 小组成员应该首先接受正规培训。

步骤 2，进行产品说明。产品说明应包括产品的具体营养成分、物理或化学特性、包装、安全信息、加工方法、储存方法和食用方法。

步骤 3，明确产品用途。产品用途是指所预期的最终消费者对该产品的食用方法。明确产品用途时特别要注意那些特殊敏感人群，因为有些对正常人来说食用安全的食品可能会给特殊敏感人群造成危险。

步骤 4，绘制流程图。加工流程图是用简单的方框或符号，清晰、简明地描述从原料接收到成品储运的整个加工过程（包括相关配料等辅助加工步骤）。绘制流程图的时候，为保证流程图的现实性，最好有现场工作人员参加提供生产细节。

步骤5,现场验证流程图。流程图精确与否对危害分析的正确性和完整性是非常关键的。对流程图中列出的步骤必须亲临加工现场进行验证。

以上5个步骤也可以看作是制订 HACCP 计划的预备步骤,可以看作是制订 HACCP 计划的前期准备工作。以下是根据 HACCP 的7个基本原理(包括:进行危害分析,确定预防措施;确定关键控制点;确定关键限值;监控关键控制点;确定纠偏步骤;建立审核程序;建立记录和文件管理系统)实施的7个步骤。

步骤6,进行危害分析,确定预防措施。目前,将危害划分为生物性、化学性、物理性和品质4类。生物性危害包括细菌、毒素的危害,以及影响这些生物性危害的因素。化学性危害包括各种化学污染。物理性危害包括各种物理性污染。品质危害包括不符合消费者要求的食品品质,以及环境危害、动物待遇、操作危害、职业和安全危害等。品质危害一般不会引起消费者生病或受到伤害(如环境中的臭味、虐待动物、设备故障导致品质差异问题等)。

步骤7,确定关键控制点。CCP 对控制食品安全是非常重要的,CCP 数量取决于食品种类或食品生产工艺的复杂性、性质和范围。食品生产过程的 CCP 主要有:操作人员与环境卫生条件、产品配方控制、特殊卫生措施、冷却、杀菌、交叉污染等。

在制订 HACCP 计划时,通过树形决策图来帮助寻找 CCP。值得注意的是,CCP 的控制对象是产品,由于加工过程特异性,对于已经确定的 CCP,如果出现工厂位置、原料配方、加工过程、仪器设备、卫生控制、其他支持性计划以及用户的改变等情况,都可以导致原来的 CCP 完全改变。

步骤8,确定关键限值。关键限值起到决定产品的安全与否、质量优劣与否的重要作用。

在实际生产过程当中建立操作限值也是确保产品安全的一项重要措施。这是因为操作限值与关键控制限值相比,是一种更加严格的限值标准,实际工作中能够切实起到降低发生偏差危险的作用。

步骤9,监控关键控制点。监控就是按照事先制订好的 HACCP 计划进行观察或测量,并以此判定一个 CCP 是否处于控制之中,要准确真实地进行记录监控,用于以后的验证和文件管理。监控有现场监控和非现场监控之分。

步骤10,确定纠偏措施。纠偏措施是针对 CCP 的关键控制限值所出现的偏差而采取的专门程序或行动。每一个 CCP 都应该有一个甚至多个纠偏措施以保证 HACCP 体系的正常运转。

步骤11,建立审核程序。审核是检查整个 HACCP 体系是否有能力保证企业生产出符合规定的、安全的、高品质的食品,以及 HACCP 的各项控制措施是否得到贯彻执行。

步骤12,建立记录和文件管理系统。保存准确的记录是 HACCP 体系的关键部分,所有记录都要求在现场实际工作时完成,严禁事后补写。

四、实施 HACCP 的意义

HACCP 作为一种与传统食品安全质量管理体系截然不同的崭新的食品安全保障模式,它的实施对保障食品安全具有广泛而深远的意义。

第一,作为被实践证明过的能够有效保证食品安全的 HACCP 体系,能够提高消费者的消费信心。第二,增强食品企业的出口竞争力,可有效地消除世界贸易技术壁垒。第三,可增加市场机会,消费者更加青睐实施 HACCP 安全体系的餐饮企业生产的食品和菜肴。第四,降低生产成本(减少回收/食品废弃)。第五,提高产品质量的标准性和一致性。这是因为 HACCP 的实施使生产过程更规范,员工执行相同的操作手册可提高产品质量的均质性。第六,能够提高员工对食品安全的全员参与意识。这是因为 HACCP 的实施使生产操作更规范,由此能够增加员工之间的协作关系,促进员工全面参与企业的食品安全管理。

五、酒店 HACCP 的实施计划案例

现代酒店的餐饮部门每天负责向就餐宾客提供多种由后厨制作出来的汤水、菜肴和主食,这些食物的食品安全必须得到全方位的监控。按照 HACCP 的要求,不同食物都要按照 HACCP 的 12 个实施步骤分别建立 HACCP 实施计划。

值得说明的是,酒店实施 HACCP 控制食品安全,首先要具备一定的前提条件,即符合 SSOP 和 GMP 的基本要求。一般情况下,尽管酒店并没有正式进行过 GMP 和 SSOP 的认证工作,但是,一般的三星级(或以上)酒店设立之初,厨房的规划设计都是按照国家标准要求进行的,并且餐饮部员工也都接受过相应的食品安全操作规范的培训,从这个角度看,绝大多数的中高档酒店具备实施 HACCP 的基础。

(一)成立 HACCP 小组

为了制订完善的 HACCP 计划,并确保其有效执行,应成立 HACCP 小组,从酒店餐饮部(宴会部)、财务部、营销部等不同专业人员中抽调业务骨干组建 HACCP 工作小组。HACCP 小组应该在总经理的直接领导下工作,这样能够保证小组的权威性。HACCP 小组成员对酒店厨房所生产加工的食品进行全过程的分析、研究,从原料采购到产品储存,从生产到销售、服务方式等都进行详细的分析,为制订 HACCP 计划做好充足的准备工作。

(二)食品分类及描述

酒店餐饮部门每天供应的菜品很多,涉及的食品原料包括肉、禽、鱼、豆制品、蛋、蔬菜、米、面、油、调味品等几十种。根据中国人的饮食习惯特点,按基本加工工序和食用方式可将所有食品分成两大类,即热食类和冷食类。

1. 热食类

酒店餐饮部提供的热食类食品,其特点是食物原料经过煮、炒、炸、煎、焖、蒸、烤、烧等烹调方式加热处理之后,立即装盘供应给就餐宾客食用。具体包括米饭类、热菜类、汤类、热面食类等。经过高温处理过的食品可杀死烹调前存在的有害细菌、病毒和寄生虫。

2. 冷食类

酒店餐饮部提供的冷食类食品,其特点是原料经过烹制成熟后再冷却(冷藏)、调味,

简单制作并装盘,或者不需要烹制成熟过程直接将食物原料切配、调味、装盘供应给就餐宾客食用。主要包括冷荤、冷菜、熟食、卤味、凉拌面等。冷食类食物要注意食物原料的卫生,低温保藏食物原料是十分有效的安全措施。

(三)酒店餐饮的烹调流程

根据中餐烹饪工艺流程,绘制出酒店餐饮的热食类和冷食类食物的加工流程图。

1. 热食类加工流程

酒店餐饮热食类食品的加工流程如图 7-7 所示。

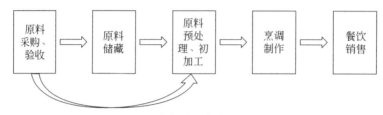

图 7-7　酒店餐饮热食类加工流程图

2. 冷食类加工流程

酒店餐饮冷食类食品的加工流程如图 7-8 所示。

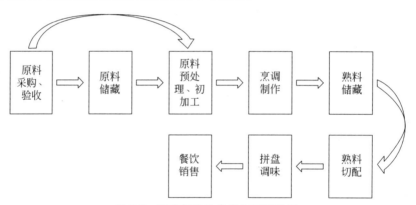

图 7-8　酒店餐饮冷食类加工流程图

(四)进行危害分析和确定 CCP

根据加工工艺流程图,应用 HACCP 原理对食品加工过程中可能产生危害的工序以及危害的因素进行分析,找出关键控制点,建立危害分析工作表和 HACCP 计划表。

1. 酒店餐饮的危害分析

对餐饮原材料的生产、原料成分、餐饮食品的加工制造、食品消费各阶段及餐具的清洗等环节进行分析,确定食品生产、销售、消费等各阶段可能发生的危害及危害的程度,并提出相应的防护措施来控制这些危害。

餐饮业与其他行业相比具有可控性不强、品种多、即食性强、工艺流程多、烹饪方法多等特殊性。因此,对餐饮厨房中的危害进行分析时,分别对采购过程、烹调前预处理过程、烹调过程、分销过程、餐具清洗过程、饭粥加工过程、面点与西点加工过程通过 HACCP 判断树进行分析,以确定哪道工序是或不是 CCP 点。

2. 酒店餐饮的 CCP 确定

(1)烹调温度是 CCP。正常情况下,采购到安全的食物原料之后,在酒店库房经过短时间的储藏,最终要被烹制成美味佳肴销售给就餐宾客。烹调过程中的加热温度是一个十分重要的 CCP。加热不仅能够杀死各种病原微生物和去除食物中固有的有害人体健康的化学物质,而且还使食物原料产生诱人的色泽和良好的风味。如果加热温度不够或者时间不足,即"火候"不够的话,那么就有可能增加发生食品安全事故的概率风险。

(2)熟料储存是 CCP。在制作冷食类菜肴的时候,绝大部分的冷菜需要预制储存,如酱牛肉、熏鱼、酱鸭、卤鸡等,需要事先熟制之后储存,就餐期间由就餐客人购买厨师现时切配制作。在储存期间,只有严格按照食品安全操作规范才能确保食品安全,否则就会造成新的微生物污染,从而蕴含着食品安全隐患。因此,熟料储存的温度、储存容器等都是重点监控的 CCP。

(3)食品盛装器具的清洁也应是 CCP。无论是多么安全的菜肴和主食,如果接触了不洁的容器具,也会遭受微生物或化学物质的污染。因此,必须使用符合国家标准的洗涤剂和消毒剂来清洁食品盛装器具。如果由于清洗消毒程序不严,洗涤剂、消毒剂未能保证盛装容器的清洁,就会污染食品,可能对就餐宾客的身体健康带来不利影响。因此,经常把盛装容器的清洁步骤也作为 CCP 来处理。

此外,根据不同的食品种类特点,还需要确定独特的 CCP 来确保食品安全。例如,对于冷冻食品需要重点监控冷冻温度,对于需要再加热的食物种类需要重点监控储存温度、再加热的温度和加热时间,对于油炸食品则需要监控油温和食品的中心温度,等等。

(五)制订食品的 HACCP 计划

HACCP 计划是受控文件,应包括如下信息:HACCP 计划所要控制的危害;控制确定危害的关键控制点;针对每个危害,在每个关键控制点(CCP)上的关键限值;每个关键控制点(CCP)中每种危害的监视程序;纠错措施;执行每个监视程序的负责人员及其记录。

酒店餐饮生产和销售的菜肴和主食面点的种类一般都在 100 种以上,正常情况下,每种食品都要制订相应的 HACCP 计划,其工作量是惊人的,需要花费的人力、物力和财力也是庞大的。所以,现实工作中,酒店可只针对其中重点监控食品制订并实施 HACCP 计划。

例如,某酒店制作的香辣牛肉酱广泛地使用在炸酱面、蔬菜沙拉、盖浇饭以及其他食品生产加工过程,因此酒店食品安全部门决定制订香辣牛肉酱的 HACCP 计划。具体如表 7-5 所示。

表 7-5 酒店香辣牛肉酱的 HACCP

操作步骤	危害分析	关键控制点	标 准	监管类型	纠错措施	记录
步骤一: 购买以及接收冻结碎肉	细菌生长及繁殖,化学性或者物理性污染		从认可的供应商进货	货到后经理先检查货品及发票	拒绝收货,从认可供应商进货	货单无误证明
			收货时,牛肉的温度是−17.8℃或者更低	值班经理用温度计测量牛肉温度	拒绝收货	收货登记簿
			包装必须是原封未动的	观察	拒绝收货	
步骤二: 接收冻结榨菜(如不添加,省略此步骤)	污染以及腐败变质		收货时,榨菜的温度是−17.8℃或者更低	经理检验榨菜是否融化以及有无碎冰	拒绝收货	
			包装是原封未动的	观察	拒绝收货	
步骤三: 接收辣酱罐头	污染		罐头是密封的,没有凹陷,没有生锈,封口完好,没有膨胀	抽取部分罐头来观察及检查	拒绝收货	
步骤四: 储藏冻结碎牛肉	细菌生长及繁殖		将小包装的冻结牛肉送于冷藏库,每包温度为−17.8℃或者更低	经理用温度计测量冻结牛肉温度	将牛肉放置于可以维持−17.8℃或者更低的冷冻库内直到需要解冻时为止	每日检查
			标明日期以及用 FIFO 交替存货法	检查牛肉是否完好,包装是否原封未动	废弃。如果超过保质期限则废弃	
步骤五: 储藏冻结榨菜(如不添加,省略此步骤)	污染		将冻结榨菜置于冷藏库,每包榨菜的温度是−17.8℃或者更低	经理检验榨菜是否融化以及有无碎冰	将榨菜放置于可以维持−17.8℃或者更低的冷冻库内直到需要解冻时为止	每日检查
			标明日期以及用 FIFO 交替存货法	检查榨菜是否完好,包装是否原封未动	废弃。如果超过保质期限则废弃	
步骤六: 储藏罐头			将罐头置于干燥存货处,标明日期及用 FIFO 交替存货方法	观察	废弃。如果超过保质期限则废弃	每日检查

续表

操作步骤	危害分析	关键控制点	标　　准	监管类型	纠错措施	记录
步骤七：解冻碎牛肉	细菌生长及繁殖		解冻期间,保持牛肉的温度在4.4℃或以下	经理用温度计测量冷柜内牛肉的温度	如果牛肉在4.4℃以上、时间超过2小时则废弃掉；如果时间少于2小时则将牛肉转移到4.4℃的冷柜	每日检查
			盖好,远离即食食品	观察	评估有无污染的迹象	
	卫生的食品接触到不清洁卫生的东西			观察	把受污染的牛肉废弃掉	
				观察	把牛肉置于下层或者将牛肉换到其他的冷藏柜内	
步骤八：煮碎牛肉	细菌因烹煮温度不够仍能生存	CCP	将牛肉煮至68.3℃或者更高温度,且在该温度下至少停留15秒	厨师用温度计测量已经煮制好的牛肉的温度	继续煮至68.3℃或者更高温度,且在该温度下至少停留15秒	厨师日志
			将生牛肉、未煮熟的牛肉、煮熟的牛肉分开存放	观察	废弃掉已经污染的牛肉	
	卫生的食物接触到不清洁卫生的东西		处理过生牛肉之后要洗手；使用清洁的、消毒的器材、用具	观察、监督以及一对一培训		
步骤九：煮辣酱	细菌因烹煮温度不够仍然生存	CCP	将所有的材料煮熟至73.9℃或者更高温度	厨师用温度计测量煮好的辣肉酱内部温度	继续煮至73.9℃或者更高温度,且在该温度下至少停留15秒	厨师日志
	由厨师的手或口引起的污染		用适当的品味程序	观察、监督以及一对一培训	废弃掉已经污染的辣肉酱,与厨师复查试味程序以及检查厨师训练记录	
	清洁的食品接触到不清洁的东西		使用清洁剂消过毒的器具搅拌	观察监督以及一对一培训	清洗及消毒所有器具与厨师复查正确程序及检查厨师培训记录	

操作步骤	危害分析	关键控制点	标　准	监管类型	纠错措施	记录
步骤十：供应辣肉酱时继续保温	细菌生长	CCP	保持辣肉酱的内部温度在60℃或者更高的温度,不停搅拌使肉酱内温度均匀	厨师用温度计测量辣肉酱的温度	判断辣肉酱在内部温度不足60℃的情况下存放的时间,如果超过2小时,将辣肉酱废弃掉;如果没有超过2小时,则将辣肉酱加温到73.9℃,持续时间不少于15秒	保温的时间以及温度记录簿
	卫生的食品接触到不卫生的食品		预热保温盆	厨师用温度计测量水的温度	继续加热保温盆	
	细菌生存及生长		用清洁及消毒的器材(器皿)把辣肉酱转移到保温盆	观察、监督以及一对一培训	根据标准操作程序,把器材及器皿清洗、刷净及消毒	
			准备当日所需的辣肉酱	观察	与员工一起阅读正确程序,检察员工培训记录	
步骤十一：冷却辣肉酱然后储存	细菌生长		在2小时内,快速将辣肉酱的温度从60℃降至4.4℃	冷却期间,厨师每2小时测量肉酱内部温度	4小时内若温度没降低至4.4℃则废弃;若2小时内没有达到4.4℃则加热73.9℃或更高温立即供餐	厨师冷却记录簿
	卫生的食品接触到不清洁卫生的东西		将辣肉酱盛装于浅盆中,肉酱的厚度不得高于2英寸	观察	若辣肉酱的厚度超过2英寸,则重新操作使肉酱厚度不高于2英寸	
	在长时间储存期内,细菌的生长繁殖		将盛有辣肉酱的浅盆放入冰中,要让浅盆能够埋于冰内,冰的高度应与盆内的食物高度同等并经常搅拌	观察	预备冰,让浅盆埋在冰块中,冰的高度应与浅盆中的食物高度同等并经常搅动	

续表

操作步骤	危害分析	关键控制点	标　　准	监管类型	纠错措施	记录
在长时间储存期内，细菌的生长繁殖			冷却后用保鲜纸将盆覆盖住，置于冷柜上层	观察	评估辣肉酱是否受到污染，将怀疑受到污染的辣肉酱废弃掉，覆盖没有受污染的，将其放置于冷柜上层	厨师冷却记录簿
			标明时间日期及食品名称	观察	标明时间日期及食品名称，废弃辣肉酱	
步骤十二：翻炒加热辣肉酱，然后供应出售	细菌生长及繁殖	CCP	在 2 小时内，快速将辣肉酱加热至73.9℃或者更高温，且在该温度下至少保持15秒	厨师用温度计测量食物内部温度	若在 2 小时内没有达到规定温度或更高温度放置至少15秒，则将食物废弃掉	厨师烹调记录簿
步骤十三：将辣肉酱保温	细菌生长及繁殖	CCP	在经过预热的保温盆中，维持辣肉酱在 60℃或者更高温度，不时搅拌使温度均匀	值班经理用温度计测量保温盆内辣肉酱的内部温度	如果辣肉酱的温度低于60℃，则将辣肉酱废弃	保温时间及温度记录簿
			先预热保温盆至所需温度，然后再把辣肉酱放入其中	厨师用温度计测量热水池的水温	继续加热保温盆	
			辣肉酱只能再加热一次	观察	把剩余的辣肉酱废弃掉	

课 后 习 题

一、核心概念

保健食品　新食品原料　GMP　HACCP

二、填空题

1. 在我国由第三方认证的食品主要有（　　　　　）、（　　　　　）和（　　　　　）。

2. 保健食品包装上必须特别声明（　　　　　）。

3. 人参（人工种植）、花椒、桂皮中属于新食品资源的是（　　　　　）。

4. HACCP 体系的基础主要有（　　　　）和（　　　　）。

5. SSOP 主要有（　　　　）方面的卫生操作要求。

6. 目前世界上比较流行的食品安全管理体系是(   )。

7. HACCP 体系最早诞生于(   )。

8. 绝不使用转基因、辐照手段,以及任何化学合成的农药和化肥的认证食品是(   )。

9. 新食品资源的认定的政府机构是(   )。

10. 在 HACCP 中,CCP(关键控制点)的英文写法是(   )。

三、思考题

1. 说明各种食品的食品安全国家标准。

2. 海产品可能存在的食品安全问题有哪些?

3. 畜禽肉可能存在的食品安全问题有哪些?

4. 如何理解保健食品的特征?

5. 几种认证食品之间有哪些主要区别?

6. 如何理解新食品原料?举例说明一些新食品原料。

7. 实施 GMP 的重要意义是什么?

8. SSOP 体系的基本内容是什么?

9. 举例说明食品厂 GMP 相关内容。

10. 说明实施 HACCP 的重要意义。

11. HACCP 包括哪些原则?

12. HACCP 的内涵是什么?

13. SSOP、HACCP 和 GMP 的英文全称是什么?

14. 说明酒店餐饮 HACCP 计划的制订步骤。

15. 香辣牛肉酱的制作中有几个 CCP?再增加几个 CCP 不行吗?为什么?

四、实训题

1. 找一个大型超市(如沃尔玛、家乐福等),寻找其中出售的有机食品、绿色食品和保健食品,查看这些认证食品的标识。

2. 把自己家的厨房当作一个食品工厂,尝试应用 GMP 知识制定你家的厨房食品安全操作规范。

3. 根据你学过的 HACCP 相关知识,结合蛋炒饭的制作过程,尝试制定蛋炒饭的 HACCP。

第 八 章

酒店食品安全管理

引言

 食品安全法系视角下的餐饮操作规范

学习目标:

1. 掌握规范我国餐饮业食品安全的相关法律法规体系构成;
2. 掌握对酒店餐饮具的清洗消毒的要求;
3. 掌握对酒店餐饮从业人员的健康要求;
4. 理解食品安全管理机构设置的意义;
5. 掌握对酒店食品原料采购和储存的要求;
6. 掌握对各种酒店餐饮食品生产加工操作的要求;
7. 掌握酒店获得食品经营许可的五个基本条件;
8. 掌握对酒店食品安全管理人员的基本要求;
9. 熟练掌握标准洗手程序。

第一节 食品安全法律体系简介

一、我国食品安全法律体系的构建

　　我国政府高度重视食品安全,为保证人民身体健康,曾制定过许多有关食品卫生的标准和规定。如 1953 年卫生部颁发了《清凉饮食物管理暂行办法》;1964 年国务院转发了卫生部起草的《食品卫生管理试行条例》;20 世纪 60 年代以来,国务院有关部(局)和地方政府以科学、技术和实践经验的综合成果为基础,先后制定、修改和颁发了许多各级、各类食品卫生标准;1979 年 8 月国务院颁发了《中华人民共和国食品卫生管理条例》;1982 年 11 月 29 日第五届全国人民代表大会常务委员会第二十五次会议通过了《中华人民共和国食品卫生法（试行）》；1995 年 10 月 30 日第八届全国人民代表大会常务委员会第十六次会议通过了《中华人民共和国食品卫生法》；2000 年 6 月 1 日实施的《餐饮业食品卫生管理办法》，以及 2005 年 10 月 1 日实施的《餐饮业和集体用餐配送卫生规范》，对我国食品卫生安全曾经发挥过应有的作用。

鉴于食品安全对维护广大人民群众身体健康的重要性，2009 年 2 月 28 日第十一届全国人民代表大会常务委员会第七次会议通过《中华人民共和国食品安全法》（实施日期为 2009 年 6 月 1 日），标志着我国食品安全工作进入一个崭新的阶段。

2015 年 4 月 24 日，全国人民代表大会常务委员会通过了《中华人民共和国食品安全法》（以下简称《食品安全法》）修订案，新法于 2015 年 10 月 1 日正式实施。《食品安全法》共分为总则、食品安全风险监测和评估、食品安全标准、食品生产经营、食品检验、食品进出口、食品安全事故处置、监督管理、法律责任和附则共 10 章 154 条，是目前规范我国食品安全领域的根本法。为充分实施《食品安全法》，我国政府又陆续制定实施了一系列相关法律法规，例如，2015 年 10 月 1 日实施了《食品经营许可管理办法》（2017 年部分修正），2018 年 10 月 1 日实施了新修订的《餐饮服务食品安全操作规范》（以下简称《规范》），2019 年 12 月 1 日实施了新修订的《中华人民共和国食品安全法实施条例》（以下简称《条例》）。随着网络平台外卖事业的繁荣发展，我国又制定实施了《网络餐饮服务食品安全监督管理办法》《网络食品安全违法行为查处办法》，再加上原有的《餐饮服务食品安全监督管理办法》（以下简称《办法》），我国的食品安全法系不断发展和完善。综上所述，以《食品安全法》为核心，以《条例》《办法》和《规范》为具体实施细则的法律体系，是对现代酒店食品安全进行法制管理的客观依据。此外，值得说明的是，《食品安全管理体系 餐饮业要求》（GB/T 27306—2008）（以下简称《要求》）对现代酒店的食品安全管理工作也提出了一些原则性要求。

二、《食品安全法》简介

（一）《食品安全法》的立法宗旨

《食品安全法》第一条对立法宗旨进行了说明："为保证食品安全，保障公众身体健康和生命安全，制定本法。"就实现立法宗旨的主导思想，《食品安全法》在第三条规定"食品安全工作实行预防为主、风险管理、全程控制、社会共治，建立科学、严格的监督管理制度"为立法宗旨，《食品安全法》第五条规定，"国务院设立食品安全委员会，其工作职责由国务院规定"。具体来说，"国务院食品药品监督管理部门依照本法和国务院规定的职责，对食品生产经营活动实施监督管理。国务院卫生行政部门依照本法和国务院规定的职责，组织开展食品安全风险监测和风险评估，会同国务院食品药品监督管理部门制定并公布食品安全国家标准。国务院其他有关部门依照本法和国务院规定的职责，承担有关食品安全工作"。

由《食品安全法》的立法宗旨可知，我国食品安全工作实行预防为主的指导方针。这就进一步要求食品安全重点要从最终产品管理转向"农田到餐桌"的全过程控制，把食品安全问题消灭在萌芽状态。《食品安全法》还明确提出了"社会共治"的思路。食品安全只靠政府部门的力量是不够的,广大社会民众也应积极参与监督全社会的食品安全,由此就能扩大食品安全社会治理的参与面。《食品安全法》为鼓励民众积极参与食品安全监控工作,专设举报人奖励制度,在第一百一十五条明文规定"对查证属实的举报,给予举报人奖励"。此外,对酒店餐饮实施食品安全监督管理的政府部门是食品药品监督管理部门,这在《食品安全法》中也有明确规定。

(二)《食品安全法》的调整范围

《食品安全法》第二条对调整范围进行了说明。在中华人民共和国境内从事下列活动,应当遵守本法:①食品生产和加工(以下称食品生产),食品销售和餐饮服务(以下称食品经营);②食品添加剂的生产经营;③用于食品的包装材料、容器、洗涤剂、消毒剂和用于食品生产经营的工具、设备(以下称食品相关产品)的生产经营;④食品生产经营者使用食品添加剂、食品相关产品;⑤食品的储存和运输;⑥对食品、食品添加剂、食品相关产品的安全管理。

对于酒店餐饮来说,按照第二条①的解释,主要属于从事食品销售和餐饮服务等食品经营工作的主体。同时,酒店餐饮也属于第二条④~⑥所规定的调整范围。由此可见,实际上酒店餐饮经营过程比较复杂,涉及领域是非常广泛的。例如,酒店在食品生产过程中会产生大量的餐厨垃圾,如果管理不当,就会对生活环境造成污染隐患。酒店餐饮经营管理人员不仅要在食品经营领域内花费精力搞好经营,还需跨界时常关注环保方面的问题。

(三)对食品安全标准的相关规定

《食品安全法》第二十六条规定,食品安全标准应当包括下列内容:①食品、食品添加剂、食品相关产品中的致病性微生物,农药残留、兽药残留、生物毒素、重金属等污染物质以及其他危害人体健康物质的限量规定;②食品添加剂的品种、使用范围、用量;③专供婴幼儿和其他特定人群的主辅食品的营养成分要求;④对与卫生、营养等食品安全要求有关的标签、标志、说明书的要求;⑤食品生产经营过程的卫生要求;⑥与食品安全有关的质量要求;⑦与食品安全有关的食品检验方法与规程;⑧其他需要制定为食品安全标准的内容。

在本书第六章曾经给大家介绍过食品污染和食物中毒的相关内容,其中涉及食品安全标准的方方面面;第七章给大家介绍过食品安全标准、GMP 和 HACCP 的相关内容,其中也能找到食品质量方面、食品生产经营过程的操作要求等内容。实际上,各类食品安全标准对酒店食品安全管理提供了精确的量化指标,对保证酒店就餐宾客的食品安全发挥着不可替代的重要作用。

(四)对食品生产经营的相关规定

《食品安全法》第三十三条规定,食品生产经营应当符合食品安全标准,并符合下列要求:①具有与生产经营的食品品种、数量相适应的食品原料处理和食品加工、包装、储存等场所,保持该场所环境整洁,并与有毒、有害场所以及其他污染源保持规定的距离;②具有与生产经营的食品品种、数量相适应的生产经营设备或者设施,有相应的消毒、更衣、盥洗、采光、照明、通风、防腐、防尘、防蝇、防鼠、防虫、洗涤以及处理废水、存放垃圾和废弃物的设备或者设施;③有专职或者兼职的食品安全专业技术人员、食品安全管理人员和保证食品安全的规章制度;④具有合理的设备布局和工艺流程,防止待加工食品与直接入口食品、原料与成品交叉污染,避免食品接触有毒物、不洁物;⑤餐具、饮具和盛放直接入口食品的容器,使用前应当洗净、消毒,炊具、用具用后应当洗净,保持清洁;⑥储存、运输和装卸食品的容器、工具和设备应当安全、无害,保持清洁,防止食品污染,并符合保证食品安全所需的温度、湿度等特殊要求,不得将食品与有毒、有害物品一同储存、运输;⑦直接入口的食品应当使用无毒、清洁的包装材料、餐具、饮具和容器;⑧食品生产经营人员应当保持个人卫生,生产经营食品时,应当将手洗净,穿戴清洁的工作衣、帽等;销售无包装的直接入口食品时,应当使用无毒、清洁的容器、售货工具和设备;⑨用水应当符合国家规定的生活饮用水卫生标准;⑩使用的洗涤剂、消毒剂应当对人体安全、无害;⑪法律、法规规定的其他要求。非食品生产经营者从事食品储存、运输和装卸的,应当符合前款第⑥项的规定。

作为向就餐宾客提供饮食服务的酒店餐饮部门,日常工作要依据《食品安全法》对食品生产经营进行科学管理。餐饮部、宴会部、客房部等部门,都要以《食品安全法》为依据,加强对食品原料的采购、储存、烹调加工、销售等环节的流程管理,对食品生产用具、工具加强清洗和消毒,消除各种食品安全隐患。同时,还要加强直接接触食品的生产、销售人员的个人卫生的规范监督管理,全员、全方位确保酒店餐饮的食品安全。具体而言,酒店食品安全管理的主要内容有食品安全机构的设置、食品原料采购储存的安全管理、食品烹调制作过程管理、餐饮具清洗消毒管理、餐厅环境卫生管理、餐饮从业人员的个人卫生管理等。

(五) 对食品标签的相关规定

《食品安全法》第六十七条规定,预包装食品的包装上应当有标签。标签应当标明下列事项:①名称、规格、净含量、生产日期;②成分或者配料表;③生产者的名称、地址、联系方式;④保质期;⑤产品标准代号;⑥储存条件;⑦所使用的食品添加剂在国家标准中的通用名称;⑧生产许可证编号;⑨法律、法规或者食品安全标准规定应当标明的其他事项。专供婴幼儿和其他特定人群的主辅食品,其标签还应当标明主要营养成分及其含量。此外,食品安全国家标准对标签标注事项另有规定的,从其规定。

酒店食品采购人员要充分掌握《食品安全法》对食品标签的具体要求,在采购食品时,应仔细检查食品包装上的食品标签,坚决杜绝过期、假冒、来源不明的食品进入酒店厨房流向就餐宾客的餐桌。此外,预包装食品载明的内容,如保质期、营养成分等内容对个人饮食生活也有很大的帮助作用。

(六) 对 GMP 和 HACCP 的相关规定

《食品安全法》第四十八条规定,国家鼓励食品生产经营企业符合 GMP 要求,实施 HACCP 体系,提高食品安全管理水平。对通过 GMP、HACCP 体系认证的食品生产经营企业,认证机构应当依法实施跟踪调查;对不再符合认证要求的企业,应当依法撤销认证,及时向县级以上人民政府食品药品监督管理部门通报,并向社会公布。认证机构实施跟踪调查不得收取费用。

在我国,酒店行业协会组织要响应政府的号召,积极鼓励行业内的酒店尤其是四、五星级的高档酒店,在酒店经营管理时实施 HACCP 食品安全管理体系,以此提高酒店在就餐宾客心目中的美誉度和良好形象。事实上,世界许多著名品牌的酒店集团都已经实施了 HACCP 食品安全管理体系确保食品安全,有的酒店集团甚至在 HACCP 的基础上制定了更为严格的内部食品安全管理体系。

三、《食品安全法》相关用语的含义

1. 关于"食品"的定义

食品是指各种供人食用或者饮用的成品和原料以及按照传统既是食品又是中药材的物品,但是不包括以治疗为目的的物品。

2. 关于"既是食品又是中药材的物品"的目录

原国家卫生部于 2002 年下发了《卫生部关于进一步规范保健食品原料管理的通知》,明确了"按照传统既是食品又是药品的物品"。当时以下物品曾被认定为"按照传统既是食品又是药品的物品":

丁香、八角茴香、刀豆、小茴香、小蓟、山药、山楂、马齿苋、乌梢蛇、乌梅、木瓜、火麻仁、代代花、玉竹、甘草、白芷、白果、白扁豆、白扁豆花、龙眼肉(桂圆)、决明子、百合、肉豆蔻、肉桂、余甘子、佛手、杏仁(甜、苦)、沙棘、牡蛎、芡实、花椒、赤小豆、阿胶、鸡内金、麦芽、昆布、枣(大枣、酸枣、黑枣)、罗汉果、郁李仁、金银花、青果、鱼腥草、姜(生姜、干姜)、枳椇子、枸杞子、栀子、砂仁、胖大海、茯苓、香橼、香薷、桃仁、桑叶、桑葚、橘红、桔梗、益智仁、荷叶、莱菔、莲子、高良姜、淡竹叶、淡豆豉、菊花、菊苣、黄芥子、黄精、紫苏、紫苏籽、葛根、黑芝麻、黑胡椒、槐米、槐花、蒲公英、蜂蜜、榧子、酸枣仁、鲜白茅根、鲜芦根、蝮蛇、橘皮、薄荷、薏苡仁、薤白、覆盆子、藿香。

鉴于《食品安全法》的颁布实施,以及对各种新食品资源的持续开发与不断认定,有必要对"既是食品又是药品的物品"进行重新界定。2013 年 7 月,原国家卫计委下发了《按照传统既是食品又是中药材的物质目录(2013 版)》(征求意见稿),其内容主要有:

丁香、八角茴香、刀豆、小茴香、小蓟、山药、山楂、马齿苋、乌梅、木瓜、火麻仁、代代花、玉竹、甘草、白芷、白果、白扁豆/白扁豆花、龙眼肉、决明子、百合、肉豆蔻、肉桂、余甘子、佛手、苦杏仁、甜杏仁、沙棘、芡实、花椒、赤小豆、阿胶、鸡内金、麦芽、昆布、枣(大枣、黑枣)、罗汉果、金银花、青果、鱼腥草、姜(生姜、干姜)、枸杞子、栀子、砂仁、胖大海、茯苓、香橼、香薷、桃仁、桑叶、桑葚、橘红、橘皮(或陈皮)、桔梗、荷叶、莲子、莱菔子、高良姜、淡竹叶、淡豆豉、菊花、菊苣、黄精、紫苏、紫苏籽、葛根、黑芝麻、黑胡椒、槐花、槐米、蒲公英、蜂蜜、榧子、酸枣、酸枣仁、鲜白茅根、鲜芦根、薄荷、薏苡仁、薤白、覆盆子、藿香、山银花。

比较 2002 年版本和 2013 年版本的内容可知,乌梢蛇、牡蛎、蝮蛇、郁李仁、枳椇子、黄芥子等被调出了目录,而山银花则被加入了目录。

3. 其他用语的定义

(1)食品安全。食品安全是指食品无毒、无害,符合应当有的营养要求,对人体健康不造成任何急性、亚急性或者慢性危害。

（2）食品保质期。食品保质期指食品在标明的储存条件下保持品质的期限。

（3）食源性疾病。食源性疾病是指食品中致病因素进入人体引起的感染性、中毒性等疾病，包括食物中毒。

（4）食品安全事故。食品安全事故指食源性疾病、食品污染等源于食品，对人体健康有危害或者可能有危害的事故。

值得说明的，本书采用了《食品安全法》中相关用语的定义，如食品（食物）、食品安全、食源性疾病、食品安全事故等。

第二节 酒店食品安全管理机构与管理内容

一、食品经营许可申请

根据《食品经营许可管理办法》第十一条规定，餐饮企业正式营业之前必须取得食品经营许可。当申请人具备以下 5 个基本条件时，可以向食品药品监督管理部门提出食品经营许可申请：

（1）具有与经营的食品品种、数量相适应的食品原料处理和食品加工、储存等场所，保持该场所环境整洁，并与有毒、有害场所以及其他污染源保持规定的距离；

（2）具有与制作供应的食品品种、数量相适应的经营设备或者设施，有相应的消毒、更衣、洗手、采光、照明、通风、冷冻冷藏、防尘、防蝇、防鼠、防虫、洗涤以及处理废水、存放垃圾和废弃物的设备或者设施；

（3）具有经食品安全培训、符合相关条件的食品安全管理人员，以及与本单位实际相适应的保证食品安全的规章制度；

（4）具有合理的布局和加工流程，防止待加工食品与直接入口食品、原料与成品交叉污染，避免食品接触有毒物、不洁物；

（5）法律法规规定的其他条件。

《食品经营许可管理办法》第十五条规定，县级以上地方食品药品监督管理部门对申请人提出的申请决定予以受理的，应当出具受理通知书；决定不予受理的，应当出具不予受理通知书，说明不予受理的理由，并告知申请人依法享有申请行政复议或者提起行政诉讼的权利。食品药品监督管理部门应在自受理之日起的 20 个工作日内做出行政许可的决定（因特殊需要可延长 10 个工作日，但应当将延长期限的理由告知申请人）。

二、食品安全机构的设置要求

按照《要求》的规定，餐饮企业要设立专业的食品安全小组和确保企业食品安全工作的顺利实施。小组成员应接受食品安全知识培训，具备监控食品安全的能力，理解 HACCP 基本原理和食品安全管理体系的标准。

《条例》规定，食品安全管理人员应当掌握与其岗位相适应的食品安全法律、法规、标准和专业知识，具备食品安全管理能力。《规范》则要求餐饮服务企业应配备专职或兼职食品安全管理人员,宜设立食品安全管理机构。中央厨房、集体用餐配送单位、连锁餐饮企业总部、网络餐饮服务第三方平台提供者应设立食品安全管理机构,配备专职食品安全管理人员。其他特定餐饮服务提供者应配备专职食品安全管理人员,宜设立食品安全管理机构。食品安全管理人员应按规定参加食品安全培训。

如四、五星级的高星级酒店,由于餐厅面积较大,而且通常情况下宴会厅具备举办大型宴会的条件,应该设置食品安全机构并配备专职食品安全管理人员,食品安全机构的负责人可以是酒店总经理、餐饮总监或其他专职人员。

三、食品安全管理基本内容

餐饮服务企业应建立健全食品安全管理制度,明确各岗位的食品安全责任,强化过程管理。

餐饮服务企业要采取措施重点预防发生食物中毒事件,并且结合经营实际,确定高风险的食品品种和加工制作环节,实施食品安全风险重点防控。特定餐饮服务提供者应制定加工操作规程,其他餐饮服务提供者宜制定加工操作规程。

制订从业人员健康检查、食品安全培训考核及食品安全自查等计划。定期开展从业人员健康检查、食品安全培训考核及食品安全自查,及时消除食品安全隐患。在实际工作过程中,积极落实各项食品安全管理制度、加工操作规程,依法处置不合格食品、食品添加剂、食品相关产品,依法报告、处置食品安全事故。

食品安全机构还应建立健全食品安全管理档案,配合市场监督管理部门开展监督检查,严格执行食品安全法律法规相关的其他要求。

四、食品安全管理制度

餐饮服务企业应建立从业人员健康管理制度、食品安全自查制度、食品进货查验记录制度、原料控制要求、过程控制要求、食品安全事故处置方案等。

正常情况下,餐饮服务企业宜根据自身业态、经营项目、供餐对象、供餐数量等,建立如下食品安全管理制度:食品安全管理人员制度;从业人员培训考核制度;场所及设施设备(如卫生间、空调及通风设施、制冰机等)定期清洗消毒、维护、校验制度;食品添加剂使用制度;餐厨废弃物处置制度;有害生物防制制度。

餐饮服务企业应定期修订完善食品安全管理制度,及时对从业人员进行培训考核,并督促其落实。

第三节 原料采购与储存的食品安全管理

作为餐饮经营管理的首要环节,食品原料采购工作是确保酒店食品安全管理工作的第一道关口,对厨房食品烹调加工和餐厅食品销售等管理环节产生十分重要的影响。食品原料卫生管理的好坏,直接影响餐饮产品的食品质量。食品原料采购以及存储管理应重点抓好以下各项工作环节。

一、食品原料的采购与验收

(一)食品采购与验收的要求

《食品安全法》第三十四条规定了餐饮企业禁止生产经营和采购的产品,如禁止采购回收食品为原料生产加工食品、禁止用超过保质期的食品和食品添加剂生产食品等;《要求》则规定,为确保食品安全,应对所有原料供应商建立审核批准程序,确保所有原材料都来源于合格的供应商,并且所有的食品原料都要建立采购质量标准。

《办法》第十二条规定餐饮企业采购工作必须做到以下几点:餐饮服务提供者应当建立食品、食品原料、食品添加剂和食品相关产品的采购查验和索证索票制度。餐饮服务提供者从食品生产单位、批发市场等采购的,应当查验、索取并留存供货者的相关许可证和产品合格证明等文件;从固定供货商或者供货基地采购的,应当查验、索取并留存供货商或者供货基地的资质证明、每笔供货清单等;从超市、农贸市场、个体经营商户等采购的,应当索取并留存采购清单;餐饮服务企业应当建立食品、食品原料、食品添加剂和食品相关产品的采购记录制度。采购记录应当如实记录产品名称、规格、数量、生产批号、保质期、供货者名称及联系方式、进货日期等内容,或者保留载有上述信息的进货票据;餐饮服务提供者应当按照产品品种、进货时间先后次序有序整理采购记录及相关资料,妥善保存备查。

值得提醒的是,采购食品原料的记录、票据的保存期限不得少于2年。

《规范》对原料采购和验收提出更为细致的要求。例如,要求餐饮服务提供者应建立供货者评价和退出机制,对供货者的食品安全状况等进行评价,将符合食品安全管理要求的列入供货者名录,及时更换不符合要求的供货者。鼓励建立固定的供货渠道,与固定供货者签订供货协议,明确各自的食品安全责任和义务。进行验收时,要严格随货证明文件查验,从食用农产品个体生产者直接采购食用农产品的,查验其有效身份证明。对入库检查商品要进行外观查验和温度查验,详细记录查验结果留存备查。

(二)对冷冻食品和预包装食品的采购要求

《规范》还明确要求采购需冷藏或冷冻的食品时,应冷链运输,并且在产品出库时应做好相应记录。

采购人员在采购食品原料时,尤其是采购预包装食品如调料以及主食制作原料时,要购买食品标签符合强制性国家标准的包装、预包装食品。我国在《预包装食品标签通则》和《预包装特殊膳食用食品标签通则》两项强制性国家标准中,对消费者关心的食品添加剂如防腐剂、甜味剂,要求必须标示物质具体名称,如苯甲酸钠、糖精等。对特殊膳食用食品如婴幼儿配方奶粉、糖尿病患者用食品必须标注营养成分及适用人群。使用合格的食品原材料,才能更好地服务于广大就餐宾客,确保食品安全。

二、食品原料的储存管理

食品库房是食品原材料储藏之所。食品库房卫生管理得当,能减弱或消除引起食品原料腐败的各种因素,延长食品原料可供食用的期限。

食品库房要根据不同条件分别设置,必要时可设置冷冻(藏)库。食品与非食品、生食和熟食以及原料、半成品和成品,动物性食物和植物性食物都应分开储存。食品添加剂应存放在固定场所(或橱柜)并上锁,并由专人保管。存储设施应保持清洁、定期消毒,有防霉、防鼠、防虫设施。

《规范》对食品储存提出以下总要求:分区、分架、分类、离墙、离地存放食品,分隔或分离贮存不同类型的食品原料。

《规范》要求食品要严格按照食品安全要求进行贮存:有明确的保存条件和保质期的,应按照保存条件和保质期贮存。保存条件、保质期不明确的及开封后的,应根据食品品种、加工制作方式、包装形式等针对性的确定适宜的保存条件和保存期限,并应建立严格的记录制度来保证不存放和使用超期食品或原料,防止食品腐败变质。

《规范》对冷冻(藏)食品贮存也提出要求:及时冷冻(藏)贮存采购的冷冻(藏)食品,减少食品的温度变化。冷冻贮存食品前,宜分割食品,避免使用时反复解冻、冷冻。冷冻(藏)贮存食品时,不宜堆积、挤压食品。

此外,《规范》还要求,库房内应设置足够数量的存放架,其结构及位置能使贮存的食品和物品离墙离地,距离地面应在10厘米以上,距离墙壁宜在10厘米以上。在散装食品(食用农产品除外)贮存位置,应标明食品的名称、生产日期或者生产批号、使用期限等内容,宜使用密闭容器贮存。遵循先进、先出、先用的原则使用食品原料、食品添加剂、食品相关产品。及时清理腐败变质等感官性状异常、超过保质期等的食品原料、食品添加剂、食品相关产品。

为了确保食品安全,依据上述规定的要求,食品原料储存要重点搞好食品库、冷库和主食库的日常卫生管理工作。

1. 食品库日常卫生管理

食品库日常卫生管理要执行《办法》及《规范》要求,具体应做好以下各项工作。

(1) 建立仓库管理责任制和食品入库验收登记制度,专人管理负责。登记内容包括品名、供应单位、数量、进货日期等。对入库食品进行感官检查、索取证明,凡是腐败变质、生虫、发霉、与单据不符、肉食品无加盖卫生检疫合格章的,或有其他可疑迹象的食品不能入库。

(2) 食品出库要填写领料单,申领者应检查食品有无腐烂变质、霉变、虫蛀、鼠咬和其他不良现象,如果出现上述情况则应立即处理,不得食用。

(3) 食品储藏要按种类分库存放、隔墙离地分类上架、定位挂牌。一般设主食库、副食库、干货库、调料库、酒水库和冷藏库。要将主食和副食分开,肉食和蔬菜分开,蔬菜和干菜分开,生食品、半成品和熟食品分开,切忌混放和乱放,以防交叉污染。

(4) 专人负责杀虫灭鼠,经常进行卫生检查。库内必须设有防杀老鼠、苍蝇、蟑螂、蚂蚁等有害动物和昆虫的设备和措施,仓库内设置水泥地面,门窗应有纱窗、纱门,干燥通风,以消除有害生物的滋生条件。

(5) 每日应检查食品质量,发现变质食品立即处理。油、盐、酱、醋等各种调料瓶罐应加盖,定期擦洗。

值得说明的是,食品库、冷库和主食库是食品储藏专用场所,库内严禁存放私人物品、杂物和有毒有害物品。

2．冷库卫生管理

冷库卫生管理除按照《办法》及《规范》要求执行之外,还应注意做好以下具体工作。

(1) 专人负责,完善卫生管理制度。冷藏设备要定期除霜清洗,融解水不得滴落在食品上。

(2) 高温冷库的温度应保持在 0℃~4℃,低温冷库应保持在－20℃以下。

(3) 鲜货原料入库前,要进行认真检查,不新鲜或有异臭的不能入库,以免影响冷冻食品质量。食品要快速冷冻,缓慢解冻,以保持原料新鲜,防止营养物质损失。

(4) 肉类、禽类、水产品、奶类应分开存放。

(5) 冷库要保持清洁,无血水、无冰碴,定期清除冷冻管上的冰霜。

(6) 各种食品应挂牌,标出进货日期,做到先进先出,缩短储存期,确保食品安全。

(7) 要重点监控脂肪含量较高的食品,尤其是鱼、肉食品要防止因储存期过长发生油脂氧化反应而产生异味无法食用。

3．主食库卫生管理

主食库卫生管理除按照《办法》及《规范》要求执行之外,还应注意做好以下具体工作。

(1) 专人管理,建立采购验收和领发制度。

(2) 主食库必须保持低温、干燥、通风,以保持粮食干燥,防止霉变和生虫。

(3) 粮食按类别、等级和入库时间的不同分区堆放,挂牌标示,不能混放。袋装粮食必须用架架起,防止粮食因呼吸作用生热发潮,产生霉变。

(4) 粮库内不能放带有气味或异味的物品。

(5) 要有防消老鼠、麻雀、食粮昆虫和苍蝇的措施,如捕杀工具、药品,以及防止其进入的纱窗、门。

(6) 定期进行主食库卫生清洁工作,保持库内的水泥地面、墙壁和顶棚的清洁卫生。

第四节　食品加工场所的食品安全管理

厨房的食品加工环节是酒店食品安全管理的核心工作。主食和菜肴经过厨房工作人员加工烹制后直接销售给就餐宾客食用,食物加工烹制的质量如何,直接关系到客人身心健康。因此,加强酒店餐饮生产过程中的食品安全管理至关重要。只有清洁卫生的厨房环境和符合标准操作规程要求的食品加工制作方法才能确保食品安全。在酒店食品安全管理的诸多环节中,厨房食品加工环节是重点监控领域。

一、食品加工经营场所的卫生要求

《办法》第十六条对食品加工场所提出如下要求:应当保持食品加工经营场所的内外环境整洁,消除老鼠、蟑螂、苍蝇和其他有害昆虫及其滋生条件;制作凉菜应当达到专人负责、专室制作、工具专用、消毒专用和冷藏专用的要求。

二、建筑结构与功能分区的要求

餐饮经营场所要重点规划和设置食品处理区、粗加工区、烹饪区等区域,不同区域采取相应的食品安全控制措施确保食品安全。

(一)建筑结构的要求

建筑结构应采用适当的耐用材料建造,坚固耐用,易于维修、清洁或消毒,地面、墙面、门窗、天花板等建筑围护结构的设置应能避免有害生物侵入和栖息。

1.天花板

天花板宜距离地面 2.5 米以上。天花板的涂覆或装修材料无毒、无异味、不吸水、易清洁。食品处理区天花板的涂覆或装修材料耐高温、耐腐蚀。天花板与横梁或墙壁结合处宜有一定弧度。水蒸气较多区域的天花板有适当坡度。清洁操作区、准清洁操作区及其他半成品、成品暴露区域的天花板平整。

2.墙壁

食品处理区墙壁的涂覆或铺设材料无毒、无异味、不透水。墙壁平滑、无裂缝、无破损,无霉斑、无积垢。

需经常冲洗的场所(包括粗加工制作、切配、烹饪和餐用具清洗消毒等场所,下同),应铺设 1.5 米以上、浅色、不吸水、易清洗的墙裙。各类专间的墙裙应铺设到墙顶。

3.门窗

食品处理区的门、窗闭合严密、无变形、无破损。与外界直接相通的门和可开启的窗,应设置易拆洗、不易生锈的防蝇纱网或空气幕。与外界直接相通的门能自动关闭。

需经常冲洗的场所及各类专间的门应坚固、不吸水、易清洗。

4.地面

就餐区不宜铺设地毯。如铺设地毯,应定期清洁,保持卫生。

食品处理区地面的铺设材料应无毒、无异味、不透水、耐腐蚀。地面平整、无裂缝、无破损、无积水积垢。清洁操作区不得设置明沟,地漏应能防止废弃物流入及浊气逸出。

(二)食品处理区的要求

食品处理区应设置在室内,按照原料进入、原料加工、半成品加工、成品供应的流程合理布局,并应能防止在存放、操作中产生交叉污染。原料通道及入口、成品通道及出口、使用后的餐饮具回收通道及入口,宜分开设置(参见图 8-1);无法分设时,应在不同的时段分别运送原料、成品、使用后的餐饮具,或者将运送的成品加以无污染覆盖。

食品处理区应设置专用的粗加工、烹饪、餐用具清洗消毒的场所,并应设置原料和(或)半成品储存、切配及备餐的场所。按照餐饮经营品种特点,酒店餐饮应该分别设置相应的制作专间或专用操作场所。

粗加工场所内应至少分别设置动物性食品和植物性食品的清洗水池,水产品的清洗水池应独立设置,水池数量或容量应与加工食品的数量相适应。

《食品安全法》第三十三条明确规定,食品加工储存场所要远离污染源以确保食品安

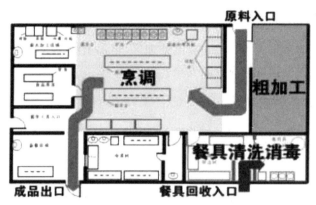

图 8-1　食品加工场所及其食物流向示意图

全。《规范》要求烹饪场所的清洁工具的存放场所应设置独立隔间、区域或设施,存放清洁工具。专用于清洗清洁工具的区域或设施,其位置不会污染食品,并有明显的区分标识。《规范》还要求,食品加工经营场所内不得圈养、宰杀活的禽畜类动物;如果有必要在加工经营场所外设立圈养、宰杀场所的,应距离加工经营场所 25 米以上,避免畜禽类产生的废物污染环境带来食品安全隐患。

三、建筑设施与专间的要求

(一)对设施设备的要求

《规范》对饮水排水设施、清洗消毒保洁设施、个人卫生设施和卫生间、照明设施、通风排烟设施、库房及冷冻(藏)设施、加工制作设备设施等提出具体要求。例如,对排水设施方面要求,餐饮生产加工场所中需经常冲洗的场所和排水沟要有一定的排水坡度;对个人设施要求,就餐区要设置吸收设施;对照明方面要求,食品处理区应有充足的自然采光或人工照明设施,光源不得改变食品的感官颜色,工作面的光照强度不得低于 220lux,其他场所的光照强度不宜低于 110lux。

(二)对专间的要求

专间是指处理或短时间存放直接入口食品的专用加工制作间,包括冷食间、生食间、裱花间、中央厨房和集体用餐配送单位的分装或包装间等。专间应为独立隔间,室内温度应不高于 25℃,应设有独立的空调设施;专间内紫外线灯应分布均匀,悬挂于距离地面 2 米以内高度;专间的门、窗闭合严密、无变形、无破损。专间的门能自动关闭。专间的窗户为封闭式(用于传递食品的除外)。专间内外运送食品的窗口应专用、可开闭,大小以可通过运送食品的容器为准。专间的面积应与就餐场所面积和供应就餐人数相适应。专间的具体布局与设施如图 8-2 所示。

值得说明的是,综合《规范》对专间的各种要求,酒店餐饮部门要制定专间食品安全操作守则,对专间日常卫生进行常态化管理。专间日常卫生管理可归纳成"五专"管理,即"设立操作专间、专人进行操作、使用专用工具、专用清洗消毒、专用冷藏设施"。

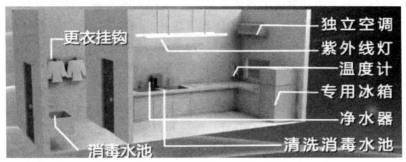

图 8-2　专间的具体布局和设施

四、各类食品操作卫生要求

食品加工经营场所的布局、功能区的划分和各种设施的配备只是餐饮企业生产经营的必备条件。为确保食品安全,餐饮企业还必须对各类食品的加工工艺参数进行科学研究,制定切实有效易控的食品加工操作流程。为此,《规范》提出了科学合理的食品粗加工与切配要求、烹饪要求,以及生鲜海产品、裱花食品、现榨果汁(水果拼盘)、烧烤和食品再加热的生产安全参数。此外,《规范》对食品留样和检验工作也都提出了具体要求。

(一) 粗加工与切配要求

《要求》规定,加工前应认真检查待加工食品,腐败变质的等不符合食品安全要求的原料不得加工;蔬菜浸泡清洗干净后应码放整齐,专用容器离地存放;易腐食品应尽量缩短常温下的存放时间,加工后及时使用或冷藏。海产青皮红肉鱼类加工后应立即烹制。

《规范》对粗加工和切配工作提出要求。例如,对原料解冻、高危易腐食品原料的表面温度、原料的分类盛装、禽蛋清洗消毒以及切配半成品的保存等事项进行规范。

(1) 冷冻(藏)食品出库后,应及时加工制作。冷冻食品原料不宜反复解冻、冷冻。

(2) 宜使用冷藏解冻或冷水解冻方法进行解冻,解冻时合理防护,避免受到污染。使用微波解冻方法的,解冻后的食品原料应被立即加工制作。

(3) 应缩短解冻后的高危易腐食品原料在常温下的存放时间,食品原料的表面温度不宜超过 8℃。

(4) 食品原料应洗净后使用。盛放或加工制作不同类型食品原料的工具和容器应分开使用。盛放或加工制作畜肉类原料、禽肉类原料及蛋类原料的工具和容器宜分开使用。

(5) 使用禽蛋前,应清洗禽蛋的外壳,必要时消毒外壳。破蛋后应单独存放在暂存容器内,确认禽蛋未变质后再合并存放。

(6) 应及时使用或冷冻(藏)贮存切配好的半成品。

为未成年人和老年人的身体健康着想,《规范》要求学校(含托幼机构)食堂和养老机构食堂的备餐宜在专间内进行。

(二) 烹饪要求

《要求》规定,热加工食品应当达到安全部的温度,鱼、肉类动物性食品、块状食品、有容器存放的液态食品的中心温度不得低于 70℃，对豆浆、四季豆等特殊食品应煮熟热透；可通过感观目测、定期对熟制食品的中心温度及成品的微生物指标进行检测，对工艺参数进行再确认。烹调后至食前需要较长时间（超过 2 小时）存放的食品，应在高于 60℃ 或低于 8℃ 环境下存放。需要冷藏的熟制品，应凉透后再进行冷藏。

《规范》对烹饪工作也提出一些具体要求。烹饪前应认真检查待加工食品，发现有腐败变质或者其他感官性状异常的，不得进行烹饪加工；不得将回收后的食品经加工后再次销售；需要熟制加工的食品应烧熟煮透，其加工时食品中心温度应不低于 70℃；对特殊加工制作工艺需要中心温度低于 70℃ 的食品，餐饮服务提供者应严格控制原料质量安全状态，确保经过特殊加工制作工艺制作成品的食品安全；加工后的成品应与半成品、原料分开存放；用于烹饪的调味料盛放器皿宜每天清洁，使用后随即加盖或苫盖，不得与地面或污垢接触。

此外，《规范》对高危易腐食品冷却提出更加详细具体的要求。高危易腐食品是指蛋白质或碳水化合物含量较高（通常酸碱度（pH）大于 4.6 且水分活度（Aw）大于 0.85），常温下容易腐败变质的食品。需要冷冻（藏）的熟制半成品或成品，应在熟制后立即冷却；应在清洁操作区内进行熟制成品的冷却，并在盛放容器上标注加工制作时间等；冷却时，可采用将食品切成小块、搅拌、冷水浴等措施或者使用专用速冷设备，使食品的中心温度在 2 小时内从 60℃ 降至 21℃，再经 2 小时或更短时间降至 8℃。

（三）凉菜配制要求

《规范》要求，生食类食品应在专间内制作。一般酒店后厨均设有凉菜制作专间，生产一些凉菜或生食产品如花色拼盘等。凉菜配制应满足以下要求。

（1）加工前应认真检查待加工食品，发现有腐败变质或者其他感官性状异常的，不得进行加工。

（2）专间每餐（或每次）使用前应进行空气和操作台的消毒。使用紫外线灯消毒的，应在无人工作时开启 30 分钟以上，并做好记录。

（3）专间内应使用专用的设备、工具、容器，用前应消毒，用后应洗净并保持清洁。

（4）专间内应当由专人加工制作，非操作人员不得擅自进入专间。专间内操作人员应符合《规范》相关要求。

（5）供配制凉菜用的蔬菜、水果等食品原料，未经清洗处理干净的，不得带入凉菜间。

（6）制作好的凉菜应尽量当餐用完。剩余尚需使用的应存放于专用冰箱中冷藏或冷冻，食用前要加热的应按照《规范》规定进行再加热。

（7）围边配菜制作应和凉菜制作相同，菜肴装饰的原料，使用前洗净消毒，不得重复使用。

（四）面点加工要求

《要求》规定，点心食品加热要充分，防止外熟内生；当天没有用完的点心馅料、半成品点心食品，应有专门的冷柜存放，需要重新使用时，应彻底解冻之后再用。

加工前应认真检查待加工食品，发现有腐败变质或者其他感官性状异常的，不得进行加工;需进行热加工的应按《规范》要求进行操作。未用完的点心馅料、半成品,应冷藏或冷冻,并在规定存放期限内使用。奶油类原料应冷藏存放。水分含量较高的含奶、蛋的点心应在高于60℃或低于8℃的条件下储存。

(五) 食品留样和检验要求

1. 食品留样要求

《规范》对食品留样提出具体要求:学校(含托幼机构)食堂、养老机构食堂、医疗机构食堂、中央厨房、集体用餐配送单位、建筑工地食堂(供餐人数超过100人)和餐饮服务提供者(集体聚餐人数超过100人或为重大活动供餐),每餐次的食品成品应留样。

应将留样食品按照品种分别盛放于清洗消毒后的专用密闭容器内,在专用冷藏设备中冷藏存放48小时以上。每个品种的留样量应能满足检验检测需要,且不少于125克。

应由专人管理留样食品、记录留样情况,记录内容包括留样食品名称、留样时间(月、日、时)、留样人员等。在盛放留样食品的容器上应标注留样食品名称、留样时间(月、日、时),或者标注与留样记录相对应的标识。

其他餐饮服务提供者宜根据供餐对象、供餐人数、食品品种、食品安全控制能力和有关规定,进行食品成品留样。

2. 食品检验要求

《规范》对食品留样提出具体要求:中央厨房和集体用餐配送单位应制订检验检测计划,定期对大宗食品原料、加工制作环境等自行或委托具有资质的第三方机构进行检验检测。其他的特定餐饮服务提供者宜定期开展食品检验检测。餐饮服务提供者可根据自身的食品安全风险分析结果,确定检验检测项目,如农药残留、兽药残留、致病性微生物、餐用具清洗消毒效果等。检验检测人员应经过培训与考核。

(六) 其他食品加工要求

1. 生食海鲜加工要求

《规范》对生食海鲜加工提出具体要求:加工制作生食海产品,应在专间外剔除海产品的非食用部分,并将其洗净后,方可传递进专间。加工制作时,应避免海产品可食用部分受到污染。加工制作后,应将海产品放置在密闭容器内冷藏保存,或放置在食用冰中保存并用保鲜膜分隔。放置在食用冰中保存的,加工制作后至食用前的间隔时间不得超过1小时。

2. 烧烤与火锅加工要求

烧烤场所应具有良好的排烟系统。烤制食品的温度和时间应能使食品被烤熟。烤制食品时,应避免食品直接接触火焰或烤制温度过高,减少有害物质产生。

火锅类食品加工不得重复使用火锅底料。使用醇基燃料(如酒精等)时,应在没有明火的情况下添加燃料。使用炭火或煤气时,应通风良好,防止一氧化碳中毒。

3. 油炸食品加工要求

《规范》要求,选择热稳定性好、适合油炸的食用油脂。与炸油直接接触的设备、工具内表面应为耐腐蚀、耐高温的材质(如不锈钢等),易清洁、维护。

此外,《规范》对油炸食品的具体操作也提出具体要求:油炸食品前,应尽可能减少食品表面的多余水分。油炸食品时,油温不宜超过 190℃。油量不足时,应及时添加新油。定期过滤在用油,去除食物残渣。鼓励使用快速检测方法定时测试在用油的酸价、极性组分等指标。定期拆卸油炸设备,进行清洁维护。

4. 自制饮品加工要求

加工制作现榨果蔬汁、食用冰等的用水,应为预包装饮用水、使用符合相关规定的水净化设备或设施处理后的直饮水、煮沸冷却后的生活饮用水。

自制饮品所用的原料乳,宜为预包装乳制品。

煮沸生豆浆时,应将上涌泡沫除净,煮沸后保持沸腾状态 5 分钟以上。

5. 糕点类食品加工要求

《规范》要求,使用烘焙包装用纸时,应考虑颜色可能对产品的迁移,并控制有害物质的迁移量,不应使用有荧光增白剂的烘烤纸。使用自制蛋液的,应冷藏保存蛋液,防止蛋液变质。

(七) 食品再加热要求

酒店餐饮经营过程中,对当餐未能及时销售的食物可以经过科学的储存措施和再加工后再次销售。再加热应符合《规范》要求。高危易腐食品熟制后,在 8℃ ~ 60℃ 条件下存放 2 小时以上且未发生感官性状变化的,食用前应进行再加热。再加热时,食品的中心温度应达到 70℃ 以上。

(八) 食品配送的要求

1. 食品配送的一般要求

《规范》对食品配送提出一般要求:不得将食品与有毒有害物品混装配送。应使用专用的密闭容器和车辆配送食品,容器的内部结构应便于清洁。配送前,应清洁运输车辆的车厢和配送容器,盛放成品的容器还应经过消毒。配送过程中,食品与非食品、不同存在形式的食品应使用容器或独立包装等分隔,盛放容器和包装应严密,防止食品受到污染。食品的温度和配送时间应符合食品安全要求。

2. 对中央厨房的食品配送要求

首先,食品应有包装或使用密闭容器盛放,容器材料应符合食品安全国家标准或有关规定。其次,包装或容器上应标注中央厨房的名称、地址、许可证号、联系方式,以及食品名称、加工制作时间、保存条件、保存期限、加工制作要求等。最后,高危易腐食品应采用冷冻(藏)方式配送。

3. 集体用餐配送单位的食品配送要求

《规范》对集体用餐配送单位的食品配送提出以下要求:食品应使用密闭容器盛放。容器材料应符合食品安全国家标准或有关规定。容器上应标注食用时限和食用方法。

此外,《规范》对食品从烧熟至食用的间隔时间(食用时限)提出了严格要求:

(1) 烧熟后 2 小时,食品的中心温度保持在 60℃ 以上(热藏)的,其食用时限为烧熟后4 小时;

（2）烧熟后按照本规范高危易腐食品冷却要求,将食品的中心温度降至 8℃并冷藏保存的,其食用时限为烧熟后 24 小时。供餐前应按本规范要求对食品进行再加热。

4. 餐饮外卖的食品配送要求

《规范》要求送餐人员应保持个人卫生,外卖箱(包)应保持清洁,并定期消毒。使用符合食品安全规定的容器、包装材料盛放食品,避免食品受到污染。配送高危易腐食品应冷藏配送,并与热食类食品分开存放。

食品从烧熟至食用的间隔时间(食用时限)应符合以下要求:烧熟后 2 小时,食品的中心温度保持在 60℃以上(热藏)的,其食用时限为烧熟后 4 小时。

《规范》还要求餐饮外卖企业宜在食品盛放容器或者包装上,标注食品加工制作时间和食用时限,并提醒消费者收到后尽快食用。此外,《规范》还要求餐饮外卖企业宜对食品盛放容器或者包装进行封签。

值得说明的是,酒店后厨烹调制作完毕的菜肴、主食面点和冷菜冷食产品,在盛盘完毕之后有时需要分装整理,或者运用传递设备才能摆上进餐宾客的餐桌。按照《规范》要求,分派菜肴、整理造型的工具使用前应清洗消毒。加工制作围边、盘花等的材料应符合食品安全要求,使用前应清洗消毒。宜按照标签标注的温度等条件,供应预包装食品,食品的温度不得超过标签标注的温度+3℃。使用传递设施(如升降笼、食梯、滑道等)的,应保持传递设施清洁。供餐过程中应使用清洁的托盘等工具,避免从业人员的手部直接接触食品(预包装食品除外)。

第五节　餐饮具卫生管理

酒店餐饮部门在经营过程中时刻离不开各种餐饮具和厨房生产加工工具。如果忽视餐饮具和食品加工工具的操作卫生或者储存卫生的工作,这些餐饮具就可能会污染微生物。如果再使用这些被污染的餐饮具、炊事工具盛放或加工菜肴食品,就会发生食品污染问题,可能对消费者身体健康造成危害。所以,为了确保食品安全,酒店餐饮部的经营管理人员必须高度重视餐饮具卫生安全问题。餐具卫生管理的重点是餐饮具的消毒和餐饮具储存的卫生。

一、餐饮具的污染

（一）餐饮具种类

餐具一般是塑料制品、金属制品以及搪瓷、陶瓷、玻璃制品等。餐饮企业中餐厅服务的主要工具就是各种瓷器餐具以及不锈钢等,其种类主要有各种碗、碟、壶、匙、盘等,名称不一,使用各异,但保养方法基本相同。

（二）污染途径

1. 有害金属

金属制品和含有金属盐或金属氧化物的搪瓷、陶瓷等中的有害金属可能对食品产生污染。如不纯铝制品含有较高的铅、锌、镉等有害金属。不锈钢制品如不是按规定型号制成的,也有铅、镉、铬和镍等污染。搪瓷、陶器以及玻璃制品中的澄清剂、着色剂等均含有害重金属铅、镉、铬、锌、镍、铜等,亦能迁移到食品中造成污染。陶器中的釉彩越多,色彩越深,迁移出来的有害金属也可能越多。

2. 微生物

微生物的主要来源途径是餐饮具未按操作流程进行消毒处理,或者虽经消毒处理但是消毒不充分或消毒处理之后保存不善,以及餐具使用前未按照食品卫生服务要求违规操作所造成的污染。

二、消毒原理

消毒是指用物理或化学以及其他方法来杀灭某些致病微生物。实施消毒的方法很多,形式不一,适应的对象与效果亦不同。例如洗碗消毒机,有的仅适用于碗盘但不适用于餐碟和酒具、茶具;有些需要外接电源和汽源,有些仅需电源即可。再如,蒸汽消毒柜和消毒锅都可用于餐具消毒,但是它们使用的消毒介质有所区别,前者利用热蒸汽消毒,后者利用热水消毒。另外,对不适用于热消毒的食具、茶具、酒具、食品容器等,还可采用化学消毒剂进行消毒。总体而言,消毒可分为物理消毒和化学消毒两大类。按照《要求》规定,餐饮业应明确规定本企业采用的消毒方式、消毒温度和持续时间。有条件的企业使用热力消毒或物理消毒,需用煮沸、蒸汽、红外线消毒方法对餐饮具消毒,如达不到热力消毒条件的,则可以采用化学消毒法对餐饮具进行消毒。《要求》还规定,餐饮经营单位要具备检验能力,对餐饮具消毒效果能够进行验证,消毒后的餐饮具应光洁、明亮、无痕迹,并经检验符合 GB 14934 的要求。

1. 物理消毒法

物理消毒法是指用湿热、干热、红外线等物理因素作用达到消毒目的、符合卫生规范要求的方法。主要有以下几种。

(1) 煮沸消毒。将洗净的餐具全部浸入沸水锅中,100℃煮沸 10 分钟以上,即可达到消毒要求。这种方法效果可靠,简便易行,是广大餐饮企业普遍采用的消毒方法。

(2) 蒸汽消毒。洗净餐具放入蒸汽消毒箱(柜)或蒸笼,蒸汽温度达到 100℃持续 10 分钟即可,或者温度在 95℃～100℃持续蒸 15～30 分钟。具备锅炉设备的餐饮企业可以采用此种消毒方法。

(3) 红外线消毒。使用红外线消毒箱进行餐具消毒,一般要求消毒温度在 120℃以上,消毒时间至少 10 分钟。

(4) 洗碗机消毒。洗碗机消毒一般控制在水温 85℃,冲洗消毒 40 秒以上。

2. 化学消毒法

化学消毒法是指用化学药物实施消毒目的的方法。该类化学药物称为消毒剂,消毒剂种类很多,餐饮企业主要使用的消毒剂应符合《食品安全国家标准消毒剂》(GB 14930.2—2012)等相关要求。当前酒店经常使用的消毒剂主要有:漂白粉、次氯酸钙、优氯净、新洁尔灭、乙醇等。其中,漂白粉、次氯酸钙(漂粉精)、次氯酸钠、优氯净等主要用于环境、操作台、设备、餐用具及手部等的涂擦和浸泡消毒,新洁尔灭(0.1%)用于手部浸泡消毒,75%的乙醇可用于手部或操作台、设备、工具等涂擦消毒,90%乙醇则主要用于砧板、工具的消毒。

《规范》要求,尽量采用蒸汽等物理方法进行消毒,只有当材料、大小等原因无法采用蒸汽消毒时才使用其他方法消毒。

三、餐饮具的清洗消毒

(一)对餐饮具卫生的总体要求

《办法》第十六条对餐饮具的卫生控制提出以下要求:用于餐饮加工操作的工具、设备必须无毒无害,标志或者区分明显,并做到分开使用,定位存放,用后洗净,保持清洁;接触直接入口食品的工具、设备应当在使用前进行消毒。此外,应当按照要求对餐具、饮具进行清洗、消毒,并在专用保洁设施内备用,不得使用未经清洗和消毒的餐具、饮具;购置、使用集中消毒企业供应的餐具、饮具,应当查验其经营资质,索取消毒合格凭证。

(二)对消毒池的要求

餐饮具的清洗消毒池应该满足以下要求:①餐用具清洗消毒水池应专用,与食品原料、清洁用具及接触非直接入口食品的工具、容器清洗水池分开。②水池应使用不锈钢或陶瓷等不透水材料制成,不易积垢并易于清洗。③采用化学消毒的,至少设有3个专用水池(浸泡池、消毒池、清水池);采用人工清洗热力消毒的,至少设有两个专用水池。④各类水池应以明显标识标明其用途。

(三)餐饮具的清洗消毒流程

为贯彻实施《办法》和《规范》对餐饮具的卫生要求,餐饮具的清洗消毒过程可以简单概括为"一刮、二洗、三冲、四消毒、五保洁"。

1.餐饮具的清洗消毒

首先是清洗程序。无论采用机械的或手工的物理消毒还是化学消毒方法,首先必须将餐具上的残渣污物刮干净。刮去残渣,既有去除污染物的作用,又能提高化学消毒剂的消毒效果,而且还能降低消毒剂使用浓度和缩短浸泡洗消时间,起到增强洗消餐具效果的作用。使用物理消毒方法消毒时,应注意提高餐具的洁净度,因此在消毒之前要用热碱水或经卫生监督机关批准使用的表面活性剂等洗涤剂洗刷,然后用水冲洗,冲掉餐具内外附着的残渣、油腻及洗涤剂。以上餐饮具的清洗消毒即通常说的"一刮、二洗、三冲"清洗程序。

餐饮具清洗完毕之后进入消毒程序。湿热消毒方法操作简单,便于掌握,杀菌效果也可靠,所以在酒店餐饮部门得到广泛的应用。其中,煮沸法适用于餐具量不多的小型餐厅、酒楼。在大型餐饮企业,主要采用蒸汽消毒法即使用蒸汽消毒柜和消毒车来给各种餐具消毒。值得注意的是,因为蒸汽消毒柜、消毒车多为非高压的流通蒸汽消毒,所以要注意消毒柜或消毒车的密闭性,一旦漏气要及时维修,保证消毒温度不低于95℃,时间不少于15分钟。

除以上两种湿热消毒方法在现实当中应用广泛之外,也有部分餐饮企业使用红外线或紫外线餐具消毒箱、微波消毒柜等设施来给餐具消毒。不过,由于这两种消毒方法餐盘瓷器破损率高而实际应用不广。再加上紫外线穿透能力弱,杀毒效果不可靠,现实中酒店较少应用紫外线进行餐具消毒。

现实工作当中也常使用各种化学消毒剂对餐饮具进行消毒。消毒剂消毒具有许多优点,如许多不耐热餐具、茶具经洗净之后无法高温消毒,此时使用消毒剂消毒,不仅消毒效果很好,而且餐饮具的破损率很低。具体操作时,只要将洗净的餐具完全浸泡在消毒液中5分钟后再用清水冲洗干净就可达到消毒目的。

值得说明的是,使用化学消毒剂消毒要注意避免餐饮具的二次污染。因此,消毒液要定时更换,消毒液连续使用4小时之后就要更换,并且使用过程中要定时测量消毒液浓度,浓度低于要求时应立即更换或适量补加消毒液。此外,现实工作中发现当消毒液里混入较多食物残渣或油脂等物质时,会严重影响消毒效果,因此,开始消毒步骤之前要确定所需消毒器皿是否已经洗净。

消毒之后的保洁。消毒完毕的餐具、茶具还需要使用清水冲洗干净,晾干或擦干之后再收纳在专用的保洁设施内储存备用。保洁设施应标识明显,其结构应密闭并易于清洁。

2. 清洗消毒的注意事项

(1) 餐具清洗的三步消洗程序要分别进行,即"三池分开"。在洗碗消毒机上这三步也是分别进行的。餐具清洗洁净之后再实施消毒。

(2) 凡是能用热力消毒的餐具,尽量用蒸煮法消毒,对不能蒸煮的玻璃或塑料餐茶具、酒具,可采用化学消毒。

(3) 要有与营业相适应的专门消毒设备,要有足够周转数量的餐具,以便保证餐饮具做到餐餐件件消毒。

(4) 要委派专人负责,对餐饮具定时进行消毒。

(5) 消毒使用的消毒剂必须是经过卫生主管机关批准的,并严格按照产品使用说明配制使用。

(6) 原则上尽量选用高效低残留且对操作人员无伤害的消毒剂。

第六节　餐厅服务基本卫生管理

酒店餐饮产品在厨房经过厨师之手制作出来之后,再由餐厅服务人员送至餐桌供就餐宾客消费,由此可见餐厅服务是继厨房加工生产之后酒店食品安全管理的又一个重要环节。厨房食品生产人员与餐厅服务人员之间的合作情况、餐厅的平面布置以及餐饮服务方式等,都会影响到酒店食品安全。因此,餐厅选址及其内部布局、餐厅基本卫生以及就餐宾客的就餐反馈意见等也是酒店经营者不可忽视的问题。

一、餐厅建筑要求

（一）餐厅选址及总平面要求

1.餐厅位置的要求

餐厅建筑必须符合当地城市规划与食品卫生监督机构的要求,选择在使用方便、通风良好,并具有给水排水条件和电源供应的地段。此外,餐厅还应远离污染源。严禁将餐厅建于产生有害、有毒物质的工业企业防护地段内,与有碍公共卫生的污染源应保持一定距离,并须符合当地食品卫生监督机构的规定。

2.餐厅的总平面设计的要求

餐厅的人员流向应设计科学合理,饮食建筑的基地出入口应按人流、货流分别设置,妥善处理易燃、易爆物品及废弃物等的运存路线与堆场之间的空间布局。此外,在总平面布置上,应采取必要措施,防止厨房(或饮食制作间)的油烟、气味、噪声及废弃物等对餐厅的影响。

值得说明的是,当前中国经济社会高速发展,在城市里家庭用轿车已经十分普及。餐厅在设计之初,就应该根据当前的社会现状,规划设计便于就餐宾客出入的停车空间。可以预见,在日益拥挤的城市空间里,有停车场的餐厅对就餐宾客的吸引力将会是十分巨大的。

（二）餐厅空间方面的规定要求

一般情况下,食品加工区域的面积应与宾客就餐面积即餐厅面积相适应。特大型餐厅比例为 1∶3.0,大型餐厅比例为 1∶2.5,中型餐厅比例为1∶2.2,小型餐厅比例为1∶2.0。

此外,根据餐厅所在的楼层高低还应设置乘客电梯。正常情况下,位于三层及三层以上的一级餐馆与饮食店和四层及四层以上的其他各级餐馆与饮食店均宜设置乘客电梯。

二、餐厅基本卫生

《要求》规定,餐厅营业前应做好适当的准备工作:餐厅内环境要保持适宜的温度和湿度,符合 GB 16153 的要求;顾客点菜用的菜单,应定期消毒和检查;餐具的摆台应在顾客就餐前 1 小时内进行,超过当次就餐时间未使用的餐具应该收回重新清洗消毒。

餐厅内环境卫生主要做好地面卫生、餐桌卫生、台布和餐巾卫生、香巾卫生和工作台卫生等工作。

1.地面卫生

餐厅地面清洁应根据地面的性质和受污染的程度不同而有所区别。对于一般的地面,餐前餐后将食物残渣汤汁清除干净,再用拖把湿拖干净即可;《规范》要求就餐区不宜铺设地毯,如果铺设地毯,应定期保洁,确保卫生。地毯保洁需要使用吸尘器,以及专门的清洗剂进行清洁去污。豪华餐厅地毯,每日要安排全面清洁保养,一般在夜晚停业之后至次日营业之前进行。

2. 餐桌卫生

每日营业前应彻底擦拭餐桌、餐椅,应注意清洁餐桌边缘、桌腿、蹬腿上的食物残渣。如使用沙发椅时,应在椅面上加布套,以利于经常洗涤和更换,保持干净。对油腻桌面要先用碱水清洗;对备有转盘的桌面,打扫卫生时,应取掉转盘,打扫完毕后,再将转盘放好备用;每次进餐完毕之后必须及时清除食物残渣;台面餐、茶、酒具要保持清洁卫生,摆放整齐美观;供顾客自取的调味料,应当符合相应的食品卫生标准和要求;营业前将糖罐、口纸杯、牙签盅、四味架擦净续满,定期刷洗,保持清洁卫生。

值得说明的是,《要求》推荐,多人或宴会用餐时,餐桌上宜配备公用筷、公用勺。公用筷和公用勺要区别于就餐者的餐饮具。

3. 台布和餐巾卫生

台布和餐巾直接与餐具和客人口腔接触,关系到餐具卫生和客人的健康安全。每次进餐完毕后,必须翻台更换干净台布,保持餐桌卫生。

餐巾由服务员折制成形插入玻璃杯,或摆放在餐盘上。操作之前,首先做好手的清洁卫生,或戴上干净的白手套操作,以保证餐巾的卫生。餐巾纸应选用正规厂商产品,储存时应注意清洁卫生,对启封剩余品要妥善保管,以免污染而影响饭菜卫生。

每次更换下来的台布、餐巾应及时送洗涤间洗涤和消毒,熨烫平整待用。同时注意保存时的卫生。

4. 香巾卫生

香巾先用洗涤剂洗净,还要用开水浸泡消毒,开水浸泡时间应保持在 5 分钟以上,以确保杀灭香巾上的病菌和微生物。

5. 工作台卫生

工作台是服务人员工作和存放饮料、酒水及其他所用物品的地方,要定期或不定期地进行清理,使工作台内外和存放的物品及用具保持整洁卫生。另外,还要有防蟑螂、鼠的具体措施,防止蟑螂滋生污染食品和餐饮具从而产生食品安全隐患。

三、食品安全事故的预防及其处理

为提高服务质量,避免就餐宾客因进食酒店提供的菜肴和主食面点而患上食源性疾病,最大限度地确保就餐宾客的身体健康,酒店经营管理者要提前考虑到顾客可能对某种食物过敏这一特殊事件。《要求》规定,餐厅菜单宜表明菜肴的主要原料,服务员接受点菜时应主动询问顾客是否对某种食品有过敏史。当顾客询问菜单中菜肴的具体组成成分时,应考虑消费者的特殊要求,服务员或厨师应提供准确的信息。

为确保食品安全和维护广大就餐宾客的合法权益,《办法》第四十一条规定:餐饮服务提供者发生食品安全事故时,应立即采取封存等控制措施,并按有关要求及时报告有关部门。《规范》规定,发生食品安全事故的,应立即采取措施,防止事故扩大。发现其经营的食品属于不安全食品的,应立即停止经营,采取公告或通知的方式告知消费者停止食用、相关供货者停止生产经营。发现有食品安全事故潜在风险,及发生食品安全事故的,应按规定报告。

鉴于食品安全事故具有不确定性和突发性等特点,酒店食品安全管理人员要提前制订食品安全事故的危机处理预案,确保酒店一旦遇到突发食品安全事故时,餐饮等部门能按照预案各司其职从容应对,避免事故影响扩大化对就餐宾客身体健康和酒店声誉造成恶劣影响。

四、对就餐宾客投诉的处理

《办法》第四十三条针对就餐宾客的投诉对酒店提出具体要求。为提高餐饮服务质量,餐饮经营管理人员要虚心听取就餐宾客的投诉意见,尽量满足就餐宾客合理的要求,提高酒店餐饮服务质量。酒店餐饮服务应做好以下工作。

（1）建立投诉受理制度,对消费者提出的投诉,应立即核实,妥善处理,并且留有记录。

（2）接到消费者投诉食品感官异常或可疑变质时,应及时核实该食品,如有异常,应及时撤换,同时告知备餐人员做出相应处理,并对同类食品进行检查,排除食品安全隐患。

（3）酒店餐饮部管理人员要定期审核投诉记录,同时整改食品采购、烹调、销售各环节存在的问题。

（4）在就餐区公布投诉举报电话。

第七节　餐饮从业人员卫生管理

酒店餐饮部员工每天从事食品的加工生产、销售,与食品原料、半成品、成品接触频繁,餐厅服务人员还要与就餐宾客直接接触,如果他们是病菌携带者或者个人卫生不过关,那么,就会直接影响食品安全从而给就餐宾客身体健康带来隐患。因此,酒店餐饮管理者要对餐饮部员工的个人健康情况和个人卫生进行严格管理,清除食品安全事故的发生隐患。

一、食品加工人员的总体要求

《办法》第十条对食品加工人员提出如下要求:

（1）餐饮服务提供者应当按照《食品安全法》规定,建立并执行从业人员健康管理制度,建立从业人员健康档案;

（2）餐饮服务从业人员应当依照《食品安全法》的规定每年进行健康检查,取得健康合格证明后方可参加工作;

（3）从事直接入口食品工作的人员患有有碍食品安全疾病的,应当将其调整到其他不影响食品安全的工作岗位。

二、餐饮从业人员的健康管理

1.持证上岗

从事接触直接入口食品工作(清洁操作区内的加工制作及切菜、配菜、烹饪、传菜、餐饮具清洗消毒)的从业人员(包括新参加和临时参加工作的从业人员,下同)应取得健康证明后方可上岗,并每年进行健康检查取得健康证明,必要时应进行临时健康检查。

2. 从业人员的健康状况日检

食品安全管理人员应每天对从业人员上岗前的健康状况进行检查。患有发热、腹泻、咽部炎症等病症及皮肤有伤口或感染的从业人员,应主动向食品安全管理人员等报告,暂停从事接触直接入口食品的工作,必要时进行临时健康检查,待查明原因并将有碍食品安全的疾病治愈后方可重新上岗。

3. 几种禁止从业的情形

手部有伤口的从业人员,使用的创可贴宜颜色鲜明,并及时更换。戴一次性手套后,可从事非接触直接入口食品的工作。

患有霍乱、细菌性和阿米巴性痢疾、伤寒和副伤寒、病毒性肝炎(甲型、戊型)、活动性肺结核、化脓性或者渗出性皮肤病等国务院卫生行政部门规定的有碍食品安全疾病的人员,不得从事接触直接入口食品的工作。

三、餐饮从业人员的个人卫生要求

在确保餐饮从业人员健康的基础上,酒店餐饮部还要对从业人员进行岗前卫生培训,并且也要制定个人卫生操作规范。

(一) 从业人员的卫生培训要求

餐饮服务企业应每年对其从业人员进行一次食品安全培训考核,特定餐饮服务提供者应每半年对其从业人员进行一次食品安全培训考核。

培训考核内容为有关餐饮食品安全的法律法规知识、基础知识及本单位的食品安全管理制度、加工制作规程等。培训可采用专题讲座、实际操作、现场演示等方式。考核可采用询问、观察实际操作、答题等方式。

对培训考核及时评估效果、完善内容、改进方式。从业人员应在食品安全培训考核合格后方可上岗。

(二) 从业人员的个人卫生要求

1. 个人卫生

(1) 从业人员应保持良好的个人卫生。

(2) 从业人员不得留长指甲、涂指甲油。工作时,应穿清洁的工作服,不得披散头发,佩戴的手表、手镯、手链、手串、戒指、耳环等饰物不得外露。

(3) 食品处理区内的从业人员不宜化妆,应戴清洁的工作帽,工作帽应能将头发全部遮盖住。

(4) 进入食品处理区的非加工制作人员,应符合从业人员卫生要求。

2. 口罩和手套

(1) 专间的从业人员应佩戴清洁的口罩。

(2) 专用操作区内从事下列活动的从业人员应佩戴清洁的口罩:现榨果蔬汁加工制作;果蔬拼盘加工制作;加工制作植物性冷食类食品(不含非发酵豆制品);对预包装食品进行拆封、装盘、调味等简单加工制作后即供应的;调制供消费者直接食用的调味料;

备餐。

（3）专用操作区内从事其他加工制作的从业人员，宜佩戴清洁的口罩。

（4）其他接触直接入口食品的从业人员，宜佩戴清洁的口罩。

（5）如佩戴手套，佩戴前应对手部进行清洗消毒。手套应清洁、无破损，符合食品安全要求。手套使用过程中，应定时更换手套，出现《规范》要求的重新洗手消毒的情形时，应在重新洗手消毒后更换手套。手套应存放在清洁卫生的位置，避免受到污染。

（三）从业人员的手部消毒程序

酒店餐饮从业人员接触食品最频繁的身体部位无疑就是手，由于餐饮业行业的特殊性，食品菜肴几乎都是由厨师手工制作，然后再由餐厅服务员手工端送至就餐宾客的餐桌上，因此，从业人员的手部卫生对酒店食品安全至关重要。餐饮从业人员手部消毒方法与程序如下。

1. 标准的手消毒方法

手消毒方法主要有以下两种：

方法一：将洗净后的双手在消毒剂水溶液中浸泡 20～30 秒，用自来水将双手冲净。

方法二：取适量的乙醇类速干手消毒剂于掌心，按照标准的清洗手部方法充分搓擦双手 20～30 秒，搓擦时保证手消毒剂完全覆盖双手皮肤，直至干燥。

2. 洗手程序

步骤 1：在水龙头下先用水（最好是温水）把双手弄湿。

步骤 2：双手涂上洗涤剂。

步骤 3：双手互相搓擦 20 秒（必要时，以干净卫生的指甲刷清洁指甲）。

步骤 4：用自来水彻底冲洗双手，工作服为短袖的应洗到肘部。

步骤 5：关闭水龙头（手动式水龙头应用肘部或以纸巾包裹水龙头关闭）。

步骤 6：用清洁纸巾、卷轴式清洁抹手布或干手机干燥双手。

3. 标准的洗手方法

标准洗手方法如图 8-3 所示。

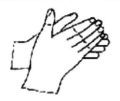
掌心对掌心搓擦

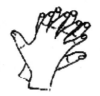
手指交错掌心对手背搓擦

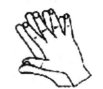
手指交错掌心对掌心搓擦

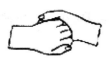
两手互握互搓指背

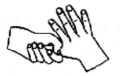
拇指在掌中转动搓擦

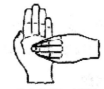
指尖在掌心中搓擦

图 8-3 标准洗手方法

(四) 从业人员工作服管理

舒适得体的工作服具有提高员工工作效率、增强自信心和提高酒店形象的作用,并且也会间接影响酒店食品安全。酒店餐饮部门要采取以下措施做好从业人员工作服的管理工作。

(1) 工作服宜为白色或浅色,应定点存放,定期清洗更换。从事接触直接入口食品工作的从业人员,其工作服宜每天清洗更换。

(2) 食品处理区内加工制作食品的从业人员使用卫生间前,应更换工作服。

(3) 工作服受到污染后,应及时更换。

(4) 待清洗的工作服不得存放在食品处理区。

(5) 清洁操作区与其他操作区从业人员的工作服应有明显的颜色或标识区分。

(6) 专间内从业人员离开专间时,应脱去专间专用工作服。

值得说明的是,酒店餐饮部后厨食品加工人员的工作服宜使用结实、吸汗性强的材质,以适应后厨工作强度大的需要;而餐厅服务人员的工作服则需用成型性好的材质,造型一般以笔挺精干为佳。

课 后 习 题

一、核心概念

食品　食品保质期　食品安全事故　高危易腐食品

二、填空题

1. 餐饮企业正式营业之前需要办理(　　　　　)。

2. 餐饮原料的采购记录、票据的保存期限不得少于(　　　　　)。

3. 烹饪菜肴时,食品的中心温度不得低于(　　　　　)。

4. 烹饪场所天花板离地面距离应为(　　　　)以上。

5. 《标准》要求双手在消毒剂水溶液中浸泡时间应为(　　　　　)。

6. 对餐饮企业食品留样数量要求不少于(　　　　　)克。

7. 餐饮具消毒采用煮沸或蒸汽消毒的,消毒温度和时间是(　　　　　)。

8. 水分含量较高的含奶、蛋的点心储存温度要求是(　　　　　)。

9. 山药、蒲公英、山银花和牡蛎,(　　　　　)没有出现在"按照传统既是食品又是中药材的物质目录(2013 版)"中。

10. 按照《食品安全法》对食品的界定,野生人参、虎骨、大枣、蝮蛇当中,不属于食品的是(　　　　)。

11.《食品经营许可管理办法》规定,食品药品监督管理部门应在自受理餐饮企业食品经营申请之日起至做出行政许可的决定所需的工作日为(　　　　　)。

三、思考题

1.《食品安全法》对 GMP 和 HACCP 有何要求?

2.《办法》对原料采购具有哪些要求？

3.《办法》对食品加工场所提出哪些要求？

4.《规范》对制作凉菜提出哪些要求？

5.《规范》对生鲜海产品加工提出哪些要求？

6.《规范》对食品留样和检样提出哪些要求？

7.《规范》对烧烤加工提出哪些要求？

8.《规范》对食品的初加工和切配提出哪些要求？

9. 酒店餐厅应对宾客投诉做好哪些工作？

10. 对酒店餐饮从业人员个人卫生有何要求？

11. 哪些疾病患者不得从事接触直接入口食品的工作？

12. 简单说说酒店餐饮具的清洗消毒过程。

13.《要求》对食物烹饪有何要求？

14.《要求》对餐厅基本卫生有何要求？

15.《要求》对食物的初加工有何要求？

四、实训题

1. 在酒店餐饮部门影响食品安全的诸多因素当中，从业人员的个人卫生是其中重要的一个环节。手部的清洗消毒是影响个人卫生的关键因素，请你根据学习过的知识，严格按照《餐饮服务食品安全操作规范》中推荐的洗手程序清洁你的手，看看整个洗手程序需要花费多长时间。

2. 业余时间到一个四星级酒店餐厅就餐，实地考察该酒店餐厅基本卫生和服务人员个人卫生方面的基本情况。

3. 熟记《按照传统既是食品又是中药材的物质目录（2013 版）》中的食物种类，在酒店餐饮经营中注意不得使用目录外的中药材入馔。

参考文献

1. 蔡东联.实用营养师手册[M].北京:人民卫生出版社,2009.

2. 孙耀军.营养师速查手册[M].北京:化学工业出版社,2013.

3. 赵法伋.实用营养师手册[M].北京:人民卫生出版社,2009.

4. 中国营养学会.中国居民膳食营养素参考摄入量(2013)[M].北京:科学出版社,2014.

5. 中国营养学会.中国居民膳食指南(2016)[M].北京:人民卫生出版社,2016.

6. 中国营养学会.营养科学词典[Z].北京:轻工业出版社,2013.

7. 杨月欣.食物血糖生成指数——一个关于调节血糖的新概念[M].北京:北京医科大学出版社,2005.

8. 杨月欣,等.中国食物成分表第一册[M].2版.北京:北京大学医学出版社,2009.

9. 杨月欣.营养功能成分应用指南[M].2版.北京:北京大学医学出版社,2011.

10. 孙长颢.营养与食品卫生学[M].7版.北京:人民卫生出版社,2012.

11. [英]史蒂夫·帕克.人体[M].左焕琛,等译.上海:上海科学技术出版社,2010.

12. 范志红.食物营养与配餐[M].北京:中国农业大学出版社,2010.

13. 旭日干,庞国芳.中国食品安全现状、问题及对策战略研究[M].北京:科学出版社,2015.

14. 丁晓雯,柳春红.食品安全学[M].北京:中国农业大学出版社,2011.

15. 全国人大常委会法制工作委员会行政法室.中华人民共和国食品安全法解读[M].北京:中国法制出版社,2015.

16. 陈宗道.食品质量与安全管理[M].北京:中国农业大学出版社,2011.

17. 刘方成.配餐应用[M].北京:中国轻工业出版社,2011.

18. 王竹天.GB 2760—2014 食品安全国家标准食品添加剂使用标准实施指南[S].北京:中国标准出版社,2015.

教师服务

感谢您选用清华大学出版社的教材！为了更好地服务教学，我们为授课教师提供本书的教学辅助资源，以及本学科重点教材信息。请您扫码获取。

》》教辅获取

本书教辅资源，授课教师扫码获取

》》样书赠送

旅游管理类重点教材，教师扫码获取样书

 清华大学出版社

E-mail: tupfuwu@163.com
电话：010-83470332 / 83470142
地址：北京市海淀区双清路学研大厦 B 座 509

网址：https://www.tup.com.cn/
传真：8610-83470107
邮编：100084